GENÉTICA MÉDICA

Tradução

Andréia Escosteguy Vargas
Bióloga. Doutora em Genética e Biologia Molecular pela Universidade Federal do Rio Grande do Sul (UFRGS). Visiting Researcher no Diabetes Research Group, Diabetes and Nutritional Sciences Division, King's College London.

Revisão técnica desta edição

Roberto Giugliani (Coordenador)
Médico Geneticista. Chefe do Serviço de Genética Médica do Hospital de Clínicas de Porto Alegre (HCPA). Professor Titular do Departamento de Genética da Universidade Federal do Rio Grande do Sul (UFRGS). Diretor do Centro Colaborador da Organização Mundial de Saúde (OMS) para o Desenvolvimento de Serviços de Genética Médica na América Latina. Coordenador do Instituto Nacional de Genética Médica Populacional (INAGEMP). Especialista em Genética Clínica pelo Hospital de Clínicas da Faculdade de Medicina de Ribeirão Preto da Universidade de São Paulo (FMRP-USP). Mestre e Doutor em Genética pela Faculdade de Medicina de Ribeirão Preto - Universidade de São Paulo (FMRP-USP). Pós-Doutorado em Londres, Gênova, Paris, Zurich e Oakland. Coordenador da Escola Latino-Americana de Genética Humana e Médica. Editor-Chefe do Journal of Inborn Errors of Metabolism and Screening. Pesquisador 1A do CNPq. Membro da Academia Brasileira de Ciências.

Ana Carolina Brusius Facchin
Bióloga. Pesquisadora do Laboratório de Genética Molecular do Serviço de Genética Médica do HCPA. Doutora em Medicina: Ciências Médicas pela UFRGS.

André Anjos da Silva
Médico residente do Serviço de Genética Médica do HCPA. Doutor em Ciências (Genética e Biologia Molecular) pelo Programa de Pós-Graduação em Genética e Biologia Molecular da UFRGS (PPGBM-UFRGS).

Andressa Federhen
Enfermeira. Coordenadora de Pesquisa Clínica no Grupo de Pesquisa Clínica em Genética Médica do HCPA. Mestre em Ciências Médicas pelo Programa de Pós-Graduação em Ciências Médicas (PPGCM) da UFRGS. Doutoranda do Programa de Pós-Graduação em Saúde da Criança e do Adolescente (PPGSCA) da UFRGS.

Cláudia Fernandes Lorea
Médica residente de Genética Médica no HCPA. Aluna de mestrado profissional na UFRGS.

Fabiano de Oliveira Poswar
Médico residente do Serviço de Genética Médica do HCPA. Mestre em Ciências da Saúde pela Universidade Estadual de Montes Claros (Unimontes).

Fernanda Sales Luiz Vianna
Bióloga. Mestre e Doutora em Genética pelo Programa de Pós-Graduação em Genética e Biologia Molecular da UFRGS. Pós-Doutora em Epidemiologia pelo Programa de Pós-Graduação em Epidemiologia da UFRGS. Coordenadora do Sistema Nacional de Informações sobre Agentes Teratogênicos (SIAT). Docente Colaboradora do Programa de Pós-Graduação em Genética e Biologia Molecular da UFRGS e Pesquisadora do Instituto Nacional de Genética Médica Populacional (INAGEMP).

Fernanda Sperb Ludwig
Bióloga. Pesquisadora nas áreas de genética, biologia molecular e erros inatos do metabolismo da UFRGS e do HCPA. Professora colaboradora da UFRGS. Mestre em Biologia Celular e Molecular pela UFRGS. Doutora em Ciências: Genética e Biologia Molecular pela UFRGS. Pós-Doutora pelo Programa de Pós-Graduação em Medicina: Ciências Médicas da UFRGS.

Filippo Vairo
Médico geneticista com ênfase em erros inatos do metabolismo no HCPA. Residência médica em Genética Médica no Serviço de Genética Médica do HCPA. Especialista em Genética Médica pela Sociedade Brasileira de Genética Médica. Mestre em Ciências Médicas: Medicina pela UFRGS. Doutorando no Programa de Pós-Graduação em Genética e Biologia Molecular da UFRGS.

Gabriela Pasqualim
Bióloga. Mestre e doutoranda em Genética e Biologia Molecular pelo Programa de Pós-Graduação em Genética e Biologia Molecular (PPGBM) da UFRGS.

Guilherme Baldo
Farmacêutico. Professor Adjunto do Departamento de Fisiologia da UFRGS. Doutor em Bioquímica pela UFRGS. Pós-Doutor em Genética pela UFRGS.

Karina Carvalho Donis
Médica residente do Serviço de Genética Médica do HCPA. Aluna de mestrado profissional em Genética Aplicada à Medicina pelo Programa de Pós-Graduação em Saúde da Criança e do Adolescente (PPGSCA) da UFRGS.

Laura Simon
Biomédica. Pesquisadora no Centro de Terapia Gênica do HCPA. Mestre em Genética e Biologia Molecular pela UFRGS.

Mariluce Riegel
Citogeneticista. Coordenadora da área de Citogenética do Serviço de Genética Médica do HCPA. Membro do Corpo Docente do Programa de Pós-graduação em Genética e Biologia Molecular da UFRGS. Mestre em Genética pela Universidade Federal de São Paulo (UNIFESP). Doutora em Ciências Médicas pela UFRGS. Pós-Doutora nas áreas de Citogenética e Genética Molecular pelo Departamento de Citogenética do Instituto de Genética Médica da Universidade de Zurique e pelo Departamento de Genética Molecular do Children's Hospital and Research Institute, Oakland, Califórnia. Livre-docente em Genética pela Faculdade de Medicina da Universidade de Zurique.

Marina Siebert
Farmacêutica da Unidade de Análises Moleculares e de Proteínas - Centro de Pesquisa Experimental (UAMP-CPE) do HCPA. Mestre em Ciências Biológicas: Bioquímica e Doutora em Biologia Celular e Molecular pela UFRGS.

Mónica Luján López
Licenciada em Genética pela Faculdade de Ciências Exatas e Naturais da Universidade Nacional de Misiones (UNaM), Argentina. Mestre em Genética e Biologia Molecular pela UFRGS. Doutoranda em Genética e Biologia Molecular na UFRGS.

Talita Giacomet de Carvalho
Biomédica. Mestre em Genética e Biologia Molecular pela UFRGS. Doutoranda em Genética e Biologia Molecular na UFRGS.

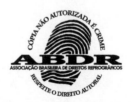

```
S294g   Schaefer, G. Bradley.
            Genética médica / G. Bradley Schaefer, James N. Thompson Jr. ;
        [tradução: Andréia Escosteguy Vargas ; revisão técnica: Roberto Giugliani,
        et al...]. – Porto Alegre : AMGH, 2015.
            ix, 374 p. : il. color. ; 28 cm.

            ISBN 978-85-8055-475-5

            1. Genética. I. Thompson Jr., James N. II. Título.

                                                        CDU 608.1:575:612.6.05
```

Catalogação na publicação: Poliana Sanchez de Araujo – CRB 10/2094

GENÉTICA MÉDICA

UMA ABORDAGEM INTEGRADA

G. BRADLEY SCHAEFER, MD
Professor of Genetics and Pediatrics
University of Arkansas for Medical Sciences
Arkansas Children's Hospital
Little Rock, Arkansas

JAMES N. THOMPSON, JR., PHD
David Ross Boyd Professor
Department of Biology
University of Oklahoma
Norman, Oklahoma

Reimpressão 2018

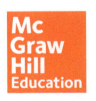 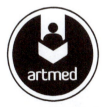

AMGH Editora Ltda.

2015

Obra originalmente publicada sob o título *Medical genetics*, 1st Edition
ISBN 0071664386 / 9780071664387

Original edition copyright ©2014, The McGraw-Hill Global Education Holdings, LLC, New York, New York 10121.
All rights reserved.

Portuguese language translation copyright ©2015, AMGH Editora Ltda., a Grupo A Educação S.A. company.
All rights reserved.

Gerente editorial: *Letícia Bispo de Lima*

Colaboraram nesta edição:

Editor: *Alberto Schwanke*

Preparação de originais: *Ana Rachel Salgado*

Leitura final: *Débora Benke de Bittencourt*

Arte sobre capa original: *Estúdio Castellani*

Editoração: *Estúdio Castellani*

Nota

A medicina é uma ciência em constante evolução. À medida que novas pesquisas e a experiência clínica ampliam o nosso conhecimento, são necessárias modificações no tratamento e na farmacoterapia. Os autores desta obra consultaram as fontes consideradas confiáveis, num esforço para oferecer informações completas e, geralmente, de acordo com os padrões aceitos à época da publicação. Entretanto, tendo em vista a possibilidade de falha humana ou de alterações nas ciências médicas, os leitores devem confirmar estas informações com outras fontes. Por exemplo, e em particular, os leitores são aconselhados a conferir a bula de qualquer medicamento que pretendam administrar, para se certificar de que a informação contida neste livro está correta e de que não houve alteração na dose recomendada nem nas contraindicações para o seu uso. Essa recomendação é particularmente importante em relação a medicamentos novos ou raramente usados.

Reservados todos os direitos de publicação, em língua portuguesa, à
AMGH EDITORA LTDA., uma parceria entre GRUPO A EDUCAÇÃO S.A. e McGRAW-HILL EDUCATION
Av. Jerônimo de Ornelas, 670 – Santana
90040-340 – Porto Alegre – RS
Fone: (51) 3027-7000 Fax: (51) 3027-7070

É proibida a duplicação ou reprodução deste volume, no todo ou em parte, sob quaisquer formas ou por quaisquer meios (eletrônico, mecânico, gravação, fotocópia, distribuição na Web e outros), sem permissão expressa da Editora.

Unidade São Paulo
Av. Embaixador Macedo Soares, 10.735 – Pavilhão 5 – Cond. Espace Center
Vila Anastácio – 05095-035 – São Paulo – SP
Fone: (11) 3665-1100 Fax: (11) 3667-1333

SAC 0800 703-3444 – www.grupoa.com.br

IMPRESSO NO BRASIL
PRINTED IN BRAZIL

DEDICATÓRIA

À minha esposa, Becky. Ela foi minha encorajadora, ouvinte e motivadora ao longo de todo este projeto. Espero que ela ganhe mais com isso do que apenas uma cópia grátis do livro.
G. Bradley Schaefer

À minha mãe, Jean, e à minha irmã, Lisa. Seu encorajamento e paciência ajudaram a tornar este projeto especialmente recompensador. Além disso, com sua excelente ética trabalhista e senso de humor, trabalhar com meu amigo e colega de longa data, Brad Schaefer, não poderia ter sido mais agradável.
James N. Thompson, Jr.

Prefácio

Genética na medicina. Genética e medicina. Genética da medicina. Todos refletem aspectos ligeiramente diferentes da integração dos princípios básicos da genética na prática da medicina. A revolução genética que se deu ao longo dos últimos 20 anos impulsionou a genética clínica para o centro da prática médica. A genética não é mais uma disciplina pequena, pouco conhecida, restrita aos departamentos de pediatria ou obstetrícia. Em vez disso, cada componente da atenção à saúde requer pelo menos um conhecimento básico dos principais conceitos. Esse fato se reflete diretamente nas alterações do currículo das escolas de medicina, das questões de provas e na educação médica continuada. Embora a grande maioria dos estudantes de medicina não venha a se especializar em genética médica, todos eles precisarão conhecer conceitos e princípios genéticos – mais, talvez, do que alguns gostariam. Ainda assim, não há de fato uma única disciplina em toda a medicina que não utilize princípios, informação e técnicas genéticas na prática de seu campo. Portanto, um livro-texto de genética médica precisa ser amplo e inclusivo no escopo do material abordado. Os princípios devem ser unificados e globalmente aplicáveis. Deve haver detalhes suficientes para guiar o aluno na conclusão bem-sucedida do currículo em sua respectiva faculdade. Mais importante, ele deve ser um recurso que os alunos possam usar ao longo dos anos de faculdade e além, como referência quando surgirem questões durante a residência e a prática profissional.

Um alerta deve ser feito. A grande velocidade com a qual o conhecimento genético avança torna necessário atualizar frequente e periodicamente a base de informações. O livro-texto impresso necessitará de extensão eletrônica para esta geração de aprendizes, bem como de atualizações para acompanhar o ritmo vertiginoso do conhecimento genético adicional.

Este livro utiliza uma abordagem integrada para a genética médica ao combinar uma introdução adaptada à genética geral essencial e uma cobertura atual da genética médica seguindo o currículo recomendado pela Association of Professors of Human Genetics and Medical Genetics e pela American Society of Human Genetics Guidelines. Os princípios genéticos são revisados com ênfase em mecanismos e conceitos unificadores.

Um dos grandes desafios do ensino de genética médica é a grande diversidade encontrada na bagagem educacional dos alunos iniciantes. Ao longo da última década, as faculdades de medicina solicitaram propositadamente um grupo de inscritos mais diversificado. Essa diversidade, além de fornecer definitivamente um grupo mais interessante – e divertido – de alunos, apresenta um grande desafio no ensino de "medicina" e de genética médica em particular. Um aluno da classe pode ter acabado de concluir um doutorado em genética molecular enquanto um colega pode ter uma formação em educação liberal e ter tido apenas o mínimo necessário de disciplinas de ciências para ser admitido. Professores podem esperar motivação e inteligência de um aluno, mas a diversidade de conhecimento acadêmico implica que eles não necessariamente esperem conhecimento científico prévio.

Tendo isso em mente, organizamos cada capítulo deste livro em três partes distintas:

1. Conhecimento e integração de sistemas;
2. Genética médica;
3. Correlação clínica.

A parte de conhecimento e integração de sistemas contém os princípios básicos de genética necessários para entender a aplicação médica. Essa informação está disponível para qualquer aluno que precise relembrar seu conhecimento sobre os princípios – ou em alguns casos, estudá-los pela primeira vez. Essa informação se baseia em princípios que teriam sido abordados em uma disciplina de genética e utiliza gráficos em abundância. Ela enfatiza o "por quê" e o "como" desses princípios para responder à questão comum levantada por muitos alunos de medicina: "Por que preciso saber disso? Vou me especializar em _____." Para o aluno com um maior conhecimento de genética, esta seção poderá ser preterida; cada parte do capítulo é escrita como um componente independente. O foco principal de cada capítulo é a segunda parte (genética médica). Ela contém todas as informações pertinentes para construir uma base sólida de conhecimento. Já a terceira parte utiliza exemplos de estudos de caso para enfatizar a aplicação direta desses fatos e princípios no atendimento ao paciente.

Este livro é escrito como uma narrativa que se desenvolve com capítulos subsequentes construídos sobre as bases lançadas pelos capítulos anteriores. Dessa forma, a "história" completa da genética médica pode ser lida do início ao fim, se assim for desejado. Alternativamente, cada capítulo é também organizado de maneira independente e pode ser acessado para referências e tópicos específicos.

À medida que os leitores avançarem ao longo do livro, perceberão vários temas recorrentes. Os temas básicos da genética médica estão entrelaçados ao longo dos detalhes de cada capítulo. Alguns dos temas mais importantes a observar incluem:

- Correlações entre genótipo e fenótipo – necessidade de correlacionar observações clínicas com a informação obtida por técnicas genéticas de laboratório.
  – O que é um fenótipo?
  – Níveis de descrição de um fenótipo.
  – Definição de endofenótipos como uma estratégia clínica para terapia.
- Patogênese: como as alterações gênicas se traduzem em condições médicas?
- Variabilidade (fenótipos expandidos).
- Heterogeneidade genética/etiológica – a regra, não a exceção.

Sem dúvida, um conhecimento básico dos princípios de genética será necessário para todos aqueles envolvidos em assistência médica, independentemente de suas especialidades. Nada nos daria mais alegria do que saber que você aplicou algo deste livro diretamente em sua prática.

G. Bradley Schaefer, MD
James N. Thompson, Jr., PhD

Agradecimentos

Gostaria de expressar meus sinceros agradecimentos às muitas pessoas que escreveram este livro comigo. Meus parceiros e colegas foram generosos ao me possibilitar tempo para escrever. Minha família e amigos foram muito pacientes ao ouvir minha angústia sempre que eu estagnava no processo. Gostaria de agradecer particularmente ao nosso talentoso grupo de revisores médicos. Seus comentários, sua perspicácia e suas sugestões foram inestimáveis:

Celia Kaye, MD, PhD
University of Colorado (Denver) School of Medicine
Denver, Colorado

Nancy Mendelsohn, MD
Children's Hospitals and Clinics of Minnesota
Minneapolis, Minnesota

Sonja A. Rasmussen, MD, MS
Centers for Disease Control and Prevention
Atlanta, Georgia

Angela Scheuerle, MD
Medical City Hospital
Dallas, Texas

G. Bradley Schaefer

Também tenho uma dívida de gratidão com os revisores que fizeram muitas recomendações construtivas para melhorar este livro, assim como com minha família e meus amigos, que me apoiaram e encorajaram durante o projeto. Além disso, agradeço aos vários alunos que, ao longo dos anos, apresentaram questões que me fizeram pensar sobre os conceitos de uma nova maneira e encorajaram meu trabalho por meio de seus sucessos individuais. O aspecto dinâmico de uma ciência como a genética médica nos leva a ser eternos estudantes.

James N. Thompson, Jr.

Sumário

1. Genética: unidade e diversidade 1
2. Fluxo de informação e níveis de regulação 17
3. A organização do desenvolvimento 49
4. Estrutura e função dos genes 77
5. Citogenética clínica 99
6. Genética mendeliana: padrões de transmissão gênica 139
7. Mutação 165
8. Metabolismo 183
9. História familiar e análise de heredogramas 201
10. Herança multifatorial e interações gene × ambiente 213
11. Rastreamento e testes genéticos 229
12. Modos atípicos de herança 249
13. Distúrbios de organelas 269
14. Terapias para doenças genéticas 297
15. Genética de populações e diversidade genética 309
16. Sobre moscas-da-fruta, camundongos e pacientes: integrando o conhecimento 325

Principais doenças, distúrbios e síndromes de origem genética 341
Glossário 343
Respostas das questões práticas 357
Índice 365

Capítulo 1

Genética: unidade e diversidade

> **RESUMO DO CAPÍTULO**
>
> Se alguém pedisse uma frase que definisse o tema deste texto sobre genética médica, ela poderia ser "a cascata de consequências". Esta é uma grande mudança em relação à visão simples de que um gene confere um traço ou característica. As características podem ser aparência, comportamento ou química do corpo. Durante grande parte da história recente, e, certamente em discussões comuns, imagina-se que um gene tem um efeito simples e direto sobre uma característica. Por exemplo, pode-se dizer que o albinismo é causado por um gene "a" (Fig. 1-1). Embora essa visão não esteja errada, a realidade é ao mesmo tempo mais complexa e mais interessante. Existe, na verdade, uma interação complexa entre genes, hormônios, enzimas, receptores de membrana, redes neuronais, e assim por diante, que cria um labirinto de conexões que determinam nossas rotas individuais de funcionamento e de desenvolvimento. Muitas dessas vias e interações são compartilhadas até mesmo por animais distantemente relacionados. Existe tanto unidade como diversidade na genética da vida.

Parte 1: Conhecimento e integração de sistemas

Concepção. Desenvolvimento. Nascimento. Crescimento. Maturidade. Envelhecimento. Um padrão familiar. O papel de um médico pode ter iniciado meses antes do nascimento, durante a assistência pré-natal à mãe ou pode se concentrar décadas mais tarde quando o paciente é idoso. Mas a enciclopédia genética a partir da qual o paciente está sendo desenhado foi escrita na fertilização e será expressa progressivamente desde o embrião até a velhice. O ácido desoxirribonucleico (DNA) codifica proteínas e vários tipos de ácidos ribonucleicos (RNA) produzidos nos diversos tipos celulares do corpo. Ele pode ditar muito sobre as habilidades e limitações físicas de um indivíduo. Mas ele não é uma fonte estática de informações. Ao longo da vida, ele é modificado por mutações e por processos que reduzem ou bloqueiam o uso de várias sequências gênicas. Além disso, fatores ambientais podem influenciar em processos epigenéticos, que são as interações químicas subsequentes a uma ação gênica inicial que têm efeitos importantes tanto no início quanto no fim da vida.

Com a provável exceção de gêmeos idênticos, cada um de nós começa com um genótipo único que define nossa bioquímica e forma individuais. Reconhecemos essa singularidade em nós mesmos. Tomamos a individualidade por certo. Agora, como médico, considere esta perspectiva em um paciente. Claramente, entender as consequências fisiológicas de um tratamento é crítico para o seu resultado. Porém, os pacientes vêm de uma população humana diversa. Nem todos reagem da mesma forma a determinado fármaco. Doses efetivas de um medicamento prescrito podem ter pouco efeito em alguns e efeitos colaterais potencialmente letais em outros. Um estudo citado pelo National Institute of Health (NIH) (1998) relatou que 2,2 milhões de casos graves de reações adversas a medicamentos ocorreram em um ano e resultaram em mais de 100.000 mortes. Isso torna as reações adversas a medicamentos adequadamente prescritos uma das principais causas de morte nos EUA. Por esse motivo, pesquisas em tecnologia biomédica estão explorando maneiras de determinar o perfil do genótipo de cada pessoa para auxiliar na definição de variáveis bioquímicas que afetam os resultados individuais do tratamento. A medicina não precisa utilizar uma abordagem de "tamanho único" (*one size fits all*). Devido à nossa diversidade biológica, a prática da medicina futura dependerá, cada vez mais, de novos conhecimentos da genética e da biologia molecular.

Porém, a diversidade genética humana não é uniformemente distribuída. O mesmo é verdadeiro para praticamente todas as populações animais e vegetais. Devido ao compartilhamento histórico de linhagens ancestrais, a composição genética de grupos populacionais humanos pode diferir de forma relevante para a medicina. Por exemplo, a intolerância à lactose é comum em pessoas de ascendência africana, asiática, indígena, do Oriente Médio, entre outras. A tolerância à lactose, porém, é típica naquelas de ancestralidades europeia e algumas africanas. Uma hipótese aponta para o fato de que aqueles com tolerância à lactose compartilham uma tradição de pastoreio e dependência de laticínios. (Ao longo deste livro iremos discutir outros exemplos de diversidade genética populacional medicamente relevantes.)

2 Capítulo 1 Genética: unidade e diversidade

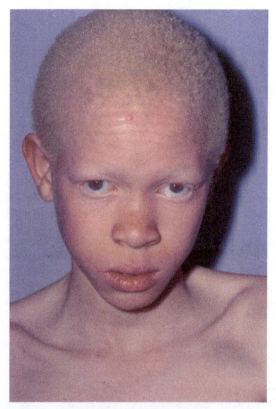

Figura 1-1. O albinismo pode ser atribuído a homozigose para uma mutação recessiva na via de biossíntese do pigmento melanina. (Reproduzida, com permissão, de Kelly AP e Taylor ST. *Dermatology for Skin of Color.* New York: McGraw-Hill, 2009, Fig. 47-1.)

Alguma variação genética é normal, mas nem todas as alterações genéticas são benignas. As mutações em genes primordiais ou alterações cromossômicas estruturais podem causar mudanças graves no desenvolvimento e até mesmo a morte. O desafio dos médicos é entender a extensão da variabilidade genética entre os pacientes. A genética e a biologia molecular podem ser ferramentas para o diagnóstico e podem oferecer pistas para o tratamento mais adequado. Os recursos genéticos e as tecnologias da biologia molecular estão mudando a medicina de maneira fundamental, e as consequências dessa mudança terão implicações biomédicas e bioéticas para a prática futura de todo médico.

A origem da vida

A unidade da vida é refletida em sua origem. Não sabemos qual foi essa origem, e explicações alternativas não precisam ser mutuamente exclusivas. Na verdade, não é possível testar diretamente nenhuma hipótese sobre eventos que aconteceram em um passado distante. É possível, no entanto, testar o ambiente atual para princípios de ciência evolutiva, isto é, a mudança nos sistemas vivos ao longo do tempo. Embora estas investigações nunca venham a estabelecer a origem da vida com certeza absoluta, elas têm implicações diretas para os organismos biológicos atuais.

A genética é uma disciplina científica, o que delimita a estrutura de sua hipótese a um formato facilmente reconhecível.

Seus dados são limitados a observações que podem ser feitas sobre o universo físico atual e a hipóteses que podem ser falsificadas por observação e experimentação. Já que o objetivo da presente discussão é explorar como os possíveis modelos científicos de uma origem da vida poderiam esclarecer os conceitos unificadores da herança e da expressão gênica, nosso foco estará em testes científicos de hipóteses concorrentes relativas à unidade dentre os organismos vivos atualmente.

Fortes evidências para a unidade da vida vêm da conservação molecular, isto é, de moléculas orgânicas que não sofreram alterações ou que sofreram pequenas alterações de um organismo para outro, distantemente relacionados. Por exemplo, todos os organismos vivos compartilham um código genético essencialmente idêntico, como um alfabeto compartilhado dentre os idiomas. Outras formas de código genético também poderiam ser, teoricamente, tão eficientes quanto. Porém, o mesmo código é utilizado por todos. Isso apoia a conclusão de que as formas vivas atuais, desde bactérias e vírus até plantas superiores e seres humanos, compartilham uma ascendência no armazenamento de informações. Contudo, a evidência vai além de um código genético comum. Muitas composições proteicas são altamente conservadas entre grupos taxonômicos diversos. Não surpreende que as maiores semelhanças estejam em proteínas que contribuem para estruturas fundamentais, como as histonas que compõem os complexos proteicos globulares, e os nucleossomos, que empacotam o DNA nos cromossomos (Fig. 1-2). Uma ancestralidade biológica compartilhada possui amplas implicações para a biologia em geral e para a medicina em particular. O que aprendemos com um organismo pode nos ajudar a entender outros.

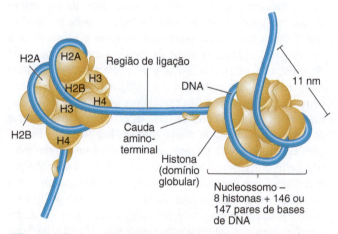

Figura 1-2. Um nucleossomo é um octâmero de histonas H2A, H2B, H3 e H4. Sua carga geral positiva se liga de forma covalente à molécula de DNA carregada negativamente. Em conjunto com a histona H1 e algumas proteínas não histônicas que atuam como ligantes, os nucleossomos ajudam a compactar o DNA em organizações de ordem superior do cromossomo. Os nucleossomos também podem ter efeitos regulatórios gerais sobre os genes. No ouriço-do-mar e em outros animais superiores, os genes para essas histonas estão uniformemente arranjados em ordem linear repetitiva: espaçador–H2A–espaçador–H3–espaçador–H2B–espaçador–H4–espaçador–H1–espaçador.
(Reproduzida, com permissão, de Brooker RJ: *Genetics: Analysis and Principles*, 3rd ed. New York: McGraw-Hill, 2008, Fig. 10-14A).

RNA e o "mundo do RNA"

O DNA é a macromolécula da hereditariedade na maioria das formas de vida, mas é improvável que tenha sido a primeira. Existem fortes evidências teóricas e experimentais em apoio à hipótese de que o RNA teria surgido antes. Tanto o DNA quanto o RNA são compostos por cadeias de monômeros chamados de nucleotídeos. Conforme veremos com mais detalhes posteriormente, o RNA exerce papel central na síntese de proteínas. Porém, ele pode também exercer uma função catalítica, como aquelas das enzimas (proteínas catalizadoras). As moléculas de RNA catalizadoras, chamadas de ribozimas, podem produzir cópias complementares de outros RNAs curtos, além de produzir proteínas.

A síntese de RNA e de proteínas por RNA autorreplicativo ou catalítico provavelmente era sujeita a erro. Os produtos diversos destes eventos "mutacionais" poderiam diferir em sua competição bem-sucedida por monômeros como aminoácidos e nucleotídeos de RNA. A qualidade do desempenho de seus produtos também iria variar. Isso é matéria-prima para a seleção natural em escala molecular. O RNA pode servir também como molde para a criação de fitas de DNA em um processo utilizado hoje por alguns vírus de RNA para fazer cópias de DNA durante a infecção de uma célula. Em sua estrutura de dupla-fita complementar, o DNA possui como vantagens a alta estabilidade molecular e um eficiente mecanismo de duplicação. Ao atuar, a seleção natural iria favorecer melhorias na replicação e na capacidade de correção de erro, processos nos quais as proteínas envolvidas estão hoje dentre as mais conservadas ao longo do espectro taxonômico. Tal sequência de eventos deixa o RNA, mais especificamente o RNA mensageiro (mRNA), como o intermediário no fluxo da informação genética a partir do DNA nuclear, por meio de transcritos de mRNA criados a partir de RNA processado, até o produto proteico (Fig. 1-3). Sobre esta base estável, tornam-se possíveis estruturas e atividades celulares cada vez mais complexas.

As ribozimas ainda exercem funções críticas na célula. Entre outras coisas, elas auxiliam na remoção de nucleotídeos (*splicing*) do transcrito de RNA inicial. As variações no *splicing* contribuem para o grande número de arranjos de produtos proteicos derivados de um único gene ativo. Em seções posteriores, iremos explorar as consequências da variação de *splicing* normal e as doenças que podem surgir a partir da atividade das ribozimas. Aplicações práticas também estão no horizonte. As ribozimas artificialmente projetadas podem identificar e romper um tipo específico de mRNA e prevenir a expressão da proteína codificada. Focar em RNAs de um patógeno como o HIV, portanto, pode ser uma potencial forma de terapia molecular.

Biogênese e a teoria celular

As formas de vida são unidas por um pequeno conjunto de princípios que descrevem o fluxo de informações necessárias para criar cada tipo de organismo. Até mesmo procariotos, células simples como bactérias que não possuem um núcleo definido e outras organelas membranosas, são governadas por muitos dos mesmos processos encontrados em organismos

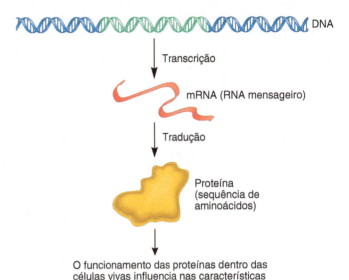

Figura 1-3. O fluxo da informação genética. A sequência dos nucleotídeos de DNA é transcrita em uma sequência complementar de nucleotídeos de RNA (transcrição). O RNA é processado e transportado para fora do núcleo, onde é traduzido em uma sequência de aminoácidos, o produto proteico, por ribossomos no citoplasma (tradução). A hipótese do "Mundo de RNA" é de que este fluxo de informação começou com o RNA catalítico codificando a síntese de proteínas. O DNA e a transcrição teriam surgido depois. (Reproduzida, com permissão, de Brooker RJ: *Genetics: Analysis and Principles*, 3rd ed. New York: McGraw-Hill, 2008, Fig. 1-6.)

mais complexos, incluindo os seres humanos. A biogênese é o princípio de que todas as formas de vida são resultado da reprodução de formas de vida iniciais. Embora a abiogênese, a geração espontânea de um sistema vivo sob condições apropriadas, deva ter realmente ocorrido no fim do mundo pré-biótico, hoje a geração espontânea de vida não ocorre mais. Mesmo que uma molécula complexa se forme espontaneamente, a atmosfera oxidativa romperá suas ligações químicas ou um organismo irá ingeri-la como alimento. Não há mais tempo suficiente para que moléculas complexas se acumulem em combinações necessárias para criar uma estrutura viva.

Um princípio relacionado é o de que as células são tijolos fundamentais da vida. Avanços técnicos expandiram os limites do conhecimento pelo aumento na qualidade das observações que podem ser feitas do mundo natural. Anton van Leeuwenhoek e outros, no século XVII, iniciaram o desenvolvimento de microscópios, e Robert Hooke foi o primeiro a relatar o uso de um dispositivo de aumento para visualizar a estrutura celular em uma fatia de cortiça. Este é um dos muitos exemplos nos quais uma invenção abre um domínio antes desconhecido para estudo. A partir da descoberta de Hooke e de observações confirmatórias de outros, Matthias Schleiden (1838) e Theodor Schwann (1839) apresentaram de maneira independente a primeira afirmação clara da Teoria Celular, o princípio de que todos os organismos são compostos de células.

Embora o estudo da genética geralmente tenda a focalizar na organização e no uso da informação codificada no núcleo, o entendimento da "cascata de consequências" a partir do núcleo requer conhecimento acerca de outras organelas ce-

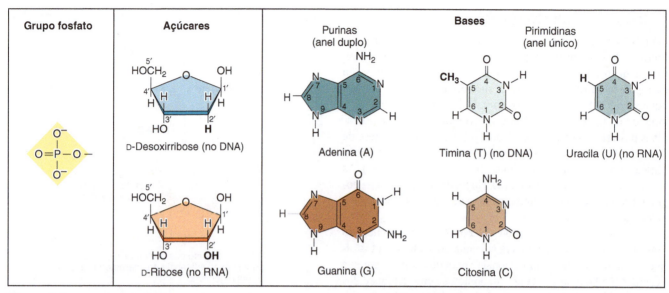

Figura 1-4. Componentes dos nucleotídeos do DNA e do RNA. O açúcar desoxirribose difere da ribose pela ausência de oxigênio ("desoxi") no carbono 2'. Adenina, guanina e citosina são encontradas tanto no DNA quanto no RNA, mas a uracila substitui a timina no RNA. (Reproduzida, com permissão, de Brooker RJ: *Genetics: Analysis and Principles*, 3rd ed. New York: McGraw-Hill, 2008.)

lulares, da estrutura da membrana, e dos componentes moleculares do domínio citoplasmático. A genética só é importante em seu contexto funcional – o que faz a informação geneticamente codificada? A unidade da vida é refletida na grande semelhança das estruturas celulares entre os organismos. Por esse motivo, estudos em organismos-modelo, especialmente modelos animais, serão frequentemente citados para esclarecer mecanismos que atuam no desenvolvimento e em doenças humanas.

A base molecular da herança

Durante a maior parte de sua história, dois tópicos – transmissão genética e genética molecular – foram investigados separadamente. A transmissão genética preocupa-se com a forma pela qual as características são combinadas e transmitidas entre as gerações de descendentes. A genética molecular explora a base bioquímica da expressão de uma característica.

A diferença entre moléculas orgânicas e inorgânicas foi reconhecida no início dos anos 1800, e por volta de 1830 três classes principais de moléculas orgânicas haviam sido quimicamente distinguidas: carboidratos, lipídeos e proteínas. Porém, uma classe importante de moléculas orgânicas, o ácido nucleico, foi descoberta apenas em 1868, quando Friedrich Miescher isolou uma molécula orgânica rica em fósforo a partir do núcleo de leucócitos. Inicialmente chamada de "nucleína", mais tarde descobriu-se que ela possuía características de ácido orgânico e por isso foi rebatizada de "ácido nucleico". Assim, a descoberta do que viria a ser a molécula da herança não ocorreu até a publicação de "Experimentos de Hibridização em Plantas" (*Experiments on Plant Hybridizatin*) (1866) por Gregor Mendel, e de "Sobre a Origem das Espécies por Seleção Natural" (*On the Origin of Species by Natural Selection*) (1859), por Charles Darwin. A descoberta do ácido nucleico ocorreu mais de uma década após Florence Nightingale ter iniciado reformas críticas de higiene e assistência médica na Guerra da Crimeia, que levaram à enfermagem moderna (1854). A genética moderna amadureceu dentro de um breve período de tempo histórico. Suas aplicações práticas na medicina são ainda mais novas.

Assim como as proteínas, os ácidos nucleicos são cadeias poliméricas de subunidades. As subunidades do ácido nucleico são os nucleotídeos, cada um deles composto por um açúcar no carbono 5, um grupo fosfato (ácido fosfórico), e uma base nitrogenada (Fig. 1-4). Existem duas classes de ácidos nucleicos. Os nucleotídeos do DNA possuem uma desoxirribose no carbono 5 (portanto, DNA); os do RNA, possuem ribose (ácido ribonucleico). Ambas as classes de ácido nucleico possuem quatro bases nitrogenadas diferentes, duas purinas e duas pirimidinas. A sequência das bases nitrogenadas fornece a estas moléculas sua capacidade codificadora.

Os carbonos do açúcar são numerados em sentido horário no nucleotídeo (Fig. 1-5). A base nitrogenada é ligada ao carbono 1' e o grupo fosfato, ao carbono 5'. Durante a síntese de uma nova fita, os nucleotídeos são unidos pela ligação de um novo nucleotídeo no carbono 3' da fita existente (Fig. 1-6). O RNA permanece em fita simples, embora algumas regiões se

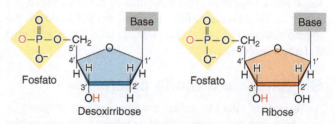

Figura 1-5. Nucleotídeos do DNA e do RNA. Os átomos representados em vermelho são removidos quando os nucleotídeos se unem por ligações fosfodiéster, formando uma fita simples. (Reproduzida, com permissão, de Brooker RJ: *Genetics: Analysis and Principles*, 3rd ed. New York: McGraw-Hill, 2008.)

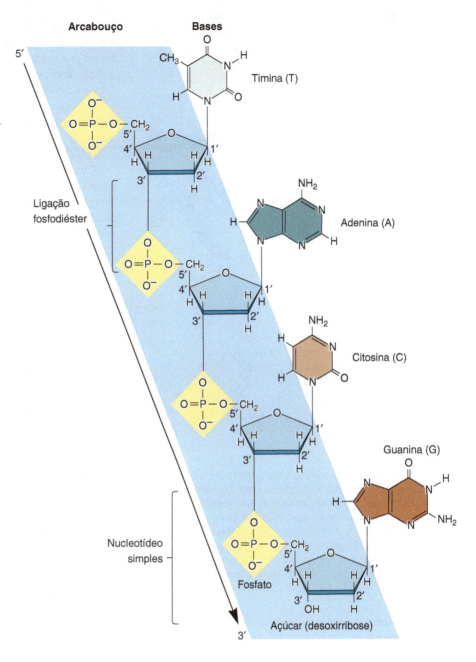

Figura 1-6. Uma fita simples de nucleotídeos desoxirribonucleicos. Uma ligação fosfodiéster une o carbono 3' de um nucleotídeo ao grupo fosfato do nucleotídeo seguinte. Durante a síntese, os nucleotídeos são adicionados na extremidade 3', conforme indicado pela direção da seta. Na extremidade superior está o carbono 5' mais distal, e o carbono 3' é o sítio livre para ligação na outra extremidade. A direção 5' para 3' exerce um papel-chave na replicação do DNA e na tradução durante a síntese de proteínas. (Reproduzida, com permissão, de Brooker RJ: *Genetics: Analysis and Principles*, 3rd ed. New York: McGraw-Hill, 2008.)

dobrem produzindo padrões tridimensionais complexos que são importantes para sua função. O DNA, por sua vez, é uma molécula dupla-fita produzida quando uma das fitas, a molde, liga-se sequencialmente a nucleotídeos complementares durante a síntese de uma nova fita (Fig. 1-7). Quando há uma purina adenina (A) no molde, uma pirimidina timina (T) é ligada na fita crescente, e vice-versa. Quando há uma purina guanina (G), a pirimidina citosina (C) é ligada. Isso cria uma molécula de DNA de dupla-fita (Fig. 1-8) conectada por um grande número de ligações de hidrogênio. No Capítulo 2, iremos discutir a replicação do DNA em maior detalhe e explorar como a sequência de nucleotídeos é utilizada para codificar a informação necessária para a criação de sequências proteicas definidas. Está claro, porém, que a sequência de nucleotídeos é a peça-chave. Conhecer essa sequência e sua importância biomédica é um dos principais objetivos de estudos genômicos como o Projeto Genoma Humano.

O genoma

O termo "genoma" se refere à informação genética necessária para codificar os processos bioquímicos e o desenvolvimento de um indivíduo. A maior parte dessa informação genética está no "genoma nuclear", mas parte reside em cópias do "genoma mitocondrial" no citoplasma. Nas plantas, há também o "genoma do cloroplasto". Salvo quando apontado, entretanto, iremos utilizar os termos "genoma nuclear" e "genoma" como sinônimos.

O genoma também pode ser definido em termos de conteúdo nucleotídico do DNA de um indivíduo. Isso difere da primeira definição, porque nem todas as regiões nucleotídicas são traduzidas em produtos bioquímicos. Portanto, ao observar a sequência nucleotídica completa, comparações entre o tamanho e o conteúdo do genoma podem não corresponder totalmente. É verdade que os genomas bacterianos são menores que os dos

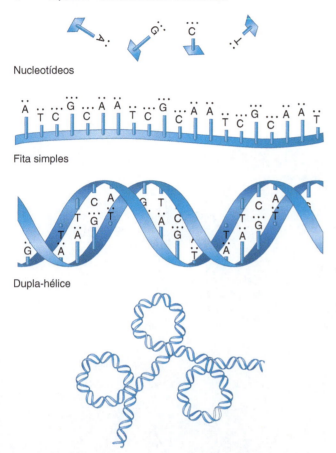

Figura 1-7. A molécula de DNA é uma dupla-hélice, produzida quando uma fita simples de nucleotídeos serve de molde para a síntese de uma nova fita complementar. Pareamentos estáveis ocorrem entre adenina e timina com duas ligações de hidrogênio (representadas pelo par de pontos) e entre guanina e citosina com três ligações de hidrogênio. Esta molécula de DNA dupla-fita se liga então aos nucleossomos e a outras proteínas, formando as molas tridimensionais de um cromossomo. (Reproduzida, com permissão, de Brooker RJ: *Genetics: Analysis and Principles*, 3rd ed. New York: McGraw-Hill, 2008.)

eucariotos; porém, dentre os eucariotos, não há correlação direta entre a complexidade genética de um organismo e a quantidade de DNA ou o número de cromossomos que ele carrega. Muitos processos celulares e bioquímicos são realizados em conjunto. As comparações incluem todas essas semelhanças genéticas e, portanto, tendem a ofuscar o menor número de genes que podem ser responsáveis por diferenças fenotípicas ainda maiores. O mesmo é verdadeiro para a quantidade de DNA. Apenas cerca de 2% ou 3% do DNA em um núcleo humano codifica proteínas. Com essa visão, pode-se entender por que as quantidades de DNA em diferentes espécies podem variar muito sem afetar substancialmente a variedade de produtos proteicos.

Um ser humano necessita, ao longo de sua vida, de aproximadamente 20.000 a 22.000 genes. Isso é praticamente o mesmo que os 25.300 genes da *Arabidopsis thaliana*, planta da família da mostarda, que serve como modelo genético importante para espécies de planta. Estima-se que até mesmo a mosca-da-fruta, *Drosophila melanogaster*, tenha apenas 13.600 genes. Uma explicação de como processos complicados como atividade celular e desenvolvimento podem ser controlados por tão poucos genes precisou esperar pelos resultados do mapeamento genético. Talvez seja mais fácil entender por que o número de genes é tão semelhante. Considere as semelhanças dentre os organismos em nível celular, onde tantas funções vitais são compartilhadas.

O número de cromossomos dentre as espécies é ainda menos representativo. Animais aparentemente simples, muitas vezes, têm muito mais cromossomos do que os 23 pares encontrados em seres humanos (Fig. 1-9).

Cromossomos são simplesmente estruturas que carregam conjuntos do genoma de uma espécie durante a divisão celular. Em um indivíduo, porém, uma alteração cromossômica estrutural ou numérica pode alterar significativamente o conteúdo de informação de seu genoma, tendo consequências graves e até mesmo fatais.

Cada cromossomo é formado por apenas uma molécula longa de DNA dupla-fita. Cada gene do genoma nuclear está arranjado linearmente ao longo da molécula de DNA de um de seus cromossomos. Podemos, assim, descrever o conteúdo de informação de cada cromossomo como um "grupo de ligação". Ignorando o relativamente neutro cromossomo Y, encontrado apenas em homens, há 23 grupos de ligação nos seres humanos. Se assumirmos que o genoma humano possui 22.000 genes, deverá haver em média cerca de 1.000 genes por grupo de ligação. Entretanto, genes e cromossomos diferem muito em tamanho. Alguns cromossomos são longos e carregam muitos genes. Outros são bastante pequenos.

Uma cópia de cada grupo de ligação, o número cromossômico "haploide" (n), será fornecida pelo núcleo do óvulo (n=23), e o outro conjunto haploide de cada grupo de ligação (n=23) virá do espermatozoide. A fertilização estabelece a composição gené-

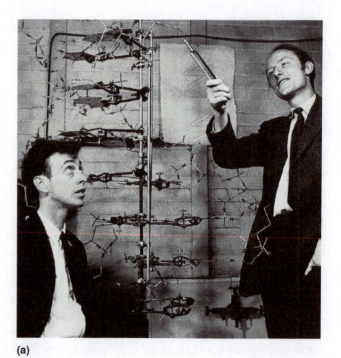

Figura 1-8. (a) Watson e Crick com um modelo de DNA. (b) Representação do espaçamento exato em uma dupla-hélice de DNA (a: Reproduzida, com permissão, de Hartwell LH, et al. *Genetics: From Genes to Genomes*. 4th ed. New York: McGraw-Hill, 2010.) (*Continua*)

O genoma 7

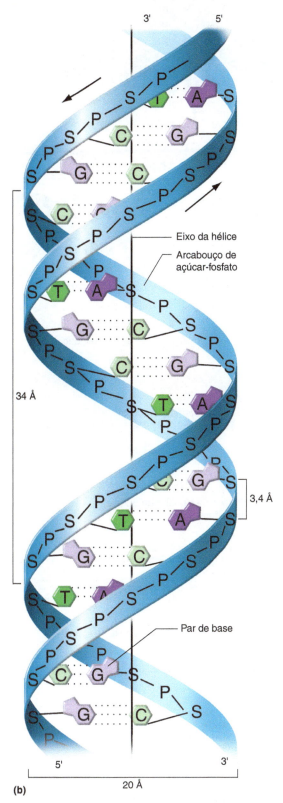

Figura 1-8. *(Continuação)*

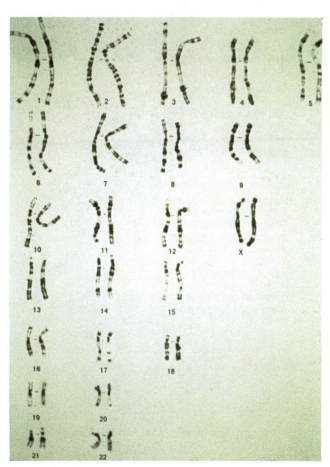

Figura 1-9. Um cariótipo, ou foto de cromossomos, mostrando os 22 pares de cromossomos mais dois cromossomos X. Este cariótipo foi, portanto, produzido a partir de uma mulher normal. Os 46 cromossomos constituem a composição diploide (2n) de uma célula somática humana. (Reproduzida, com permissão, de Warren G. Sanger, PhD, University of Nebraska Medical Center, Omaha, Nebraska.)

Existe uma certa sobreposição nos termos empregados para descrever a composição genética, e isso pode ser confuso. Uma maneira de esclarecer as relações é reconhecer que alguns termos se referem à estrutura concreta e outros são mais abstratos. O número cromossômico haploide (n) ou diploide (2n) é concreto. Podemos fixar e corar núcleos de células em divisão e então contar os cromossomos para produzir uma foto, o cariótipo. "Grupo de ligação", por sua vez, é uma referência abstrata ao conteúdo de DNA individual de cada tipo diferente de cromossomo. Pode-se listar os genes localizados em um determinado cromossomo, como o cromossomo 4 (Fig. 1-10). Se estivermos falando tanto sobre o conjunto haploide como diploide do cromossomo 4s, o conteúdo gênico permanece o mesmo.

O termo "haploide" se refere a uma célula com uma cópia do conteúdo genético, ou grupo de ligação. "Diploide" é uma célula com duas cópias. Da mesma forma, uma vez que o termo "genoma" se refere a conteúdo, ele indica a composição genética de um representante de cada tipo de cromossomo, o complemento genético haploide. Porém, ao considerar a composição genética específica de um indivíduo, estamos novamente pensando de maneira concreta. O genótipo de um indivíduo pode ser homozigoto (AA ou aa) ou heterozigoto (Aa) para diferentes formas do gene "A", os alelos A e a.

tica diploide (2n) do genótipo único do indivíduo. Após a fertilização, cada um dos 46 cromossomos será duplicado e distribuído para as células-filhas resultantes em cada ciclo de divisão celular. Assim, cada célula adulta retém duas cópias de cada grupo de ligação, com exceção do único cromossomo X encontrado nos homens (seu parceiro é o cromossomo Y único).

8 Capítulo 1 Genética: unidade e diversidade

DNA, a molécula da vida

Trilhões de células

Cada célula contém:

- 46 cromossomos humanos, organizados em 23 pares
- 2 m de DNA
- Aproximadamente 3 bilhões de pares de DNA por conjunto de cromossomos, contendo as bases A, T, C e G
- Aproximadamente 20.000 a 25.000 genes codificam proteínas que realizam a maior parte das funções vitais

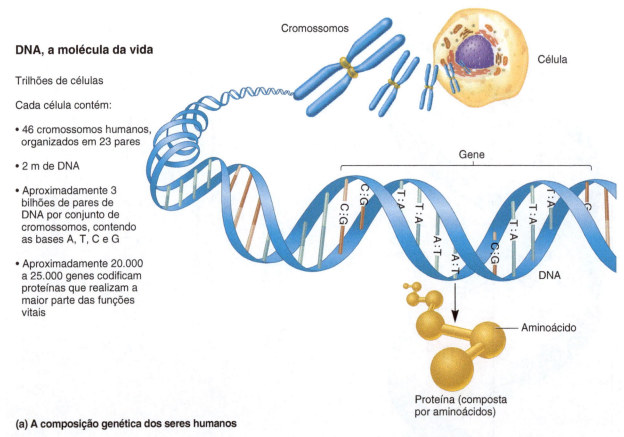

(a) A composição genética dos seres humanos

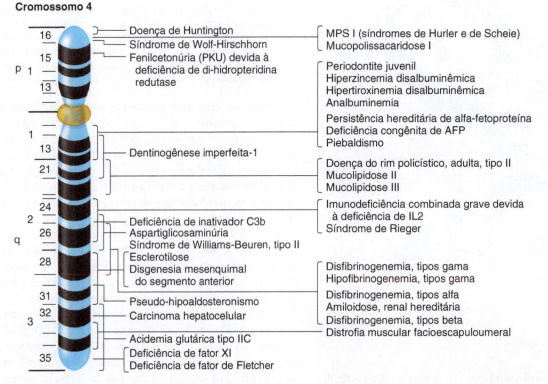

(b) Genes de um cromossomo humano que estão associados a doenças quando mutados.

Figura 1-10. Esta figura mostra a relação entre o conteúdo genético de uma célula e um de seus cromossomos, o grupo de ligação do cromossomo 4 humano. (Reproduzida, com permissão, de Brooker RJ: *Genetics: Analysis and Principles*, 3rd ed. New York: McGraw-Hill, 2008.)

O que é um gene?

Até pouco tempo atrás, esta seria uma pergunta bem fácil de responder. Teríamos dito que um gene é uma sequência de nucleotídeos em uma molécula de DNA que, por meio do mRNA, codifica a síntese de uma proteína específica. No entanto, a compreensão de genomas completamente sequenciados, como os produzidos pelo Projeto Genoma Humano, mostra hoje muitas outras funções mais sutis e complexas da informação associada ao DNA.

Uma das primeiras pistas acerca da complexidade do conceito de gene foi a descoberta de que os genes podem ser divididos em fragmentos no cromossomo. As regiões que codificam proteínas, os éxons, são intercaladas por trechos de nucleotídeos que podem ser não codificantes, os íntrons. Os íntrons são removidos do transcrito de RNA inicial (*splicing*) para produzir o mRNA funcional usado na síntese de proteína. Porém, a descoberta posterior do *splicing* alternativo complicou até mesmo esta história. O *splicing* alternativo permite que módulos de éxons e íntrons sejam combinados em uma variedade de formas, levando à tradução de diversos transcritos diferentes a partir de um mesmo gene. De fato, o número de transcritos diferentes pode ser incrivelmente grande. Em *Drosophila*, por exemplo, o gene *Dscam* (que codifica a molécula de adesão celular da síndrome de Down de *Drosophila*) expressa 38.016 mRNAs diferentes devido ao *splicing* alternativo.

Outras descobertas incluem genes sobrepostos, nos quais uma região de nucleotídeos é transcrita como parte de dois genes diferentes; genes dentro de genes; e *run-ons*, nos quais a transcrição continua de um gene para outro adjacente, codificando uma proteína totalmente diferente. Esses transcritos fusionados são outra forma de gerar diversidade de proteínas a partir de um número comparativamente pequeno de genes.

Talvez a maior expansão em termos de complexidade da definição de gene tenha vindo das descobertas de que a quantidade de RNAs que exercem um papel regulatório é muito maior do que se imaginava. Sabe-se hoje que os microRNAs exercem funções críticas na regulação de muitos processos celulares sem atuar como intermediários para a síntese proteica. Sua importância, comparados aos RNAs tradicionalmente reconhecidos a partir de genes codificadores de proteínas, ainda está sendo debatida. Outra questão em aberto é se o DNA que codifica um microRNA merece ser chamado de "gene". Deve haver pouca dúvida, porém, de que informações detalhadas sobre os genomas do ser humano e de outras espécies irão revelar uma complexidade ainda maior.

O projeto genoma humano

A composição genética de cada indivíduo é única. Sob esta perspectiva, não há apenas um genoma humano; há bilhões. Porém, apesar da variação genética, há um grau surpreendente de semelhança na estrutura final de nossos corpos e nossa fisiologia. A grande semelhança de eventos bioquímicos que controlam o desenvolvimento normal é acompanhada por extensa diversidade genética dentro do conjunto de genes (*gene pool*) humano. Ela produz as diferenças genéticas comuns, complexas, e frequentemente sutis que resultam na individualidade pessoal sobre a qual está ancorada uma sociedade humana. Reconhecemos e respeitamos uns aos outros como membros iguais da espécie *Homo sapiens*, mas a medicina moderna precisa ser sensível às diferenças subjacentes dentre nós. O sequenciamento de um genoma humano representativo é um primeiro passo. No entanto, isso significa pouco até que a função, ou falta de função, seja compreendida para cada região.

O Projeto Genoma Humano (*The Human Genome Project*, HGP) é um esforço multinacional iniciado em 1990 para obter a sequência nucleotídica de um genoma humano completo com aproximadamente 3 bilhões de nucleotídeos e para identificar todos os genes codificadores de proteína que ele contém. Avanços tecnológicos na metodologia de sequenciamento permitiram que o projeto fosse concluído em 2003, um pouco antes do planejado. O desenvolvimento de bancos de dados eletrônicos para gerenciar e pesquisar essa enorme quantidade de informações levou a um novo campo da genética, denominado bioinformática. Os avanços no sequenciamento e a bioinformática são a base de muitas aplicações médicas promissoras, incluindo o potencial para gerar perfis genômicos pessoais para auxiliar na adaptação do diagnóstico ao indivíduo.

Conforme vislumbrado desde o início, o HGP possuía vários objetivos bem definidos. Os principais objetivos incluíam:

(1) *Identificar* todos os genes codificados no DNA humano;
(2) *Determinar* a sequência dos 3 milhões de pares de bases que constituem o DNA humano;
(3) *Armazenar* essa informação em bancos de dados;
(4) *Aprimorar* as ferramentas existentes para a análise de dados;
(5) *Transferir* tecnologias relacionadas para o setor privado;
(6) *Abordar* as questões éticas, legais e sociais (*ethical, legal, and social issues*, ELSI) que possam surgir a partir deste conhecimento.

Para a prática da medicina, foi particularmente importante entre esses objetivos tornar a informação derivada do projeto disponível ao público. Vários bancos de dados excelentes, derivados diretamente do HGP, estão disponíveis e possuem grande utilidade na prática de medicina. Entre eles estão *GeneTests*, *Online Mendelian Inheritance in Man* (OMIM) e o próprio *website* do HGP. O HGP também inclui um esforço sério para entender e abordar as questões legais, éticas e sociais associadas com este avanço do conhecimento. Nossa apresentação de aplicações genéticas na medicina incluirá discussões sobre algumas destas questões.

Compreender a extensão da diversidade normal, porém, também é muito importante. Este é um dos objetivos do Projeto 1.000 Genomas (*1000 Genomes Project*). Lançada em 2008, essa colaboração internacional irá sequenciar os genomas de aproximadamente 1.200 pessoas para fornecer um banco de dados de variação no DNA biomedicamente relevante. Avanços na genética de populações humanas e na genômica comparativa fornecem informações úteis acerca da diversidade genética de nossa espécie. Geram, ainda, informações acerca de polimorfismos de nucleotídeo único (*single nucleotide polymorphisms*, SNPs), variações estruturais e variações no número de cópias que podem servir como marcadores no DNA para o mapeamento de genes de interesse biomédico.

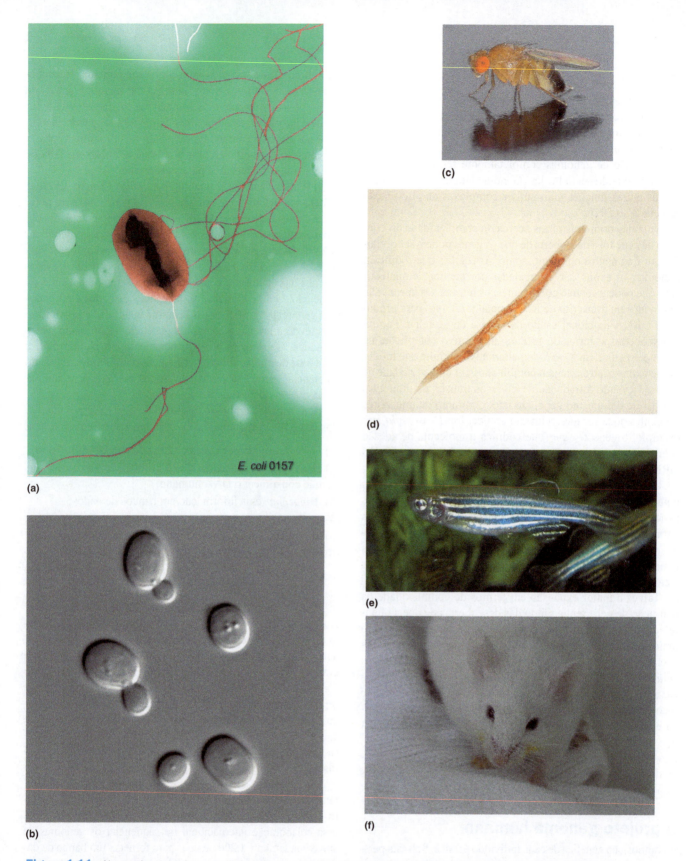

Figura 1-11. Alguns dos organismos utilizados como modelos altamente informativos para estudar atividade gênica e desenvolvimento. (a) *Escherichia coli* é uma bactéria comum; (b) *Saccharomyces cerevisiae* é uma levedura; (c) a mosca-da-fruta, *Drosophila melanogaster* e (d) *Caenorhabditis elegans*, um nematódeo, permitem realizar estudos sofisticados sobre planos corporais comparativamente simples; (e) *Danio rerio*, o peixe-zebra (*zebrafish*), e (f) *Mus musculus*, o camundongo, representam sistemas de modelos de vertebrados mais complexos; (g) *Arabidopsis* foi um dos primeiros organismos-modelo vegetais de projetos genoma.
(a: CDC/Peggy S. Hayes; b: Fotografia de Mansur. Liberada para o domínio público via Wikimedia Commons; c: Fotografia de André Karwath. Licenciada sob CC-BY-SA-2.5, http://creativecommons.org/licenses/by-sa/2.5, via Wikimedia Commons; d: Fotografia de Tormikotkas. Licenciada sob CC-BY-SA-3.0, http://creativecommons.org/licenses/by-sa/3.0, via Wikimedia Commons; e: Fotografia de Azul. Liberada para o domínio público via Wikimedia Commons; f: Steven Berger Photography, licenciada sob Creative Commons BY-SA 2.0; g: Foto de Peggy Greb, Agricultural Research Service, United States Department of Agriculture.)

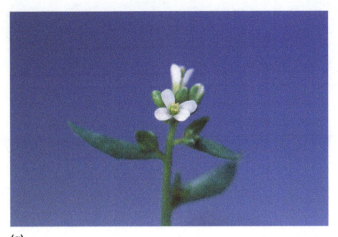

(g)

Figura 1-11. *(Continuação)*

A importância dos organismos-modelo

Além de sequenciar o DNA humano, o HGP também investigou os genomas de vários organismos-modelo importantes, incluindo a bactéria intestinal humana *Escherichia coli*, a mosca-da-fruta *Drosophila melanogaster*, o camundongo *Mus musculus*, a planta *Arabidopsis thaliana*, e outros (Fig. 1-11). No início deste capítulo, exploramos a ancestralidade comum refletida na conservação da composição do DNA e das sequências de proteínas ao longo de um amplo espectro taxonômico. Informações sobre funções gênicas em um organismo-modelo simples podem ajudar na identificação das funções associadas com as regiões codificantes do genoma humano. Ao longo deste livro, iremos citar exemplos de organismos-modelo para mostrar como o conhecimento de um organismo mais simples pode nos levar a entender as complexas interações entre genes, indutores, variáveis ambientais e estrutura celular na definição dos papéis que os genes exercem na atividade e no desenvolvimento humanos.

Parte 2: Genética médica

A aplicação médica dos princípios descritos anteriormente é ilimitada. Existe pouca dúvida de que o campo da genética se tornou o ponto focal para a maior parte da medicina ao longo das últimas duas décadas. É provável também que o foco em genômica (com seus componentes translacionais de proteômica e metabolômica) vá continuar a direcionar a medicina por décadas. O sucesso do HGP agiu como uma força propulsora da genética para fora do laboratório e para dentro dos hospitais e clínicas. Ele colocou ferramentas funcionais nas mãos dos médicos que melhoraram diretamente a saúde e o tratamento dos pacientes. Todas as pessoas que trabalham em disciplinas de assistência à saúde necessitam de um conhecimento básico dos princípios genéticos. Além disso, precisarão de um conhecimento firme da aplicação da "genética médica" em sua própria especialidade. De importância primária, isso incluirá um conhecimento funcional de como identificar pacientes em risco de maneira efetiva e eficiente no contexto do fluxo clínico regular. Eles também precisarão de uma sólida compreensão dos possíveis métodos de teste, fontes de referências, recursos de pacientes e profissionais, e potenciais terapias. O papel do médico também requer um componente de educação continuada, mantendo-se atualizado com uma apreciação pelo ritmo acelerado com o qual as coisas estão mudando na área da genética médica.

Uma introdução ao campo da genética médica deveria provavelmente começar com algumas definições. A ampla categoria da **Genética** se aplica ao estudo científico dos princípios da herança e da variação de características visíveis dentre os organismos. A **Genética Humana**, assim, se aplica ao estudo da genética nas pessoas. Hoje, a genética humana compreende um número de campos sobrepostos, que vão além da prática da medicina usual. Uma lista com algumas das principais disciplinas em genética humana é fornecida no Quadro 1-1. A área da genética humana que explora as contribuições genéticas para a etiologia, a patogênese, e a história natural das doenças e distúrbios é chamada de **Genética Médica**. Esta deve ser distinguida da **Genética Clínica**, que consiste na aplicação da Genética Médica para diagnóstico, prognóstico e, em alguns casos, tratamento de doenças genéticas.

Quadro 1-1 Disciplinas do campo da genética humana

Genética médica. Estudo da etiologia, patogênese e história natural das doenças e dos distúrbios cujas origens são, ao menos parcialmente, genéticas.

Genética clínica. O diagnóstico, aconselhamento, tratamento e gerenciamento de caso de condições genéticas.

Genética do comportamento. O estudo de fatores genéticos em distúrbios comportamentais incluindo distúrbios psiquiátricos e cognitivos, de humor e afeto.

Genética bioquímica. O estudo de reações bioquímicas e os distúrbios destas reações (erros inatos do metabolismo).

Citogenética. O estudo da estrutura e da função dos cromossomos na saúde e na doença.

Genética do desenvolvimento. A genética dos desenvolvimentos normal e anormal, incluindo malformações congênitas e teratógenos.

Genética forense. A aplicação da tecnologia e do conhecimento genéticos para investigações médico-legais.

Aconselhamento genético. Uma disciplina de cuidado ao paciente que utiliza ambas as ciências genética e social (psicologia, trabalho social e outras) para fornecer aconselhamento e apoio aos pacientes com condições genéticas e seus familiares.

Genética molecular. O estudo da variabilidade do DNA e do RNA; o efeito de alterações na saúde humana.

Farmacogenética. O estudo das influências genéticas na resposta e no metabolismo de medicamentos.

Genética de populações. O estudo dos genes dentro das populações, incluindo frequências, movimento e tendências.

Genética da reprodução. O estudo dos aspectos genéticos da reprodução, incluindo saúde pré-conceptiva, ciência da pré-implantação, diagnóstico pré-natal e gerenciamento da gravidez.

Com o desenvolvimento da genética médica como uma disciplina reconhecida em medicina, houve o surgimento proporcional de novos profissionais de assistência à saúde (profissionais de genética). **Médicos geneticistas** são aqueles que fornecem típicos serviços médicos aos pacientes com condições genéticas. Os principais tipos de médicos geneticistas atuando hoje incluem especialistas em assistência médica pediátrica, metabólica, perinatal e adulta. **Conselheiros genéticos** são profissionais da saúde aliados que se especializam na ciência da genética para transmitir informações complexas a pacientes e a familiares, bem como para fornecer apoio psicossocial para pessoas em situação de crise. Eles são uma parte inestimável da equipe de genética médica, auxiliando a preencher a lacuna entre sistemas de assistência médica opressivos e pacientes que necessitam de acesso e informação. **Laboratórios de Genética Clínica** são gerenciados por cientistas com nível de doutorado e especialização em testes bioquímicos, moleculares e citogenéticos. Uma comunicação estreita entre o médico geneticista e o conselheiro genético é essencial para assegurar que o teste correto seja realizado e que a informação precisa seja fornecida ao paciente. Todas essas especialidades necessitam de treinamento específico em programas certificados com fiscalização da agência primária de certificação, a American College of Medical Genetics (ACMG). Como a genética evoluiu como uma especialidade médica, houve também uma evolução da administração médica no campo. O desenvolvimento e a admissão da ACMG, em 1995, como uma especialidade reconhecida pela American Medical Association testemunha a legitimidade e a aceitação geral destas profissões dentro da comunidade médica.

A grande maioria dos especialistas em Genética Médica trabalha em instituições acadêmicas. O escopo da prática envolve tipicamente consultas tanto no ambiente ambulatorial quanto no de internação. Assim, os prestadores de assistência à saúde devem estar familiarizados com o médico geneticista mais próximo ou de mais fácil acesso em sua região. Os médicos geneticistas também podem oferecer serviços como membro de uma equipe de saúde interdisciplinar que presta serviços integrados e abrangentes para pessoas com condições que requerem acesso a vários especialistas. A lista de equipes interdisciplinares possíveis que poderiam incluir médicos geneticistas é extensa. O Quadro 1-2 lista alguns dos mais comuns neste tipo de serviço. As clínicas interdisciplinares são especialmente úteis para pessoas com condições complexas e suas famílias. Elas permitem que o paciente tenha acesso a múltiplos especialistas que possam necessitar e possibilitam a comunição direta entre os especialistas sobre o mesmo paciente.

Ao longo deste livro, será usada uma linguagem consistente em referência a condições específicas. Neste livro – bem como em uma boa prática clínica – será usada linguagem em "primeira pessoa". É melhor se referir a "uma pessoa com diabetes" do que a "o diabético". Referimo-nos a uma criança como tendo características dismórficas, e não como uma criança estranha (*a funny looking kid*, FLK). Assim como a sociedade mudou, também mudou a aplicação da terminologia médica. Um melhor entendimento e familiaridade com condições raras e geralmente extraordinárias levou a uma mudança positiva nos termos atribuídos. Por exemplo, por volta de 1912, a classificação aceita para deficiência intelectual incluía as categorias de débil mental, imbecil e idiota, que *grosso modo* correlacionam-se às categorias atuais de moderado, moderado-grave e profundo, respectivamente. Outro exemplo mais recente é o da síndrome de Angelman (Fig. 1-12).

Quadro 1-2	Grupos interdisciplinares comuns que podem incorporar genética médica
Genética do câncer	
Distúrbios de tecido conectivo	
Craniofacial	
Fibrose cística	
Síndrome de Down	
Síndrome alcoólica fetal	
Distúrbios de gênero	
Hemoglobinopatias	
Distúrbios metabólicos	
Neurofibromatose	
Neurogenética	
Neuromuscular (incluindo distrofias musculares)	
Neurossensorial (problemas hereditários de audição e visão)	
Fenda orofacial (lábio leporino/fenda palatina)	

A síndrome de Angelman é uma síndrome genética reconhecível associada a uma aparência facial característica, danos cognitivos, convulsões e uma marcha espástica com movimentos espasmódicos dos braços que lembram os de uma marionete. A condição foi originalmente descrita, em 1965, pelo Dr. Angelman como um relato de três "crianças-fantoche". Como estes indivíduos geralmente apresentam episódios de risadas inapropriadas, também foram descritos como "felizes". Subsequentemente, nos anos 1980, essa condição foi chamada de "Síndrome do Fantoche Feliz". Esse tipo de designação, obviamente, era preocupante para muitas famílias. Reconhecendo isso, a comunidade de genética médica fez uma mudança deliberada na nomenclatura para o epônimo "síndrome de Angelman". O poder da linguagem e a aplicação específica de termos médicos e seus efeitos sobre pacientes e suas famílias não podem ser menosprezados.

É importante para todos os provedores de assistência à saúde entender o contexto e as razões de múltiplos termos. Há várias maneiras para designar uma pessoa que está recebendo cuidados médicos. Em alguns cenários, termos como consumidor ou cliente, ou freguês podem ser usados. Todos estes termos carregam aspectos específicos da relação entre provedor-paciente que podem ser apropriados. Neste livro, o termo de escolha será "paciente". É também muito importante estar consciente das conotações específicas da discussão de uma condição médica que um paciente possa ter. Enquanto há algumas diferenças na maneira como as pessoas podem aplicar certos termos, eles serão consistentemente utilizados neste texto. **Doença** se refere a uma condição que causa desconforto ou disfunção para uma pessoa (ao contrário de da-

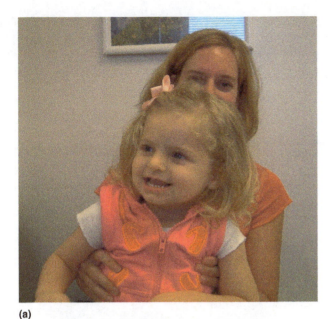

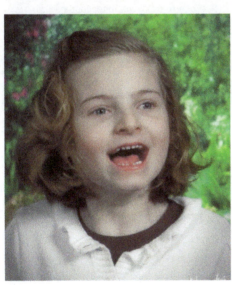

Figura 1-12. Menina com síndrome de Angelman. (a) Aos 3 anos de idade. (b) Aos 7 anos de idade.

no, que é tipicamente imediato e adquirido). Um **distúrbio** é uma condição na qual há uma perturbação do funcionamento normal. Igualmente importante, o profissional de assistência à saúde precisa entender o potencial impacto que o uso de tais termos pode ter em seus pacientes. O contexto é claramente crucial na interpretação. Por exemplo, há muito debate acerca de como definir a surdez de maneira adequada. Uma pessoa com perda auditiva possui um distúrbio, ou tem apenas uma maneira diferente de se comunicar (linguagem)?

Outro ponto que precisa ser enfatizado é a maneira apropriada para designar uma condição que está associada ao nome de uma pessoa. Comumente, as síndromes possuem o nome da pessoa com uma forte associação à condição, como, por exemplo, a pessoa que descreveu a condição pela primeira vez ou que publicou sua primeira descrição abrangente. Tais epônimos são tipicamente associados com algumas das síndromes comuns

Quadro 1-3	Linha do tempo dos principais eventos tecnológicos em genética
1869	Extração do DNA
1882	Identificação dos cromossomos
1913	Primeiro "mapa" genético
1927	Efeitos mutagênicos do raio X
1934	Cristalografia de raio X para iluminar a estrutura das proteínas
1941	Hipótese "um gene-uma enzima"
1944	Ácido desoxirribonucleico (DNA) identificado como a substância responsável pela hereditariedade
1950	Bases do DNA (AGTC) analisadas
1953	Watson e Crick: a dupla-hélice
1956	Isolamento da DNA-polimerase
1960	Descoberto o RNA mensageiro (mRNA)
1961	Identificado o primeiro "triplet" de nucleotídeos
1967	Hibridização de célula somática
1970	Enzima de restrição sítio-específica
1970	Transcriptase reversa
1972	Primeira molécula de DNA recombinante
1973	Clonagem de moléculas de DNA em células diferentes
1977	Sequenciamento do DNA
1978	Polimorfismos de tamanho de fragmento de restrição (*restriction fragment length polymorphisms*, RFLPs)
1985	Reação em cadeia da polimerase (*polymerase chain reaction*, PCR)
1986	Sequenciador de DNA automático
1987	Hibridização fluorescente *in situ* (*fluorescent in situ hybridization*, FISH)
1991	Marcadores de sequência expressas (*expressed sequence tags*, ESTs)
1992	Hibridização genômica comparativa (*comparative genomic hybridization*, CGH)
1998	Cromatografia líquida desnaturante de alto rendimento (*denaturing high-performance liquid chromatography*, DHPLC)
2004	Variações/alterações de número de cópias (CNVs/CNCs)
2007	Sequenciamento de nova geração
Sequenciamento de genomas completos	
1995	*Haemophilus influenzae* Rd
1996	*Methanococcus jannaschii* e levedura
1998	Nematódeo
1999	Mosca-da-fruta
2000	Humano
2002	Camundongo
2004	Rato
2005	Chimpanzé
2006	Abelha
2007	Cavalo
2009	Vaca
2009	Rascunhos completos dos genomas do porco doméstico e do Neandertal
2013	Mais de 1.000 genomas procarióticos sequenciados

mais conhecidas. Avanços recentes nos testes genéticos identificam hoje condições que não possuem um nome associado, e, em vez disso, são descritas pela própria anormalidade genética (discutido com mais detalhe no Capítulo 5) e pela nomenclatura genética específica. Para condições que são associadas a um nome em particular, é importante notar que não se usa uma apóstrofe na designação (em inglês, essa notação com apóstrofe indica posse). Por exemplo, diz-se síndrome *de* Down (*Down syndrome*) e não síndrome *do* Down (*Down's syndrome*). O Dr. Langdon Down não apresentava a doença nem a "possuía".

O que é realmente impressionante na aplicação da tecnologia genética em clínica médica é a rapidez com a qual isso ocorreu. Quase toda a incorporação da genética na medicina se deu em uma única geração. Apenas alguns poucos geneticistas ativos hoje já possuíam formação ou prática antes do estabelecimento concreto do número de cromossomos humanos em 46, em 1956. Os Quadros 1-3 e 1-4 apresentam linhas do tempo de avanços selecionados em genética médica. O Quadro 1-3 lista os principais avanços tecnológicos, enquanto o Quadro 1-4 destaca marcos clínicos. Ao observar esses quadros, pode-se avaliar a relativa "novidade" do campo. Além disso, o ritmo cada vez mais acelerado no qual as coisas progrediram deve ser notado. Isso, na verdade, representa uma tarefa difícil para escrever este livro. Quanto de sua informação estará ultrapassada no momento de sua publicação? Nossa intenção, portanto, será estabelecer uma base sólida de conceitos e de formas de pensar sobre o papel dos genes nas doenças e no desenvolvimento humano. Os fatos específicos construídos sobre esta base continuarão a crescer.

Finalmente, é importante estar alerta a temas recorrentes que são discutidos ao longo do livro. Estes temas são a essência da aplicação da tecnologia e dos princípios genéticos na prática da medicina. Referências a estes princípios incluem:

- Correlações genótipo-fenótipo: necessidade de correlacionar observações clínicas com informações genéticas obtidas por técnicas de laboratório.
    - O que é um fenótipo?
    - Níveis de descrição de um fenótipo.
    - Definição de endofenótipos como uma estratégia crítica para terapia.
- Patogênese: como alterações gênicas se traduzem em condições médicas humanas?
- Variabilidade e fenótipos expandidos.
- Heterogeneidade genética/etiológica.

Quadro 1-4	Linha do tempo de marcos selecionados da genética médica moderna
1953	Estrutura do DNA dupla-hélice descrita
1956	Número de cromossomos humanos finalmente estabelecido em 46
1957	Victor McKusick estabelece o programa clínico e de treinamento em genética médica na Johns Hopkins
1959	Relatada a associação entre trissomia do 21 e síndrome de Down
1959	Teste de Guthrie (inibição bacteriana por fenilalanina) como precursor do rastreamento de recém-nascidos
1960	Descoberta do cromossomo Filadélfia como um marcador de leucemia mieloide aguda
1962	David Smith cunha o termo "dismorfologia" no estudo das malformações humanas
1966	Victor McKusick publica a primeira edição de Herança Mendeliana no Homem ("*Mendelian Inheritance in Man*", MIM)
1966	Descoberto o DNA da mitocôndria
1969	Primeiro gene único isolado
1970	David Smith publica a primeira edição de Padrões Reconhecíveis de Malformações Humanas ("*Recognizable Patterns of Human Malformations*")
1975	Começa o teste de soro materno para rastreamento pré-natal
1978	A insulina se torna o primeiro biofármaco produzido por engenharia genética
1981	A síndrome de Prader-Willi é a primeira síndrome de microdeleção reconhecida
1987	O MIM entra no mundo virtual como "*Online Mendelian Inheritance in Man* (OMIM)"
1990	Começa o HGP
1990	Primeiro ensaio de terapia gênica
1997	Detecção de DNA fetal do sangue materno
2002	HGP finalizado três anos antes do esperado
2004	Estimativa de genes funcionais do genoma humano reduzida para ~22.000
2007	Aprovação bem-sucedida do *Genetic Information Nondiscrimination Act* (GINA)
2008	Morte de Victor McKusick, "Pai da Genética Médica"
2009	Jack Szostak ganha o Prêmio Nobel em Medicina pelo trabalho em telômeros/telomerases

Parte 3: Correlação clínica

Cada capítulo deste livro possui uma seção de correlação clínica para complementar as informações de ciência básica e da genética médica. O primeiro capítulo se destaca como algo único. Em capítulos posteriores, as correlações clínicas apresentarão condições específicas que assimilam os princípios descritos nas duas seções anteriores. No entanto, dada a natureza introdutória deste primeiro capítulo, uma condição específica não vem prontamente à mente como um exemplo que integra essa informação. Isso não significa, porém, que não haja um corolário clínico para o conceito de unidade e diversidade genéticas. O conceito de medicina personalizada será a correlação feita.

À primeira vista, medicina personalizada pode não parecer o tema mais lógico para uma correlação clínica. Mas, na verdade, nada reúne os conceitos de "unidade e diversidade" tão bem como a prática da medicina personalizada. Em abordagens médicas tradicionais, a unidade é encontrada em categorias de diagnóstico. No centro da maioria das condições médicas relacionadas estão bases genéticas e fisiológicas compartilhadas. Ainda assim, desde o início das intervenções médicas, observa-se claramente que há grande diversidade nas respostas clínicas, mesmo dentro de um grupo de diagnóstico aparentemente homogêneo. Os pacientes que possuem exatamente a mesma condição, com exatamente as mesmas causas, podem ter uma variedade de respostas à mesma intervenção. As pessoas diferem em relação a como respondem (se respondem) a um dado tratamento, que dose é a mais efetiva, que efeitos colaterais apresentam e quais são as possíveis interações adversas.

Medicina personalizada: assistência à saúde personalizada, gerenciamento de saúde personalizada

Um importante movimento atual na assistência à saúde é o conceito de terapia sob medida, com base em informações específicas do paciente. Esse tipo de prática médica customizada é chamada de medicina personalizada. A medicina personalizada pode ser definida como a assistência médica direcionada à biologia e à fisiologia inerentes de um indivíduo, levando ao aprimoramento de seus cuidados médicos. O objetivo pretendido é que novas ferramentas de diagnóstico molecular venham a aprimorar a assistência ao paciente em vários níveis diferentes. Atualmente, é comum na prática médica seguir um processo de tentativa e erro até certo grau para encontrar o tratamento correto e a dose farmacêutica adequada para cada paciente. Em geral, recomendações estabelecidas de dosagens são ajustadas com base em um número limitado de variáveis, tais como tamanho, idade e ocasionalmente gênero. Na verdade, muitas outras variáveis estão presentes em respostas diferentes, e fatores genéticos não são os únicos. Teoricamente, a medicina personalizada ajudará a chegar ao diagnóstico correto em um período de tempo mais curto. Ela possibilitará ao profissional da saúde prescrever a medicação correta para um indivíduo com menos tentativa e erro durante o processo de tomada de decisão.

Fundamentalmente, a esperança é de que essas ferramentas venham a prevenir, postergar ou reduzir a morbidade e a mortalidade. Dependendo das características específicas de uma dada condição médica, a prevenção pode ocorrer em muitos níveis diferentes. A prevenção primária se refere à real redução da incidência da doença. A prevenção secundária envolve detecção precoce (potencialmente assintomática) e intervenção. A prevenção terciária utiliza tratamentos personalizados baseados em parâmetros individualmente identificados. Neste sentido, subcategorizar condições em "endofenótipos" baseados em qualquer número de parâmetros genéticos ou outros deverá permitir o desenvolvimento de terapias melhores e mais específicas. Finalmente, alguns definem ainda outro nível – prevenção quaternária – como estratégias que não necessariamente afetam os aspectos médicos reais da condição, mas que de alguma forma melhoram a qualidade de vida do indivíduo. Por exemplo, a informação é tipicamente vista como positiva para os pacientes, dando-lhes autonomia. Fornecer informações adicionais, que não necessariamente afetam a doença, podem reduzir os estressores psicossociais.

A genômica personalizada é um subconjunto desta prática. Ela foi definida como testes genéticos específicos que identificam perfis de risco individuais para uma condição médica específica e/ou opção de tratamento. Também envolve modificações de tratamento e vigilância com base no genótipo. Estratégias genômicas personalizadas já estão sendo aplicadas em uma variedade de cenários clínicos. Existem várias situações possíveis nas quais a informação genética pode ser usada para direcionar intervenções médicas (Quadro 1-5). Alguns exemplos incluem:

1. *Terapia para câncer.* A genômica personalizada está provavelmente melhor estabelecida no campo da oncologia. Informações genéticas, tais como descobertas citogenéticas, têm sido usadas há décadas para estratificar pacientes nas melhores opções de tratamento preditas. Avanços recentes identificaram um número de alterações gênicas únicas que ajudam no direcionamento de tratamentos oncológicos. Além disso, tratamentos específicos estão disponíveis, nos quais o uso da medicação é projetado para atuar sobre processos fisiopatológicos conhecidos da doença. Testes individuais são tipicamente necessários para identificar se um processo específico está atuando naquele indivíduo (Fig. 1-13).

Quadro 1-5 Aplicações da genômica na medicina personalizada

Terapia direcionada para câncer
- Terapia HER2/neu e transtuzumabe (herceptina)
- Leucemia mieloide crônica e inibidores de tirosina quinase
- Neurofibromatose e inibidores de *ras*

Farmacoterapia
- Varfarina e CYP2C9/VKORC1
- Terapia de bomba de próton e CYP2D6, CYP2C19, CYP2CP
- Clozapina e receptor de serotonina
- Inibidores da ECA e polimorfismos da ECA
- Detecção de mutação do HIV e resistência a medicamento
- Bucindolol e polimorfismos de receptores adrenérgicos

Susceptibilidade genética
- Genes de susceptibilidade a câncer (teste clínico disponível)
  - BRCA1/BRCA2 (câncer de mama/ovário)
  - APC (polipose adenomatosa familiar)
  - p53 (síndrome de Li-Fraumeni)
  - MLH1, MSH2, MSH6, PMS2 (câncer colorretal hereditário sem polipose)
  - PTEN (doença de Cowden)
- Susceptibilidade alterada para outras condições
  - ApoE (Alzheimer, resultado de traumatismo craniano)
  - DRD (tomada de decisão complexa, cessação do tabagismo, delinquência)
  - TPH2 (espectro de distúrbio afetivo)
  - Receptor CCR5 (infecções por HIV)
  - Diabetes tipo 1 (pelo menos 11 genes, incluindo HLA-DR)
  - Diabetes tipo 2 (múltiplos genes, incluindo HNF4A)

Doenças para as quais foram identificadas associações com SNP clinicamente significativo
- Degeneração macular relacionada à idade
- Diabetes tipo 2
- Câncer de próstata
- Asma
- Doença cardiovascular
- Doença de Crohn
- Alzheimer
- Esclerose amiotrófica lateral
- Paralisia supranuclear progressiva
- HIV/AIDS

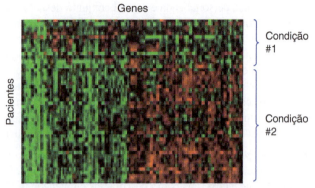

Figura 1-13. Ferramentas estão sendo desenvolvidas para auxiliar os médicos a predizer o prognóstico do paciente, como neste exemplo de resultados de câncer de mama baseados no perfil de expressão gênica do tumor primário.

2. *Farmacogenética.* Existem, entre as pessoas, muitas variáveis que interferem na eficácia de fármacos. Há diferenças individuais em absorção, metabolismo, excreção e resposta. Atualmente, são conhecidas mais de 30 variações gênicas que podem afetar a forma pela qual os indivíduos respondem a diferentes medicamentos. Entender essas variações genéticas pode ajudar a determinar a melhor medicação e a dose ótima para cada paciente.

3. *Genes candidatos para susceptibilidade à doença.* Muitas condições médicas humanas ocorrem como resultado de diferenças genéticas individuais específicas (polimorfismos) que evocam uma susceptibilidade específica àquela condição. Geralmente, interações com o(s) gatilho(s) ambiental(is) certo(s) podem provocar o estabelecimento do distúrbio.

4. *Polimorfismos de nucleotídeo único (single nucleotide polymorphisms, SNPs).* Pequenas variações em curtas sequências de DNA foram relacionadas à ocorrência de determinadas doenças. Vários SNPs foram associados a um risco aumentado para doenças comuns. Os SNPs podem ser identificados rapidamente e em grande número utilizando a tecnologia de microchip. Esses testes fazem tipicamente o rastreamento de 500.000 a 1.000.000 de SNPs, embora o significado clínico seja conhecido apenas para uma pequena porcentagem deles. Para aqueles cujo significado é conhecido, os médicos podem criar um perfil de risco à doenças individualizado para cada paciente.

A genômica personalizada está introduzindo um novo papel para o paciente e alterando as linhas da relação médico-paciente tradicional. Por exemplo, os primeiros chips de SNP comercialmente disponíveis para prognóstico de susceptibilidade a doenças foram introduzidos em 2007 com comercialização direta ao consumidor. Este sistema de evitar o profissional de assistência à saúde e fornecer uma ligação direta do consumidor com o laboratório de genética levantou numerosas questões éticas e práticas.

Por fim, ainda está em aberto saber o quão próximo estas tecnologias estão de verdadeiramente auxiliar na prevenção ou na melhoria da doença. Enquanto o ritmo de desenvolvimento da informação pode estar ocorrendo de forma extremamente rápida, há forças concorrentes que apropriadamente retardam a introdução desses serviços, em um esforço para garantir a segurança do consumidor. Sob essa perspectiva, a validação e a incorporação de novos produtos baseados em testes genéticos e de novas ferramentas de bioinformática na prática clínica padrão levará de anos a décadas.

■ Questões práticas

1. Em relação a um "genoma"
   A. O termo se refere exclusivamente ao DNA encontrado no núcleo.
   B. É a informação genética necessária para codificar o desenvolvimento de um indivíduo.
   C. Pode ser definido em termos do conteúdo de proteína das células de um indivíduo.
   D. O tamanho do genoma e a quantidade de informação codificada apresentam tipicamente uma correlação de 1:1.
   E. É a menor pessoa que vive no subterrâneo e acumula tesouro.

2. O Projeto Genoma Humano
   A. Apresentou, na melhor estimativa, 100.000 como número total de genes humanos funcionais.
   B. Identificou uma diversidade genética muito maior entre espécies diferentes do que o esperado.
   C. Está completo e identificou a sequência de todas as condições genéticas humanas.
   D. Fez um esforço combinado para abordar questões éticas e sociais associadas com a informação gerada.
   E. Em geral, manteve a informação que gerou escondida e longe do acesso público.

3. A medicina personalizada
   A. Provavelmente aumentará os custos médicos se implementada.
   B. É um tipo teórico de prática que poderá ter aplicações futuras na prática clínica.
   C. Deverá ter pouco impacto no processo de diagnóstico.
   D. Pode ser usada para direcionar a terapia ou identificar susceptibilidades individuais.
   E. Deverá ter aplicação na prevenção primária dos distúrbios.

4. A genética médica
   A. É um campo único que tem relativamente pouca interação com outros aspectos da medicina clínica.
   B. É tão nova que atualmente não é reconhecida oficialmente como uma especialidade.
   C. É o subconjunto da genética humana que explora as contribuições genéticas para a doença.
   D. Como prática médica está amplamente limitada à definição de síndromes.
   E. É melhor compreendida se termos capciosos forem aplicados a condições específicas ou síndromes.

Capítulo 2

Fluxo de informação e níveis de regulação

> RESUMO DO CAPÍTULO
>
> O ácido desoxirribonucleico (DNA) é descrito às vezes como um "mapa" para o desenvolvimento. Embora facilmente visualizada, essa ideia é uma simplificação prejudicial. Um mapa define a localização de cada elemento em uma dada estrutura. O controle genético do desenvolvimento, em contraste, é muito mais dinâmico. Uma melhor descrição para o papel do DNA seria como uma "receita para interações". O DNA codifica a montagem de proteínas através de um intermediário de ácido ribonucleico (RNA), o RNA mensageiro (mRNA). Mas são as interações entre as proteínas resultantes, outros RNAs como microRNAs, e suas influências no genoma que irão determinar como as células, os tecidos, os órgãos e o corpo como um todo se comportarão quanto à sua forma e função.
>
> Como fonte definitiva para os processos biológicos, o DNA é essencial. Porém, de muitas maneiras, ele é a parte mais simples do quebra-cabeça do desenvolvimento. Em 1953, Watson e Crick propuseram um modelo para a estrutura do DNA que foi confirmado por experimentos para testar predições sobre processos como a replicação do DNA durante a divisão celular. Conhecer a estrutura do DNA, no entanto, não explica como ele funciona. O sequenciamento do genoma humano também não foi a reposta final. Em vez disso, conhecer a estrutura do DNA genômico leva a um nível superior de questões. Como o DNA é organizado em genes que controlam as atividades de uma célula para criar fenótipos individuais? Como os genes influenciam uns aos outros? Como as proteínas interagem umas com as outras para formar redes de alterações bioquímicas? Como rotas funcionais e vias de *feedback* influenciam o organismo em um nível além da simples ativação de um gene? Responder a perguntas como essas é o foco de novos campos como a genômica, bioinformática, proteômica e metabolômica. Além disso, os genes não trabalham isolados de seus ambientes celulares e de desenvolvimento. Que papéis têm as variáveis ambientais, como temperatura, na formação de uma característica?
>
> A partir desta perspectiva, podemos pensar em nosso desenvolvimento como o produto de uma tempestade molecular. As tempestades podem ser influenciadas por regras, mas as regras são geralmente complexas e eventos aleatórios podem ser influentes. Em vez de genes atuando como um simples mapa, o desenrolar de cada passo do desenvolvimento é, na verdade, o resultado de centenas, se não milhares, de interações moleculares diferentes. Essa perspectiva é introduzida aqui, mas poderá ser explorada em detalhes nos capítulos seguintes. O DNA é apenas o começo.

Parte 1: Conhecimento e integração de sistemas

Do DNA à proteína: o dogma central da biologia molecular

Uma definição de "dogma" no dicionário diz que se trata de uma informação apresentada como opinião estabelecida ou visão autoritária, mas sem razão de apoio significativa. Nesse caso, o Dogma Central da Biologia Molecular é erroneamente batizado. O fluxo de informação que ele descreve é extensamente apoiado por evidências experimentais. Entretanto, ele resume de maneira compacta o tema unificador da genética molecular: DNA ↔ RNA → polipeptídeo (Fig. 2-1). Os nucleotídeos que constituem uma região do DNA são transcritos em uma fita complementar de RNA a qual é, então, traduzida em uma sequência de aminoácidos, um polipeptídeo. Um grande polipeptídeo é chamado de proteína.

Uma parte desse fluxo de informação é reversível em circunstâncias especiais. Os retrovírus que utilizam RNA como material genético usam a **transcriptase reversa** para

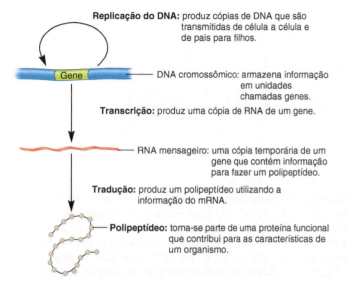

Figura 2-1. O Dogma Central é um tema unificador da biologia molecular. (Reproduzida, com permissão, de Brooker RJ: *Genetics: Analysis & Principles*, 3rd ed., New York: McGraw-Hill, 2008.)

criar uma cópia de DNA que possa se integrar no genoma do hospedeiro de forma a ser transmitido para as células-filhas durante a divisão celular. O outro passo, a tradução da sequência de RNA em proteína, não é reversível. Isso fornece um argumento molecular contra a hipótese evolutiva inicial de Jean-Baptiste Lamarck, de que características adquiridas durante a vida de um organismo, tais como modificações por uso ou desuso, poderiam se tornar hereditárias. A "herança de características adquiridas" foi uma ideia poderosa que competiu com os modelos mendelianos posteriores e foi até mesmo promovida por Trofim Lysenko, com forte apoio político, para o sério detrimento da agricultura russa até a década de 1960.

A biologia, porém, é complexa e às vezes pode esconder surpresas. Sabemos que o processo bioquímico de síntese proteica nos ribossomos não é reversível. Portanto, alterar uma proteína ou outra parte do corpo não altera o DNA herdado. As características adquiridas não podem ser transmitidas para a prole dessa maneira. Avanços recentes em nosso entendimento da bioquímica do DNA, no entanto, sugerem que pode haver importantes exceções a essa regra. Alguns mecanismos regulatórios podem deixar uma marca (*imprint*) no DNA cromossômico, a qual poderá alterar posteriormente o seu funcionamento. Nesse caso, algumas condições adquiridas podem influenciar o desenvolvimento de gerações futuras, ideia que está sendo mais explorada.

O esboço do Dogma Central foi traçado ao se reconhecer que o genoma nuclear está fisicamente separado do local de síntese proteica nos ribossomos do citoplasma. Deveria haver alguma molécula intermediária, à qual Francis Crick chamou de "mensageiro", e o mRNA foi logo descoberto. Mas a existência de um intermediário como o mRNA apresenta outras implicações de longo alcance. Nas células com uma barreira entre o DNA e o local de síntese proteica, há opções para vários níveis de regulação, que aumentam dramaticamente o poder codificador e a flexibilidade do genoma.

A importância de possuir uma membrana nuclear

Procariotos, como bactérias, diferem dos eucariotos (animais, plantas, fungos e a maioria dos organismos unicelulares) de várias maneiras (Fig. 2-2). Seus nomes, porém, indicam uma das diferenças mais importantes. O termo "procarioto" significa literalmente "antes do núcleo", e "eucarioto" significa "núcleo verdadeiro". Nos procariotos, o DNA e outros componentes celulares estão no mesmo compartimento celular, de modo que uma molécula de mRNA pode estar ainda em formação quando sua porção inicial se liga aos ribossomos para iniciar a síntese de proteínas. A conexão entre a transcrição e a tradução é imediata. As células eucarióticas, por sua vez, possuem uma membrana dupla separando os cromossomos dos outros componentes celulares. Isso cria dois domínios funcionais, o nuclear e o citoplasmático. Os eucariotos também possuem um arranjo de outras organelas membranosas importantes que serão o foco de nossas discussões posteriores. Entre elas, as mitocôndrias possuem seu próprio DNA. Mas o envelope nuclear oferece um elemento-chave na regulação genética da expressão bioquímica. Ao separar fisicamente os processos de transcrição e tradução, as células eucarióticas podem modificar o transcrito de RNA inicial de várias maneiras antes que moléculas de mRNA maduro sejam transportadas para fora do núcleo. Essa simples separação de funções permite, assim, uma expansão potencialmente ampla dos possíveis polipeptídeos que podem ser produzidos a partir de cada gene original nos eucariotos. Isso ajuda a explicar como as 100.000 ou mais proteínas expressas em um ser humano podem ser produzidas por um número surpreendentemente menor de genes.

Oportunidades de regulação

A formação de uma proteína é fundamentalmente codificada pela sequência de nucleotídeos de uma molécula de DNA. Porém, os passos entre esses pontos permitem que muitas oportunidades influenciem no resultado (Fig. 2-3). Ao "ligar" um gene, queremos dizer simplesmente que as enzimas e proteínas regulatórias estão ativadas para sintetizar uma molécula de RNA utilizando uma das duas fitas complementares de DNA como molde. Essa molécula de RNA inicial é então modificada de várias maneiras para se tornar um mRNA funcional. Determinadas sequências, os **íntrons**, são removidas do transcrito inicial (processo de *splicing*) deixando para trás as sequências codificadoras, os **éxons**, no mRNA maduro. Mas o *splicing* alternativo dos íntrons pode resultar em muitas versões ligeiramente diferentes do mRNA, de forma que um gene pode originar vários produtos relacionados, dependendo do tipo celular e do estágio de desenvolvimento. O mRNA é então exportado através dos poros da membrana nuclear com complexos proteicos que controlam o tráfego desta e de outras grandes moléculas entre os domínios nuclear e citoplasmático.

No citoplasma, o mRNA se liga às subunidades ribossomais para iniciar a síntese proteica. A competição entre mRNAs, a variação na longevidade do mRNA e a inativação temporária ou o silenciamento por microRNAs e outros agentes podem influenciar na velocidade e no tempo de funciona-

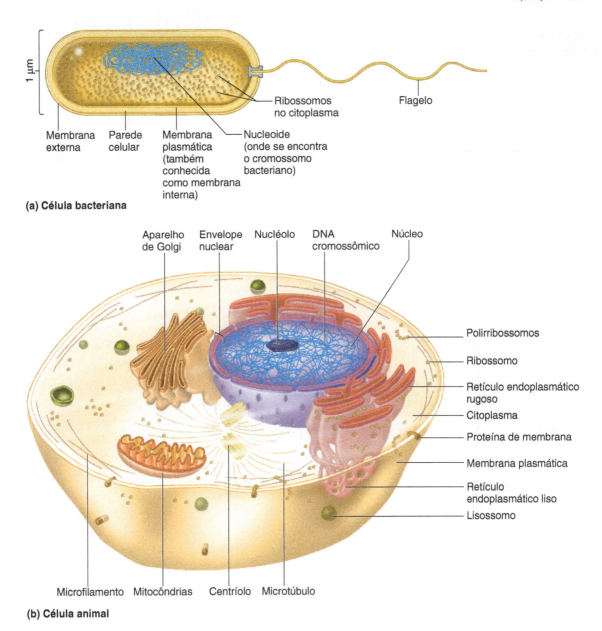

Figura 2-2. A célula eucariótica possui várias organelas membranosas que influenciam na maneira como a informação genética é processada e expressa. A célula procariótica não possui organelas membranosas. (Reproduzida, com permissão, de Brooker RJ: *Genetics: Analysis & Principles*, 3rd ed., New York: McGraw-Hill, 2008.)

mento de cada tipo de mRNA. Mas as influências no produto gênico podem ocorrer até mesmo depois da tradução. O polipeptídeo produzido no ribossomo pode ser imediatamente ativo como uma proteína estrutural ou enzima. Mas em muitos casos, uma proteína é inicialmente inativa até que seja ativada por alguma molécula indutora externa ou ligada a outros polipeptídeos para formar um complexo de ordem superior. Um exemplo é a enzima proteolítica pepsinogênio, ativada em pepsina pelo ácido clorídrico no estômago para que não digira prematuramente as proteínas da célula onde foi produzida. Assim, há muitas oportunidades para a regulação ou intervenção nos eventos entre gene e proteína. O fluxo de informação de um gene ao fenótipo final é uma rede de interações.

O código genético de procariotos e eucariotos são fundamentalmente semelhantes, e muitos dos processos bioquímicos envolvidos na replicação do DNA e no controle genético apresentam paralelos que tornam os procariotos excelentes modelos para o estudo de mecanismos eucarióticos mais complexos. Muito do que sabemos acerca de replicação do DNA, transcrição e tradução vem destes sistemas mais simples. Nas próximas seções, vamos delinear alguns dos eventos-chave em cada processo nos procariotos e apontar maneiras pelas quais eucariotos como os seres humanos podem diferir.

Replicação do DNA

No Capítulo 1, introduzimos o DNA como uma molécula dupla-fita, um polímero composto por subunidades nucleotídicas. É importante ter em mente várias características dessa molécula helicoidal ao explorar sua replicação (Fig. 2-4).

REGULAÇÃO DA EXPRESSÃO GÊNICA

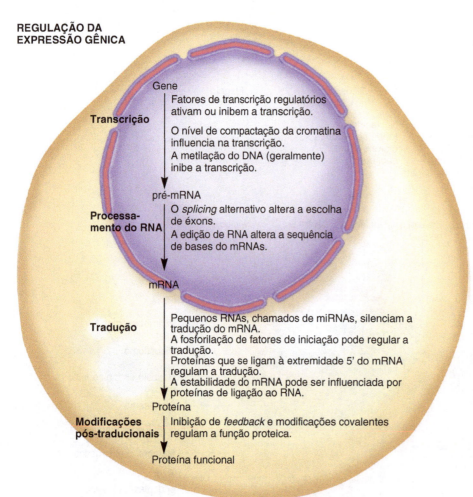

Figura 2-3. A regulação da expressão gênica envolve a determinação de quais genes são transcritos, bem como das várias formas pelas quais os transcritos iniciais são processados. A regulação também ocorre durante a tradução e as modificações que podem ocorrer nos produtos proteicos. (Reproduzida, com permissão, de Brooker RJ: *Genetics: Analysis & Principles*, 3rd ed. New York: McGraw-Hill, 2008.)

Cada nucleotídeo carrega uma das quatro bases nitrogenadas: adenina (A) e guanina (G) são purinas; timina (T) e citosina (C) são pirimidinas. Os nucleotídeos apresentam uma importante assimetria direcional baseada na maneira como seus componentes se ligam ao açúcar do carbono 5, a desoxirribose. A base nitrogenada é ligada ao carbono 1', um grupo fosfato é ligado ao carbono 5', e há uma hidroxila (-OH) no carbono 3'. **DNA-polimerases** são enzimas que unem nucleotídeos para formar uma fita simples. Elas só conseguem adicionar um novo nucleotídeo a uma hidroxila 3' de um açúcar preexistente. Elas catalisam a formação de uma ligação covalente entre o carbono 3' de um nucleotídeo existente e o grupo fosfato ligado ao carbono 5' do novo nucleotídeo, criando um arcabouço de açúcar-fosfato com bases em intervalos regulares. Nesta fita, o carbono "inicial" é o carbono 5' do primeiro nucleotídeo, a posição mais nova é o carbono 3' do último nucleotídeo. Em outras palavras, uma fita de DNA cresce no sentido 5'-3'.

Outro fator-chave é a maneira como as ligações de hidrogênio são formadas entre as bases dos nucleotídeos. A adenina se liga apenas à timina, utilizando duas ligações de hidrogênio; e a citosina se liga apenas à guanina, usando três ligações de hidrogênio. Por esse motivo, a proporção de A é a mesma que a de T no DNA dupla-fita, e a de G é a mesma que a de C. Essa relação, conhecida como regra de Chargaff, pode ser apresentada de várias maneiras, tais como A=T e G=C, ou A + G = T + C (indicando que há uma purina para cada pirimidina). Na molécula de DNA dupla-fita, os arcabouços de açúcar-fosfato das fitas complementares são antiparalelos. Um é orientado de 5' para 3' e a fita oposta é orientada de 3' para 5'. Essas orientações são importantes para o processo de replicação e para o mecanismo de identificação e transcrição de genes na sequência adequada durante o desenvolvimento.

A hélice de DNA não é um espiral uniforme. Ela possui uma fenda maior e uma fenda menor. Na fenda maior, as bases do DNA estão em contato com água, e as proteínas que regulam a atividade gênica podem se ligar aí. Para replicar uma molécula dupla-fita, é necessário primeiro separá-la em duas fitas simples para servir de molde para a nova síntese (Fig. 2-5). Mas o DNA é uma alfa-hélice. Se você já tentou alguma vez separar as fitas de uma corda enrolada, terá notado que separar as fitas enroladas gera o superenrolamento da porção remanescente. A ocorrência de superenrolamento e o fato de que as fitas crescem apenas na extremidade 3' dos moldes de fita simples antiparalelos fazem com que a replicação do DNA possua desafios especiais. Algumas das principais enzimas necessárias para a replicação são apresentadas na Figura 2-6, que mostra os eventos de uma **forquilha de replicação**. É interessante notar o fato de que, uma vez rompidas as ligações de hidrogênio pela DNA-helicase e que as fitas simples estejam separadas de ma-

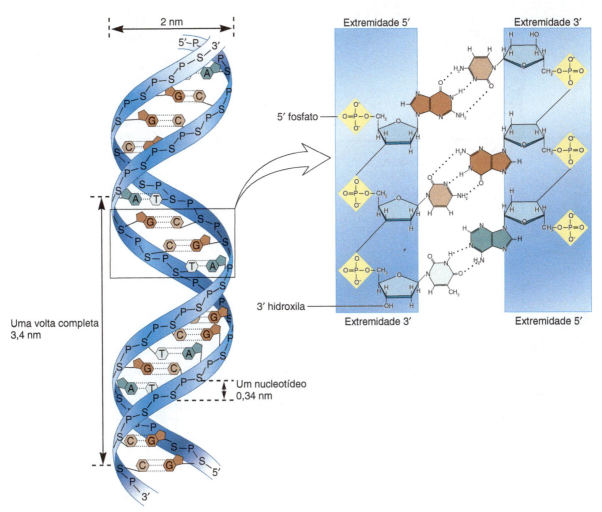

Figura 2-4. A dupla-hélice de DNA é composta por duas fitas nucleotídicas antiparalelas orientadas em direções opostas 3'-5'. Há cerca de 10 pares de base em cada volta de 360° da alfa-hélice. (Reproduzida, com permissão, de Brooker RJ: *Genetics: Analysis & Principles*, 3rd ed. New York: McGraw-Hill, 2008.)

neira estável por proteínas de ligação a fitas simples formando dois moldes complementares, uma curta sequência de RNA, o **iniciador (*primer*)**, é sintetizado pela primase. A DNA-polimerase III (Figura 2-7) pode usar a posição 3'-OH de um nucleotídeo de RNA como ponto de ancoragem para o primeiro nucleotídeo do DNA. A replicação nesta forquilha ocorre em direções opostas nas duas fitas-molde.

Na **fita líder** (contínua), na qual o molde é orientado com a extremidade 5' próxima à forquilha de replicação, a síntese de uma nova fita complementar pode ser contínua porque adiciona nucleotídeos na extremidade 3'. Na **fita descontínua**, porém, a síntese ocorre em erupções descontínuas à medida que um novo molde é aberto pela DNA-helicase (Fig. 2-8) com a criação de sequências de iniciadores de RNA periódicos. Isso resulta em pequenas sequências, os fragmentos de Okazaki, com cerca de 1.000 a 2.000 nucleotídeos em bactérias e cerca de 100 a 200 nucleotídeos em eucariotos. Para completar a síntese na fita descontínua, portanto, os iniciadores de RNA devem ser removidos, seus nucleotídeos devem ser substituídos por DNA e a ligação covalente final deve ser formada entre os fragmentos adjacentes. Em bactérias, a DNA-polimerase I remove os iniciadores e insere os nucleotídeos de DNA. A DNA-ligase catalisa a formação da ligação covalente final.

Algumas das enzimas envolvidas na replicação fazem parte de um complexo maior (Fig. 2-9). A DNA-helicase e a primase são unidas como um primossomo, o qual separa as fitas parentais e cria iniciadores de RNA espaçados ao longo da fita descontínua. Unir as proteínas ajuda a coordenar suas funções de maneira mais eficiente. O primossomo, por sua vez, é associado com duas moléculas de DNA-polimerase III, uma para a fita contínua e outra para a fita descontínua. Esse complexo é chamado de replissomo. Quando a polimerase da fita descontínua completa um fragmento de Okazaki, ela é liberada do molde e salta para o iniciador de RNA seguinte mais próximo para começar novamente. Embora altamente preciso, há alguns erros nesses processos, e de fato as enzimas sujeitas a erro são a fonte do aumento de mutações associadas com determinadas doenças genéticas. Muitos dos erros, porém, são detectados e corrigidos durante e logo após a replicação. Os sistemas de reparo serão discutidos no Capítulo 7.

O entendimento da replicação discutido até aqui vem de estudos em procariotos simples. Embora a bioquímica da re-

22 Capítulo 2 Fluxo de informação e níveis de regulação

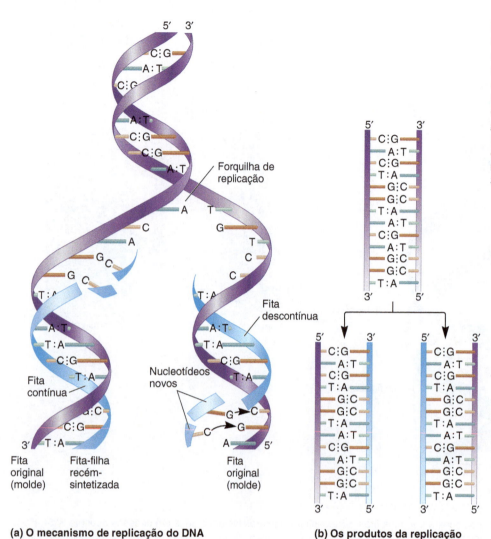

(a) O mecanismo de replicação do DNA

(b) Os produtos da replicação

Figura 2-5. A replicação do DNA é semiconservativa, ou "metade salva". Cada uma das duas fitas da molécula de DNA original serve como um molde de fita simples para a síntese de uma nova fita complementar. Assim, na próxima geração, metade da dupla-hélice de DNA é derivada da original e metade é nova. (Reproduzida, com permissão, de Brooker RJ: *Genetics: Analysis & Principles*, 3rd ed. New York: McGraw-Hill, 2008.)

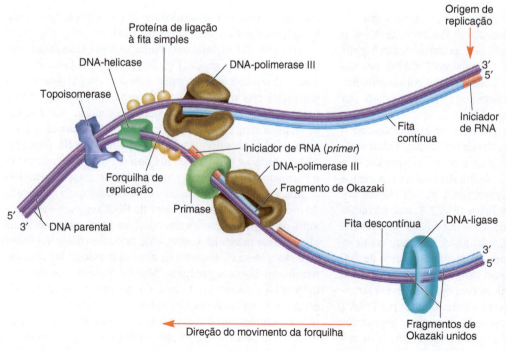

Figura 2-6. A replicação do DNA envolve muitas proteínas. A DNA-helicase desenrola a molécula dupla-fita; a topoisomerase relaxa o superenrolamento causado por esse desenrolar; proteínas de ligação à fita simples evitam que as fitas complementares se reassociem; a primase forma uma curta sequência de RNA na qual a DNA-polimerase III pode ligar novos nucleotídeos de DNA; e a DNA-ligase une os curtos fragmentos de DNA, os fragmentos de Okazaki, formados pela replicação nas fitas onde a extremidade 3' é a mais próxima da forquilha de replicação. (Reproduzida, com permissão, de Brooker RJ: *Genetics: Analysis & Principles*, 3rd ed. New York: McGraw-Hill, 2008.)

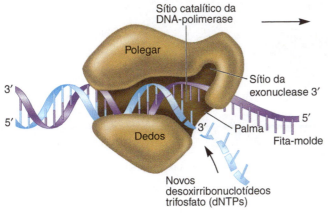

(a) Visão lateral esquemática da DNA-polimerase III

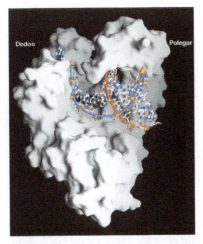

(b) Modelo molecular da DNA-polimerase ligada ao DNA

Figura 2-7. Diagrama dos eventos que ocorrem quando a DNA-polimerase III se move ao longo do molde em direção à sua extremidade 5', adicionando nucleotídeos à extremidade 3' da nova fita. (Reproduzida, com permissão, de Ying Li et al: *Crystal structures of open and closed forms of binary and ternary complexes of the large fragment of Thermus aquaticus DNA polymerase I: structural basis for nucleotide incorporation. Embo J.* 1998; 17:24, 7514-7525.)

plicação do DNA eucarioto não seja bem compreendida, há muitas semelhanças com aquela dos procariotos. Um arranjo comparável de enzimas está envolvido, mas o processo é mais complexo. Uma diferença óbvia é o tamanho do genoma eucariótico, muito maior. Em bactérias, há uma única origem de replicação, que procede bidirecionalmente ao longo de duas forquilhas que eventualmente se encontram no cromossomo circular bacteriano. Os cromossomos eucarióticos são fitas de DNA muito maiores e lineares. Múltiplas origens de replicação são necessárias para que o processo ocorra de maneira rápida (Fig. 2-10). Assim como nas origens de replicação procarióticas, aquelas identificadas até o momento em eucariotos possuem uma grande proporção de bases A e T. Com duas, em vez de três, ligações de hidrogênio em um par A-T, as enzimas podem separar mais facilmente estas regiões em moldes de fita simples.

Em eucariotos, um complexo **pré-replicação** de pelo menos 14 proteínas é necessário para iniciar a replicação em um

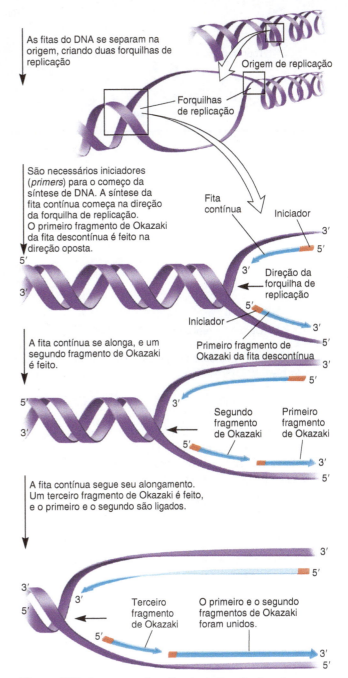

Figura 2-8. Eventos na forquilha de replicação durante a síntese de DNA. (Reproduzida, com permissão, de Brooker RJ: *Genetics: Analysis & Principles*, 3rd ed. New York: McGraw-Hill, 2008.)

sítio de origem. Além disso, os eucariotos têm várias DNA-polimerases diferentes; os mamíferos possuem mais de uma dúzia. Algumas delas aparentemente atuam na correção de erros e no reparo dos vários tipos de danos ao DNA. Uma grande diferença final entre as fitas bacteriana circular e eucariótca linear é a necessidade de manejar a replicação nas extremidades de um cromossomo. Como a DNA-polimerase necessita de um nucleotídeo 3'-OH preexistente para adicionar o primeiro nucleotídeo de DNA, ela não consegue replicar a extremidade 3' inicial do cromossomo, já que não há lugar para a síntese de um iniciador. Mesmo que um iniciador

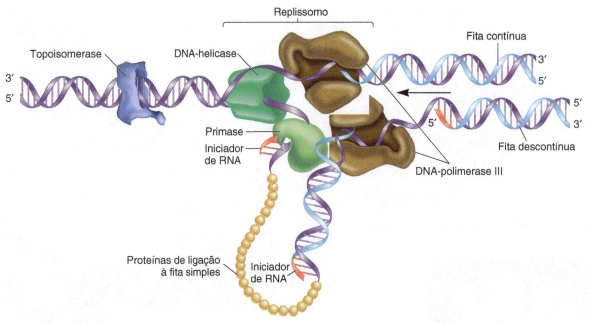

Figura 2-9. Durante a replicação do DNA, a helicase e a primase formam um primossomo, o qual se associa a duas moléculas de DNA-polimerase III. Uma delas sintetiza uma nova fita contínua, mas a outra sintetiza novos fragmentos de maneira descontínua. O primossomo mais as duas polimerases constituem o replissomo. (Reproduzida, com permissão, de Brooker RJ: *Genetics: Analysis & Principles*, 3rd ed. New York: McGraw-Hill, 2008.)

fosse colocado na ponta, a DNA-polimerase não conseguiria substituir os nucleotídeos de RNA mais distais sem um 3'-OH prévio para se ligar. Para prevenir o encurtamento da região codificante do DNA a cada ciclo de replicação, os cromossomos eucarióticos possuem sequências repetidas em tandem (TTAGGG nos seres humanos, repetidas de 250 a 1.500 vezes) em uma região chamada de telômero em cada extremidade (Fig. 2-11). Esse DNA extra fornece um sítio para a formação do iniciador e evita o encurtamento do cromossomo no DNA codificador de informação.

Manipulação da replicação do DNA: a reação em cadeia da polimerase

Muitas técnicas de biologia molecular dependem da presença de amostras puras de uma região específica do DNA. Isso é rotineiramente obtido hoje pela manipulação do processo de replicação do DNA, a reação em cadeia da polimerase (*polymerase chain reaction*, PCR) (Fig. 2-12). Como acabamos de ver, a replicação requer um molde de DNA fita simples, iniciadores para fornecer o grupo 3'-OH ao qual um novo

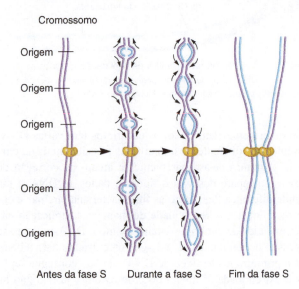

(a) Replicação do DNA a partir de múltiplas origens

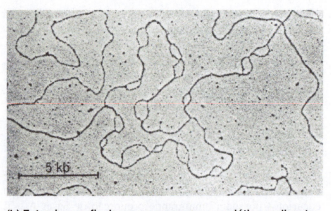

(b) Fotomicrografia de um cromossomo eucariótico replicante

Figura 2-10. O maior genoma dos eucariotos requer múltiplas forquilhas de replicação que se originam durante a fase S da interfase antes da mitose ou meiose. (Reproduzida, com permissão de Brooker RJ: *Genetics: Analysis & Principles*, 3rd ed. New York: McGraw-Hill, 2008.)

Replicação do DNA **25**

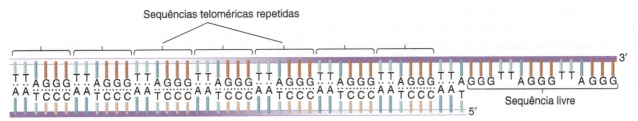

Figura 2-11. Os telômeros das extremidades de um cromossomo eucariótico são feitos de sequências duplicadas em tandem e uma sequência livre curta. (Reproduzida, com permissão, de Brooker RJ: *Genetics: Analysis & Principles*, 3rd ed. New York: McGraw-Hill, 2008.)

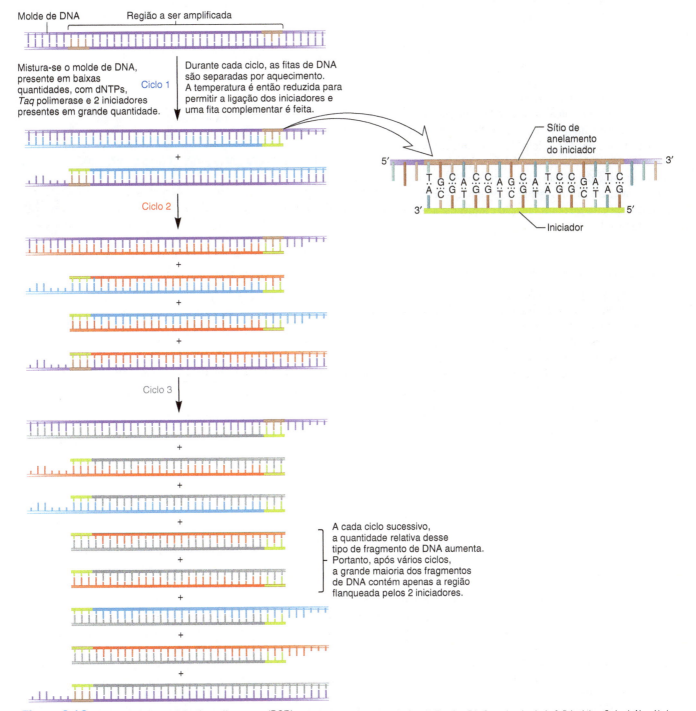

Figura 2-12. A reação em cadeia da polimerase (PCR). (Reproduzida, com permissão, de Brooker RJ: *Genetics: Analysis & Principles*, 3rd ed. New York: McGraw-Hill, 2008.)

nucleotídeo pode se ligar, DNA-polimerase e os quatro nucleotídeos trifosfato. Os iniciadores são sequências nucleotídicas, ou **oligonucleotídeos**, comercialmente preparadas com cerca de 18 a 22 bases que flanqueiam a região a ser amplificada. Iniciadores são facilmente feitos por encomenda para pesquisadores interessados em qualquer região particular do genoma. Durante a PCR, esses componentes são manipulados em uma solução adequadamente tamponada por ciclos repetidos de aquecimento e resfriamento para amplificar a região-alvo do DNA.

Uma pequena quantidade de DNA genômico é primeiramente aquecida a 94 a 95°C para separar a dupla-hélice em fitas simples. A reação é, então, resfriada para uma temperatura entre 52°C e 58°C ou um pouco maior, a qual foi predeterminada como ótima para a hibridização dos dois iniciadores aos moldes de fita simples. Após trinta segundos a um minuto, a temperatura é aumentada para 72°C, quando uma DNA-polimerase termorresistente de *Thermus aquaticus* (*Taq* polimerase, isolada de uma bactéria adaptada à vida em águas termais) estende a nova fita por cerca de 1.000 bases. A temperatura é então reduzida. Este ciclo de aquecimento e resfriamento pode ser repetido, de 25 a 35 vezes, produzindo uma grande quantidade de cópias da amostra de DNA-alvo. O uso de *Taq* polimerase termorresistente garante que a enzima não seja destruída cada vez que a reação é aquecida a 94 a 95°C para desnaturar o DNA.

Transcrição e processamento do RNA

A transcrição é o processo de síntese de uma molécula de RNA de fita simples a partir de um gene ativo, literalmente "transcrevendo" uma cópia da mensagem genética. Os sinais moleculares que de fato iniciam o processo serão parte de nossa discussão sobre desenvolvimento e formação de padrão, no Capítulo 3. Aqui, iremos destacar os eventos que produzem o transcrito de RNA inicial e introduzir alguns dos processos que modificam esse transcrito em uma ou mais moléculas de mRNA maduro funcionalmente relacionadas.

A transcrição (Fig. 2-13) pode ser convenientemente dividida em três fases: iniciação da transcrição, alongamento do transcrito de RNA e terminação. O reconhecimento do início de um gene envolve a ação de **fatores de transcrição**, proteínas que se ligam ao DNA e auxiliam a ligação da **RNA-polimerase** a um **promotor**, uma sequência de nucleotídeos específica a montante do início da região codificante do gene (Fig. 2-14). Outros fatores de transcrição podem se ligar a curtas sequências de nucleotídeos próximas ao promotor e aumentar ou inibir a taxa de transcrição. A RNA-polimerase começa a sintetizar uma fita de RNA no promotor, de modo que cada transcrito possua um trecho de nucleotídeos antes daqueles que serão eventualmente traduzidos em um polipetídeo.

Os fatores de transcrição e a RNA-polimerase se ligam à dupla-hélice de DNA e precisam abri-la para expor a fita simples que servirá de molde para a síntese de RNA. Em bactérias, o cerne da enzima RNA-polimerase é composto por cinco subunidades, e uma sexta proteína, o fator sigma (σ) (Fig. 2-15), completa a **holoenzima** RNA-polimerase e au-

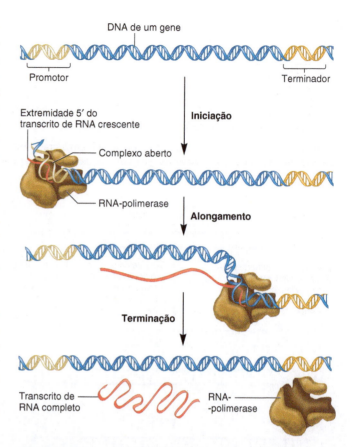

Figura 2-13. A transcrição tem três estágios: iniciação, alongamento do transcrito de RNA e terminação. (Reproduzida, com permissão, de Brooker RJ: *Genetics: Analysis & Principles*, 3rd ed. New York: McGraw-Hill, 2008.)

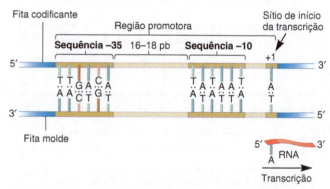

Figura 2-14. A região promotora bacteriana, identificada pelas sequências consenso −35 e −10 apresentadas. A sequência 5'-TATAAT-3' é, às vezes, chamada de Pribnow *box*. (Reproduzida, com permissão, de Brooker RJ: *Genetics: Analysis & Principles*, 3rd ed. New York: McGraw-Hill, 2008.)

xilia no reconhecimento da sequência promotora. A síntese ocorre à medida que a RNA-polimerase se move ao longo da fita molde e catalisa a inserção de um nucleotídeo de RNA complementar à sequência molde de DNA (Fig. 2-16). Ocorre um pareamento semelhante àquele da replicação, exceto que a uracila (U) é inserida no lugar da timina, de forma que quando o molde apresentar uma A, o transcrito de RNA irá adicionar uma U à extremidade 3' da cadeia crescente (Fig. 2-17).

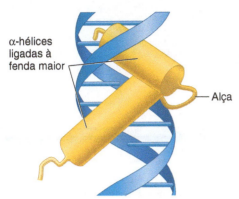

Figura 2-15. O fator σ ilustra como as proteínas que facilitam a transcrição interagem com a dupla-hélice de DNA. O DNA possui uma fenda maior e outra menor. O fator σ é composto por duas α-hélices ligadas por uma alça, chamado de motivo hélice-alça-hélice. Os aminoácidos das α-hélices se ligam às bases nucleotídicas na fenda maior. (Reproduzida, com permissão, de Brooker RJ: *Genetics: Analysis & Principles*, 3rd ed. New York: McGraw-Hill, 2008.)

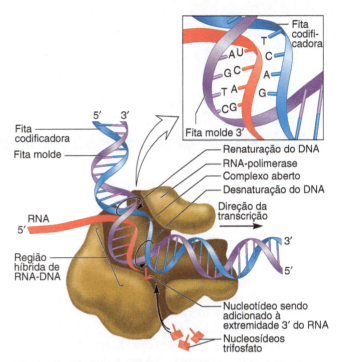

Figura 2-17. Eventos-chave na síntese de um transcrito de RNA. (Reproduzida, com permissão, de Brooker RJ: *Genetics: Analysis & Principles*, 3rd ed. New York: McGraw-Hill, 2008.)

Existem casos especiais como os genes sobrepostos que compartilham o uso de regiões da mesma sequência de DNA e genes aninhados (*nested genes*), que utilizam diferentes partes da mesma sequência em ciclos de transcrição separados. Em geral, no entanto, pode-se considerar que a transcrição utiliza apenas uma das duas fitas como molde. A fita molde é definida pela sequência de nucleotídeos das regiões promotora e regulatória do gene. Ao longo de um trecho extenso do DNA, uma fita pode ser o molde para o gene #1 e ser transcrita, digamos, para a direita, e mais adiante a outra fita pode ser o molde para o gene #2 e ser transcrita para a esquerda. O ponto-chave são as sequências nucleotídicas 5'-3' dos sinais de transcrição.

Os nucleotídeos são adicionados ao transcrito de RNA na extremidade 3'-OH, como na replicação do DNA. A fita molde, portanto, é lida na direção 3'-5', já que o RNA é antiparalelo ao molde de DNA e está crescendo na extremidade 3'. Uma consequência disso é que a fita de DNA que não está sendo usada, chamada de **fita codificadora** ou **fita senso**, apresenta a mesma sequência nucleotídica do RNA em formação, exceto que o RNA possui uracila (U) onde o DNA possui timina (T). Por esse motivo, as publicações geralmente apresentam um gene mostrando a sequência nucleotídica da fita molde que está de fato sendo usada, tornando fácil a conversão da informação em uma forma que o conteúdo de aminoácidos possa ser mentalmente determinado.

A visão geral que apresentamos da transcrição em procariotos apresenta paralelos diretos nos eucariotos, embora exista uma grande variação entre as sequências promotoras e um papel maior para uma gama de elementos regulatórios. A transcrição começa quando a RNA-polimerase II, fatores de trans-

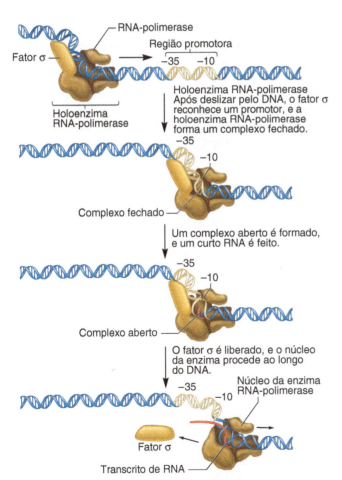

Figura 2-16. A iniciação da transcrição bacteriana. O fator σ ajuda a RNA-polimerase a reconhecer a região promotora, e o complexo aberto disponibiliza uma fita de DNA como molde para a síntese de RNA. (Reproduzida, com permissão, de Brooker RJ: *Genetics: Analysis & Principles*, 3rd ed. New York: McGraw-Hill, 2008.)

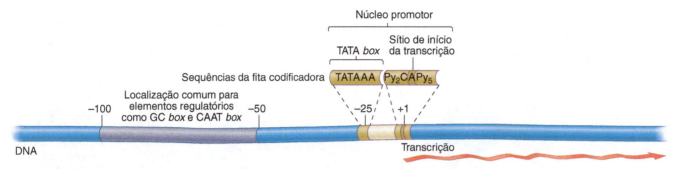

Figura 2-18. Elementos representativos do promotor para genes estruturais em eucariotos, os quais costumam ser mais complexos e variáveis do que em procariotos. Para genes estruturais reconhecidos pela RNA-polimerase II, há sítios nos quais elementos regulatórios se ligam, um TATA box e um sítio de início da transcrição. O sítio de início é em geral uma adenina com uma citosina, duas pirimidinas antes delas e cinco após. Os promotores para outras RNA-polimerases diferem deste padrão. (Reproduzida, com permissão, de Brooker RJ: *Genetics: Analysis & Principles*, 3rd ed. New York: McGraw-Hill, 2008.)

crição gerais e um mediador se ligam à sequência promotora (Fig. 2-18). Em geral, com 12 subunidades na RNA-polimerase II, cinco fatores de transcrição gerais e um mediador com múltiplas subunidades, este é um complexo em todos os sentidos da palavra (Fig. 2-19). Outra complicação nos eucariotos é que o cromossomo tem seu DNA envolvido por complexos proteicos de histonas, os **nucleossomos**. A cromatina precisa ser remodelada para remover os nucleossomos antes que a transcrição possa prosseguir. O remodelamento da cromatina e questões relacionadas serão discutidos quando explorarmos a estrutura do cromossomo com mais detalhe, no Capítulo 5.

Processamento do RNA no núcleo

O ácido ribonucleico é processado de várias formas antes que a molécula final esteja pronta para ser usada pela célula. Por exemplo, em alguns casos, um transcrito longo é clivado em porções menores, como na produção de moléculas de **RNA ribossomal** (rRNA) ou **RNA transportador** (tRNA) criadas a partir de uma região cromossômica onde suas estruturas são repetidas várias vezes em tandem.

Conforme mencionado anteriormente, a porção codificadora de um gene eucariótico típico é interrompida por sequências intervenientes que ocorrem entre aquelas que irão eventualmente definir o conteúdo de um mRNA. O transcrito de RNA inicial, às vezes chamado de **RNA nuclear heterogêneo** (hnRNA), é processado para remoção das sequências intervenientes não codificadoras, os **íntrons**, deixando para trás a porção codificadora da molécula de mRNA, os éxons. Os íntrons são removidos por um spliceossomo, composto por subunidades chamadas de **ribonucleoproteínas nucleares pequenas** (*small nuclear ribonucleoproteins*, snRNPS). Estes complexos de proteínas e RNA se ligam a sítios de *splicing* nas extremidades de um íntron, clivam o DNA, ligam os éxons adjacentes e removem o íntron em formato de laço (Fig. 2-20). Diferentes tipos celulares podem não remover os íntrons exatamente da mesma maneira, causando o *splicing* **alternativo** que pode produzir versões ligeiramente modificadas da proteína em diferentes tecidos.

As extremidades do mRNA também são modificadas no núcleo pela adição de um *cap* de 7-metilguanosina na extremidade 5' (Fig. 2-21) e de uma fita de adeninas como uma **cauda de poli-A** na extremidade 3'. O *cap* 5' é reconhecido por proteínas de ligação ao *cap* que podem ser necessárias para a exportação adequada do mRNA a partir do núcleo, e o *cap* é reconhecido por fatores de iniciação para começar a tradução no ribossomo. A cauda de poli-A é importante para a estabilidade do mRNA.

Tradução

A informação genética é traduzida de uma linguagem molecular para outra, de nucleotídeos no DNA/RNA para aminoácidos nos polipeptídeos, nos ribossomos do citoplasma. Assim como no processo de transcrição, a tradução pode ser vista como uma sequência de estágios: iniciação, alongamento e terminação. O mRNA pode ser traduzido muitas vezes até eventualmente ser digerido e seus nucleotídeos, reciclados. O tradutor é uma população de moléculas de RNA chamadas de RNA transpostador (tRNA), cada uma delas carregando um dos 20 aminoácidos naturais e inserindo-os de acordo com seu código apropriado no polipeptídeo crescente. O dicionário da tradução é o **Código Genético**.

Os 20 aminoácidos naturais têm em comum um grupo amino (NH_2) ligado a um carbono e a uma carboxila (O=C-OH) (Fig. 2-22). O grupo ligado ao carbono do meio neste arcabouço nitrogênio-carbono-carbono afeta o comportamento molecular de sua parte do polipeptídeo. Durante a tradução, os aminoácidos são unidos pela adição do próximo à extremidade carboxila da cadeia. Assim, os polipeptídeos apresentam uma assimetria importante. O aminoácido "inicial" em uma cadeia em formação possui um grupo amino livre (região N-terminal), e o aminoácido mais novo possui um grupo carboxila livre (região C-terminal). Os grupos ligados aos carbonos centrais influenciam a forma tridimensional e, portanto, sua função. Por exemplo, algumas cadeias laterais tornam o aminoácido apolar, de forma que tenham pouca probabilidade de se misturar à água. Eles são hidrofóbicos ou "tementes à água". Regiões polipeptídicas com aminoácidos apolares tendem a se enrolar em direção à região interna da cadeia enovelada, longe da água. Aminoácidos polares, por sua vez, interagem prontamente com moléculas de água polares. Eles são hidrofílicos, ou "amantes de água", e se dobram

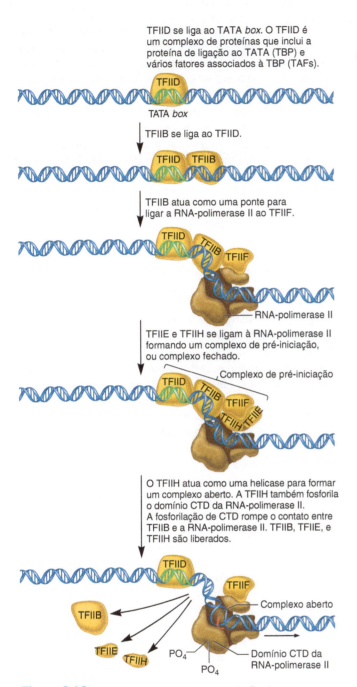

Figura 2-19. Eventos que ocorrem na produção de um complexo aberto para a transcrição em eucariotos. (Reproduzida, com permissão, de Brooker RJ: *Genetics: Analysis & Principles*, 3rd ed. New York: McGraw-Hill, 2008.)

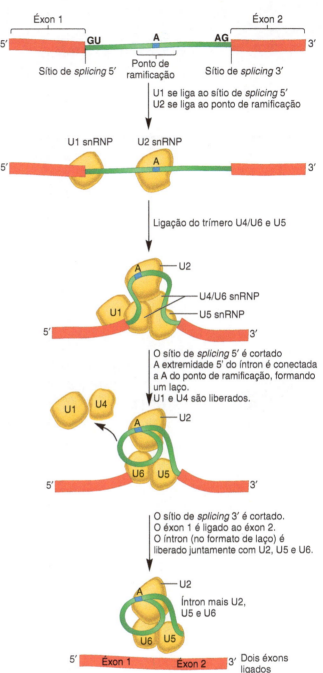

Figura 2-20. Remoção de um íntron por um spliceossomo durante o processamento do RNA no núcleo. (Reproduzida, com permissão, de Brooker RJ: *Genetics: Analysis & Principles*, 3rd ed. New York: McGraw-Hill, 2008.)

em direção ao exterior em contato com os meios aquáticos do citoplasma ou do fluido intercelular.

A informação na sequência nucleotídica do mRNA é colinear com a ordem dos aminoácidos em um polipeptídeo. Em outras palavras, há uma correspondência linear direta entre as duas linguagens moleculares sem lacunas. Durante a tradução, os nucleotídeos são lidos em trios desde um ponto inicial próximo à extremidade 5' da molécula de mRNA. Esse trio é chamado de **códon**. Cada trio é associado, de maneira inequívoca, a um aminoácido específico carregado por sua molécula de tRNA correspondente (Fig. 2-23), à qual é unido por uma ligação covalente na extremidade 3'. O aminoácido apropriado é ligado covalentemente à molécula de tRNA correta por uma aminoacil-tRNA sintetase (Fig. 2-24). Cada tipo de molécula de tRNA também possui uma alça com três nucleotídeos formando o **anticódon**, que é complementar e antiparalelo aos três nucleotídeos do códon do mRNA. Dessa forma, o códon se liga ao anticódon complementar de um tRNA específico carregando seu aminoácido específico (Fig. 2-25). Efetivamente, as moléculas de tRNA são os tradutores em um ribossomo. Mantendo o pareamento complementar entre A e T (ou U) e G e C dos nucleotídeos do DNA e do RNA e

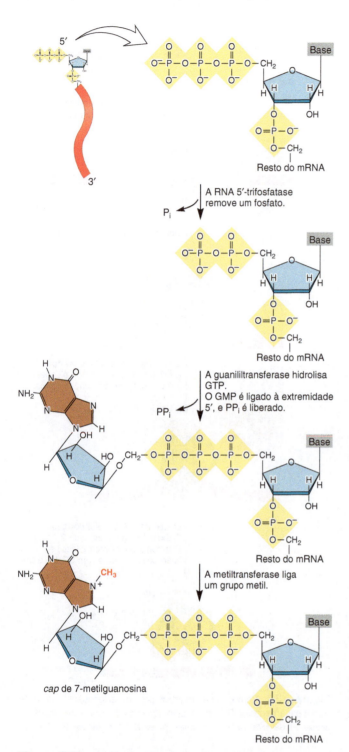

Figura 2-21. A extremidade 5' do mRNA recebe um cap de 7-metilguanosina. (Reproduzida, com permissão, de Brooker RJ: *Genetics: Analysis & Principles*, 3rd ed. New York: McGraw-Hill, 2008.)

a orientação antiparalela 5'-3' de cada fita de nucleotídeos, pode-se rastrear o alinhamento colinear entre a informação genética da dupla-hélice e o seu polipeptídeo resultante. Por exemplo, a extremidade 3' da fita molde de DNA corresponde à extremidade 5' do mRNA, a qual por sua vez corresponde à extremidade N-terminal do polipetídeo. Os RNAs catalíticos que fazem parte da estrutura do ribossomo ligam aminoácidos sequenciais na cadeia polipeptídica crescente.

Existem apenas quatro nucleotídeos diferentes para dar conta dos 20 diferentes aminoácidos das células vivas. Por isso, um código em trios é o vocabulário de tradução mais simples possível. Se fosse um código com apenas duas letras, por exemplo, haveria apenas 4^2 combinações diferentes para os quatro nucleotídeos, produzindo apenas 16 códons únicos de duas letras. Em um código de três letras, há $4^3 = 64$ códons diferentes. Neste nível, entretanto, deve haver claramente alguma redundância, chamada **degeneração**, do código, uma vez que há mais trios possíveis do que aminoácidos (Fig. 2-26). Dos 64 trios possíveis, três (UAA, UAG e UGA) não se ligam a uma molécula de tRNA. Em vez disso, estão envolvidos na terminação da síntese proteica. Existem, portanto, 61 **códons com sentido** (*sense codons*), significando que 61 trios se ligam a um anticódon de tRNA e resultam na adição de um aminoácido durante a tradução. Embora tenha um papel funcional no processo, o trio AUG se liga à molécula Met-tRNA e é, portanto, um dos códons com sentido.

Em alguns casos seis códons correspondem ao mesmo aminoácido (tais como leucina ou serina). Em outros, quatro (prolina e alanina), dois (histidina e glutamina), ou apenas um (metionina) códon possível é encontrado. Um exame dos códons dentro de um mesmo grupo de aminoácido revela que é o terceiro nucleotídeo, aquele na posição 3' do trio de mRNA, que é o responsável pela degeneração do Código Genético. Esta é chamada de **posição oscilante** (*wobble position*) e é explicada, em parte, pela tolerância a algum malpareamento naquela posição e a incorporação de bases modificadas no anticódon do tRNA (Fig. 2-27) que pareiam de maneira diferente das quatro bases normais. Uma consequência disso é que uma célula não precisa produzir 61 tipos diferentes de tRNA para acomodar todos os códons com sentido, embora novas informações sobre a diversidade do tRNA em seres humanos sugiram que esta seja mais extensa do que o esperado.

O Código Genético é praticamente universal. Poucas diferenças foram encontradas entre os organismos. Entre elas, entretanto, estão diferenças no código utilizado nas mitocôndrias dos mamíferos, uma organela celular que possui seu próprio DNA. Por exemplo, o trio AUA geralmente codifica isoleucina, mas codifica metionina em mitocôndrias de mamíferos, e UGA codifica triptofano em vez de ser um códon de parada. Em geral, porém, a semiuniversalidade do Código Genético é evidenciada pela continuidade da vida e é uma vantagem para o uso de organismos-modelo para decifrar seus quebra-cabeças.

Um ponto-chave para entender o processo de síntese proteica está no ribossomo e em suas regiões ativas. Os ribossomos são complexos com uma subunidade pequena e outra grande, cada uma delas contendo um ou mais tipos de RNA ribossomal (rRNA) e um grande número de proteínas (Fig. 2-28). A maior parte da massa e da atividade catalítica importante está associada com o componente de RNA. Existe apenas um tipo de ribossomo nas células bacterianas, mas em eucariotos, a estrutura dos ribossomos principais, aqueles encontrados no citoplasma, difere daquela dos encontrados nas mitocôndrias (e nos cloroplastos das células vegetais). Os tamanhos do rRNA e de suas subunidades são descritos em termos de sua taxa de sedimentação sob centrifugação. As unidades de Svedberg (S)

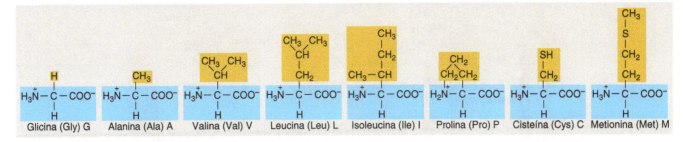
(a) Aminoácidos apolares alifáticos

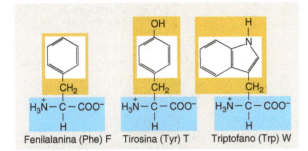
(b) Aminoácidos apolares aromáticos

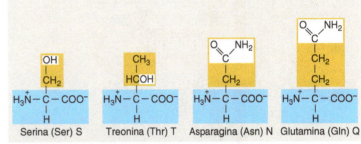
(c) Aminoácidos polares neutros

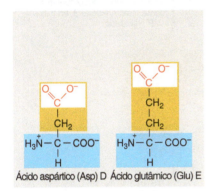
(d) Aminoácidos polares ácidos

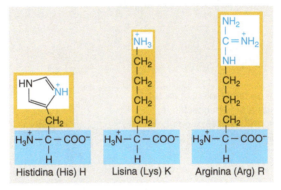
(e) Aminoácidos polares básicos

Figura 2-22. As proteínas contêm 20 aminoácidos diferentes que possuem características químicas que contribuem para a estrutura proteica. (Reproduzida, com permissão, de Brooker RJ: *Genetics: Analysis & Principles*, 3rd ed. New York: McGraw-Hill, 2008.)

foram batizadas em homenagem ao inventor da ultracentrífuga. Os ribossomos citoplasmáticos de um eucarioto possuem uma subunidade pequena de 40S composta por um rRNA 18S e 33 proteínas, mais uma subunidade grande de 60S composta pelos rRNAs 5S, 5,8S, e 28S com 49 proteínas. Essas duas subunidades são montadas na iniciação para produzir um ribossomo de 80S (unidades de Svedberg não são simplesmente aditivas) com vários sítios ativos. Os ribossomos bacterianos possuem uma subunidade pequena de 30S e uma subunidade maior de 50S.

Uma visão geral dos eventos da síntese proteica é apresentada na Figura 2-29. O início da tradução necessita a montagem de um ribossomo a partir de suas duas subunidades e a ligação com uma molécula de mRNA e um tRNA iniciador. O alongamento do polipeptídeo ocorre quando um trio é posicionado no sítio aminoacil (sítio A) do ribossomo e o aminoácido carregado é covalentemente ligado ao polipetídeo carregado pelo tRNA no sítio peptidil (sítio P). O tRNA no sítio P é liberado do ribossomo através do sítio de saída (sítio E, *exit site*), e o ribossomo leva o tRNA remanescente ao sítio P ao se movimentar ao longo do mRNA. Isso leva um novo trio para o sítio A. O processo é repetido algumas centenas de vezes ou mais para uma proteína de tamanho médio.

A terminação ocorre quando um **códon de parada** (ou de terminação) é trazido ao sítio A. Lá, o códon de parada se liga a uma proteína que atua como um fator de liberação. Cada tipo de molécula de tRNA é recarregada com seu aminoácido correspondente, e todos os componentes são reutilizados até que sejam digeridos.

Com essa visão geral do processo, iremos olhar agora os eventos de início, alongamento e terminação da síntese proteica com mais detalhe. Como anteriormente, esses eventos serão descritos primeiramente para a síntese de proteínas bacterianas, na qual talvez sejam mais bem compreendidos, e as características principais da síntese de proteínas eucarióticas serão então descritas.

O complexo de iniciação bacteriano (Fig. 2-30) envolve a subunidade ribossomal pequena, o mRNA, três fatores de iniciação proteicos e o tRNA iniciador que indicaremos como

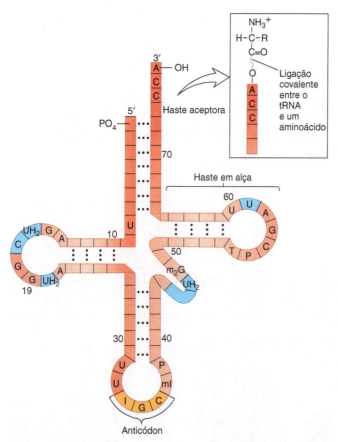

Figura 2-23. Diagrama esquemático de uma molécula de tRNA, mostrando a haste aceptora, que se liga a um aminoácido, e o anticódon, que se liga a um códon no mRNA. (Reproduzida, com permissão, de Brooker RJ: *Genetics: Analysis & Principles*, 3rd ed. New York: McGraw-Hill, 2008.)

fMet tRNA ou tRNA[fMet] (você poderá encontrar abreviaturas diferentes em outras referências). Esse tRNA é um tipo especial que carrega uma metionina ligada covalentemente a um grupo formil que bloqueia efetivamente a extremidade amino para formação de ligações com outro aminoácido. Ele é usado apenas na iniciação e ajuda a garantir o crescimento unidirecional do polipeptídeo na região C-terminal.

O mRNA bacteriano contém um **sítio de ligação ao ribossomo** com 9 nucleotídeos chamado de sequência de Shine-Dalgarno. Isso facilita a ligação do mRNA à subunidade ribossomal 30S, pois é complementar à sequência de nucleotídeos da molécula de tRNA lá presente. Vemos novamente que o pareamento de bases complementares é encontrado em todos esses processos. Um dos fatores de iniciação auxilia na ligação do tRNA[fMet] ao códon de início, que é geralmente AUG. Após o fim da tradução, o grupo formil ou a fMet completa é removida da proteína, portanto a metionina não é o primeiro aminoácido de todas as proteínas. Finalmente, a iniciação passa para a fase de alongamento do polipeptídeo, quando a subunidade 50S do ribossomo é ligada para completar a maquinaria de síntese proteica com seus sítios ativos A, P e E.

O alongamento começa quando um tRNA carregado, isto é, uma molécula de tRNA carregando seu aminoácido específico, liga-se a um códon do mRNA no sítio A do ribossomo

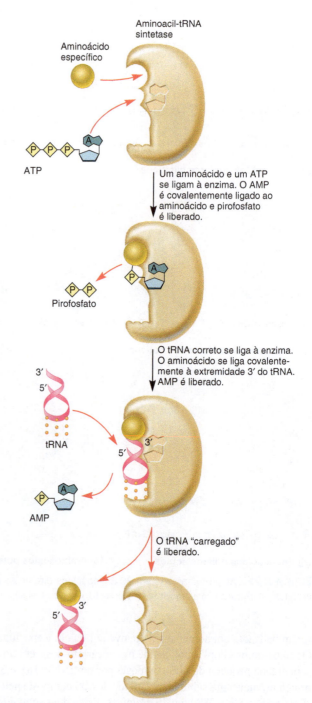

Figura 2-24. A aminoacil-tRNA sintetase "carrega" uma molécula de tRNA ao catalisar a ligação do aminoácido correto. (Reproduzida, com permissão, de Brooker RJ: *Genetics: Analysis & Principles*, 3rd ed. New York: McGraw-Hill, 2008.)

(Fig. 2-31). A precisão do pareamento entre códon e anticódon é auxiliada pela **função de decodificação** associada com o rRNA 16S da subunidade menor. Se ocorrer malpareamento, o alongamento é interrompido até que o tRNA malpareado saia do sítio A. Um erro não corrigido no alongamento ocorre apenas a cada 10.000 aminoácidos. Esse nível de precisão é especialmente impressionante quando notamos que o alongamento de uma cadeia polipeptídica ocorre em uma taxa de aproximadamente 15 a 18 aminoácidos por segundo em bactérias e cerca de 6 por segundo em eucariotos.

Tradução **33**

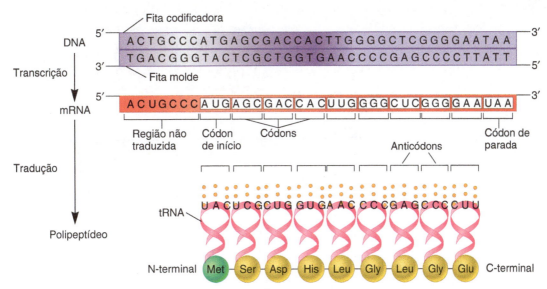

Figura 2-25. Uma visão geral das relações entre as fitas codificante e molde do DNA, o mRNA, os tRNAs e o polipeptídeo.
(Reproduzida, com permissão, de Brooker RJ: *Genetics: Analysis & Principles*, 3rd ed. New York: McGraw-Hill, 2008.)

Figura 2-26. O Código Genético. (Reproduzida, com permissão, de Brooker RJ: *Genetics: Analysis & Principles*, 3rd ed. New York: McGraw-Hill, 2008.)

Figura 2-27. A posição oscilante (*wobble position*) é a terceira base do códon 5'-3', que corresponde à primeira base do anticódon antiparalelo. O tRNA pode carregar bases modificadas além das normais A, U, G e C. Exemplos incluem inosina (I), 5-metil-2-tiouridina (xm⁵s²U), 5-metil-2'-O-metiluridina (xm⁵Um), 2'-O-metiluridina (Um), 5-metiluridina (xm⁵U), 5-hidroxiuridina (xo⁵U) e lisidina (k²C). As bases entre parênteses não são bem reconhecidas pelo tRNA. (Reproduzida, com permissão, de Brooker RJ: *Genetics: Analysis & Principles*, 3rd ed. New York: McGraw-Hill, 2008.)

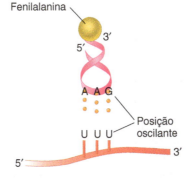
(a) Localização da posição oscilante

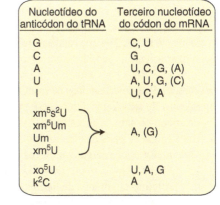
(b) Regras da oscilação revisadas

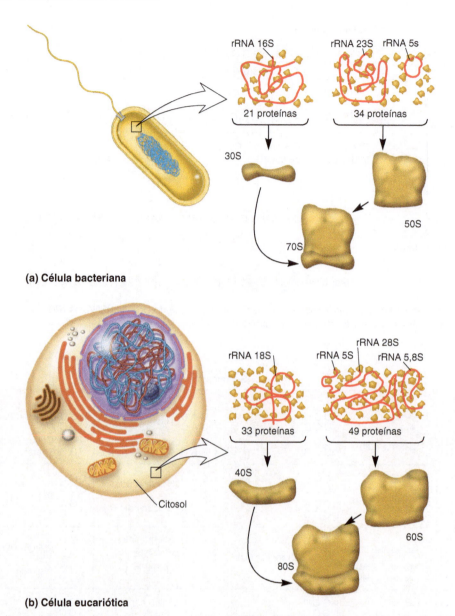

Figura 2-28. Composições de RNA e de proteínas em: (a) ribossomos bacterianos; e (b) ribossomos eucarióticos. (Reproduzida, com permissão, de Brooker RJ: *Genetics: Analysis & Principles*, 3rd ed. New York: McGraw-Hill, 2008.)

Posteriormente, o peptídeo ligado ao tRNA no sítio P é transferido para o tRNA no sítio A, e uma ligação peptídica covalente é formada com o novo aminoácido. Essa transferência de peptidil é catalisada por um componente da subunidade 50S, chamado peptitidil-transferase, composto por rRNA e várias proteínas. Na verdade é o rRNA 23S que catalisa a reação de desidratação para sintetizar a ligação peptídica, um exemplo da capacidade enzimática do RNA. O ribossomo transloca então três nucleotídeos na direção 3'. Isso causa duas coisas. O posicionamento de duas moléculas de tRNA nos sítios E e P, respectivamente, e de um novo códon no sítio A, agora vazio. Esse processo é repetido até que um códon de parada entre no sítio A.

Na maioria dos organismos, os códons de parada são UAA, UAG e UGA. Em vez de se ligar a um tRNA, eles se ligam a proteínas chamadas de fatores de liberação (Fig. 2-32). A ligação entre o polipetídeo completo ligado ao tRNA no sítio P é rompida (hidrolisada). O polipeptídeo e o tRNA não carregado são liberados do ribossomo, então o ribossomo é desmontado em suas subunidades e um mRNA livre. Os componentes são reutilizados até que sejam degradados.

O processo de tradução nos eucariotos se compara aos eventos bacterianos descritos aqui, mas com alguma complexidade adicional não inesperada. Algumas proteínas traducionais são conservadas (i.e., encontradas em ambos os sistemas), mas há fatores de iniciação adicionais nos eucariotos e apenas um fator de liberação, em comparação aos três presentes nas bactérias. Além disso, o mRNA eucariótico não possui uma sequência de Shine-Dalgarno. Em vez disso, vários fatores de iniciação se ligam ao mRNA, um deles (proteína de ligação ao *cap*-I, CBPI) reconhece o *cap* de 7-metilguanosina na extremidade 5', adicionado no núcleo durante o processamento do mRNA. Estes fatores de iniciação também desfazem qualquer estrutura secundária que possa estar presente no mRNA e auxiliam na ligação à subu-

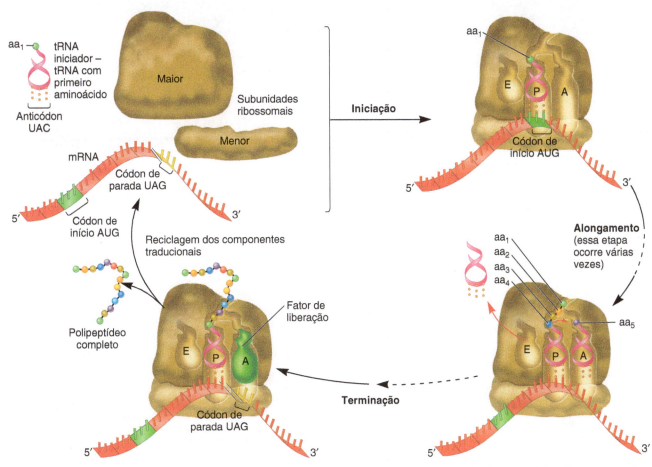

Figura 2-29. Resumo da tradução de proteínas em bactérias: iniciação, alongamento e terminação. Esses estágios são apresentados em mais detalhes nas Figuras 2-31 a 2-33. (Reproduzida, com permissão, de Brooker RJ: *Genetics: Analysis & Principles*, 3rd ed. New York: McGraw-Hill, 2008.)

nidade 40S do ribossomo. Tipicamente, a tradução utiliza o primeiro trio AUG na direção 3' como um códon de início, embora a sequência de nucleotídeos flanqueadora tenha uma função importante na varredura do ribossomo. Um dos fatores de iniciação ajuda a completar a montagem do ribossomo pela adição da subunidade maior de 60S.

Fatores que afetam a forma e a função das proteínas

A sequência de aminoácidos do produto gênico determina sua função, mas essa não é uma relação direta. As cadeias laterais dos aminoácidos possuem suas próprias características químicas. Aminoácidos individuais ou sub-regiões do polipeptídeo também podem reagir uns com os outros e com diferentes domínios na célula, tais como o citosol aquoso ou a bicamada lipídica apolar da membrana. Além disso, a ligação a outros polipeptídeos ou cofatores pode influenciar na forma e na função. Para simplificar, é interessante começar pelo reconhecimento dos quatro níveis gerais nos quais a estrutura da proteína pode ser descrita (Fig. 2-33).

O nível primário (1°) da estrutura proteica é a sequência de aminoácidos. Este é apresentado na literatura pela listagem das abreviaturas dos aminoácidos ou seus códigos de letra (Fig. 2-22) em ordem sequencial da extremidade N-terminal

a C-terminal. O nível secundário (2°) deriva da maneira como as ligações de hidrogênio podem criar formas repetidas em algumas porções localizadas de uma proteína. Existem duas formas de estrutura secundária. A α-hélice é uma espiral para a direita do arcabouço de nitrogênio-carbono-carbono, e a folha β preguada (*β-pleated sheet*) é formada entre regiões paralelas. Ambas são estabilizadas por ligações de hidrogênio entre grupos amino e carboxil de diferentes aminoácidos. Quando a forma da proteína é desnaturada por calor ou acidez aumentada, são geralmente essas ligações de hidrogênio comparativamente fracas que são rompidas, fazendo com que a proteína adquira uma forma espiral aleatória.

À medida que é sintetizado, o polipeptídeo se dobra em uma estrutura terciária (3°) na qual a forma tridimensional determina grande parte de suas características funcionais na célula. Geralmente outras proteínas, chamadas de **chaperonas**, ajudam a produzir a forma adequada. Algumas proteínas são longas e fibrosas, como o colágeno e a elastina, que afetam a força e a elasticidade do tecido conectivo, ou a actina, que participa do movimento celular.

A maioria das proteínas, no entanto, é globular com um ou mais sítios ativos que lhes permitem exercer uma ampla gama de funções. Talvez a classe mais conhecida de proteínas globulares seja a das enzimas que catalisam os eventos bioquímicos do metabolismo. As proteínas globulares também incluem recepto-

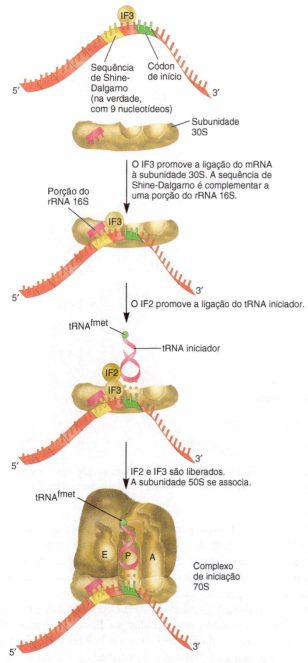

Figura 2-30. Tradução bacteriana: iniciação. Além da subunidade ribossomal 30S, o mRNA com a sequência de reconhecimento de Shine-Dalgarno com 9 nucleotídeos e o códon de início AUG, são necessários três fatores de iniciação (IF). O tRNA iniciador carrega o aminoácido modificado formil-Metionina (f-Met), e o complexo de iniciação se completa pela ligação da subunidade 50S. (Reproduzida, com permissão, de Brooker RJ: *Genetics: Analysis & Principles*, 3rd ed. New York: McGraw-Hill, 2008.)

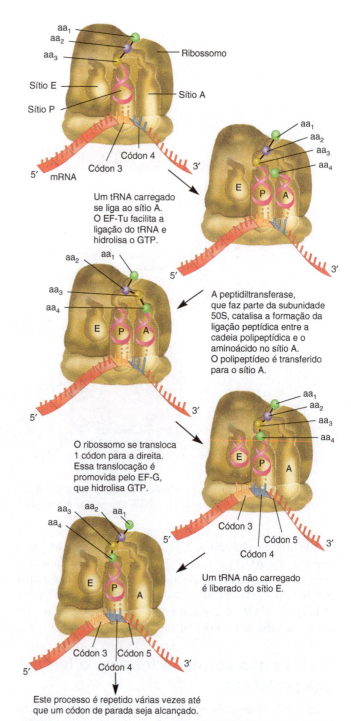

Figura 2-31. Tradução bacteriana: alongamento. Atividades catalíticas e sítios de ligação são associados à subunidade maior do ribossomo, e os fatores de alongamento (EF) promovem a ligação e a translocação do tRNA. (Reproduzida, com permissão, de Brooker RJ: *Genetics: Analysis & Principles*, 3rd ed. New York: McGraw-Hill, 2008.)

res de membrana, canais de íons, moléculas sinalizadoras, hormônios e muitos outros elementos críticos de uma célula e seus produtos. Várias proteínas também possuem um nível adicional de complexidade estrutural, o nível quaternário (4°), no qual dois ou mais polipeptídeos se ligam para formar um complexo. Esses polipeptídeos são geralmente produzidos por genes diferentes, fazendo com que vários genes produzam um produto ativo. Hemoglobina, microtúbulos, microfilamentos, proteínas do tecido conectivo e muitos dos complexos enzimáticos que descrevemos na replicação do DNA, na transcrição e na tradução devem ser compreendidos nesse nível. Uma alteração em qualquer uma das proteínas constituintes pode afetar o funcionamento do complexo, assim várias mutações genéticas diferentes podem ter consequências relacionadas para a célula. De fato, a forma com a qual as proteínas multiméricas são montadas pode afetar sua função e ser anormal, mesmo que cada um dos componentes seja normal.

Modificações pós-traducionais e compartimentalização das proteínas **37**

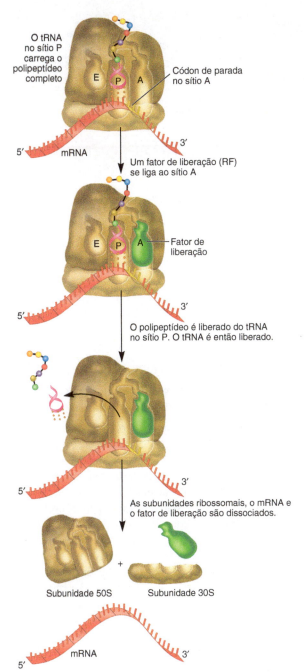

Figura 2-32. Tradução bacteriana: terminação. Um códon de parada é reconhecido por fatores de liberação (RF) que promovem a terminação e a dissociação dos componentes. (Reproduzida, com permissão, de Brooker RJ: *Genetics: Analysis & Principles*, 3rd ed. New York: McGraw-Hill, 2008.)

químicas e em processos como a facilitação ou a inibição da ligação da RNA-polimerase para o início da transcrição em eucariotos. Iremos explorar este último exemplo com mais detalhe no Capítulo 3.

Do ponto de vista genético, é fácil entender o impacto que uma mutação pode ter ao causar uma substituição de aminoácido. Mas há uma gama de gravidade entre as mutações. Nem todas as trocas de aminoácido irão alterar uma proteína de maneira importante, e algumas substituições de aminoácidos são bioquimicamente equivalentes. Muitas **mutações de ponto** causam a substituição de um aminoácido por outro que difere em propriedades químicas, afetando a forma da proteína de maneira significativa. Portanto, as consequências de uma mutação podem ser desde fenotipicamente neutras, passando por condicionais pelo ambiente bioquímico, até graves ou fatais.

Modificações pós-traducionais e compartimentalização das proteínas

Vimos que o processo de fluxo da informação desde o DNA até o fenótipo apresenta muitos pontos nos quais podem atuar eventos regulatórios. Na seção anterior, foram descritos alguns exemplos de regulação em nível proteico. Porém, podemos formalizar essa ideia introduzindo o conceito de **modificação pós-traducional**. A estrutura da proteína pode ser alterada de diversas formas após a tradução. Por exemplo, alguns aminoácidos podem ser removidos de uma das extremidades do polipeptídeo, e isso pode alterar a atividade da proteína. Algumas enzimas proteolíticas do trato digestivo, tais como a tripsina, são inicialmente sintetizadas e excretadas em uma forma inativa (nesse caso, o tripsinogênio) para evitar que danifiquem as células que as produzem. Elas são então ativadas quando chegam ao seu local de ação. De maneira semelhante, o fibrinogênio inativo é ativado em monômeros de fibrina de um coágulo sanguíneo pelo rompimento de plaquetas ou de outro sinal ativador.

Vários polipeptídeos pequenos podem ser produzidos a partir de um maior por clivagem. Um exemplo disso são os hormônios pituitários. Dependendo de como é clivada, a propriomelanocortina (POMC) gera um total de cinco diferentes hormônios, incluindo ACTH e a β-endorfina. Modificações pós-traducionais também podem incluir a adição de grupos químicos, tais como metil (metilação), fosfato (fosforilação) e carboidratos (glicosilação). A fosforilação, por exemplo, é dependente de uma classe de enzimas denominadas quinases e pode ativar ou inativar uma proteína. No Capítulo 5, veremos como as ciclinas dependentes de quinase (*cyclin-dependent kinases*, CDKs) estão envolvidas na regulação do ciclo de divisão celular pela fosforilação de proteínas, tais como aquelas necessárias para a replicação do DNA e para a condensação do cromossomo.

Uma ideia relacionada é o transporte direcionado ou a compartimentalização das proteínas dentro da célula. Várias sequências proteicas incluem sinais que irão direcionar as proteínas para alvos particulares, tais como uma organela específica ligada à membrana (Fig. 2-34), já que cada proteína tipicamente atua em uma área restrita da célula.

As proteínas envolvidas na síntese de ATP, mas codificadas no genoma nuclear, por exemplo, devem ser direcionadas para

A forma da proteína não é rígida. Na verdade, muitas proteínas precisam ser flexíveis para exercer sua função metabólica. A proteína motora dineína "sobe" por um túbulo adjacente para provocar o movimento de cílios e flagelos. O movimento das extremidades das moléculas de miosina nas células musculares é essencial para a contração. Alterações temporárias de forma também podem ter uma influência regulatória. **Proteínas alostéricas** são aquelas que sofrem alterações reversíveis de forma ao se ligarem a outra molécula.

Interações alostéricas com uma molécula ativadora ou inibidora exercem importantes papéis regulatórios em rotas bio-

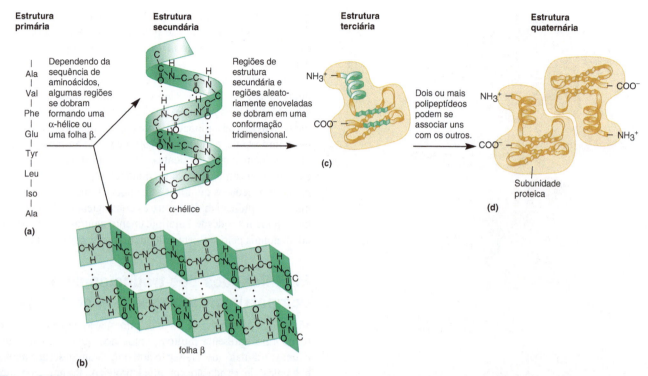

Figura 2-33. Níveis de estrutura da proteína. (Reproduzida, com permissão, de Brooker RJ: *Genetics: Analysis & Principles*, 3rd ed. New York: McGraw-Hill, 2008.)

a mitocôndria. Às vezes o polipeptídeo inclui uma sequência que é reconhecida por um complexo de RNA-proteína, chamado de partícula de reconhecimento de sinal (*signal recognition particle*, SRP) que interrompe temporariamente a tradução até que o ribossomo tenha sido ligado à membrana do retículo endoplasmático (RE). O polipeptídeo é então sintetizado no lúmen interno do RE. **Sequências ou peptídeos-sinal** são pequenos trechos de aminoácidos reconhecidos por elementos ultraestruturais específicos. O sinal SRP é um grupo de cerca de 20 aminoácidos primariamente apolares próximos à extremidade aminoterminal, enquanto o peptídeo-sinal mitocondrial é uma pequena sequência que inclui aminoácidos carregados positivamente que formam uma α-hélice com as cargas positivas no exterior. O fluxo de informação em uma célula é claramente muito mais amplo e mais dinâmico do que aquele expresso pelo Dogma Central, DNA ↔ RNA → polipeptídeo.

Pleiotropia

Ao contrário do Dogma Central, o fluxo da informação genética é geralmente não linear. O gene e o fenótipo nem sempre apresentam uma relação de 1:1. Rotas se bifurcam e se fundem. Às vezes, uma mutação pode ter vários efeitos fenotípicos aparentemente não relacionados, fenômeno chamado de pleiotropia. A anemia falciforme é um exemplo clássico (Fig. 2-35).

A hemoglobina é uma proteína multimérica composta por duas α-globinas e duas β-globinas. A alteração de ácido glutâmico para valina na posição 6 da β-globina provoca a cristalização da hemoglobina sob baixas tensões de oxigênio, como ocorre durante exercício intenso ou em grandes altitudes. Hemácias rígidas e deformadas bloqueiam os capilares e provocam ataques cardíacos e acidente vascular encefálico (AVE). Elas também se rompem e causam anemia, que provoca o aumento da demanda em tecidos produtores de hemácias na medula óssea, o que pode alterar o tamanho e a forma dos ossos. Assim, a substituição de um aminoácido apresenta uma gama de consequências fenotípicas superficialmente não relacionadas.

Compreender a expressão pleiotrópica pode revelar o evento central da alteração genética. Por exemplo, o que podem ter em comum orelhas pequenas e problemas renais em um camundongo? Primeiro, consideremos o fenótipo das orelhas. O que poderia causar orelhas pequenas? Uma possibilidade seria um defeito na produção de cartilagem. Se a produção de cartilagem for retardada, que outras estruturas corporais poderiam ser afetadas de maneira semelhante? O nariz e os discos de cartilagem entre as vértebras são candidatos. Pode ser difícil de identificar se o nariz de um camundongo é menor do que o normal. Mas os discos vertebrais certamente poderão ter um efeito visível no comprimento corporal. Ter órgãos de tamanho normal em um abdome menor pode bloquear estruturas como os ureteres, levando à pressão da urina sobre os rins e eventualmente a dano tecidual. A atrofia renal, ou hidronefrose, é portanto, uma consequência funcional do mesmo defeito genético que produziu orelhas pequenas.

O defeito oposto, a proliferação anormal de células cartilaginosas ou de seus precursores em ratos, foi um dos primeiros exemplos de pleiotropia estudados em detalhe. O excesso de cartilagem reduz o lúmen da traqueia e faz com que as costelas sejam maiores. Por isso, a respiração é inibida e há deficiência de oxigênio crônica. Os níveis de hemoglobina aumentam para compensar e o sangue fica mais viscoso. Maior resistência à circulação pulmonar contribui para a hipertrofia do ventrículo direito. Os ratos afetados não conseguem amamentar ou espirrar. A morte ocorre logo após o nascimento. Essa gama de fenótipos, incluindo a morte, pode ser rastreada à ação de um único gene.

Pleiotropia **39**

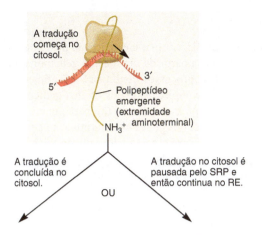

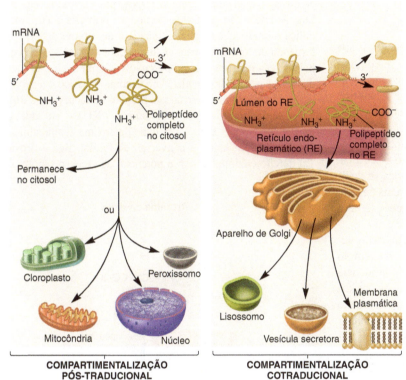

Figura 2-34. Uma forma de regulação envolve a compartimentalização das proteínas em várias regiões celulares. O direcionamento ou compartimentalização pós-traducional ocorre com proteínas sintetizadas no citosol. Elas podem permanecer no citosol ou ser direcionadas para as mitocôndrias, os cloroplastos, os peroxissomos ou o núcleo. O direcionamento cotraducional envolve a detecção de uma pequena sequência de aminoácidos próxima à extremidade aminoterminal pela partícula de reconhecimento de sinal (SRP). Essas proteínas são direcionadas primeiramente para o retículo endoplasmático e então para o aparelho de Golgi, lisossomos, vesículas secretoras ou membrana plasmática. Observe que o diagrama representa diferentes momentos na tradução e não três ribossomos traduzindo um mRNA ao mesmo tempo. (Reproduzida, com permissão, de Brooker RJ: *Genetics: Analysis & Principles*, 3rd ed. New York: McGraw-Hill, 2008.)

NORMAL: NH$_2$ – VALINA – HISTIDINA – LEUCINA – TREONINA – PROLINA – ÁCIDO GLUTÂMICO – ÁCIDO GLUTÂMICO...
FALCÊMICA: NH$_2$ – VALINA-HISTIDINA – LEUCINA – TREONINA – PROLINA – VALINA – ÁCIDO GLUTÂMICO...

(a) Comparação da sequência de aminoácidos entre a β-globina normal e a β-globina falcêmica

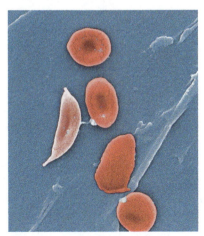

Figura 2-35. (a) Comparação da sequência de aminoácidos entre a β-globina normal e a β-globina falcêmica. (b) Hemácias deformadas (falcemizadas) na anemia falciforme. (a: Reproduzida, com permissão, de Brooker RJ: *Genetics: Analysis & Principles*, 3rd ed. New York: McGraw-Hill, 2008. b: CDC/Sickle Cell Foundation of Georgia: Jackie George, Beverly Sinclair.)

Neste exemplo, a morte é um fenótipo. Na verdade, mutações recessivas letais são a maior classe de mutações gênicas. Quando uma mutação recessiva letal também apresenta efeitos de desenvolvimento que podem ser detectados no heterozigoto, está apresentando uma expressão pleiotrópica. Um exemplo disso é a mutação *creeper* no frango. O heterozigoto apresenta defeitos esqueléticos nas pernas, mas o homozigoto morre no início do desenvolvimento. Assim, nessa mutação pleiotrópica, a malformação da perna é dominante e a letalidade é recessiva. Na verdade, tendo-se informações suficientes sobre suas influências no desenvolvimento, a maioria, senão todos os genes, são provavelmente pleiotrópicos em algum nível.

Interações genótipo × ambiente

Seria um erro limitar a avaliação das influências genéticas aos seus produtos: o RNA e as proteínas. Uma vez que a temperatura pode afetar a taxa das reações químicas, é pouco surpreendente que as condições ambientais possam afetar o fenótipo produzido por um gene. Interações genótipo x ambiente são situações nas quais os efeitos genéticos em um fenótipo diferem devido a fatores ambientais como alimentação, clima, presença de uma substância química ou medicação específica. O campo da medicina chamado de farmacogenética se dedica a identificar situações nas quais a fisiologia de uma pessoa, definida geneticamente, coloca-a em risco de reações sérias a tratamentos adequadamente prescritos.

Um fator ambiental pode até mesmo ter consequências genéticas em uma ou duas gerações posteriores. Um exemplo disso é a alimentação de uma mãe e sua potencial influência no peso corporal dos netos. Em um feto feminino, os oócitos primários já estão presentes nos ovários em desenvolvimento na 10ª semana após a concepção. A meiose, divisão celular que leva à formação dos gametas, inicia nesses oócitos primários, mas é temporariamente interrompida em um estágio inicial até que seja estimulada a continuar, anos mais tarde, após a puberdade. Esse arranjo tem várias implicações importantes e será discutido em maior detalhe no Capítulo 3. Aqui, o ponto principal é que os eventos celulares do desenvolvimento inicial essencialmente desmancham a separação fisiológica entre uma avó e uma neta. Os fatores genéticos e ambientais que afetam uma mulher grávida podem influenciar no desenvolvimento dos oócitos nos ovários fetais de sua filha *in utero*.

Rotas bioquímicas

Como vimos, os genes não produzem seus fenótipos de maneira isolada. As proteínas influenciam o desenvolvimento participando de redes de síntese e degradação. Uma visão inicial sobre papel dos genes foi formalizada na hipótese de George Beadle e Edward Tatum, "um gene, uma enzima", em 1941, uma das primeiras grandes ideias a estabelecer o campo da biologia molecular. Porém, logo ficou claro que essa era uma simplificação, porque algumas proteínas, como a hemoglobina, são formadas pela combinação de dois ou mais polipeptídeos diferentes em uma unidade funcional e, logicamente, nem todas as proteínas são enzimas. Assim, a hipótese foi corrigida para "um gene, um polipeptídeo". Avanços atuais, como a identificação de numerosas proteínas produzidas a partir de um mesmo gene por *splicing* alternativo e outros processos continuarão a refinar nossa percepção acerca da complexidade dos efeitos gênicos. No entanto, historicamente essa ideia foi útil para guiar os estudos iniciais sobre o papel dos genes na determinação de fenótipos.

Mesmo em sua formulação inicial, o papel de um gene era compreendido como o controle da sequência de passos em uma rota metabólica. Seguindo os padrões de herança de uma doença metabólica rara, Archibald Garrod foi o primeiro a estudar doenças hereditárias do metabolismo, em 1902. Uma mutação na ácido homogentísico oxidase provoca o acúmulo de ácido homogentísico, o qual adquire uma coloração preta ao oxidar na urina. Sua fácil detecção nas fraldas tornou-a a primeira doença metabólica humana claramente associada a uma mutação genética. Expandindo o trabalho para incluir estudos metabólicos de compostos relacionados, Garrod desenvolveu uma avaliação acerca das relações da rede genética. Um exemplo clássico é o metabolismo da fenilalanina derivada da proteína da dieta (Fig. 2-36).

A fenilcetonúria (*phenylketonuria*, PKU) é causada por uma mutação que afeta a atividade da enzima fenilalanina hidroxilase, bloqueando a conversão de fenilalanina à tirosina. Tal defeito enzimático tem o potencial de afetar o fenótipo de

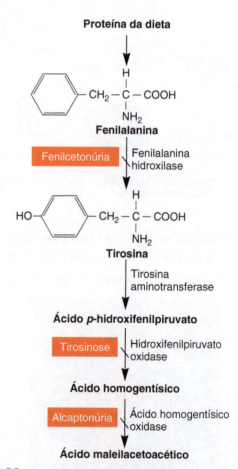

Figura 2-36. Uma rota metabólica representativa. A fenilalanina da dieta é digerida a ácido maleilacetoacético através da tirosina. Mutações em vários pontos do processo levam a doenças genéticas bem conhecidas. (Reproduzida, com permissão, de Brooker RJ: *Genetics: Analysis & Principles*, 3rd ed. New York: McGraw-Hill, 2008.)

duas maneiras: pode reduzir a quantidade disponível do produto da reação e pode causar o acúmulo excessivo do precursor sobre o qual atua a enzima normal. Nesse caso, um acúmulo de ácido fenilpirúvico via fenilalanina interfere no desenvolvimento neurológico normal, levando a defeitos cognitivos.

Agora imagine um banco de dados muito maior de relações proteicas. Especialidades como a proteômica combinam ferramentas computacionais avançadas com o conhecimento crescente sobre as composições genômicas e bioquímicas dos seres humanos e de organismos-modelo. Os desafios técnicos de analisar tais coleções imensas de dados não devem ser subestimados. Isso tem estimulado o progresso rápido de outro campo bastante novo, a bioinformática. Ao contrário das relações simples vistas na rota do metabolismo da fenilalanina, uma visão mais atual se parece com o mapa de interações proteicas apresentado na Figura 2-37.

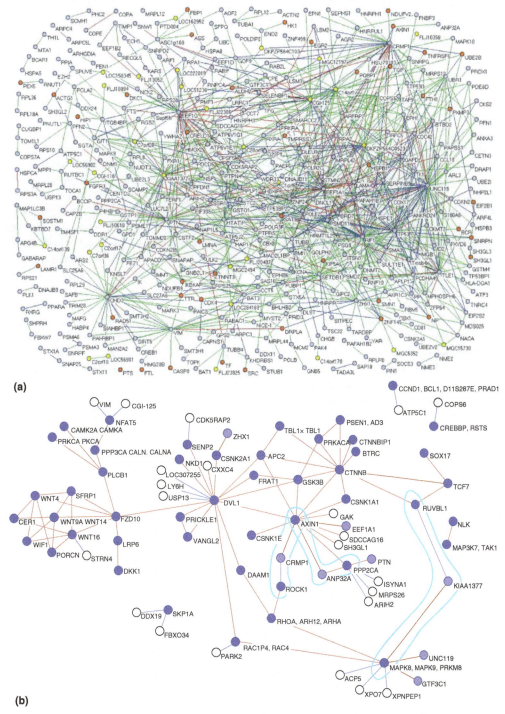

Figura 2-37. (a) Diagrama mostrando 911 interações de alta confiança (*high confidence*, HC) envolvendo 401 proteínas para proteínas associadas a doenças (laranja), proteínas com anotação de ontologia gênica (GO) (azul-claro) e proteínas sem GO e sem associação a doenças (amarelo). As interações que conectam os nós são codificadas por cores para denotar os escores de confiança: verde para 3, azul para 4, vermelho para 5 e roxo para 6. (b) Proteínas ligadas a um papel específico, a via de sinalização Wnt. (De Stelzl *et al.*, 2005, Cell 122: 957-968).

Um dos temas deste capítulo, e de fato do livro todo, é a maneira pela qual os organismos-modelo podem nos ajudar a entender o genoma humano e seu papel na fisiologia, no desenvolvimento e nas doenças. As interações moleculares e os efeitos de mutações em organismos-modelo como a *Drosophila* são muito semelhantes aos eventos do desenvolvimento humano e nossas doenças genéticas. Por essa razão, as proteínas identificadas em organismos-modelo sugerem alvos primordiais para o desenvolvimento de potenciais medicamentos e novas terapias médicas. De certa forma, portanto, o fluxo da informação genética se estende para além do organismo e em aplicações médicas.

Parte 2: Genética médica

Uma pergunta frequente na sala de aula de escolas de medicina é "Por que eu preciso aprender (ou revisar) esse material de ciência básica? Eu quero estudar para ser médico." Uma pergunta análoga seria "Por que um aluno de medicina deveria saber os mecanismos básicos de fluxo da informação em nível molecular como descrito neste capítulo?" A resposta está no progresso do entendimento da base das doenças humanas em termos de avaliação de sistemas, e como eles se relacionam com a estrutura e a função de um organismo. Em geral, essa progressão pode estar ligada a períodos de tempo no avanço do conhecimento médico que correspondem a suas "Eras de Ouro". A história da aquisição de conhecimento médico é paralela ao tópico em voga de uma era. Em épocas passadas, avanços na informação médica refletiam a disciplina que produzia o conhecimento de ponta do dia. Períodos prévios de ênfase ocorreram em anatomia, fisiologia e microbiologia. Os últimos 20 anos claramente inauguraram a era da genética. Mais recentemente, o papel da genética na medicina evoluiu para disciplinas mais refinadas de genômica, levando à proteômica e eventualmente à metabolômica discutidas em capítulos posteriores.

Um dos maiores desafios para o aluno em assimilar a base do crescente conhecimento em genética é como organizar o material de uma forma funcional. É preciso uma maneira de agrupar a informação em categorias relacionadas sem perder detalhes importantes no processo. Isso pode ser visto na esfera da classificação clínica com os dois principais tipos de classificadores: aqueles que agrupam em grandes categorias ("*lumpers*") e aqueles que agrupam em categorias menores ("*splitters*"). Como em qualquer dicotomia em ciência, a melhor resposta provavelmente está em algum ponto entre os extremos.

A disciplina de **dismorfologia** envolve a identificação de características físicas específicas em um paciente e o posterior agrupamento dos achados em um padrão reconhecível (Capítulo 3). Como a dismorfologia surgiu como uma disciplina própria nos anos 70, foi dada ênfase meticulosa à identificação específica, frequentemente sutil, de características desenvolvimentais que poderiam ser identificadas em um indivíduo. Os padrões dessas características foram agrupados em diagnósticos que foram designados como síndromes, associações ou sequências. Uma compilação dessas condições foi reunida no livro seminal sobre dismorfologia pelo pai dessa área, o Dr. David Smith (*Recognizable Patterns of Human Malformations*). Como muitas dessas condições foram descritas, há hoje observações de pessoas com características semelhantes, porém não idênticas. A chave do diagnóstico é, então, determinar as características críticas mínimas que devem estar presentes para fazer um diagnóstico.

Para a maioria das condições mais comuns, critérios de diagnóstico específicos foram determinados por painéis de especialistas. Aqueles pacientes que apresentam muitas das características de uma determinada condição, mas não o suficiente para satisfazer os critérios, representam um dilema diagnóstico. Sua condição deveria ser classificada como uma manifestação branda da doença primária ou como uma condição não relacionada, porém semelhante? Avanços no diagnóstico molecular mostraram que a resposta correta pode ser qualquer uma delas. Esses diagnósticos também demonstraram que pode haver uma enorme faixa de variabilidade na expressão de alterações em um mesmo gene, de forma que duas condições clinicamente muito diferentes podem estar ligadas por um gene comum, isto é, podem ser distúrbios alélicos. Sendo assim, a melhor abordagem parece ser o uso de caracterização clínica robusta apoiada por confirmação molecular.

À medida que surgem esses tipos de correlações, condições aparentemente não relacionadas podem ser agrupadas por um número qualquer de diferentes parâmetros. Dependendo das razões que necessitam agrupamento (ou simplesmente por preferência pessoal), elas podem ser agrupadas por características clínicas, bioquímicas, fisiológicas ou moleculares. Em uma extremidade do espectro, as doenças podem ser classificadas pela maneira como, de fato, a condição afeta o paciente. Nessa forma de pensar, as doenças são ligadas pelo espectro total da doença e pela *apresentação clínica* da condição (Quadro 2-1). Uma forma particularmente atraente de reunir cenários aparentemente distintos é a *patogênese*, isto é, o mecanismo subjacente à doença. Portanto, considerando as discussões na primeira seção deste capítulo, condições específicas podem ser ligadas pela identificação do ponto do fluxo de informação no qual a função normal é rompida.

Quadro 2-1	Manifestações médicas comuns de alterações genéticas (fenótipo a partir do genótipo)

Condição adquirida/degenerativa

Problemas reprodutivos
• infertilidade
• condição letal pré-natal
• aborto espontâneo

Anomalia congênita

Endocrinopatia

Susceptibilidade genética a um agente ambiental

Erro inato do metabolismo

Neoplasia/formação de tumor

Disfunção neuromuscular

Disfunção órgão-específica

Como esses mecanismos foram descobertos, as respostas nem sempre foram intuitivas. Por exemplo, a síndrome de Huntchinson-Gilford é uma condição de envelhecimento precoce. Os pacientes com essa condição geralmente começam a apresentar problemas com cerca de 2 anos de idade. Eles apresentam acentuada redução no crescimento linear, crescimento de pelos e gordura subcutânea reduzida. Características do envelhecimento precoce incluem aterosclerose, presbiacusia (perda auditiva associada à idade) e alterações artríticas precoces com 4 a 5 anos de idade. Demonstrou-se que essa condição se deve a anormalidades no gene LMNA, o qual codifica uma proteína chamada laminina A, um dos principais componentes da membrana nuclear. Foram necessárias ferramentas moleculares para fazer essa associação, já que nenhum médico teria deduzido por si só que as características clínicas do envelhecimento seriam causadas por um gene que codifica uma proteína da membrana nuclear. Outros exemplos de distúrbios clínicos associados com a perturbação de um componente específico do fluxo de informação são apresentados no Quadro 2-2.

De forma alternativa, "famílias" genéticas podem ser definidas com base *no gene/locus comum* envolvido. Dessa forma, um espectro pode ser definido como uma gama de condições que representam diferentes níveis de gravidade da perturbação na função daquele determinado gene. O colágeno tipo II é uma proteína estrutural do tecido conectivo que fornece força aos tecidos, tais como ossos e cartilagem. Anormalidades no colágeno tipo II levam a problemas nos ossos, nas articulações, nos olhos e em outros tecidos. Estudos moleculares demonstraram que várias condições clinicamente descritas compartilham mutações no colágeno tipo II. Essas condições variam desde distúrbios esqueléticos tão graves que a criança morre pouco depois do nascimento até condições menos graves como o estabelecimento precoce de osteoartrite (Quadro 2-3).

Quadro 2-2 — Processos do fluxo de informação e distúrbios correspondentes

Processo	Categoria	Exemplos de distúrbios	Descrição
Transporte através da membrana nuclear	Laminopatias	Progéria ou Síndrome de Huntchinson-Gilford	Síndrome do envelhecimento precoce
Replicação do DNA	Supressão da replicação do DNA	Síndrome de Bloom	Baixa estatura, microcefalia, telangiectasias faciais, predisposição a câncer
Reparo do DNA	Genes de reparo de malpareamento	Câncer colorretal hereditário não polipoide	Tumores colorretais familiais e outros
Transcrição	Distúrbios de remodelamento de cromatina	Síndrome de CHARGE	Anomalias estruturais congênitas múltiplas
Processamento de RNA	Edição de RNA no pâncreas	Diabetes melito	Intolerância a carboidratos
Tradução	Variantes de poli A	Fibrose cística	O transporte desordenado de cloreto em glândulas exócrinas leva a insuficiências pulmonar e pancreática
Modificação pós-traducional	Distúrbios congênitos de glicosilação proteica	CDG1a (deficiência de fosfomanomutase 2)	Falha multissistêmica incluindo os sistemas nervoso, ocular, esquelético, coagulação ou imune
Função e forma de proteínas	Hemoglobinopatias	Anemia falciforme	Hemoglobina anormal leva à deformação de hemácias com oclusão vascular secundária
Enzimática	Erros inatos do metabolismo	Fenilcetonúria	Falhas na conversão de fenilalanina a tirosina interferem na formação da mielina cerebral
Montagem de proteínas multiméricas	Colágeno tipo I	Osteogênese imperfeita	Enovelamento anormal do colágeno produz "ossos frágeis"
Epigênese	*Imprinting*	Síndrome de Beckwith Wiedemann	Supercrescimento, hiperinsulinemia, onfalocele

Quadro 2-3 — Exemplos de "Famílias genéticas"

Família genética	Gene	Exemplos de distúrbios	Descrição
Colagenopatias tipo II	COL2A	Acondrogênese (alguns tipos); displasia de Kniest	Nanismo neonatal letal
			Displasia esquelética com baixa estatura, face achatada, articulações, fenda palatina, grandes alterações oculares
		Displasia espondiloepifisária congênita	Semelhante à de Kniest, porém mais branda
		Síndrome de Stickler	Artro-oftalmopatia hereditária
		Osteoartrite prematura	Primeiros sintomas na terceira década
Membro 3 da família de proteínas GLI-Kruppel	GLI3	Síndrome de Pallister-Hall	Hamartoma hipotalâmico, polidactilia pós-axial, ânus imperfurado, malformações de vários outros sistemas
		Cefalopolissindactilia de Greig	Macrocefalia, bossa frontal, polidactilias pré- e pós-axiais
		Polidactilia pós-axial tipo A	Dígitos extras na porção pós-axial (externa) das(os) mão/pés
		Polidactilia pré-axial tipo IV	Dígitos extras na porção pré-axial (interna) das(os) mão/pés

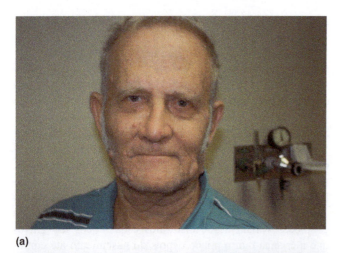
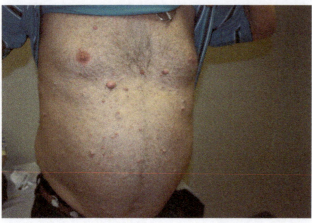

Figura 2-38. (a) Homem adulto com neurofibromatose, (b) Observe os múltiplos tumores cutâneos (neurofibromas).

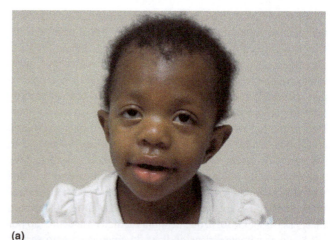
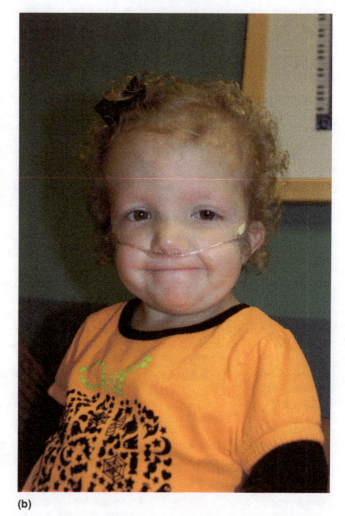

Figura 2-39. Dois pacientes com síndrome de Noonan. (a) Mutação conhecida no gene SOS1, e (b) mutação conhecida no gene KRAS.

De maneira semelhante, as condições podem estar ligadas por uma *via de sinalização* comum com expressão similar, resultando do envolvimento de diferentes genes que apresentam uma contribuição comum para o mesmo sistema de transmissão de informação molecular. A neurofibromatose é uma condição neurocutânea caracterizada por alterações pigmentares na pele (manchas café com leite e sardas anormais), tumores dos nervos e vários problemas esqueléticos (Fig. 2-38). A síndrome de Noonan é uma síndrome de anomalias múltiplas, caracterizada por baixa estatura, face característica, estenose pulmonar e alterações esqueléticas (Fig. 2-39). Geneticistas clínicos familiarizados com ambas as condições haviam notado pacientes que às vezes apresentavam as alterações típicas da neurofibromatose e algumas das características da síndrome de Noonan (face típica e estenose pulmonar). Essas condições foram então denominadas síndrome de Watson e Noonan-neurofibromatose. Estudos moleculares eventualmente mostraram que essas condições eram na verdade alélicas à neurofibromatose (gene da neurofibromina no cromossomo 17). Estudos moleculares recentes demonstraram que a ligação entre essas duas condições é que ambas devem-se a mutações em genes que contribuem para uma via de sinalização comum: o sistema RAS/MAPK (Quadro 2-4). Mais importante, além de seu papel no diagnóstico, esse tipo de conhecimento terá implicações significativas para potenciais terapias. Para uma discussão mais detalhada sobre a patogênese e a categorização das condições, ver Capítulo 16.

Quadro 2-4	Exemplos de distúrbios ligados por uma via de sinalização comum	
Via de sinalização	**Exemplos de distúrbios**	**Descrição**
RAS/MAPK	Neurofibromatose	Máculas pigmentadas na pele, neurofibromas, lesões ósseas
	Síndrome de Noonan	Baixa estatura, face característica, estenose pulmonar, alterações na caixa torácica, problemas de sangramento
	Síndrome de Costello	Macrocefalia, aparência facial "grosseira", papilomas de mucosa. Alterações ectodérmicas, esqueléticas e cardíacas.
	Cardiofacialcutâneos (CFC)	Retardos de crescimento e desenvolvimento, alterações ectodérmicas, anomalias cardíacas.
Fatores de crescimento de fibroblasto	Síndrome de Crouzon Síndrome de Apert Síndrome de Jackson Weiss Síndrome de Pfeiffer Síndrome de Muenke Síndrome de Beare-Stevenson	Todas apresentam combinações e graus variados de craniossinostose, e alterações digitais (polissindactilia)

Parte 3: Correlação clínica

O conhecimento crescente acerca das bases moleculares das condições médicas humanas identificou correlações clínicas da perturbação de cada parte do fluxo de informação descrito na primeira seção deste capítulo. O Quadro 2-2 lista os principais processos que descrevemos e dá exemplos dos tipos de condições que podem ocorrer quando há interferência naquele processo.

Distúrbios congênitos de glicosilação

A glicosilação é uma das muitas modificações pós-traducionais conhecidas de químicos biológicos, e se trata de um processo intricado e específico. Rotas de glicosilação são alguns dos processos metabólicos conhecidos mais complexos. Atualmente, há pelo menos 11 rotas de glicosilação identificadas, que exercem papel importante na conclusão da produção de proteínas. Dois tipos principais de glicosilação de proteínas foram descritos. A glicosilação ligada a N envolve a ligação de um glicano ao nitrogênio da amida das asparaginas; a glicosilação ligada a O envolve a ligação ao oxigênio da oxidrila da serina ou da treonina.

O primeiro distúrbio clínico reconhecidamente causado por problema na glicosilação proteica foi descrito em 1980. Desde então, mais de 30 condições como esta foram relatadas. Essas condições eram originalmente conhecidas como "síndromes de glicoproteínas deficientes em carboidratos". A no-

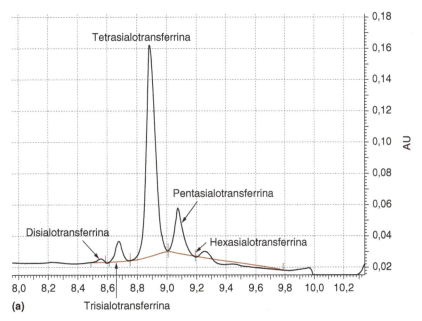

Figura 2-40. Focalização isoelétrica da proteína transferrina. (a) Padrão normal. (b) Focalização isoelétrica da proteína transferrina de um paciente com CDG Ia. Observe os aumentos de disialotransferrina e asialotransferrina em um paciente afetado e alteração do padrão geral para a esquerda. (Gráficos cortesia de Dr. Tim Wood, Greenwood Genetics Center, Greenville, SC.) (*Continua*)

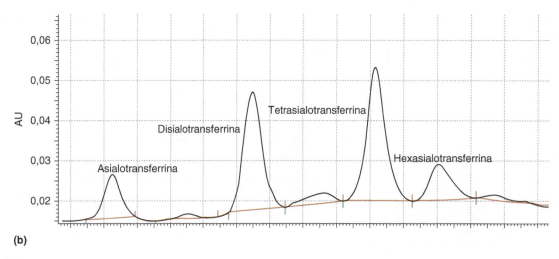

Figura 2-40. (*Continuação*)

menclatura atual as identifica como distúrbios congênitos de glicosilação (*congenital disorders of glycosylation*, CDGs). O espectro clínico dos CDGs é amplamente variável. Os pacientes podem se apresentar como neonatos extremamente doentes ou como adultos levemente afetados. Eles geralmente se manifestam como distúrbios multissistêmicos. Os CDGs devem ser incluídos no diagnóstico diferencial de sintomas tão variados quanto problemas nos sistemas nervoso, ocular, esquelético, de coagulação ou imune. Eles podem apresentar características não específicas, tais como anormalidades de crescimento ou baixo tônus muscular. Os CDGs devem ser considerados em praticamente todo paciente com problemas multissistêmicos não explicados. Felizmente, um teste simples e relativamente barato está disponível como uma primeira linha de avaliação. Esse teste, chamado de "focalização isoelétrica da transferrina", observa a migração da proteína transferrina em uma eletroforese em gel. No caso de glicosilação anormal, a proteína irá migrar no gel com um padrão diferente do normal (Fig. 2-40).

O distúrbio congênito de glicosilação tipo 1a (CDG 1a) também foi chamado de síndrome de Jaeken. É a forma mais comum de CDG e foi a primeira a ser descrita. Sabe-se que é causado por uma deficiência da enzima fosfomanomutase 2. Essa deficiência resulta em glicoproteínas com níveis reduzidos de ácido siálico. Os pacientes com CDG 1a tipicamente apresentam sintomas neurológicos que incluem déficits cognitivos, hipotonia central (supranuclear), reflexos de estiramento reduzidos e ataxia do tronco. Outras características que podem estar presentes incluem miocardiopatia, fígado aumentado e fibrótico e problemas renais. Anormalidades endócrinas, imunológicas e de coagulação também podem estar envolvidas. Pode haver um número de pistas importantes vistas no exame físico que podem alertar o médico para o possível dignóstico. Tais características incluem características faciais dismórficas (Fig. 2-41), mamilos invertidos, distribuição anormal de gordura subcutânea e aspecto de "casca de laranja" em áreas da pele.

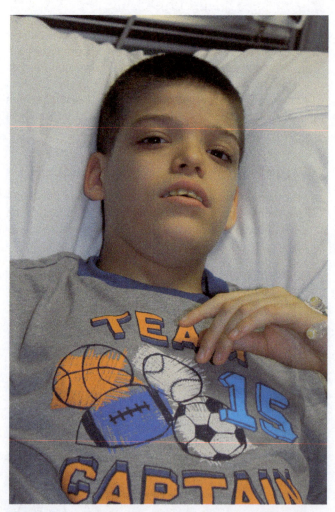

Figura 2-41. Paciente com distúrbio congênito de glicosilação (CDG). Este paciente apresenta CDG tipo 1a (síndrome de Jaeken) devido à deficiência da enzima fosfomanomutase 2.

Questões práticas

1. Diferentes tipos de RNA podem atuar em qual dos seguintes processos:
   A. Replicação do DNA
   B. Funções enzimáticas/catalíticas
   C. Segundos mensageiros para receptores celulares de membrana
   D. Endocitose
   E. Comunicação sináptica

2. Qual é o melhor exemplo de pleiotropia?
   A. Um paciente com neurofibromatose possui apenas alguns poucos pontos pigmentados. Um segundo paciente (não relacionado) possui tumores múltiplos, incluindo tumores vertebrais que causam dor extrema.
   B. Um paciente portador de uma mutação herdada de um genitor que é afetado por uma condição médica devido à mutação não apresenta nenhuma expressão da condição.
   C. Uma mutação no gene SOS1 provoca a síndrome de Noonan. Os pacientes com síndrome de Noonan apresentam baixa estatura, malformações cardíacas, fácies dismórfica e dificuldades de aprendizagem.
   D. Uma mutação em uma parte do gene provoca um problema clínico. Uma mutação em outra parte do gene causa um problema completamente diferente.
   E. Uma alteração gênica específica não causa nenhum problema clínico.

3. Estima-se que os seres humanos possuam apenas 22.000 genes funcionais. Organismos bem mais simples possuem muito mais genes funcionais. Uma das principais razões pelas quais o desenvolvimento humano mais complexo pode ocorrer com menos genes é:
   A. A presença de múltiplos pseudogenes para cada cópia de gene "real"
   B. Modificações pós-traducionais de proteínas produzidas
   C. Amplificação gênica
   D. Opções únicas de *splicing*
   E. Epimerases

4. Mutações em um gene conhecido como PTEN podem causar muitas condições clínicas diferentes. Essas incluem a doença de Cowden (uma síndrome de câncer familial), autismo com macrocefalia e síndrome de Bannayan-Riley-Ruvalcaba (uma síndrome de anomalias múltiplas com deficiência intelectual e características dismórficas). Essas condições podem ser agrupadas como:
   A. Condições pleiotrópicas
   B. Condições geneticamente ligadas
   C. Condições codominantes
   D. Uma família genética
   E. Distúrbios gênicos contíguos

Capítulo 3

A organização do desenvolvimento

> **RESUMO DO CAPÍTULO**
>
> Uma conclusão que pode ser tirada dos dois primeiros capítulos é a de que o papel dos genes na determinação do fenótipo é complexo e dinâmico. Isso é verdade. Esta é uma visão importante que devemos ter em mente ao avaliarmos uma questão genética. Mas, ao mesmo tempo, a complexidade não necessariamente implica que as regras e a ordem sejam fracas. Neste capítulo iremos explorar algumas dessas regras, especificamente a questão de como a regulação gênica ativa um determinado gene no contexto de desenvolvimento apropriado e como os sinais moleculares seguem uma padronização em larga escala para organizar a estrutura do corpo no desenvolvimento inicial.
>
> Em um grau que ainda impressiona a maioria dos biólogos, há uma extensa semelhança, ou homologia, nos genes que controlam o desenvolvimento em seres humanos e em organismos-modelo como moscas-da-fruta, nematódeos e peixe-zebra. Essas homologias são a base da unidade da vida. Os conhecimentos que o campo ganhou de organismos-modelo irão auxiliar a contar a história do controle genético do desenvolvimento em seres humanos.

Parte 1: Conhecimento e integração de sistemas

Visão geral do sincronismo e dos processos em funcionamento

O controle nuclear do desenvolvimento não começa, na verdade, quando os genes de um óvulo e de um espermatozoide se fundem na fertilização. Os e*s*tágios iniciais do desenvolvimento embrionário são, de fato, controlados pelo genoma da mãe. Sinais moleculares como indutores e mRNA codificado pelo genoma materno são armazenados no citoplasma durante a formação do óvulo. Poucos genes do novo indivíduo são inicialmente transcritos. As influências genéticas nesse estágio inicial são chamadas de **efeitos maternos**. Os detalhes variam entre os organismos, mas basicamente o núcleo do óvulo fertilizado se divide várias vezes e se transforma em uma esfera de células, a **mórula**. As células formam então uma esfera repleta de fluído, a **blástula**, ou **blastocisto** nos mamíferos, na qual as células são localizadas em um lado. O espaço interno evita que as células que irão se tornar ectoderma e endoderma interajam prematuramente e fornece um espaço para a movimentação celular. Em seres humanos, o embrião forma a mórula à medida que atravessa a tuba uterina, e em torno de 4 1/2 a 5 dias ele se transforma em blastocisto e entra na cavidade uterina. Esse blastocisto se implanta na parede uterina cerca de seis dias após a fertilização.

É nesse estágio de blástula que os genes do embrião se tornam primeiramente ativos e assumem o controle do desenvolvimento. Um dos processos que pode desencadear essa transição é a desmetilação de vários promotores que então se ligam a fatores de transcrição para iniciar a transcrição. Neste ponto, pode haver diferenças citoplasmáticas entre as células da blástula, os blastômeros, devido a processos como a divisão de indutores e moléculas de RNA no citoplasma do óvulo original. As cascatas transcricionais resultantes em diferentes partes da blástula contribuem em última análise para a organização padronizada dos tecidos, órgãos e sistemas do feto e do adulto.

O processo de desenvolvimento inicial pode ser convenientemente descrito em termos de três tipos de processos: diferenciação celular, formação de padrão e morfogênese. Eles não são mutuamente exclusivos. **Diferenciação celular** é a especialização gradual das células. A especialização celular é determinada pelo arranjo específico de genes que estão ativos na linhagem celular à medida que ela se forma, e pode ser descrita em termos do perfil bioquímico da célula e, portanto, de sua estrutura e função moleculares. **Formação de padrão** é o estabelecimento da organização espacial das células diferenciadas. É a série de processos como sinalização celular e formação de gradiente que estabelece as localizações espaciais das células e tecidos em relação uns aos outros. As interações padronizadas formam a base para as sucessivas fases de especialização do desenvolvimento e para as alterações temporais no arranjo espacial que ocorrem à medida que o embrião se forma. **Morfogênese** é literalmente a "origem da forma". A modelagem da forma envolve o movimento das células e folhetos celulares, bem como eventos de morte celular programada, a **apoptose**. Nosso foco será na maneira pela qual o genoma controla esses processos durante o desenvolvimento inicial. Em seres humanos, a maior parte deles ocorre durante o primeiro trimestre de desenvolvimento, pois, com exceção do cérebro, a principal função do embrião após o primeiro trimestre é simplesmente aumentar de tamanho.

Controle da atividade gênica – modelos bacterianos

A organização da atividade gênica em bactérias difere daquela em eucariotos de várias formas. Mas o conhecimento gerado por estudos de regulação gênica bacteriana nos ajuda a entender melhor os processos eucarióticos, mais complexos e flexíveis. Para esta discussão, definiremos **gene estrutural** como aquele que codifica a síntese de um polipeptídeo (embora não discutamos caso alguém queira incluir genes para RNAs como tRNAs e rRNAs na mistura). Outras sequências genéticas apresentam um papel regulatório, servindo como sítios de ligação para fatores de transcrição e polimerase. De fato, o amplo arranjo de funções que estão sendo descobertas para regiões do genoma torna cada vez mais difícil definir o que realmente queremos dizer com "um gene". Uma característica importante das bactérias é a de que vários genes necessários ao mesmo tempo para realizar uma determinada atividade podem estar ligados sob o controle de um único conjunto de genes regulatórios, uma organização gênica chamada de **operon**. Nos eucariotos, cada gene estrutural possui seu próprio sistema de controle de gene regulatório individual. Operons bacterianos nos dão ideias acerca das estratégias regulatórias que as células eucarióticas mais complexas possam empregar. Nossa discussão sobre operons será, no entanto, relativamente breve e não abordará toda a gama de exemplos específicos que hoje são bem compreendidos. Porém, é uma maneira conveniente para a introdução de uma terminologia útil.

A atividade gênica, ou o "ligar" e "desligar" dos genes, é simplesmente outra maneira de descrever a regulação da transcrição. Esse processo habitualmente envolve **fatores de transcrição**, que são proteínas regulatórias com pelo menos dois sítios ativos. Um sítio ativo se liga ao DNA e o outro se liga a pequenas moléculas efetoras que podem alterar a conformação da proteína regulatória e, assim, seu domínio de ligação ao DNA. Algumas proteínas regulatórias são **repressores** que inibem a transcrição ao se ligarem ao DNA. Outras são **ativadores** que aumentam a taxa na qual a transcrição ocorre. Interações moleculares representativas para genes induzíveis e repressíveis são apresentadas na Figura 3-1. Podemos ver como isso funciona ao observar a regulação relativamente simples de operons bacterianos.

Quando pensamos em como um sistema pode ser controlado, há duas alternativas óbvias. Ele pode estar "desligado", porque é necessário apenas em circunstâncias específicas. Quando necessário, ele é "ligado" por um sinal molecular. Ele é **induzível**. Ou ele pode estar "ligado" porque seu produto é continuamente necessário, mas é "desligado" quando seu produto atinge um nível adequado. Ele é **repressível**. É um desperdício de recursos energéticos preciosos continuar a produzir um produto, ainda que indispensável, quando há uma oferta suficiente. Durante o desenvolvimento, a maioria dos genes provavelmente opera como induzível. Eles são ligados quando a enzima ou proteína estrutural que codificam é necessária para a célula na qual atuarão. Ambas as abordagens são dinâmicas, no sentido de que são reversíveis de acordo com a necessidade.

Um dos primeiros operons bacterianos a ser estudado em detalhe foi o operon lactose induzível, ou *lac* (Fig. 3-2). Existem três genes estruturais, *lacZ*, *lacY* e *lacA*. Várias funções gênicas regulatórias também estão envolvidas. Neste exemplo (Fig. 3-3), um gene regulatório, *lacI*, codifica uma proteína repressora. Ligando-se ao sítio Operador (*lacO*), a proteína repressora bloqueia fisicamente a ligação ou a transcrição pela RNA-polimerase. Se o sítio gênico do Operador não estiver bloqueado, o gene Promotor (*lacP*) pode se ligar à RNA-polimerase. A transcrição continua até que um sinal de terminação seja alcançado. O mRNA resultante é um transcrito de vários genes estruturais em tandem. Para cada região codificadora, há códons de início (AUG) e terminação (UAA, UAG ou UGA) individuais. O termo cístron às vezes é utilizado por geneticistas para descrever um gene. A palavra vem de um teste de alelismo. O transcrito de mRNA em bactérias é, portanto, policistrônico, no sentido de que cada transcrito carrega a informação para vários genes funcionalmente relacionados.

Como um gene regulatório produz uma molécula repressora que pode ser difundida por toda a célula, sua atividade regulatória está distante do próprio gene regulatório. Essa atividade se chama trans, literalmente "atividade transversal". O Operador, por sua vez, regula a transcrição dos genes estruturais aos quais está diretamente ligado. Sua atividade é chamada de cis.

O operon *lac* é induzível, pois o gene regulatório *lacI* codifica uma proteína repressora ativa. Ela possui sítios de ligação ao DNA que se ligam ao operador e inibem a RNA-polimerase. A transcrição do operon se dá, portanto, em um nível muito baixo (essencialmente "desligado") até que algo o induza a começar a trabalhar. Neste caso, o indutor é o açúcar alolactose, um derivado da lactose, a fonte de carbono e energia que as proteínas codificadas pelo operon *lac* processam para a célula bacteriana. Esta não é sua fonte preferida de açúcar, de maneira que o operon fica desligado até que sua fonte favorita, a glicose, tenha sido depletada.

Ao contrário, um operon repressível controla uma via que é continuamente utilizada pela célula. O operon triptofano, ou *trp*, é um bom exemplo disto (Fig. 3-4). Ele codifica enzimas que catalisam a produção de triptofano, um aminoácido. A essência do processo é que quando os níveis de triptofano estão baixos, o operon é transcrito normalmente. Mas quando os níveis de triptofano estão altos, este participa de uma reação de retroalimentação para inibir temporariamente a transcrição. É um desperdício de recursos energéticos seguir sua produção. Quando há produto suficiente presente, o operon é reprimido. A inibição por retroalimentação (*feedback inhibition*) é um elemento importante em várias vias regulatórias. Um exemplo deste mecanismo está ilustrado na Figura 3-5. Quando a concentração do produto final de uma rota bioquímica está alta, ele pode se ligar a um sítio inibidor de uma enzima inicial para inativá-la temporariamente.

Controle da atividade gênica em eucariotos

O eucariotos apresentam uma estrutura celular muito mais complexa do que aquela encontrada em procariotos. A maio-

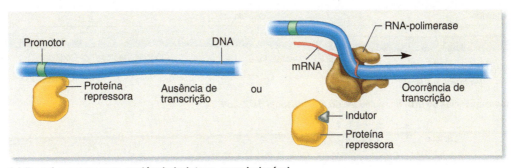
(a) Proteína repressora, molécula indutora, gene induzível

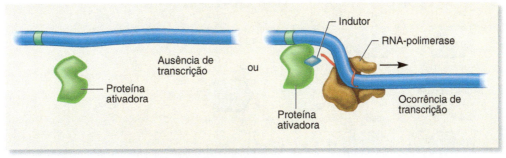
(b) Proteína ativadora, molécula indutora, gene induzível

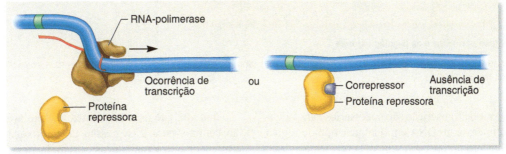
(c) Proteína repressora, molécula correpressora, gene repressível

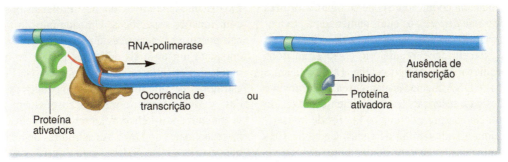
(d) Proteína ativadora, molécula inibidora, gene repressível

Figura 3-1. Proteínas regulatórias para genes induzíveis e repressíveis. Uma proteína repressora ativa inibirá a transcrição, mas a ligação a um indutor alterará sua estrutura de forma que ela não consiga se ligar ao DNA. Uma proteína ativadora ativa ligada a um indutor promoverá a transcrição, mas a ligação a um inibidor parará completamente a transcrição. Nesses exemplos, a proteína regulatória possui dois sítios de ligação. Uma região pode se ligar ao DNA e a outra pode se ligar a uma pequena molécula efetora (indutora, correpressora ou inibidora). (Reproduzida, com permissão, de Brooker RJ: *Genetics: Analysis & Principles*, 3rd ed. New York: McGraw-Hill, 2008.)

ria deles é multicelular com uma gama de tipos celulares refletindo a divisão de trabalho para estruturas e funções especializadas. Isso requer um alto grau de flexibilidade na regulação gênica para permitir que os produtos gênicos sejam produzidos nas várias combinações necessárias por diferentes tipos celulares. Em eucariotos, fatores de transcrição regulam a ligação do complexo de transcrição ao núcleo do promotor, e iniciam a fase de alongamento da transcrição do RNA. Existem três classes de transcrição nos eucariotos caracterizadas por seus promotores, e RNA-polimerases diferentes transcrevem cada um deles. A **RNA-polimerase I** transcreve rRNA na região do nucléolo no núcleo. A **RNA-polimerase II** transcreve mRNA ao longo do genoma. A **RNA-polimerase III** transcreve tRNA e alguns outros tipos de RNAs pequenos.

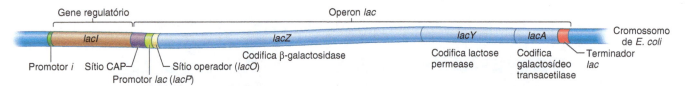

(a) Organização das sequências de DNA na região *lac* do cromossomo de *E. coli*

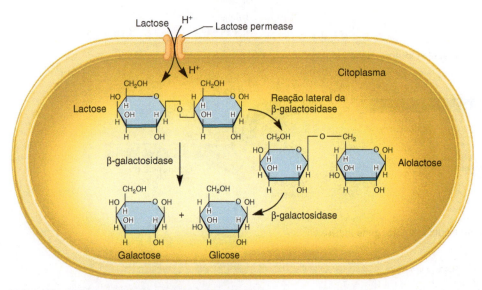

(b) Funções da lactose permease e da β-galactosidase

Figura 3-2. Organização e função do operon da lactose (*lac*) bacteriano. (Reproduzida, com permissão, de Brooker RJ: *Genetics: Analysis & Principles*, 3rd ed. New York: McGraw-Hill, 2008.)

Os fatores gerais de transcrição são necessários para a ligação da RNA-polimerase ao DNA em qualquer tipo de região promotora. Alguns promotores apresentam curtas sequências a montante (i.e., um trecho de nucleotídeos localizado antes do início de uma sequência codificadora) que se ligam a **fatores a montante** (*upstream factors*), os quais aumentam a eficiência do início da transcrição. Fatores de transcrição induzíveis ou regulatórios exercem papel regulatório e são produzidos em tempos específicos em cada tipo celular. Eles se ligam a curtas sequências de DNA chamadas **elementos de resposta** e afetam os padrões da transcrição sequencialmente através do desenvolvimento. Não surpreende que os fatores de transcrição constituam uma grande família de genes. Cerca de 10% das proteínas codificadas no genoma humano possuem domínios de ligação ao DNA; portanto, é provável que a maioria delas sejam fatores de transcrição. Isso as torna talvez a maior família de proteínas codificadas pelo genoma humano.

Os fatores de transcrição regulatórios podem ativar ou reprimir a transcrição (Fig. 3-6). De fato, a transcrição nos eucariotos apresenta muitas influências possíveis. Além das proteínas ativadoras ou repressoras que podem ser afetadas pela ligação a pequenas moléculas regulatórias, a transcrição pode ser inibida por metilação. O grau de compactação do DNA, isto é, sua curvatura, superenrolamento e ligação aos nucleossomos é, também, uma variável importante no processo. Neste ponto, entretanto, iremos focar no papel dos fatores de transcrição. A estrutura do DNA será discutida em mais detalhe no Capítulo 4.

Uma vez que os mecanismos da regulação transcricional são centrais para a expressão da informação genética, não surpreende que semelhanças estruturais possam ser vistas em famílias de proteínas de transcrição de organismos até mesmo distantemente relacionados. Proteínas possuem **domínios** com funções específicas. Um domínio de fator de transcrição possui características que o permitem se ligar ao DNA, enquanto um ou mais domínios podem se ligar a pequenas moléculas efetoras ou outras proteínas. Na Figura 3-7, várias estruturas de domínio comuns, ou motivos, são apresentadas. Vários fatores de transcrição possuem regiões de enovelamento em α-hélice. A largura da α-hélice se encaixa bem na fenda maior do DNA. As estruturas de hélice-alça-hélice e hélice-volta-hélice podem formar ligações de hidrogênio com nucleotídeos da fenda maior, permitindo assim a ligação de cada fator de transcrição a uma região específica do DNA. De maneira semelhante, um dedo de zinco e um zíper de leucina se ligam a nucleotídeos específicos na fenda maior do DNA. A hélice-alça-hélice e o zíper de leucina geralmente causam a ligação de pares de fatores de transcrição, formando um dímero proteico. Um **homodímero** é quando os dois fatores são iguais; um **heterodímero** é feito de dois fatores de transcrição diferentes. Isso contribui para a ampla diversidade de estruturas regulatórias que podem ser produzidas.

A sequência promotora em genes eucariotos é, portanto, mais complexa do que o promotor de procariotos (Fig. 3-8). Os fatores de transcrição regulatórios que atuam como proteínas ativadoras se ligarão a uma sequência ativadora (*enhancer*)

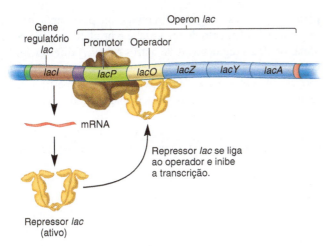

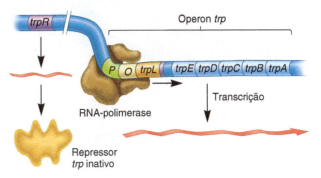

(a) Sob baixos níveis de triptofano, ocorre transcrição do operon *trp* inteiro

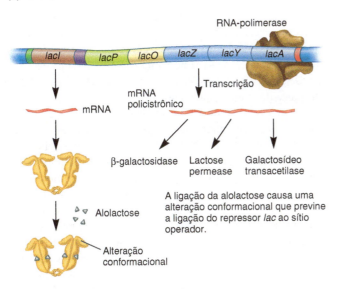

(b) Ambiente com lactose

Figura 3-3. O operon *lac* é induzível. O repressor *lac* é sintetizado em uma forma ativa; assim, a transcrição é inibida até que o indutor apropriado, a alolactose, entre na célula. Quando esta se liga à proteína repressora, provoca uma alteração conformacional que a libera do DNA e permite a transcrição dos três genes deste operon pela RNA-polimerase. (Reproduzida, com permissão, de Brooker RJ: *Genetics: Analysis & Principles*, 3rd ed. New York: McGraw-Hill, 2008.)

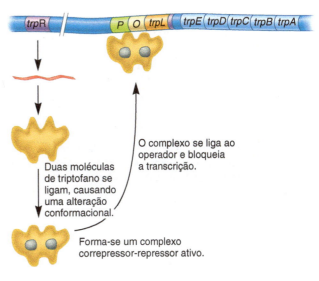

(b) Sob altos níveis de triptofano, ocorre repressão

Figura 3-4. O operon triptofano (*trp*) é repressível. Sob níveis ótimos de produto, o triptofano se liga à proteína repressora *trp* e inibe transcrição adicional. (Reproduzida, com permissão, de Brooker RJ: *Genetics: Analysis & Principles*, 3rd ed. New York: McGraw-Hill, 2008.)

para aumentar a taxa de transcrição. Isso se chama regulação positiva (*up regulation*). Quando uma proteína repressora se liga a uma sequência silenciadora, a taxa de transcrição é reduzida. Elementos ativadores e silenciadores geralmente são encontrados a cerca de 100 pb do sítio de início de transcrição, mas podem estar localizados bem mais distantes e ainda assim exercer um forte efeito devido a alterações conformacionais no enrolamento do DNA.

Em vez de se ligar diretamente à RNA-polimerase, a maioria dos fatores de transcrição regulatórios atua indiretamente ao influenciar outras proteínas que se ligam à polimerase. Dois desses intermediários são TFIID e seu mediador. O TFIID é um complexo proteico que atua como fator de transcrição geral. Ele se liga a uma sequência chamada TATA *box* no núcleo do promotor dos eucariotos (ver Fig. 2-18) e então se liga a outros fatores de transcrição que facilitam a ligação da RNA-polimerase II a promotores de genes estruturais. O mediador também é um complexo proteico que se liga a outros fatores de transcrição gerais e à RNA-polimerase. Dependendo dessas interações de ligação, o mediador pode levar à regulação elevada ou reduzida da transcrição. Informações adicionais sobre a regulação da transcrição serão introduzidas em outros capítulos. Um exemplo especialmente importante será a interação de hormônios esteroides com seu fator de transcrição regulatório específico, o receptor esteroide.

Diferenciação celular

A partir dos exemplos apresentados aqui, está claro que os eucariotos recorrem a um conjunto de mecanismos para influenciar a taxa de transcrição de cada gene. Em alguns casos, uma molécula efetora, como um hormônio, pode ativar um fator de transcrição (Fig. 3-9). Em outros, interações proteína-proteína ou fosforilação podem ligar um gene. Uma proteína ativadora

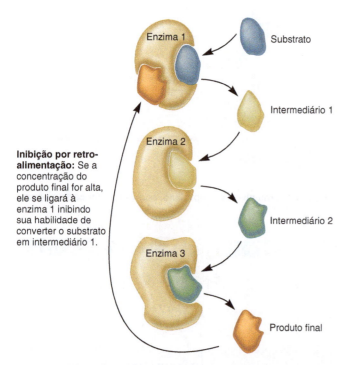

Figura 3-5. Um exemplo de inibição da atividade de uma enzima por retroalimentação (*feedback inhibition*). (Reproduzida, com permissão, de Brooker RJ: *Genetics: Analysis & Principles*, 3rd ed. New York: McGraw-Hill, 2008.)

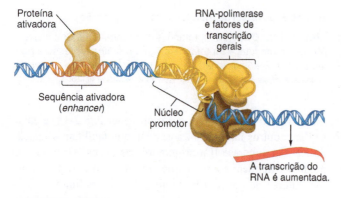

(a) Ativação gênica

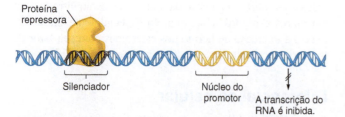

(b) Repressão gênica

Figura 3-6. Fatores de transcrição regulatórios podem atuar aumentando ou reduzindo a taxa de transcrição. (Reproduzida, com permissão, de Brooker RJ: *Genetics: Analysis & Principles*, 3rd ed. New York: McGraw-Hill, 2008.)

pode se ligar a vários genes diferentes que possuem a mesma sequência de elemento de resposta, e o produto do gene pode afetar os sinais regulatórios de outros genes. A **diferenciação celular** é essencialmente o processo pelo qual as células se tornam diferentes. Essa diferença é refletida no perfil de proteínas que afetam sua composição e função em um determinado período do desenvolvimento.

A comunicação célula-célula é um componente crítico do processo de diferenciação celular, já que muitos dos sinais que determinam as respostas transcricionais adequadas vêm de fora da célula. Na maioria dos casos, o sinal extracelular é uma molécula que não consegue passar através da membrana celular. Em vez disso, ela se liga a um receptor na membrana e inicia uma série de eventos através de uma cascata secundária no interior da célula. Quando um receptor de membrana ativado inicia uma via de resposta dentro da célula, esse processo é chamado de **transdução de sinal**. O sinal é literalmente transduzido ou "carregado através" da membrana. Uma molécula que é produzida dentro da célula em resposta à transdução de sinal é chamada de **segundo mensageiro**. Assim, para responder, a célula-alvo precisa estar programada para detectar a presença do sinal extracelular.

Primeiro, uma molécula sinalizadora se liga a um receptor proteico específico na membrana externa. Ela ativa de maneira direta, por meio da atividade da proteína quinase associada com o receptor, ou indireta, por meio de uma proteína G, uma proteína-alvo no citosol. Uma **proteína quinase** é uma enzima que afeta a atividade pela adição de um grupo fosfato a um aminoácido de outra proteína. Proteínas G têm a habilidade de se ligar a nucleotídeos guanina. A forma inativa é um trímero ligado a uma guanina difosfato (GDP). O receptor ativo substitui essa por uma guanina trifosfato (GTP), a qual então provoca a dissociação da proteína G em um monômero carregando GTP ou um dímero. Um deles atua sobre uma proteína-alvo que causa a produção de um mensageiro secundário.

Um exemplo dessa série de eventos é a proteína de ligação ao elemento de resposta ao cAMP (CREB) (Fig. 3-10). O AMP cíclico (**cAMP**) exerce o papel de mensageiro intracelular em diversas vias. Nesse caso, um receptor de membrana ativado ativa a adenilato-ciclase (também chamada de adenilil ciclase) que catalisa a produção de cAMP a partir do ATP. Então, o segundo mensageiro cAMP ativa a proteína quinase A, que fosforila a proteína CREB no núcleo para formar um dímero. Esse dímero é um fator de transcrição regulatório ativo que inicia a transcrição em genes que possuem um elemento de resposta a cAMP (CRE) a montante do núcleo do promotor de um gene-alvo.

Estes eventos são, evidentemente, também acompanhados pela divisão celular. O controle da taxa de divisão celular compartilha muitos dos mecanismos gerais descritos aqui. Iremos, porém, focar este importante processo separadamente no Capítulo 4. Por meio de cascatas de interações moleculares dentro do citosol e do núcleo e por meio da transdução de sinal em resposta a sinais extracelulares, a transcrição de genes em uma linhagem celular leva, em última análise, à formação de cada um dos tipos celulares diferenciados do corpo do adulto.

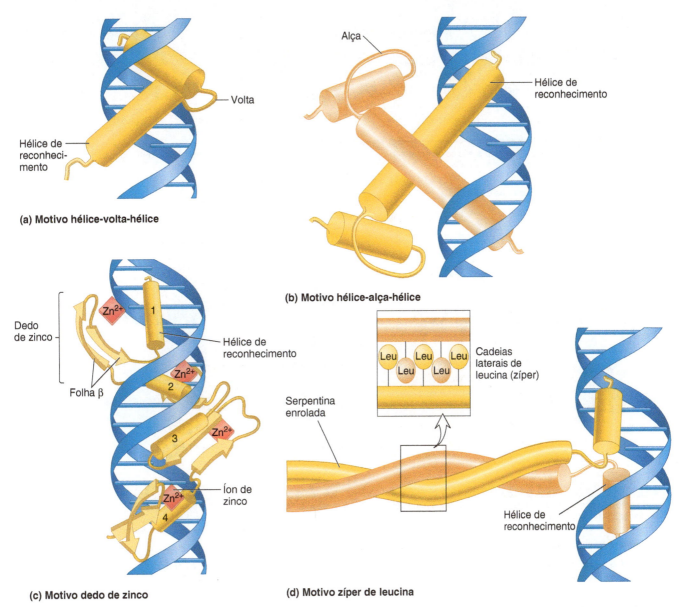

Figura 3-7. Alguns dos motivos estruturais comuns dos fatores de transcrição incluem: (a) hélice-volta-hélice; (b) hélice-alça-hélice; (c) dedo de zinco; e (d) zíper de leucina. (Reproduzida, com permissão, de Brooker RJ: *Genetics: Analysis & Principles*, 3rd ed. New York: McGraw-Hill, 2008.)

Pleuripotência e plasticidade do desenvolvimento

A habilidade de uma célula para se diferenciar em vários tipos celulares é ilimitada no óvulo fertilizado e nas células iniciais, tais como a mórula do embrião humano. Nesse ponto, os destinos das células são irrestritos, uma vez que todos os tipos celulares do plano corporal em desenvolvimento devem traçar a sua linhagem a partir delas à medida que o embrião cresce. Diz-se que os núcleos são **totipotentes**, isto é, "totalmente potentes, ou totalmente competentes" em termos de oportunidade de desenvolvimento. Se o embrião for dividido em dois ou mais grupos separados de células neste estágio, como nos gêmeos monozigóticos (idênticos), cada subgrupo de células terá a capacidade para produzir todas as células do corpo adulto. Mas a plasticidade do desenvolvimento é gradualmente perdida conforme o indivíduo se desenvolve (Fig. 3-11). Muitos organismos não mamíferos perdem a totipotência mais cedo do que os mamíferos, e as plantas tendem a retê-la por muito mais tempo. No estágio do desenvolvimento humano de blastocisto, quando o genoma do próprio indivíduo começa a controlar a diferenciação celular, as células-tronco embrionárias se tornaram **pluripotentes**. Cada uma delas é capaz de se diferenciar em vários tipos celulares diferentes, mas não em todos eles.

Totipotência e pluripotência são significativas por várias razões. Se uma ou algumas células morrerem no início do desenvolvimento ou forem removidas do embrião, seu papel no desenvolvimento poderá ser assumido pelas células remanescentes. As células removidas de um embrião neste período são células-tronco totipotentes ou pluripotentes que podem se dividir em culturas celulares e potencialmente se diferenciar em uma gama de tipos celulares especializados para aplicações

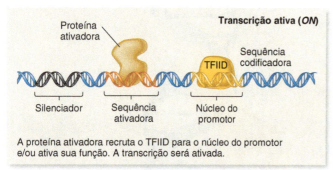
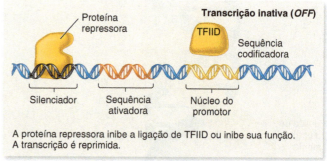

(a) Fatores de transcrição regulatórios e TFIID

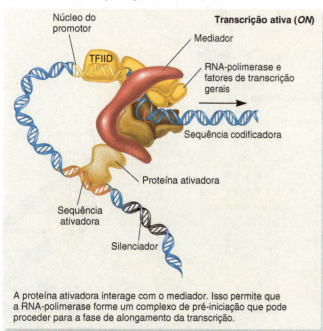
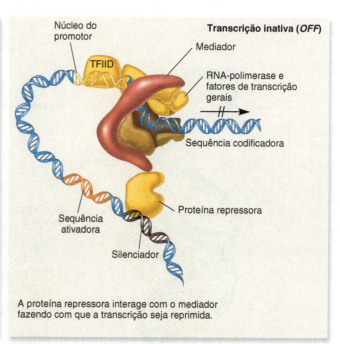

(b) Fatores de transcrição regulatórios e mediador

Figura 3-8. Exemplos de como um fator de transcrição influencia a transcrição. (Reproduzida, com permissão, de Brooker RJ: *Genetics: Analysis & Principles*, 3rd ed. New York: McGraw-Hill, 2008.)

terapêuticas. Entretanto, à medida que o desenvolvimento embrionário continua, as células perdem ainda mais plasticidade. No adulto, há ainda algumas células-tronco que retêm a habilidade para se diferenciar em uma gama limitada de tipos. As células-tronco hematopoiéticas da medula óssea, por exemplo, são multipotentes. Mas muitos tipos celulares se tornam totalmente restritos. As células-tronco unipotentes são capazes apenas de substituir células do mesmo tipo.

Nem todos os organismos compartilham as mesmas limitações de plasticidade. Em alguns, o destino da célula é determinado muito cedo. Se algumas células do blastoderma de *Drosophila* forem destruídas com uma agulha quente, uma parte correspondente do corpo adulto estará ausente. A linhagem celular no nematódeo *Caenorhabditis elegans* foi mapeada com tanto detalhe que todos os passos da diferenciação celular são conhecidos para todas as células do corpo (Fig. 3-12). Conforme previamente mencionado, as plantas estão no outro extremo do espectro. Suas células parecem reter um alto grau de plasticidade por mais tempo que a maioria das células animais. As células vegetais também possuem um maior potencial para reverter de um tipo especializado para um totipotente, mas esse potencial também pode ser gerado em mamíferos como visto no exemplo da clonagem de um animal como a ovelha Dolly.

Formação de padrão

Não é suficiente que as células tenham a capacidade de se especializar na gama de tipos celulares encontrados no corpo. Elas devem fazê-lo no local correto, em relação às outras células. A formação de padrão é o resultado dos processos que especificam o "endereço" espacial das células e determinam a via em direção à especialização que elas irão seguir. Iremos ilustrar este conceito explorando a maneira como o gradiente de difusão de uma molécula efetora, um morfógeno, pode sinalizar a informação posicional dentro de um campo de desenvolvimento (Fig. 3-13). A informação posicional também pode ser sinalizada pelos contatos diretos célula-célula ou célula-matriz extracelular, por meio de moléculas de adesão celular e outros mecanismos de sinalização.

Um morfógeno é uma pequena molécula difusível cuja concentração pode ser detectada pelas células dentro de uma

Figura 3-9. A atividade dos fatores de transcrição regulatórios pode ser influenciada pela ligação a pequenas moléculas efetoras, tais como certos tipos de hormônios, ou por interações proteína-proteína ou fosforilação. (Reproduzida, com permissão, de Brooker RJ: *Genetics: Analysis & Principles*, 3rd ed. New York: McGraw-Hill, 2008.)

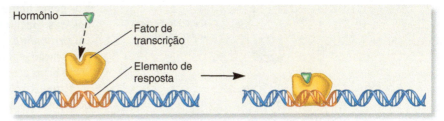
(a) Ligação de uma pequena molécula efetora como um hormônio

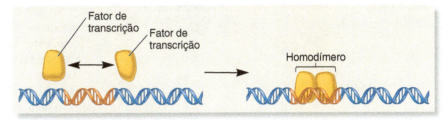
(b) Interação proteína-proteína

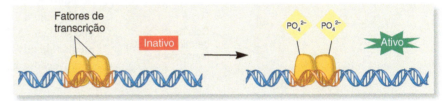
(c) Modificação covalente como fosforilação

região limitada de tecido, o campo de desenvolvimento. Se o morfógeno difusível for sintetizado em uma região, às vezes chamada de fonte, sua concentração irá diminuir como uma função da distância da fonte. Tal gradiente de concentração pode se tornar estável por uma pequena distância se o morfógeno for inativado ou destruído em outro ponto, a fossa. A concentração do morfógeno ao longo do gradiente comunica a posição relativa de uma célula dentro do campo. Em um exemplo bem estudado, o eixo corporal anteroposterior de *Drosophila* é estabelecido por proteínas difusíveis, tais como a bicoide, produzidas por mRNAs maternos depositados no oócito em desenvolvimento (Fig. 3-14).

Morfogênese

Além de sinalizar a informação posicional nos eventos de diferenciação, também pode especificar o padrão de morte celular que ajuda a modelar o corpo. A forma corporal também é determinada pelo movimento das células e folhetos celulares que definem interações posicionais e de sinalização. A **morfogênese** é o processo de modelagem da forma corporal.

O evento morfogênico inicial do embrião é a **gastrulação**, na qual uma porção da camada externa do blastocisto oco dobra-se para dentro, formando um embrião com duas camadas, uma **ectoderme** externa e uma **endoderme** interna. Simultaneamente, evaginações de tecido dessa camada interna se transformam em uma camada média, o **mesoderma**. Todos os tecidos do adulto são derivados de uma ou outra dessas três camadas (Quadro 3-1).

O próximo evento morfogênico crítico em mamíferos é a neurulação na qual um dobramento ocorre no ectoderma. Isso

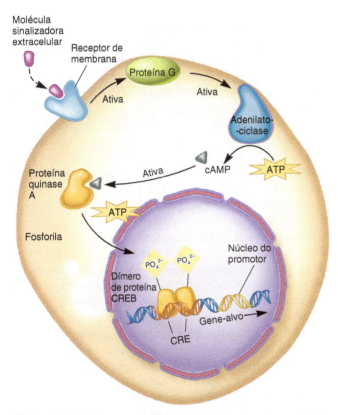

Figura 3-10. A transdução de sinal é ilustrada pela sequência de eventos envolvendo a proteína CREB. (Reproduzida, com permissão, de Brooker RJ: *Genetics: Analysis & Principles*, 3rd ed. New York: McGraw-Hill, 2008.)

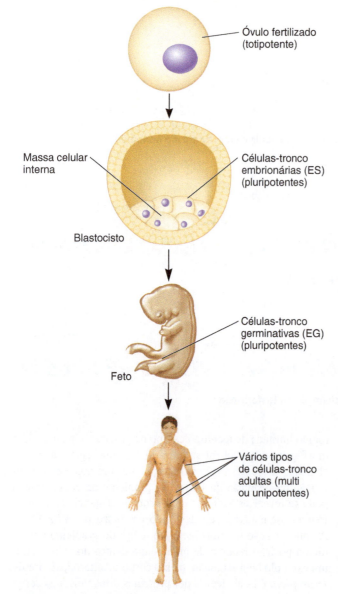

Figura 3-11. A habilidade das células-tronco de se diferenciarem em outros tipos celulares é gradualmente restringida durante o desenvolvimento. (Reproduzida, com permissão, de Brooker RJ: *Genetics: Analysis & Principles*, 3rd ed. New York: McGraw-Hill, 2008.)

define a linha média dorsal e produz o tubo neural dorsal oco, o primeiro passo da organogênese. Vários eventos posteriores do desenvolvimento são organizados em torno desse eixo. O estabelecimento dos eixos corporais em um estágio inicial do desenvolvimento embrionário é a base da organização embrionária. Os genes responsáveis por tais passos fundamentais são surpreendentemente bem conservados ao longo de um amplo espectro taxonômico. Mas como muitos mecanismos genéticos-chave, eles foram primeiramente descobertos em *Drosophila*.

A organização do desenvolvimento embrionário

A organização do desenvolvimento embrionário em *Drosophila* envolve dois conjuntos de genes. Os **genes de segmentação** dividem o corpo em uma série de segmentos semelhantes e os **genes homeóticos** definem a maneira pela qual cada um desses segmentos irá se desenvolver. **Mutações homeóticas** em *Drosophila* apresentam fenótipos estranhos nos quais a especificação normal da região corporal é alterada em outra, tais como patas crescendo no lugar de antenas (Fig. 3-15).

Estudos sobre a composição genética de genes homeóticos levaram à descoberta de uma sequência regulatória, o **homeobox**, o qual já foi identificado em muitos genes que estabelecem aspectos-chave da organização corporal em animais tão estruturalmente distintos como mamíferos, insetos, nematódeos e os animais mais simples, as esponjas. De fato, o mesmo homeobox é até mesmo encontrado em muitos genes que regulam o desenvolvimento vegetal.

Os genes homeóticos codificam proteínas que atuam como fatores de transcrição do DNA (Fig. 3-16). Em cada um deles, o homeobox é uma sequência consenso conservada de 180 pb que codifica uma região de 60 aminoácidos chamada de **homeodomínio** (lembre-se que cada trio de DNA corresponde a um aminoácido). O homeodomínio contém α-hélices que se ligam à fenda maior do DNA em sítios dentro de elementos de ativação da transcrição (*enhancers*). Um domínio de ativação transcricional na proteína homeótica aumenta a taxa de transcrição dos genes que regula. Isso pode levar a uma cascata posterior de ativação transcricional em vias de sinalização celular que fazem com que cada segmento assuma suas características morfológicas prescritas.

Os genes homeóticos que controlam a especialização dos segmentos em *Drosophila* estão arranjados em dois conjuntos (*clusters*) no cromossomo 3 (Fig. 3-17). O complexo *Antennapedia* inclui genes que controlam o destino dos segmentos da cabeça e do tórax anterior. O complexo *bithorax* controla a especificação dos segmentos no tórax posterior e no abdome. A ordem dos genes de anterior a posterior em cada complexo segue um paralelo quase perfeito com a ordem dos segmentos corporais que eles controlam.

Em outros organismos, os agrupamentos de genes homeóticos são chamados de **complexos *Hox***, uma contração de "homeobox". A organização geral desses agrupamentos é amplamente conservada entre os organismos, mas os vertebrados possuem um número maior de complexos *Hox*. Todos os invertebrados possuem um complexo *Hox*, conforme descrito em *Drosophila*. Mas os vertebrados possuem pelo menos quatro cópias que podem estar localizadas em cromossomos diferentes. Uma hipótese é a de que esse aumento do número de genes *Hox* permite a criação de uma complexidade maior em tipos celulares. Alguns genes dessas duplicatas perderam sua habilidade para atuar e novos genes homeóticos estão presentes. Em camundongos, há quatro agrupamentos Hox (Fig. 3-18). Como visto originalmente em *Drosophila*, há uma correlação entre a ordem genética de genes Hox adjacentes e a região anatômica na qual cada um deles atua (Fig. 3-19).

Nossa discussão sobre a organização do desenvolvimento focou nos eventos que definem a estrutura corporal ao longo dos eixos anteroposterior e dorsoventral. Porém, há uma outra dimensão importante, a lateralidade. Somos essencialmente simétricos, em termos de organização se não em aparência real. Ainda assim, alguns órgãos internos não o são. O coração, o es-

Figura 3-12. Um breve resumo das linhagens celulares do nematódeo *Caenorhabditis elegans*, que teve cada célula de seu corpo mapeada. (Reproduzida, com permissão, de Brooker RJ: *Genetics: Analysis & Principles*, 3rd ed. New York: McGraw-Hill, 2008.)

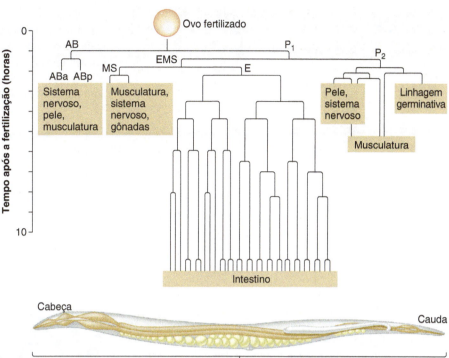

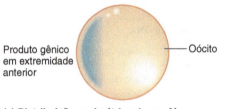

(a) **Distribuição assimétrica de morfógenos em um oócito**

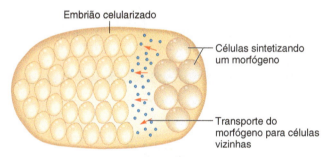

(b) **Síntese e distribuição extracelular assimétricas de um morfógeno em um embrião**

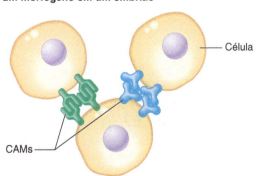

(c) **Contato célula-célula transmite a informação**

Figura 3-13. Três mecanismos diferentes pelos quais a informação de posição pode ser comunicada em uma população de células. (Reproduzida, com permissão, de Brooker RJ: *Genetics: Analysis & Principles*, 3rd ed. New York: McGraw-Hill, 2008.)

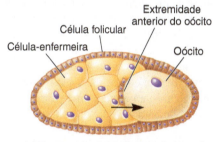

(a) **Transporte de produtos gênicos de efeito materno para o oócito**

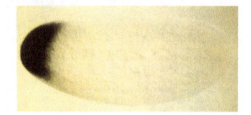

(b) **Hibridização *in situ* do mRNA *bicoid***

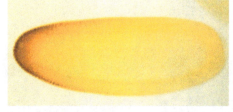

(c) **Imunocoloração da proteína *Bicoid***

Figura 3-14. A imunocoloração do mRNA e da proteína *bicoid* ilustra um gradiente do morfógeno no ovo inicial de *Drosophila*. O mRNA *bicoid* fica preso perto da extremidade anterior do oócito em desenvolvimento. (b, c: Christiane Nüsslein-Volhard, Development, Suplemento 1, 1991. © The Company of Biologists Limited.)

Quadro 3-1	Derivados das três camadas embrionárias
Camada	Derivados representativos
Ectoderme	Epiderme e seus derivados, incluindo pelos, unhas Cérebro, cordão espinal e nervos Células de Schwann Medula suprarrenal
Mesoderme	Sistema circulatório, coração, vasos e sangue Derme Esqueleto Músculos Rins Gônadas Cobertura externa dos órgãos internos Revestimento das cavidades torácica e abdominal
Endoderme	Revestimento do trato digestivo Revestimento do trato respiratório Pâncreas Fígado Faringe

Dessa forma, um estudo de sistemas de desenvolvimento simples em procariotos e invertebrados pode nos fornecer uma ideia acerca dos mecanismos que regulam os eventos do desenvolvimento em animais mais complexos como nós. Alterações genéticas que atuam em cada um dos níveis discutidos aqui possuem paralelos em condições de importância médica.

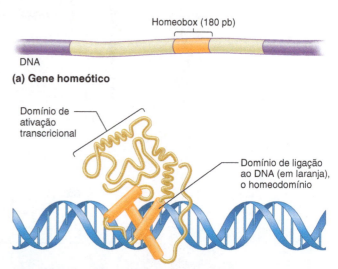

Figura 3-16. Um gene homeótico, representado em bege e laranja, contém um homeobox de 180 pb, que codifica uma região de ligação ao DNA da proteína chamada de homeodomínio. Este se liga a um elemento genético regulatório ativador (*enhancer*) e ativa a transcrição. (Reproduzida, com permissão, de Brooker RJ: *Genetics: Analysis & Principles*, 3rd ed. New York: McGraw-Hill, 2008.)

tômago e o fígado não se desenvolvem simetricamente na linha média. A lateralidade em tais estruturas é determinada bem no início do desenvolvimento, e erros de sinalização podem levar a defeitos de lateralidade como num arranjo de imagens espelhadas. Em animais com menos plasticidade na programação do desenvolvimento, alterações precoces em linhagem celular podem produzir diferenças bilaterais distintas, como a lagosta bicolor da Figura 3-20. Em *Drosophila*, mosaicos bilaterais chamados de ginandromorfos, nos quais metade do corpo é feminino e a outra metade é masculina, são usados como ferramentas experimentais para estudar uma variedade de mecanismos do desenvolvimento.

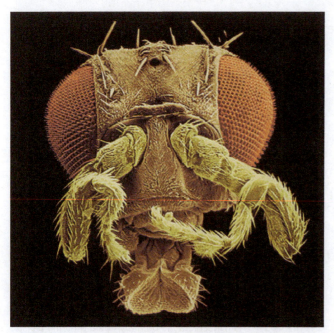

Figura 3-15. A mutação *antennapedia* é uma mutação homeótica que altera o destino das células em um segmento que normalmente produziria uma antena. Em vez disso, forma-se uma pata. (© F.R. Turner, Indiana University/Visuals Unlimited.)

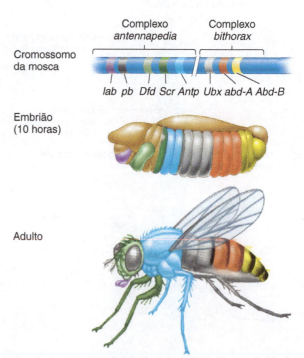

Figura 3-17. A correspondência direta entre a ordem dos genes homeóticos de dois complexos, o complexo *antennapedia* e o complexo *bithorax*, e as regiões corporais nas quais eles são expressos. (Reproduzida, com permissão, de Brooker RJ: *Genetics: Analysis & Principles*, 3rd ed. New York: McGraw-Hill, 2008.)

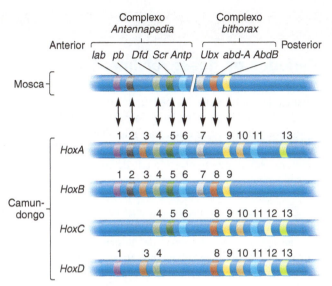

Figura 3-18. A organização dos genes homeóticos é altamente conservada entre animais taxonomicamente diferentes. Como um mamífero representativo, por exemplo, os camundongos possuem quatro conjuntos de genes homeobox (*Hox*) que correspondem aos genes em *Drosophila*. (Reproduzida, com permissão, de Brooker RJ: *Genetics: Analysis & Principles*, 3rd ed. New York: McGraw-Hill, 2008.)

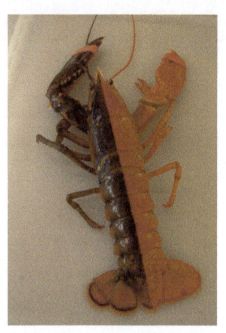

Figura 3-20. Uma rara lateralidade de cor em uma lagosta capturada por um pescador em Digby County, Nova Scotia. (© Tina Comeau/Yarmouth Vanguard. Reproduzida, com permissão, de "Just how rare is a two-coloured lobster?" *The Vanguard*. Publicado em 11 de janeiro, 2008. http://www.novanewsnow.com.)

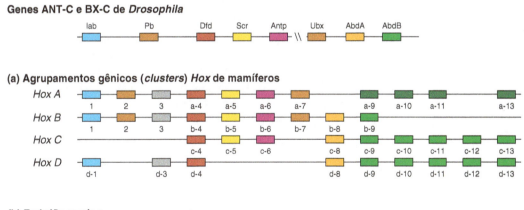

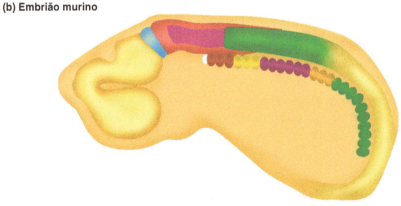

Figura 3-19. A correspondência entre o arranjo dos genes *Hox* e os segmentos corporais nos quais eles são expressos em camundongos. (Reproduzida, com permissão, de Brooker RJ: *Genetics: Analysis & Principles*, 3rd ed. New York: McGraw-Hill, 2008.)

Parte 2: Genética médica

A partir de um óvulo fertilizado único, o desenvolvimento do complexo organismo que se tornará um ser humano parece nada menos do que milagroso. Compreender o processo não diminui a admiração. O processo de desenvolvimento é uma série de etapas que começa com a organização (estabelecimento) do embrião, seguida pelo refinamento progressivo das células em funções especializadas, levando à organização de células diferenciadas em tecidos e, finalmente, à formação de estruturas anatômicas distintas.

Conforme discutido anteriormente, essa cascata do desenvolvimento está sob a regulação precisa de uma série de "gatilhos" genéticos programados que são intensamente integrados. Na coordenação do desenvolvimento, ordem e sincronismo são cruciais. Em qualquer um dos passos do processo de desenvolvimento, algo pode dar errado. Anomalias estruturais congênitas, ou "defeitos de nascença", são portanto o resultado de alterações nesses processos de desenvolvimento normais. Dependendo do momento e do processo envolvido, diferentes tipos de anomalias podem ocorrer. O Quadro 3-2 lista exemplos de distúrbios da organização embrionária com os níveis correspondentes de controle do desenvolvimento embrionário.

Princípios genéticos da embriologia

Antes de prosseguir com uma discussão sobre anomalias congênitas, é necessário fazer uma breve revisão de embriologia. Revisar completamente a embriologia humana está além do objetivo deste texto. Entretanto, um conhecimento sólido acerca da embriologia humana é crítico para interpretar corretamente as anomalias congênitas.

Quadro 3-2 Exemplos de distúrbios da organização embrionária em vários níveis

Nível de organização	Tipo	Distúrbio
Embrião trilaminar	Ectoderme	Displasias ectodérmicas
Anteroposterior	Tubo neural	Regressão caudal
Unilateralidade	Distúrbios de lateralidade	Síndrome de Kartagener Síndrome de Ivemark
Ventral:dorsal	Anterior:posterior	
Segmentos	Arcos branquiais (1º/2º) (3º/4º)	Síndrome de Treacher Collins Síndrome de DiGeorge
Campos de desenvolvimento	Linha média	Síndrome de Opitz
Órgão	Coração	Malformações cardíacas congênitas
Tecido	Tecido conectivo	Distúrbios de tecido conectivo

Períodos do desenvolvimento

Uma das melhores maneiras de conceituar o desenvolvimento é organizá-lo por períodos. À medida que o organismo se desenvolve, cada período é caracterizado pelo padrão de estruturas e processos críticos que estão surgindo. O ponto-chave aqui é sincronismo. O sincronismo é crítico do ponto de vista de qual estrutura está se desenvolvendo em determinado momento, e do conhecimento acerca de quais processos são dependentes uns dos outros em uma sequência de desenvolvimento.

Em um sentido muito real, a organização de um embrião humano começa antes mesmo da concepção. Estudos recentes demonstraram o papel central de influências pré-concepcionais no desenvolvimento humano. Na verdade, ela provavelmente começa durante a metade da gestação da mãe! Iniciando no terceiro mês fetal, a oogônia começa a se diferenciar em oócitos. A formação dos oócitos no feto feminino requer organização celular que inclui o estabelecimento de polaridade e gradientes químicos. Defeitos nestes processos podem ter efeitos posteriores no desenvolvimento dos descendentes deste indivíduo. Na mulher madura (adulta), influências externas (pré-gestacionais) podem ainda afetar o desenvolvimento fetal provavelmente por seus efeitos no nicho do oócito. Por exemplo, inúmeras pesquisas mostraram que o uso materno de doses relativamente altas de ácido fólico podem reduzir significativamente a ocorrência e recorrência de defeitos do tubo neural. O efeito máximo pode ser alcançado se a suplementação com folato iniciar 2 a 3 meses antes da concepção.

O processo de desenvolvimento *in utero* pode ser dividido em grandes períodos de tempo, tipicamente marcados a partir do momento da concepção. É importante notar que uma designação alternativa pode ser usada para definir os períodos do desenvolvimento em relação à data da última menstruação (DUM). Por essa designação, as gestações são datadas por semanas começando no primeiro dia da DUM. Em média, a ovulação ocorre no 14º dia do ciclo menstrual, e a concepção ocorre cerca de duas semanas após a DUM. Portanto a "data obstétrica" de seis semanas de uma mulher seria duas semanas após sua primeira menstruação ausente. Essa definição é preferencialmente usada em avaliações perinatais como ultrassonografias pré-natais. Isso vai de encontro à data embriológica (a idade do embrião). A data obstétrica é cerca de duas semanas maior do que a data embriológica. Para fins de identificação dos períodos críticos para a ocorrência de anomalias congênitas, usa-se a data embriológica. Os períodos de tempo clinicamente importantes do desenvolvimento *in utero* podem ser definidos como:

- Gestação inicial (primeiras três semanas);
- Primeiro trimestre (3-11 semanas);
- Segundo trimestre (12-25 semanas);
- Terceiro trimestre (26-40 semanas).

O desenvolvimento embrionário se refere essencialmente ao tempo de formação dos órgãos. Por motivos práticos, este corresponde ao primeiro trimestre. Todas as principais características estruturais do indivíduo estão concluídas no fim da 11ª semana, com uma grande exceção. Alterações estruturais macroscópicas podem ainda ser vistas no sistema nervoso central até cerca de metade da gestação. O último grande desenvolvimento estrutural que pode ser visto em seres humanos é o corpo caloso do cérebro. A conclusão de seu desenvolvimento é vista em torno da 21ª semana.

A resposta do embrião ou feto a vários fatores deletérios difere dependendo do período embriológico. Em resumo, grandes danos nas primeiras três semanas de gestação resultam em perda gestacional. Problemas durante o primeiro trimestre resultam em malformações (discutidas em maior detalhe posteriormente). Danos nos segundo e terceiro trimestres tendem a perturbar o crescimento e a organização mais em nível celular.

Fatores-chave na morfogênese normal

Conceitualmente, a maioria das anomalias congênitas pode ser compreendida como a perturbação de processos normais específicos do desenvolvimento. Alguns dos processos-chave a serem considerados são:

1. *Taxa de crescimento celular* como uma "força" no desenvolvimento humano. Muitas características físicas observáveis podem ser explicadas por diferenças na taxa de crescimento celular. Por exemplo, os padrões de impressões digitais são o resultado das taxas de crescimento relativo das células nas pontas dos dedos. Pontas dos dedos altamente elevadas (associadas com crescimento celular aumentado) resultarão em padrões em espiral, enquanto pontas dos dedos pouco elevadas tendem a produzir padrões em arco. A chamada "face embriopática" é um conjunto de características faciais comuns, tais como subdesenvolvimento do terço médio da face, ponte nasal achatada, lábio superior fino e filtro liso. Essas características podem ser causadas por diversos fatores (incluindo teratógenos), que atuam pelo mecanismo comum de redução da taxa geral de crescimento celular.
2. *Migração celular*. No processo normal de desenvolvimento embrionário, várias células especializadas precisam migrar de seu local de origem para sua posição definitiva no corpo. Defeitos de migração ocorrem quando o movimento das células de um local para outro é interrompido.
3. *Interações célula-célula*. Ao longo do desenvolvimento, células especializadas estão sendo definidas. Entre os tipos celulares, há uma necessidade de interações entre esses grupos. No processo normal de desenvolvimento e organização, interações entre células, tais como indução, adesão e destruição, são críticas. A interferência nessas interações pode produzir áreas de displasia. É importante notar também que a maioria desses processos são eventos normais durante a embriogênese. Na conclusão do desenvolvimento embrionário, eles devem se tornar inativos. A reativação de alguns desses processos tem papel central na ontogenia do câncer.
4. *Morte celular seletiva*. Algumas células são programadas ao longo do desenvolvimento para **apoptose** (término de função). Eliminar estas células é tão crucial para o desenvolvimento normal quanto a geração de células. Por exemplo, falhas na morte celular programada (normal) para aquelas células localizadas entre os dedos em desenvolvimento irão resultar em sindactilia (fusão dos dígitos).
5. *Fatores de crescimento/hormônios*. Crescimento celular e migração são diretamente influenciados por uma variedade de hormônios e fatores de crescimento. Essas substâncias são tipicamente produzidas em outros lugares e então transportadas para o sítio-alvo para direcionar aquelas células a desenvolvimento adicional. Muitos desses fatores exercem sua influência sob um conjunto estritamente definido de concentrações químicas estabelecidas por gradientes interativos.

Anomalias congênitas

O termo anomalia congênita significa literalmente "algo não correto ao nascer". No sentido mais amplo, qualquer anormalidade presente no nascimento e seu fenótipo resultante podem ser classificados como um "defeito de nascença". Isso poderia ser uma anormalidade estrutural, funcional ou metabólica (isto é, um erro inato de química corporal) presente ao nascer que resulta em incapacidade física ou mental, ou é fatal. Levado ao extremo, qualquer mutação presente na concepção e seu fenótipo resultante poderiam ser classificados como anomalia congênita. Por exemplo, um seminário apresentado muitos anos atrás era intitulado "Câncer de mama e outros defeitos de nascença". Sua referência eram anormalidades de certos "genes de câncer" que fornecem uma predisposição ao câncer de mama. No entanto, para os propósitos deste capítulo, iremos limitar nossas discussões a anormalidades congênitas estruturais.

Epidemiologia

Ao todo, quatro milhões de bebês nascem todo ano nos EUA. Destes, aproximadamente 150.000 nascem com uma anomalia congênita. Cerca de metade destas são detectáveis como parte do primeiro exame físico da criança logo após o nascimento. A outra metade pode estar escondida e não ser detectada inicialmente.

A incidência global de uma grande anomalia congênita é de cerca de 4% de todos os nascidos vivos. Isso representa uma incidência basal ou "populacional". Ela representa o menor risco relativo que existe para uma dada gestação – um número do qual nenhum casal está livre. Poucos casais se aproximam de uma gestação com a expectativa de uma criança com um defeito de nascença. Ainda assim, este número basal significa a expectativa de que 1 em 25 casais passará pelo nascimento de uma criança com um problema médico significativo. Obviamente, outros fatores como história familiar, condições médicas, fatores ambientais, etnia e fatores genéticos podem modificar, isto é, aumentar, esses riscos. Curiosamente, não há fatores bem identificados que possam de fato reduzir esse risco de 4%.

Se o número real de anomalias congênitas por nascido vivo for calculado, será mais do que o dobro (9%) da taxa de recém-nascidos com uma anomalia. A razão para isso, naturalmente, é que algumas crianças apresentam mais de uma anomalia. De fato, a presença de uma anomalia congênita carrega uma chance de 50% de que haja uma segunda anomalia significativa presente. Isso é criticamente importante na avaliação de uma criança com uma anomalia congênita. Uma vez que uma anomalia estrutural congênita tenha sido identificada, é imperativo que uma busca por anomalias potencialmente associadas seja implementada. O Quadro 3-3 lista as anomalias congênitas mais comuns e a incidência destas ao nascer.

Quadro 3-3	Anomalias estruturais congênitas mais comuns
Anomalia	**Incidência (por 10.000 nascimentos)**
Defeitos cardíacos congênitos	200
Hipospádia	35
Polidactilia/sindactilia	25
Pé torto congênito (*club foot*)	21
Luxação de quadril	20
Fendas orofaciais	18
Estenose pilórica	15
Espinha bífida/anencefalia	10
Hidrocefalia sem espinha bífida	8
Membros reduzidos	6
Onfalocele	5
Doença renal cística	4
Hérnia diafragmática	3
Gastrosquise	1

Tendências

Por causa do enorme impacto dessas condições, a maioria das secretarias estaduais de saúde possui algum tipo de registro ou anomalias congênitas no local. Esses registros variam de estado para estado em seu escopo e nas políticas. A ligação comum é a meta de rastrear o número e os tipos de anomalias congênitas ocorridas naquele estado em um ano qualquer. Esses projetos estão em andamento há décadas. Além disso, várias iniciativas federais foram implementadas para coordenar e comparar esforços de coletas de dados ao longo dos EUA e no mundo inteiro. Como é de se esperar, há discrepâncias regionais claras. Em geral, porém, a informação obtida é bastante consistente e identifica várias tendências e temas comuns.

As taxas globais de anomalias congênitas foram surpreendentemente consistentes ao longo das últimas décadas. Algumas poucas mudanças de tendência foram identificadas. Defeitos de tubo neural (excluindo anencefalia) diminuíram consistentemente. De forma notável, esse declínio parece ter iniciado antes do advento da suplementação ou fortificação com folato. A ocorrência de malformações cardíacas congênitas tem aumentado invariavelmente nos últimos anos por razões ainda desconhecidas. Outras anomalias com incidência aumentada incluem uropatias obstrutivas e certos distúrbios de neurodesenvolvimento.

Taxas de anomalias congênitas consistentemente maiores são relatadas no sul dos EUA e em partes do meio-oeste em comparação a outras regiões daquele país. É provável que essas diferenças não estejam relacionadas a um aumento real de anomalias congênitas nestas regiões, mas em vez disso sejam uma função dos sistemas de rastreamento em funcionamento. Existe uma correlação direta na qual os estados que possuem um "melhor" sistema de rastreamento têm maiores relatos de incidência de defeitos de nascença, isto é, uma correlação entre maiores números e melhores relatos.

As anomalias congênitas afetam as pessoas de todos os grupos étnicos e raciais. Enquanto certas condições genéticas específicas claramente ocorrem com maior frequência em determinados grupos étnicos, em geral essas diferenças são relativamente pequenas para anomalias congênitas. As taxas de defeitos de nascença são levemente maiores em afro-americanos e hispânicos nos EUA, quando comparadas àquelas de caucasoides. Isso pode estar potencialmente relacionado a fatores socioeconômicos, embora haja alguma sugestão de que esta possa não ser a única resposta.

Impacto

Os impactos médico e fiscal das anomalias congênitas são impressionantes. Isso se deve, em parte, ao grande número dessas condições, bem como à magnitude de seus efeitos. Pessoas com anomalias congênitas têm sua assistência médica afetada e podem sofrer sérios problemas de saúde, além das cargas emocional e social, que afetam não apenas a criança, mas também sua família e a sociedade como um todo. Em um estudo, a despesa estimada ao longo da vida, associada a 12 defeitos de nascença isolados e selecionados, foi calculada em mais de US$ 8 bilhões, variando entre US$ 140.000 a US$ 700.000 por criança.

Um dos impactos mais notáveis dos defeitos de nascença é seu efeito na longevidade. Consistentemente, defeitos de nascença e prematuridade estão quase empatados como as duas principais causas de morte entre crianças nos EUA. As anomalias congênitas respondem por estimadamente 20% das mortes infantis por ano, o que se traduz em 6.500 mortes anuais. As crianças com anomalias congênitas maiores possuem uma taxa de incidência de morte infantil seis vezes maior quando comparadas àquelas não afetadas. Quarenta e cinco por cento de todas as mortes nas unidades de tratamento intensivo neonatais são devidas a anomalias congênitas. Para os afro-americanos, elas representam a segunda causa mais comum, com parto prematuro ou baixo peso ao nascer sendo as causas mais comuns de mortalidade infantil. Elas são também a segunda maior causa em nativos americanos e nativos do Alasca.

As anomalias congênitas respondem por uma proporção semelhante do total de mortes em crianças entre 1 a 14 anos. São responsáveis por aproximadamente 15,5% das mortes entre crianças de 1 a 4 anos; 8% no grupo de 5 a 9 anos; e 6% na categoria de 10 a 14 anos. De fato, entre crianças com 1 a 14 anos, um estudo estimou que poderiam responder por 21,5% do total de mortes.

Tipos de anomalias congênitas

Anomalias congênitas individuais podem ser classificadas de acordo com o mecanismo patogênico responsável por sua ocorrência. Em geral, quatro mecanismos distintos foram propostos: malformações, deformações, disrupções e displasias. Geneticistas clínicos são meticulosos a respeito do uso desses termos na classificação de anomalias congênitas. O aluno deve ser cuidadoso quando revisar a literatura médica a respeito, pois fora da disciplina da genética clínica os termos podem ser aplicados mais livremente.

Uma **malformação**, como o termo sugere, é uma anomalia congênita na qual o tecido é malformado, isto é, não

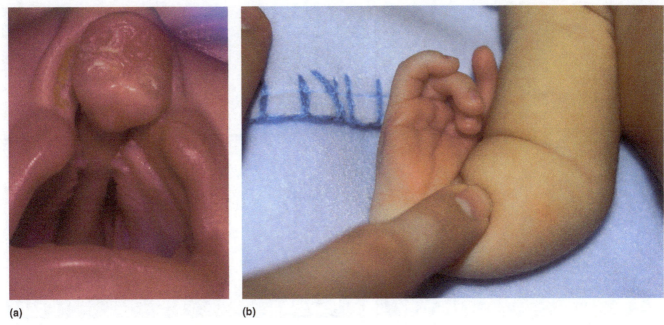

Figura 3-21. Dois exemplos de grandes malformações. (a) Fenda palatina e lábio leporino bilaterais. (b) Agenesia (ausência) do rádio.

se formou corretamente desde o início. Como observado em nossa discussão anterior, a grande maioria das malformações ocorre no primeiro trimestre de gestação, dado o tempo da embriogênese normal. Uma distinção é feita entre grandes e pequenas malformações. Grandes malformações são definidas como aquelas que possuem implicações clínicas significativas e, em geral, não são encontradas na população (normal) (Fig. 3-21). Ao contrário, pequenas malformações não produzem problemas clinicamente significativos e podem ocorrer em um pequeno número de indivíduos "normais" (Fig. 3-22). Estimativas atuais sugerem que 15% dos recém-nascidos terão uma pequena anomalia única (sem considerar alterações dermatoglíficas) quando cuidadosamente examinados por um dismorfologista treinado. Além disso, cerca de 1% de todos os recém-nascidos terão duas ou mais pequenas anomalias. Embora as pequenas malformações não tenham grande importância clínica, elas são muito importantes no exame de pessoas com anomalias congênitas como pistas para problemas mais sérios e para o reconhecimento de síndromes malformativas. À medida que o número de pequenas malformações detectadas sobe, a chance de apresentar uma grande malformação também aumenta. Sendo assim, é recomendável que qualquer indivíduo com três ou mais malformações menores faça um exame formal em busca de malformações maiores. É importante notar também que malformações menores podem se apresentar como um traço familial. Nesse contexto, é importante definir se isso representa uma variante familial normal ou é uma indicação de uma doença hereditária. De um ponto de vista mecanístico, as malformações podem resultar da falta de desenvolvimento (**agenesia**) ou do subdesenvolvimento (**hipogenesia**) de uma dada estrutura. Pode haver também uma migração anormal de células (**heterotopia**) ou de órgãos inteiros (**ectopia**). Finalmente, pode haver fechamento ou separação incompletos.

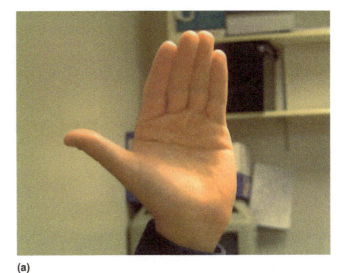

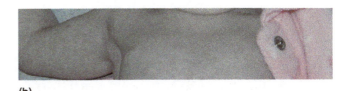

Figura 3-22. Dois exemplos de pequenas malformações. (a) Prega palmar única transversal. A maioria dos indivíduos possui duas pregas palmares. Cerca de 2% da população em geral possui prega palmar única. Ao contrário, cerca de 90% dos pacientes com síndrome de Down possuem um único vinco. (b) Mamilos amplamente espaçados. Observe que o mamilo é posicionado lateralmente quase na axila.

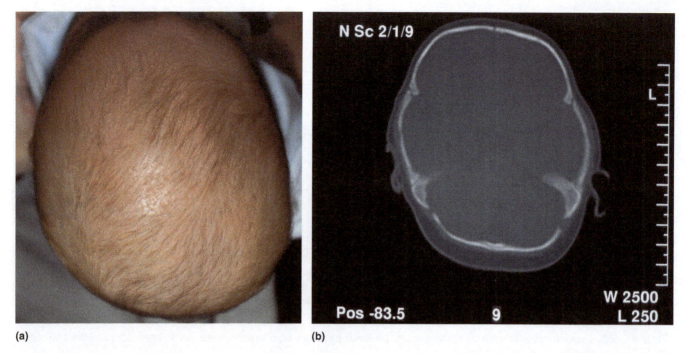

Figura 3-23. Plagiocefalia deformacional. (a) Observe a assimetria do crânio com uma deformação na forma assumindo uma configuração romboide. (b) Tomografia computadorizada correspondente da cabeça. Observe a assimetria da posição das orelhas.

As **deformações** representam outro mecanismo que causa anomalias congênitas (Fig. 3-23). Alterações por deformação são o resultado de forças mecânicas aplicadas a estruturas que, de outra forma, se desenvolveriam normalmente. No caso de uma deformação, a magnitude e a direção da força aplicada podem ser frequentemente deduzidas pela inspeção cuidadosa das alterações, acoplada ao conhecimento da anatomia e da fisiologia perinatais normais (Fig. 3-24). As forças mecânicas que levam a deformações podem surgir a partir de uma variedade de fontes. Em geral, são fatores que de alguma forma pressionam ou aplicam uma força ao feto. As deformações podem ser de origem fetal ou materna. Fatores maternos que podem causar anomalias por deformação incluem uma mãe pequena, um útero pequeno, malformações uterinas (útero bicorno, útero septado e assim por diante), mãe primigesta ou oligoidrâmnio. Fatores fetais incluem gestação múltipla, um feto grande, outras anomalias fetais, hipomobilidade fetal ou oligoidrâmnio. (Observe que oligoidrâmnio aparece em ambas as listas, pois pode ocorrer devido a fatores maternos como vazamento amniótico ou fatores fetais como oligúria.) O Quadro 3-4 lista algumas das deformações comumente encontradas.

Tecidos em desenvolvimento normal podem estar sujeitos a danos que resultam em perda efetiva de células e/ou tecido. As anomalias resultantes são decorrentes dos efeitos das células ausentes. Esse tipo de anomalia é chamada de **disrupção** (Fig. 3-25). Uma variedade de danos pode ocorrer durante as gestações que resultam em uma disrupção. O mecanismo mais comum é algum tipo de acidente vascular (hemorragia, oclusão, isquemia ou constrição). Outros mecanismos incluem radiação ou infecção. O Quadro 3-5 lista algumas das disrupções comumente encontradas.

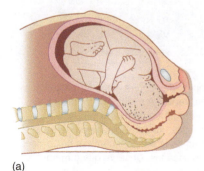
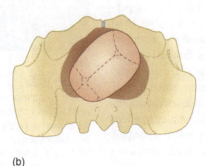

Figura 3-24. Demonstração esquemática de como a plagiocefalia deformacional pode ser induzida pela descida precoce para a pelve. (a) Criança encaixada na pelve. (b) Pressão contralateral no crânio de lados opostos da borda pélvica. (Redesenhada de Bruneteau RJ, Mulliken JB: Frontal plagiocephaly: synostotic, compensational, or deformational. *Plast Reconstr Surg.* 1992; 89(1):21-31.)

Quadro 3-4	Deformações comumente observadas
Torcicolo-plagiocefalia	
Paralisia do nervo facial	
Anomalias de orelha (amassada, dobrada, achatada)	
Compressão/desvio nasal	
Protuberância (*pectus carinatum*) ou recuo (*pectus excavatum*) torácicos	
Luxações articulares	
Retromicrognatia (mandíbula pequena retraída)	
Dedos dos pés sobrepostos	

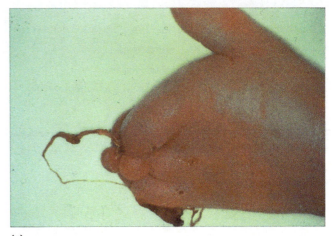
(a)

Displasia (Fig. 3-26) significa literalmente "má forma". Uma displasia representa formação aberrante especificamente em nível de organização das células em tecidos (**disistogênese**). Sendo assim, elas tendem a ocorrer mais tarde no desenvolvimento e, de certa forma, independentemente da morfogênese. A morfogênese é exclusivamente pré-natal em origem, enquanto a histogênese continua depois do nascimento em todos os tecidos que não sofreram diferenciação final. Um aspecto único das anomalias congênitas que são displásicas por natureza é que elas podem predispor ao câncer mais tarde na vida.

Padrões de anomalias congênitas

Conforme mencionado anteriormente, anomalias congênitas podem ocorrer como anomalias isoladas, mas frequentemente ocorrem múltiplas anomalias no mesmo indivíduo. De fato, se uma anomalia estrutural congênita estiver presente em um paciente, há uma chance de 50% de que a pessoa apresente uma ou mais anomalias adicionais (i. e., múltiplas anomalias congênitas). Se múltiplas anomalias estiverem presentes, então o próximo passo no processo de avaliação é tentar identificar um padrão específico que una os múltiplos achados.

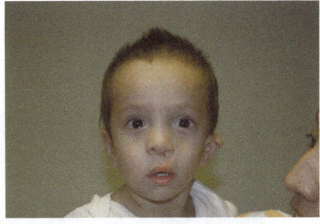
(b)

Foram definidas três categorias principais de padrões de múltiplas anomalias. As **síndromes** são padrões de anomalias congênitas de mais de um sistema de órgãos com uma etiologia comum. A síndrome de Sotos (Fig. 3-27) é caracterizada por crescimento excessivo, macrocefalia, idade óssea avançada, uma aparência facial característica e alterações neurocomportamentais e de desenvolvimento neurológico. Mais de 90% dos pacientes com síndrome de Sotos possuem uma mutação em um gene chamado NSD1. Existem centenas de outras síndromes bem descritas.

Associações se referem à incidência conhecida de certas anomalias que ocorrem com uma frequência maior do que aquela esperada ao acaso, mas sem uma etiologia definida. As associações são geralmente designadas por siglas que detalham suas características mais comuns. A associação VACTERL (Fig. 3-28) define uma associação de Anomalias **V**ertebrais, Atresia **A**nal (ânus imperfurado), Malformações **C**ardíacas; Fístula **T**raqueoesofágica, Anomalias **R**enais e Anomalias dos Membros (*Limbs*, em inglês). (Relatos iniciais definiam a condição como associação VATER.) Nem todos

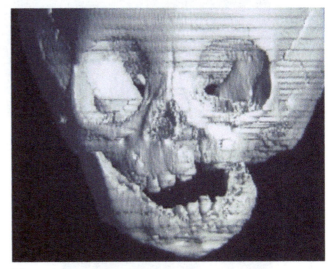
(c)

Figura 3-25. Dois exemplos de disrupção. (a) Redução terminal dos dígitos devido à constrição por bandas amnióticas. (b e c) Microssomia hemifacial. Foto e tomografia demonstrando o subdesenvolvimento da lateral esquerda da mandíbula. Esta anomalia é mais comumente devida à oclusão da artéria estapediana no feto em desenvolvimento.

Quadro 3-5 | Perturbações comumente observadas

Causa	Resultado
Radiação	Microcefalia
Infecção	Síndrome da infecção congênita
Toxoplasmose	
Rubéola	
Citomegalovírus	
Herpes	
Rompimento amniótico	Anencefalia
	Fendas faciais
	Amputações de membros/dígitos
Isquemia	Cistos porencefálicos
	Atresia ileal
Oclusão vascular	Microssomia hemifacial
	Gastrosquise

os pacientes apresentam todas as anomalias listadas. Novamente, o que se encontra é a associação – essas anomalias são encontradas juntas em uma frequência muito maior do que aquela esperada ao acaso. Os critérios de diagnóstico para essa condição requerem que pelo menos três das características destacadas estejam presentes. A distinção-chave das síndromes é a falta de uma etiologia comum identificada.

Como o desenvolvimento é bastante interconectado, uma alteração inicial pode ter um "efeito bola de neve" em outros componentes do desenvolvimento. O efeito em cascata pode levar a um padrão reprodutível de anomalias. Esse tipo de padrão de múltiplas anomalias é chamado de **sequência**. A sequência de Robin (às vezes chamada de sequência de Pierre Robin) é um exemplo de tal padrão (Fig. 3-29). Com frequência, ela é erroneamente denominada síndrome de Robin. Por definição estrita, ela não é uma síndrome, mas sim melhor designada como uma sequência. Nesta condição, há apenas uma pequena anomalia primária, a micrognatia (mandíbula pequena). Uma mandíbula menor tende a deslocar posteriormente a língua. Se isso ocorrer antes da nona semana de gestação (antes do fechamento das cristas palatinas laterais),

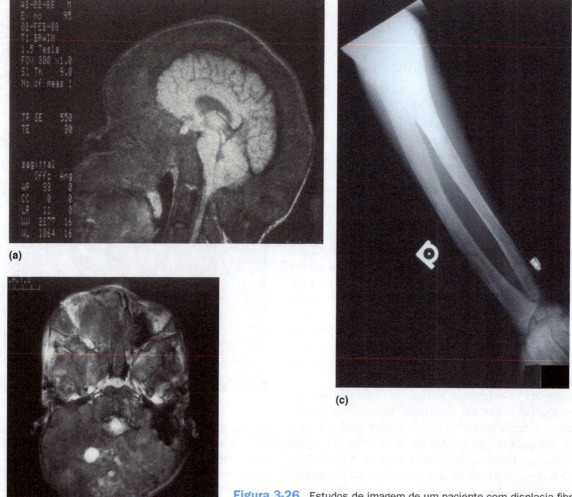

Figura 3-26. Estudos de imagem de um paciente com displasia fibrosa poliostótica. (a e b) Cortes de ressonância magnética do crânio. Observe a configuração marcadamente anormal (displasia) nos ossos cranianos. (c) Os raios X dos antebraços também demonstram alterações displásicas.

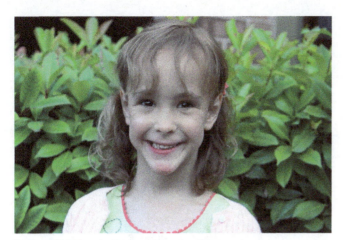

Figura 3-27. Menina com síndrome de Sotos.

Etiologia de anomalias congênitas

Quando uma pessoa é identificada como tendo uma anomalia congênita, a primeira questão a ser levada é "Por quê?" Para a maioria das pessoas, há um forte desejo de saber a causa (etiologia) da anormalidade. Além disso, existem informações médicas importantes geralmente ligadas a essa pergunta. Além de simplesmente saber a causa, identificar uma etiologia ajuda a definir os riscos de recorrência, prognóstico, comorbidades associadas e até mesmo potenciais terapias. Assim, quando uma criança nasce com uma anomalia congênita, uma consulta com um geneticista clínico é tipicamente solicitada. O papel do geneticista é identificar o padrão de anomalias e determinar a etiologia, se possível. Se uma etiologia pode ser determinada, então pode-se fornecer aconselhamento detalhado para a família ao longo das linhas observadas. A disciplina de **dismorfologia** é a arte e a ciência de distinguir padrões reconhecíveis de anomalias congênitas. Algumas pessoas a consideram uma disciplina separada e solicitam serem chamadas de dismorfologistas. Nossa tendência é caracterizá-la como uma sub-disciplina da genética clínica. A publicação seminal nessa área é o livro *Smith's Recognizable Patterns of Human Malformations*, originalmente escrito pelo médico David Smith, considerado o pai da disciplina de dismorfologia. Esse livro está atualmente em sua 6ª edição, sempre expandindo para incluir síndromes adicionais e atualizações na genética molecular de cada condição. Várias outras excelentes publicações de coleções de síndromes e suas descrições estão disponíveis.

a língua deslocada interferirá fisicamente no fechamento do palato. Isso resulta em uma fenda palatina que é, de certa forma, diferente em sua configuração da fenda palatina típica. Enquanto a fenda típica é um defeito linear, a fenda palatina observada na sequência de Robin terá uma configuração em 'U' ou em cunha. Alterações secundárias são geralmente vistas em decorrência de desnutrição, já que a combinação de fenda palatina e mandíbula pequena dificultam a alimentação. O resultado final é uma criança com o que aparenta ser uma síndrome, mas na verdade ela apresenta uma série de problemas derivados em cascata de uma única anomalia inicial.

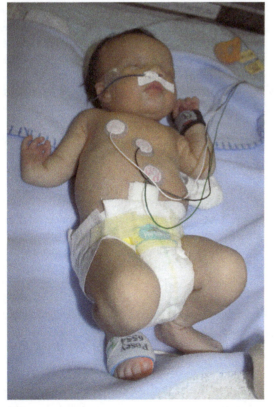

(a)

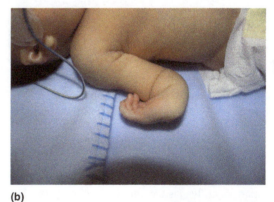

(b)

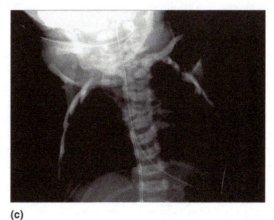

(c)

Figura 3-28. Criança com associação VACTERL (VATER). (a) Corpo inteiro da criança. (b) Observe as anomalias nos antebraços devidas à hipogenesia radial. (c) Múltiplas anomalias das vértebras cervicais.

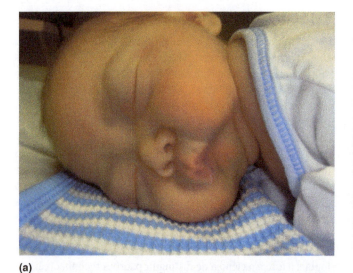

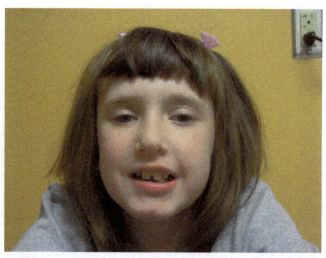

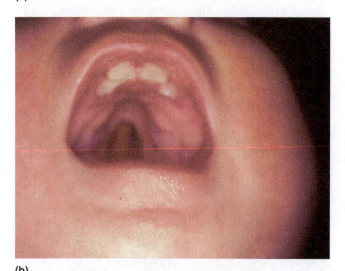

Figura 3-29. Criança com sequência de Robin. (a) Queixo pequeno retraído (retromicrognatia). (b) Fenda palatina em forma de "U".

Figura 3-30. Menina com deleção 22q11.2. Ela apresenta dificuldades de aprendizagem, fenda palatina, doença cardíaca congênita, imunodeficiência e pequenos dismorfismos faciais. Seu fenótipo é mais bem caracterizado como síndrome de DiGeorge.

Como é de se esperar, há uma miríade de causas para anomalias congênitas. Todas as categorias conhecidas de etiologias foram identificadas em anomalias congênitas. Dependendo da anomalia, a etiologia pode ser cromossômica, de gene único, teratogênica ou multifatorial. Alterações genéticas mais complexas também podem estar envolvidas. Tradicionalmente, observou-se que apenas cerca de 20% de todas as anomalias congênitas apresentam uma causa identificável. Recentes avanços em testes genéticos têm melhorado claramente esse rendimento. Embora não saibamos de nenhum estudo recente que tenha sido publicado para quantificar e fundamentar isso, nossa experiência clínica sugere que atualmente esse rendimento diagnóstico teria pelo menos dobrado e esteja na ordem de 40% ou mais. Claramente, novos avanços continuarão a melhorar esse rendimento diagnóstico para anomalias congênitas.

Em geral, é mais fácil identificar a etiologia se múltiplas anomalias estiverem presentes. A identificação da etiologia para anomalias únicas tem sido historicamente mais difícil.

Porém, avanços recentes em testes de diagnóstico (Capítulo 11) forneceram ferramentas poderosas que têm permitido a identificação da etiologia até mesmo para anomalias isoladas (únicas). Isso pode ser atribuído em parte ao melhor reconhecimento e entendimento da faixa de expressão de certas condições. Por exemplo, deleções submicroscópicas (Capítulo 5) em uma região específica do cromossomo 22, designada como "deleção 22q11.2" estão associadas com vários padrões de anomalias múltiplas envolvendo face/palato, coração, glândulas paratireoides, timo e outros órgãos. Quando múltiplas anomalias são vistas em conjunto com essa deleção, é geralmente possível identificar um padrão reconhecível associado (síndrome) incluindo síndrome de DiGeorge (Fig. 3-30) e síndrome de Shprintzen (velocardiofacial), entre outras. O espectro de anormalidades vistas em conjunto com essa deleção é impressionante. De fato, o número total de anomalias relatadas com essa deleção é hoje superior a 180. A faixa fenotípica vista com essa deleção vai desde síndromes de múltiplas anomalias facilmente reconhecíveis até indivíduos aparentemente não afetados. Sabe-se que alguns indivíduos dentro dessa faixa podem ter apenas o envolvimento de um único órgão. Hoje, sabe-se que 17% das pessoas com malformações cardíacas congênitas isoladas terão uma deleção 22q11.2 e 30% das pessoas com uma subcategoria específica de malformações cardíacas (malformações cardíacas conotruncais) terão esta deleção. Assim sendo, embora o rendimento diagnóstico não esteja nem próximo de 100%, esses tipos de avanços inauguraram a era da identificação de algumas causas de anomalias congênitas – até mesmo em nível de órgão único.

Durante grande parte do resto deste livro, estaremos discutindo dois parâmetros principais das doenças humanas: etiologia (a causa) e patogênese (o mecanismo). Em capítulos futuros, revisaremos em detalhe etiologias como distúrbios monogênicos, anormalidades cromossômicas, interações gene-ambiente e etiologias ainda mais complexas, como causas epigenéticas. No contexto das discussões deste capítulo sobre anomalias congênitas, uma categoria específica de etiologia, os teratógenos, merece uma discussão mais detalhada aqui.

Os **teratógenos** são agentes ambientais que podem causar defeitos de nascença se a mãe for exposta ao agente durante a gestação. A exposição materna é transmitida para o feto e pode invocar anomalias congênitas. O pensamento médico inicial imaginava o "útero" como um ambiente altamente protetor no qual o bebê em desenvolvimento estaria resguardado de toda e qualquer influência externa. De fato, é sabido que centenas, se não milhares, de fatores ambientais afetam adversamente o desenvolvimento fetal na configuração correta. Algumas das principais categorias de teratógenos conhecidos incluem drogas legais e ilegais, medicamentos prescritos, ervas e outros compostos homeopáticos, condições médicas maternas e exposição ambiental/ocupacional. O Quadro 3-6 lista vários dos teratógenos humanos mais comuns/importantes. O potencial teratogênico de um dado agente qualquer (a probabilidade de que ele possa induzir um defeito de nascença) é dependente de uma complicada série de características interativas do agente e as exposições particulares. O Quadro 3-7 lista tais fatores.

Com o melhor entendimento da importância dos agentes teratogênicos, vários esforços importantes emergiram para identificá-los, relatar suas características, medir seu impacto e estabelecer medidas preventivas. Grandes bancos de dados disponíveis para médicos e pesquisadores como o TERIS e o Reprotox foram estabelecidos e são constantemente atualizados. Grupos como a Organization of Teratogen Information Specialists, (OTIS), os Centers for Disease Control, (CDC), o National Institutes for Health, (NIH) e o March of Dimes, (MOD) fizeram todos grandes esforços programáticos para o entendimento e a prevenção de defeitos de nascença teratogênicos. Essa é, de longe, a característica mais importante das anomalias congênitas induzidas por teratógenos – eles podem ser evitados! (Para muitas das outras causas conhecidas de anomalias congênitas, a prevenção simplesmente não é possível neste momento.) A chave para a prevenção de anomalias congênitas induzidas por teratógenos é simples – evitar exposições. Isso é obviamente muito mais fácil falar do que fazer. Algumas exposições são simplesmente inevitáveis. Às vezes, a saúde materna exige que ela tome alguma medicação. Embora a medicação possa ter potencial teratogênico, seria mais perigoso para a mãe e para a criança se a mãe não fosse tratada.

Da mesma forma, a ciência pode ser simples, mas a implementação extremamente difícil. A síndrome do álcool fetal é um padrão reconhecível de malformações, visto com a exposição do feto ao álcool (etanol) *in utero*. A síndrome do álcool fetal (*fetal alcohol syndrome*, FAS) é identificada por alterações das características faciais, anormalidades de crescimento da cabeça e do corpo e déficits neurológicos (Fig. 3-31). Nem todas as crianças expostas ao álcool no útero terão FAS. Entre aquelas crianças expostas a quantidades

---

Quadro 3-7 | Fatores que influenciam a potencial teratogenicidade de um(a) determinado(a) agente/exposição

Período de exposição
- Início do primeiro trimestre – aborto espontâneo
- Primeiro trimestre – malformações (alto grau de sensibilidade durante os dias 18-60 após a concepção)
- Segundo/terceiro trimestres – viabilidade gestacional; malformações cerebrais, organização e amadurecimento; crescimento fetal
- Perinatal – adaptação neonatal

Habilidade para atravessar a placenta
- Tamanho/peso molecular – moléculas pequenas atravessam mais facilmente
- Carga – moléculas altamente carregadas atravessam com dificuldade
- Lipofílico/lipofóbico – membranas celulares possuem grandes quantidades de lipídeos. Compostos lipofílicos atravessam a placenta mais facilmente.

Características da exposição
- Dosagem
- Duração
- Padrão de exposição

Susceptibilidade materna e/ou fetal

Mecanismo de ação
- Vasoconstritor/vasodilatador
- Altera DNA
- Altera taxa de crescimento celular
- Modula apoptose

Quadro 3-6 | Teratógenos humanos importantes

Substâncias de abuso
  Legais
    Álcool (etanol)
    Cigarros
  Ilegais
    Cocaína
    Maconha
    Heroína
    LSD
    Benzodiazepínicos
    Inalantes (tolueno)
    Anfetaminas

Medicamentos
  Controlados (com prescrição médica)
  De venda livre (isentos de prescrição)
  Vitaminas
  Fitoterápicos
  Hormônios

Condições médicas maternas
  Diabetes
  Infecções
  Nutrição (ácido fólico, traços de metais)
  Peso
  Saúde/condição física
  Fenilcetonúria
  Lúpus
  Hipertermia

Exposições ocupacionais
  Químicos (agricultura, jardinagem, cabeleireiro)
  Radiação (raios X, radioterapia, industrial)

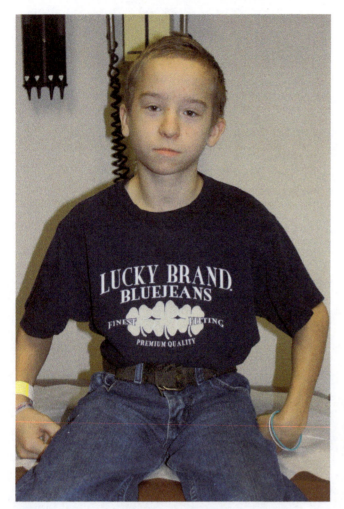

Figura 3-31. Menino adolescente com FAS. Esta criança apresentou originalmente uma baixa estatura sem etiologia definida.

"significativas" de álcool *in utero*, um terço terá a expressão completa de FAS, um terço terá problemas neurocomportamentais e de desenvolvimento neurológico sem quaisquer características físicas, e o terço restante não terá efeitos aparentes. As razões para essa ampla faixa de expressão podem ser atribuídas a diferenças genéticas nos genomas materno e fetal, bem como a modificadores ambientais. Coletivamente, a gama completa de problemas vistos com a exposição ao álcool *in utero* é mais bem descrita como **distúrbios do espectro do álcool fetal** (*Fetal Alcohol Spectrum Disorders*, FASD). A magnitude de problemas produzidos pela teratogênese do álcool não pode ser subestimada. Os FASDs representam a causa prevenível mais comum de deficiência intelectual. Como grupo, eles devem responder por até 30% de todas as deficiências de desenvolvimento neurológico. Os custos totais da habilitação de indivíduos com Síndrome do Álcool Fetal (FAS) foram estimados em mais de US$ 1 milhão ao longo da vida. Sendo assim, é imperativo que todos os prestadores de assistência médica reconheçam uma recomendação de saúde simples. O único conselho apropriado a ser dado é o de que *deverá haver zero ingestão de álcool em qualquer momento para qualquer gestação*! Como já foi dito, é mais fácil falar do que fazer. Para evitar qualquer exposição, uma mulher não deve beber em nenhum momento da gestação. Como a idade gestacional média na qual uma mulher identifica a gravidez é em torno de 8 a 9 semanas, não basta apenas parar de beber quando ela confirmar que está grávida. Mais importante, prestadores de assistência médica devem estar cientes desse risco e aconselhar adequadamente suas pacientes. Por mais inacreditável que possa parecer, ainda existem médicos que sugerem a suas pacientes grávidas beber uma pequena quantidade de álcool durante a gestação para "acalmar seus nervos"! Esperamos sinceramente que você como um prestador de assistência médica consciente faça, em vez disso, a única prescrição sábia para suas pacientes: sem álcool durante a gravidez. Nenhum, nunca.

Avaliação do paciente com anomalias congênitas

A abordagem da pessoa com uma anomalia congênita é muito semelhante à maioria dos exames médicos. A avaliação gira em torno da abordagem "histórica e física" típica. A diferença na avaliação de uma pessoa com um distúrbio congênito é uma ênfase maior em certos componentes do exame e do histórico. Claramente, presta-se mais atenção às histórias familiar e pré-natal. O exame vai além de um exame físico padrão, incluindo a quantificação de alterações morfológicas. Padrões de crescimento – ambos pré- e pós-natais – são enfatizados. Todos os dados coletados são então interpretados à luz dos princípios embriológicos conhecidos. Realizam-se testes finais se indicados, e dá-se aconselhamento sobre etiologia, risco recorrente e resultados esperados (Fig. 3-32).

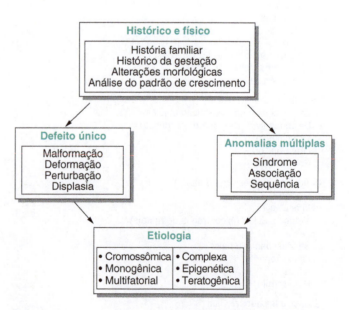

Figura 3-32. Esquema esboçando a abordagem diagnóstica para a criança com anomalias congênitas.

Parte 3: Correlação clínica

As definições fornecidas anteriormente são precisas em significado e intenção. Elas transmitem informações críticas sobre a natureza e a característica de uma dada anomalia congênita. Assim, geneticistas clínicos são meticulosos no uso desses termos. Dois exemplos clínicos que ressaltam os tipos de informação contidas nesses termos são fornecidos a seguir.

1. A síndrome de Potter, como originalmente descrita em 1946, era um conjunto de características vistas em recém-nascidos com anormalidades renais e fácies características (hipertelorismo, estruturas nasais achatadas, retrognatismo e grandes orelhas com implantação baixa e falta de cartilagem) (Fig. 3-33). Outras alterações comumente associadas incluem hipoplasia pulmonar e anormalidades ósseas e articulares.

   Subsequentemente, foram relatados outros recém-nascidos com características físicas idênticas, mas com rins normais. As características físicas dessas crianças podem ser atribuídas a baixos níveis de líquido amniótico (oligoidrâmnio). A ligação, nessa situação, é de que 80% do líquido amniótico é derivado da urina fetal. Assim, os fetos com mau funcionamento renal terão oligoidrâmnio. No outro grupo – os recém-nascidos com características semelhantes a Potter, porém com rins normais – havia outras causas para o oligoidrâmnio, tal como vazamento de líquido amniótico.

   Assim, para aplicar os termos anteriores de maneira precisa, pode-se dizer:
   - As anomalias renais são *malformações*;
   - As alterações faciais e as ósseas e articulares são *deformações*;
   - As deformações faciais e as ósseas e articulares são secundárias ao oligoidrâmnio com este padrão, por isso melhor denominadas como *sequência de oligoidrâmnio*;
   - A designação síndrome de Potter atualmente é um termo impróprio. Porém, dado o significado histórico da descrição do médico Potter, muitos escolheram manter essa designação e reservam seu uso para a situação específica de sequência de oligoidrâmnio quando ela é causada por agenesia renal bilateral.

2. A associação CHARGE foi originalmente descrita em 1979 como uma constelação de **C**oloboma dos olhos, anomalias cardíacas (*Heart*, em inglês), **A**tresia coanal, **R**etardo de crescimento e de desenvolvimento, anomalias **G**enitais e anormalidades na orelha (*Ear*, em inglês) + perda auditiva, com o acrônimo representando as características-chave (Fig. 3-34). A maioria dos casos identificados eram esporádicos (história familiar negativa). No tempo de sua descrição, a CHARGE não possuía etiologia conhecida. Grande parte da literatura sobre CHARGE observou que as características eram frequentemente sobrepostas a outros defeitos de desenvolvimento, especialmente aqueles devidos reconhecidamente a perturbações vasculares. Assim sendo, a designação *associação CHARGE* foi apropriadamente empregada. À medida que os testes de diagnóstico molecular avançaram, detectou-se que um pequeno número de pacientes com CHARGE possuía deleções 22q11.2. Foram identificados pacientes dispersos com vários outros desequilíbrios cromossômicos. Então, em 2006, foram identificados pacientes com a associação CHARGE que apresentavam mutações em um gene chamado CHD7. Outros estudos mostraram que mais de dois terços dos pacientes com CHARGE possuem uma mutação em CHD7. Com esse conhecimento da etiologia da CHARGE (embora heterogêneo), a designação mudou. Oficialmente, é hoje a síndrome de CHARGE. Essa alteração de termos reflete precisamente a mudança no conhecimento da base dessa condição. Ainda assim, revisando a literatura podemos achar confusa essa troca de terminologia.

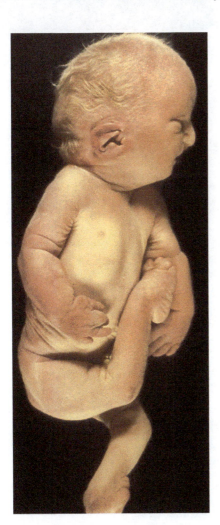

Figura 3-33. Um natimorto com anomalia de Potter. Na necropsia, observou-se ausência completa dos rins. Observe, nesta fotografia, as múltiplas deformações faciais e articulares.

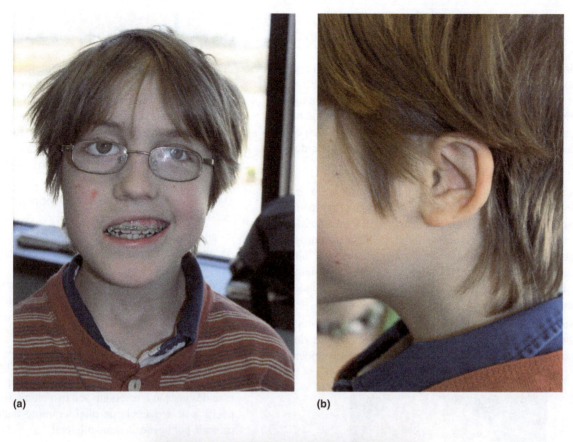
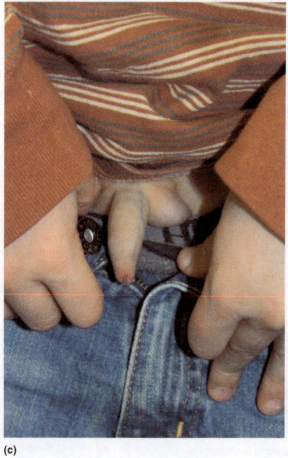

Figura 3-34. (a, b e c) Uma criança com síndrome CHARGE. Esse menino possui uma mutação confirmada no gene CHD7.

Questões práticas

1. A maioria das pessoas possui duas grandes pregas lineares na palma de suas mãos (dê uma olhada). Dois por cento das pessoas da população em geral possuem um vinco palmar transversal único (chamado de "prega simiesca"). Essa característica é muito comum em pacientes com síndrome de Down. A prega palmar única seria um exemplo de
   A. Uma associação
   B. Uma sequência
   C. Uma síndrome
   D. Uma malformação
   E. Uma disrupção

2. Cistos porencefálicos são espaços cerebrais preenchidos por fluídos deixados após a morte de células do cérebro. Um cisto porencefálico identificado em uma criança com 2 horas de idade é o resultado de uma
   A. Malformação, e deve ter ocorrido antes da 11ª semana de gestação
   B. Malformação, mas como o órgão afetado é o cérebro, deve ter ocorrido antes da 22ª semana de gestação
   C. Deformação
   D. Disrupção
   E. Sequência de DNA transfectada

3. A dismorfologia (área da genética clínica que trata do diagnóstico e etiologia) classifica as malformações anatômicas congênitas de acordo com sua fisiopatologia. Essa classificação inclui malformações, deformações e disrupções. Existe um quarto tipo, no qual há uma organização anormal de células em tecidos com consequências morfológicas. Esta seria definida como
   A. Disautonomia
   B. Disdiadococinesia
   C. Distiquíase
   D. Dissergia
   E. Displasia

4. Anomalias congênitas
   A. São distúrbios incomuns que a maioria dos médicos raramente verá.
   B. Estão, em geral, decrescendo em frequência.
   C. Estão geralmente associados à mortalidade infantil.
   D. São menos comuns no sul se comparado ao resto dos EUA.
   E. São raramente vistas com mais de uma anomalia por pessoa.

5. Ocasionalmente, uma criança nasce sem nenhum dos rins porque eles simplesmente não se desenvolveram. Como mais de 75% do líquido amniótico é formado pela urina fetal, os fetos sem rins produzem muito pouco líquido amniótico, condição chamada de oligoidrâmnio. Se o oligoidrâmnio estiver presente, então haverá uma variedade de alterações como achatamento da face e articulações malformadas que ocorrem porque o feto não consegue se mover livremente no útero. A melhor descrição para essas anomalias seria
   A. As anomalias renais são deformações; as alterações faciais e articulares são malformações.
   B. As anomalias renais são malformações; as alterações faciais e articulares são deformações.
   C. As anomalias renais são disrupções; as alterações faciais e articulares são malformações.
   D. As anomalias renais são malformações; as alterações faciais e articulares são disrupções.
   E. As anomalias renais são perturbações; as alterações faciais e articulares são deformações.

Capítulo 4
Estrutura e função dos genes

RESUMO DO CAPÍTULO

Quando pensamos a respeito da composição genética de um ser humano, ou de qualquer organismo, é natural remeter aos genes codificadores de proteínas. Afinal, essa é a parte do genoma que controla as atividades bioquímicas das células e os processos de crescimento e desenvolvimento. Entretanto, os genes codificadores de proteína cuja função é resumida no "Dogma Central" (DNA ↔ mRNA → polipeptídeo) respondem apenas por cerca de 3% do DNA em uma célula humana. O genoma também contém um grande arranjo de sequências de DNA que possuem outras funções (Fig. 4-1) ou que talvez não tenham função alguma. Algumas sequências representam cópias não funcionais de genes duplicados, os pseudogenes, formados em um período inicial da evolução de uma espécie. Em outros casos, as funções regulatórias de regiões como microRNAs foram reconhecidas apenas recentemente. Dessa forma, o genoma deve ser compreendido como um pacote de DNA informativo, histórico, e não codificante, com regiões que possuem segredos que os pesquisadores continuam a revelar com as ferramentas da biologia molecular.

No Capítulo 1, vimos que os cromossomos dos eucariotos (Fig. 4-2) são feitos de DNA complexado com proteínas para formar uma estrutura nucleoproteica. A molécula de DNA de cada cromossomo é uma única e longa dupla-hélice. Se pegarmos cada um dos 23 cromossomos em um conjunto haploide de cromossomos humanos, removermos as proteínas e esticarmos as moléculas de DNA de ponta a ponta, elas alcançariam todas juntas cerca de um metro de comprimento. Em média, então, cada fita de DNA de um cromossomo humano tem cerca de 4,3 cm de comprimento (100 cm/23 cromossomos) e pode ser composta por até centenas de milhares de pares de bases. Nessa molécula, alguns genes seguem a organização diploide que presumimos até o momento, com uma cópia de cada gene por genoma haploide. Mas vários genes são, na verdade, encontrados em famílias multigênicas que geralmente têm um grande número de cópias, e de fato o número de cópias pode mudar ao longo do tempo.

O primeiro passo é entender os tipos de sequências presentes no genoma e suas funções, se houver, para a célula ou seu uso para os pesquisadores, o que não é necessariamente a mesma coisa. Iremos explorar então como essa vasta quantidade de DNA é empacotada nos minúsculos limites de um núcleo e como o empacotamento pode influenciar o processo de regulação gênica. Isso levará à nossa discussão sobre organizações citogenéticas normais e aberrantes no Capítulo 5.

Parte 1: Conhecimento e integração de sistemas

Categorias de complexidade de sequência

Complexidade de sequência se refere ao número de vezes que uma determinada sequência nucleotídica é encontrada no genoma. Algumas são únicas no genoma haploide, enquanto outras sequências curtas ou médias são repetidas dezenas, centenas ou mesmo milhões de vezes. Uma maneira de estimar a proporção do genoma em vários níveis de complexidade de sequência é medir a taxa de reanelamento do DNA (Fig. 4-3). O DNA genômico é primeiramente digerido em pequenas sequências com várias centenas de pares de base (pb) cada. A temperatura da reação é então aumentada, de forma que as ligações de hidrogênio entre as fitas se rompam, produzindo moléculas de fita simples. Em outras palavras, o DNA é desnaturado. Você reconhecerá que isto é semelhante à primeira etapa de desnaturação do DNA da técnica da PCR que descrevemos anteriormente. Quando a temperatura é novamente

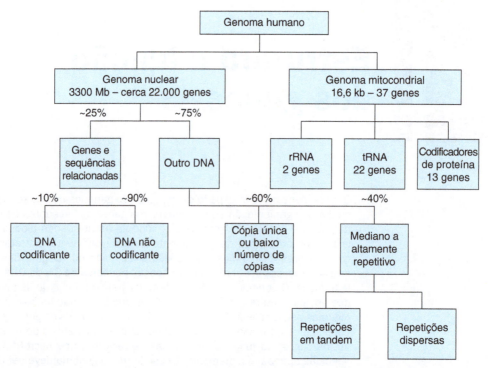

Figura 4-1. Visão geral dos tipos de sequências de DNA encontrados no genoma (por Strachan e Read, Garland Science, NCBI Bookshelf). Para mais detalhes, ver Quadros 4-1 e 4-2. (Reproduzida, com permissão, de Brooker RJ: Genetics: *Analysis & Principles*, 3rd ed. New York: McGraw-Hill, 2008.)

reduzida, as fitas complementares começam a renaturar em duplas-fitas estáveis, isto é, elas se reassociam ou **reanelam**.

Para sequências repetitivas, onde há grande número de uma determinada sequência no genoma, leva menos tempo para que duas fitas complementares se encontrem e pareiem do que para sequências que estão representadas em números de repetição menor ou como cópias únicas no genoma haploide. Uma curva de C_0t plota uma derivada métrica de concentração (C_0) e tempo (t) *versus* a porcentagem de DNA que reanelou. A partir desses experimentos, estima-se que cerca de 60% do genoma humano seja composto por DNA de reanelamento lento, representando amplamente sequências únicas ou de baixo número de cópias. Cerca de 30% reanelam com uma taxa intermediária (medianamente repetitivo) e 10% reanela rapidamente (altamente repetitivo). A proporção de DNA mediana e altamente repetitiva pode ser até mesmo maior em outros organismos.

A maioria dos genes codificadores de proteínas faz parte do componente de cópia única. Porém, é ilusório pensar que todas as sequências únicas de DNA estejam fazendo algo de útil. De maneira semelhante, o DNA de múltiplas cópias não serve apenas para preencher espaço. Ele pode ter funções que são críticas para o indivíduo, como as repetições em tandem que compõem os telômeros nas extremidades de cada cromossomo (Fig. 4-4). No Quadro 4-1, resumimos alguns dos papéis (ou ausência de papel) exercidos por níveis representativos de diversidade de sequência, e iremos aprofundar alguns exemplos importantes nas próximas seções. Para evitar confusão, essa lista irá abordar cópias de sequências por genoma haploide. Por exemplo, as sequências chamadas de "únicas"

ou cópia única são de grande importância, porque codificam muitas das proteínas-chave que controlam a estrutura e a função da célula. Mas como um diploide carrega duas cópias, pode ser confuso chamar tais genes de sequência única de "cópia única" sem nenhuma qualificação.

Anatomia de um gene codificador de proteína

Para os propósitos deste capítulo, tomaremos como exemplo os genes de cópia única que codificam proteínas. Mas como este capítulo foca em componentes estruturais do DNA, poderia ser útil revisar brevemente a anatomia de um gene codificador de proteína típico. O termo "**gene estrutural**" é geralmente usado para descrever a sequência nucleotídica que define a composição de aminoácidos de uma proteína. À montante (*upstream*) da região codificadora estará um trecho de DNA não codificante que inclui funções regulatórias, tais como o promotor onde se liga a RNA-polimerase e os sítios de ligação para vários fatores de transcrição (Fig. 4-5). À jusante (*downstream*), após o fim da região codificadora, está o terminador que finaliza a transcrição. Embora essas sequências regulatórias não façam parte do gene estrutural *per se*, elas são elementos críticos em seu ambiente funcional.

Na região transcrita, estão codificados nucleotídeos que definem o domínio de ligação ao ribossomo, o sítio de início da tradução, os códons correspondentes à cadeia de aminoácidos do polipeptídeo e os códons de parada que finalizam a tradução. Mas o gene, como encontrado no cromossomo, possui regiões não traduzidas (íntrons) além das regiões (éxons)

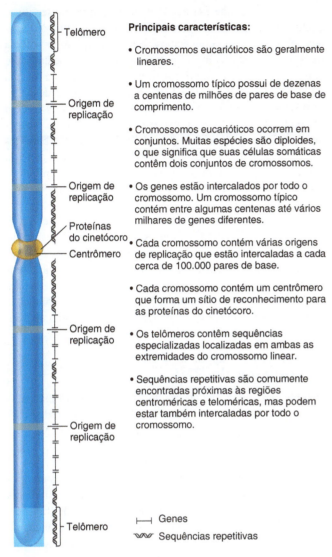

Figura 4-2. Um cromossomo eucariótico típico mostrando algumas das estruturas genéticas e atividades que carrega.
(Reproduzida, com permissão, de Brooker RJ: Genetics: *Analysis & Principles*, 3rd ed. New York: McGraw-Hill, 2008.)

Principais características:

- Cromossomos eucarióticos são geralmente lineares.
- Um cromossomo típico possui de dezenas a centenas de milhões de pares de base de comprimento.
- Cromossomos eucarióticos ocorrem em conjuntos. Muitas espécies são diploides, o que significa que suas células somáticas contêm dois conjuntos de cromossomos.
- Os genes estão intercalados por todo o cromossomo. Um cromossomo típico contém entre algumas centenas até vários milhares de genes diferentes.
- Cada cromossomo contém várias origens de replicação que estão intercaladas a cada cerca de 100.000 pares de base.
- Cada cromossomo contém um centrômero que forma um sítio de reconhecimento para as proteínas do cinetócoro.
- Os telômeros contêm sequências especializadas localizadas em ambas as extremidades do cromossomo linear.
- Sequências repetitivas são comumente encontradas próximas às regiões centroméricas e teloméricas, mas podem estar também intercaladas por todo o cromossomo.

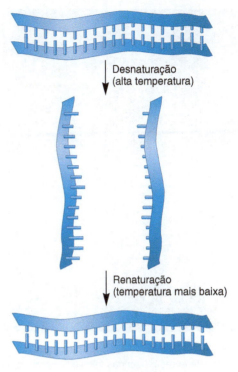

(a) **Renaturação de fitas de DNA**

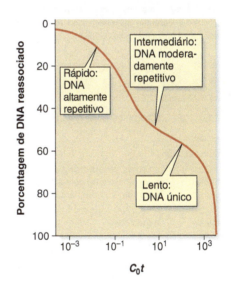

(b) **Curva C_0t do DNA de cromossomo humano**

Figura 4-3. Detecção de níveis de complexidade de sequência pela medida das taxas de reassociação de fragmentos de DNA desnaturados. (a) As ligações de hidrogênio entre as fitas complementares de DNA são rompidas sob altas temperaturas. Quando o DNA fragmentado é desnaturado pelo calor, gera fragmentos de DNA fita simples que se reassociam (renaturam ou reanelam) quando resfriados. (b) Taxas de renaturação são medidas em uma curva C_0t que plota a porcentagem de DNA que reanelou contra a concentração de DNA C_0 vezes o tempo de incubação, t. (Reproduzida, com permissão, de Brooker RJ: Genetics: *Analysis & Principles*, 3rd ed. New York: McGraw-Hill, 2008.)

que fazem parte do RNA mensageiro maduro (mRNA). O gene da distrofina associado à distrofia muscular de Duchenne, por exemplo, possui mais de 80 éxons. A remoção dos íntrons do transcrito inicial de 2.500 quilobases (kb) gera um mRNA maduro com apenas 14 kb.

A partir do conhecimento do genoma humano e dos genomas de organismos-modelo ficou clara a faixa de padrões incomuns no que podemos chamar de "geografia molecular de funções" em uma fita de DNA. Primeiramente, a síntese de um transcrito de mRNA sempre lê a fita-molde de DNA a partir da extremidade 3' em direção a 5' (a fita de mRNA cresce na direção antiparalela, adicionando novos nucleotídeos em sua extremidade 3' crescente). Mas a orientação da fita molde pode diferir de um gene para o outro (Fig. 4-6), com alguns genes sendo lidos em uma das fitas de DNA e outros sendo transcritos na direção oposta, utilizando a outra fita. A orientação é determinada pela presença de uma sequência nucleotídica adequada de um promotor.

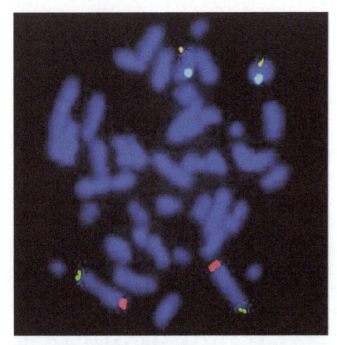

Figura 4-4. Um exemplo de metáfase hibridizada por FISH. Quatro sinais diferentes de sondas são visíveis: vê-se as sondas subteloméricas para 2p (sinal verde) e 2q (sinal vermelho).
(Reproduzida de Wise JL, Crout RJ, McNeil DW, et al.: Cryptic subtelomeric rearrangements and X chromosome mosaicism: a study of 565 apparently normal individuals with fluorescent in situ hybridization. *PLoS One*. 2009 Jun 10;4(6):e5855. doi: 10.1371/journal.pone.0005855.)

Quadro 4-1	Categorias de complexidade de sequência do genoma
Categoria	**Exemplos para genomas eucarióticos**
Função conhecida	
Sequências de cópia única	
Codificadoras de proteína	enzimas, receptores de membrana para sinalização celular e proteínas estruturais semelhantes
Não codificadoras de proteínas	microRNAs, algumas sequências regulatórias
Sequências de múltiplas cópias	
Codificadoras de proteína	famílias gênicas dispersas, como actina (5-30 cópias), queratinas (20+ cópias) e histonas (100-1.000 cópias)
Codificadoras de RNA	genes de rRNA (região organizadora nucleolar) genes de tRNA (cerca de 50 sítios com cerca de 10-1.000 cópias por sítio)
Não codificadoras	telômeros
Sem função conhecida	
Sequências de cópia única	pseudogenes
Sequências de múltiplas cópias	sequências repetidas de DNA centromérico elementos transponíveis, como LINEs e SINEs repetições em tandem de número variável (VNTRs): minissatélites (repetições com cerca de 15-50+ pb), microssatélites (repetições de 2-6 pb)

Além disso, uma fita de DNA nem sempre é o território exclusivo de apenas um gene. Alguns raros exemplos de genes sobrepostos são conhecidos. Geralmente, isso envolve a transcrição de fitas complementares em direções opostas, com parte dos transcritos de mRNA sobrepostos (usando a mesma região da molécula de DNA) em uma das extremidades. Mas ocasionalmente dois genes irão transcrever a mesma fita em diferentes fases de leitura, como visto, por exemplo, no gene da ATPase mitocondrial (Fig. 4-7). Os genes também podem estar aninhados (*nested*) como, por exemplo, o gene da neurofibromatose tipo I (*NF1*) que possui três genes menores (*OGMP*, *EVI2A* e *EVI2B*) transcritos a partir de um de seus íntrons (Fig. 4-8).

O fluxo de informação resumido pelo Dogma Central é, portanto, enganosamente simples se olharmos o DNA do ponto de vista de sua geografia funcional. Sem dúvida, a figura ficará mais complexa. Mas, ao mesmo tempo, ver as complicações que são codificadas no DNA nos dá a base para explicar mecanismos importantes que atuam em condições médicas. Assim, dessa complexidade virá, em última análise, grande entendimento e ordem.

Variedades de RNA

O conhecimento inicial acerca do RNA e de suas funções limitava-se principalmente à transcrição e à tradução do DNA em um produto proteico. O RNA mensageiro (mRNA) era reconhecido como a cópia resultante da transcrição, o qual então funcionava como o molde para a tradução. O RNA ribossomal (rRNA) era considerado um dos principais componentes da maquinaria de tradução, e o RNA de transferência (tRNA) era conhecido como o principal veículo de transporte de aminoácidos para o complexo de tradução. Avanços no entendimento sobre o RNA e suas várias funções revelaram muitos outros "tipos" de RNA que não codificam um produto específico, mas que exercem papéis importantes nos processos de expressão e regulação gênicas. Além do tRNA e do rRNA, vários novos tipos de **RNA não codificante** foram descobertos. Às vezes, torna-se confuso, pois esse grupo de moléculas pode ser chamado por vários outros nomes tais como RNA não codificador de proteína (npcRNA), RNA não mensageiro (nmRNA), pequeno RNA não mensageiro (snmRNA) e RNA funcional (fRNA). A lista de RNAs não codificantes em seres humanos descrita até o momento compreende mais de 15 tipos, cada um com numerosos subtipos que possuem funções regulatórias específicas em processos como tradução, transcrição, modificação pós-transcricional, replicação do DNA, epigenética e regulação/expressão gênica (Quadro 4-2). A importância desses RNAs não pode ser subestimada. Não surpreende que mutações nesses RNAs levem a problemas clínicos, alguns dos quais serão listados posteriormente. Muito mais importante é o fato de que essas moléculas possuem um papel contínuo na regulação e na expressão muito além da embriogênese – na verdade, durante toda a vida do indivíduo. Esse fato, então, confere aos RNAs não codificantes um imenso potencial para uso no desenvolvimento de terapias genéticas, nas quais o DNA não necessitaria ser alterado.

Variedades de RNA **81**

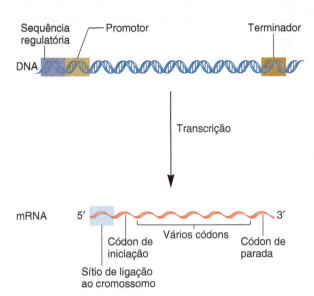

DNA:
- **Sequências regulatórias:** sítio para ligação de proteínas regulatórias; o papel das proteínas regulatórias é influenciar a taxa de transcrição. Sequências regulatórias podem ser encontradas em uma variedade de locais.
- **Promotor:** sítio para ligação da RNA-polimerase; sinaliza o início da transcrição.
- **Terminador:** sinaliza o final da transcrição.

mRNA:
- **Sítio de ligação ribossomal:** sítio para a ligação ao ribossomo; a tradução começa próximo a esse sítio no mRNA. Nos eucariotos, o ribossomo escaneia o mRNA em busca de um códon de início.
- **Códon de início:** especifica o primeiro aminoácido de uma sequência polipeptídica, geralmente uma formilmetionina (em bactérias) ou uma metionina (em eucariotos).
- **Códons:** sequências de três nucleotídeos no mRNA que especificam os aminoácidos. A sequência dos códons no mRNA determina a sequência de aminoácidos em um polipeptídeo.
- **Códon de parada:** especifica o fim da síntese do polipeptídeo.

Figura 4-5. Correspondência entre as regiões funcionais do genoma e do mRNA final após a transcrição e o processamento do RNA. (Reproduzida, com permissão, de Brooker RJ: Genetics: *Analysis & Principles*, 3rd ed. New York: McGraw-Hill, 2008.)

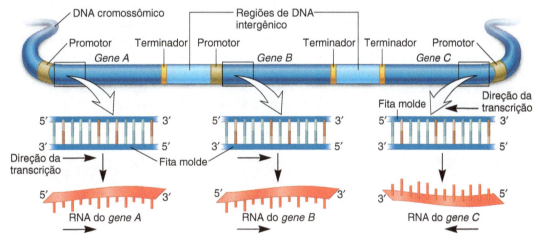

Figura 4-6. Transcrição de três diferentes genes, mostrando que a direção da transcrição depende da localização e da orientação da região promotora. O transcrito é sintetizado na direção 5'-3' pela leitura da fita molde de 3' para 5'. (Reproduzida, com permissão, de Brooker RJ: *Genetics: Analysis & Principles*, 3rd ed. New York: McGraw-Hill, 2008.)

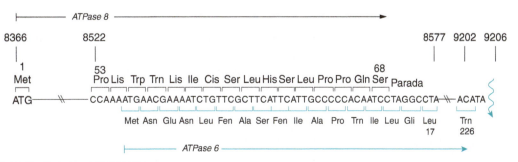

Figura 4-7. Exemplo de genes sobrepostos.

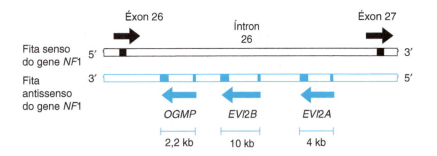

Figura 4-8. Neurofibromatose tipo I (*NF1*) com três genes pequenos transcritos a partir de um de seus íntrons.

MicroRNAs: sequências de cópia única que não codificam proteínas

O microRNA (miRNA) não é traduzido. Em vez disso, ele é um mecanismo recém-identificado de regulação gênica. Os microRNAs são pequenas moléculas de RNA que participam da regulação gênica por **interferência de RNA**. Cada um deles possui cerca de 21 a 23 nucleotídeos e é parcialmente complementar a uma ou mais moléculas de mRNA. Ao se ligar a uma molécula de mRNA, o miRNA inibe a tradução ou degrada o mRNA e, assim, reduz os níveis de expressão daquele gene. Os microRNAs podem ser produzidos a partir de várias fontes. Alguns são produzidos a partir de genes enquanto outros são processados a partir de íntrons, RNAs não codificantes, **transposons** ou outras fontes. O transcrito inicial, ou primário, para um miRNA é um **pré-miRNA** com cap 5' e cauda de poli-A que é processado no núcleo como um **pré-miRNA** de 70 nucleotídeos com estrutura de haste-laço (Fig. 4-9). O pré-miRNA é processado em miRNA dupla-fita maduro no citoplasma pela endonuclease chamada Dicer. Esse RNA se associa então com proteínas para formar o complexo de silenciamento induzido por RNA (*RNA-induced silencing complex*, RISC), e uma das fitas de RNA é digerida. Quando a fita de RNA remanescente do RISC se liga a um mRNA, pode causar a degradação do mRNA ou bloquear sua tradução.

Genes multicópias funcionais

Muitas proteínas das células eucarióticas são codificadas por famílias de genes que estão distribuídas em regiões dispersas entre os cromossomos. Exemplos de famílias gênicas dispersas incluem a actina, com 5 a 30 cópias em eucariotos, e as proteínas tubulínicas, com 3 a 15 cópias. Em alguns casos, os membros de uma família podem divergir, permitindo o surgimento de funções ligeiramente diferentes dentro do grupo.

Alguns produtos gênicos são necessários em grandes quantidades, e a presença de múltiplas cópias é uma forma de obter isso. Tais genes às vezes podem ser encontrados em arranjos repetidos em tandem. As histonas, por exemplo, estão presentes de 100 a 1.000 vezes em arranjos duplicados. Os tRNAs e rRNAs, nos quais o produto gênico final é o próprio RNA, também são duplicados em tandem. Em seres humanos, há cerca de 50 localizações cromossômicas para diferentes genes de tRNA, com 10 a 100 cópias em cada. Outro exemplo

Quadro 4-2 Tipos de RNA não codificante

Tipo	Processo específico
RNA ribossomal (rRNA)	Sítio de reconhecimento do complexo de tradução
RNA de transferência (tRNA)	Transporte de aminoácidos para o complexo de tradução
MicroRNA (miRNA)	Ajuste fino da expressão gênica
pequeno RNA de interferência (siRNA)	Interferência de RNA (inibição da expressão gênica)
RNA 7SL (srpRNA)	Parte da partícula de reconhecimento de sinal (reconhece e transfere a proteína para o retículo endoplasmático)
RNA nuclear pequeno (snRNA)	*Splicing* do RNA, regulação de fatores de transcrição, manutenção de telômeros
RNA nucleolar pequeno (snoRNA)	Guia no processo de maturação do rRNA
Ribonuclease P (RnaseP)	Molécula de RNA com função catalítica no tRNA
RNAs Y	Repressor da partícula de ribonucleoproteína Ro, necessária para a replicação do DNA
RNA telomerase (TERC)	Componente de RNA da telomerase; envolvido no alongamento dos telômeros
RNA antissenso (aRNA)	Complemento da fita senso do RNA mensageiro. Função natural não conhecida, (?) protege o DNA contra agentes infecciosos
Transcrito antissenso cis-natural (NAT)	Papel sugerido no *imprinting*, *splicing* alternativo, Lyonização
RNA de interação com Piwi (piRNA)	Inibição de retrotransposons
RNAs não codificantes longos (> 200 nucleotídeos)	Vários aspectos dos processos de transcrição, tradução, *splicing* e epigenética

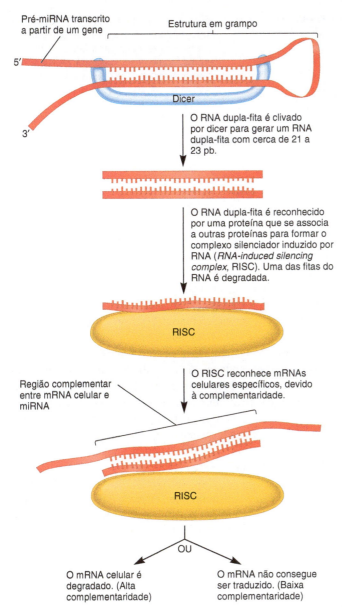

Figura 4-9. O processamento do microRNA que está envolvido na regulação gênica por RNA de interferência. (Reproduzida, com permissão, de Brooker RJ: *Genetics: Analysis & Principles*, 3rd ed. New York: McGraw-Hill, 2008.)

é a estrutura codificadora de rRNA associada ao organizador nucleolar (ON), o qual forma uma região citologicamente distinta, o **nucléolo**, no núcleo. Uma região ON humana pode conter cerca de 250 cópias de genes de rRNA arranjados em tandem (homólogas aos braços "p" de cromossomos acrocêntricos) para produzir a grande quantidade desses RNAs necessária para sintetizar ribossomos. O processamento de uma das unidades repetidas é apresentado na Figura 4-10.

Pseudogenes

Os pseudogenes são às vezes descritos como "genes fantasmas". Alguns deles são genes duplicados que acumulam mutações que os tornam não funcionais, uma vez que a seleção já não atua efetivamente contra estas mutações na cópia extra de

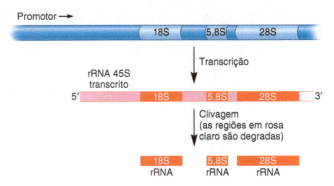

Figura 4-10. Sequências repetidas em tandem, como a apresentada aqui da região do organizador nucleolar (ON), codificam três rRNAs necessários para a síntese de ribossomos. Essa sequência é repetida cerca de 250 vezes na região ON humana. (Reproduzida, com permissão, de Brooker RJ: *Genetics: Analysis & Principles*, 3rd ed. New York: McGraw-Hill, 2008.)

um gene. Outros podem ter surgido por meio da atividade de **retrotransposons**, como os SINEs e LINEs que serão descritos posteriormente. Esses elementos transponíveis retrotranscrevem, ou retrotranspõem, de RNA a DNA e se inserem em um cromossomo. No processo, algum mRNA aleatório pode se envolver e gerar um pseudogene que geralmente não possui as características típicas de um gene funcional, como um promotor ou íntrons, que já haviam sido removidos da molécula de RNA. Se uma sequência assim for inserida em um íntron, poderá ser neutra ou ter um efeito se levar ao *splicing* alternativo. Outros mecanismos mais raros também foram documentados. Mas também é possível que os pseudogenes presumidos adquiram uma nova função ou sejam erroneamente classificados devido à falta de informação sobre sua função. Se o seu promotor estiver intacto, alguns pseudogenes presumidos podem ser transcritos e podem potencialmente exercer algum papel na regulação e na expressão gênicas.

Sequências repetitivas com função indeterminada

Algumas sequências repetitivas podem afetar a biologia da célula, mas o mecanismo pelo qual elas atuam, se existente, é ainda desconhecido. Um bom exemplo é o DNA α-satélite repetitivo das regiões heterocromáticas em torno dos centrômeros dos cromossomos humanos, que constituem cerca de 3 a 4% do genoma. Sua natureza repetitiva torna o DNA centromérico muito difícil de sequenciar para estudos de genômica comparada. A sequência de repetições centroméricas parece diferir bastante de uma espécie para outra, ao contrário de sequências conservadas encontradas em genes que compartilham uma função crítica que são similares em organismos diferentes.

O DNA α-satélite humano é composto por unidades repetidas em tandem (monômeros) com cerca de 171 pb. Existem duas formas de α-satélite (Fig. 4-11). Arranjos de repetições de ordem superior (*higher order repeat arrays*, HOR) são arranjos cromossomo-específicos compostos por centenas a milhares de cópias por cromossomo totalizando 3 a 5 Mb em tamanho e com apenas cerca de 2% de divergência de se-

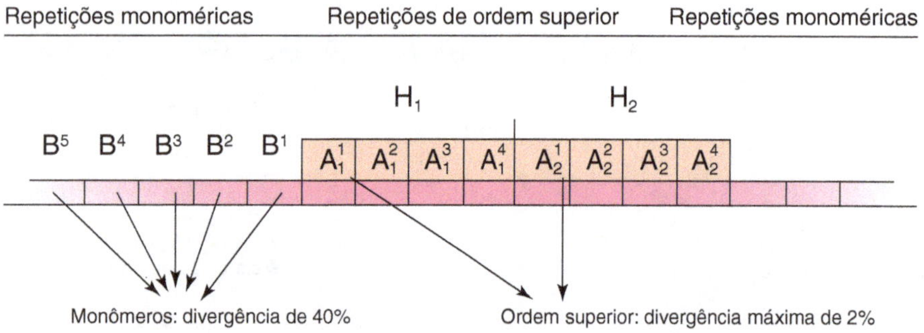

Repetições monoméricas | Repetições de ordem superior | Repetições monoméricas

Figura 4-11. DNA α-satélite humano mostrando unidades de repetição em tandem da região centromérica de um cromossomo (Reproduzida, com permissão, de Alkan et al.: 2007. *PLoS Computational Biology* 3(9): e181. Doi: 10.1371/journal.pcbi.0030181.)

Monômeros: divergência de 40%
Ordem superior: divergência máxima de 2%

quência entre as unidades repetidas. O tamanho do arranjo varia de um indivíduo para outro devido ao *crossing-over* desigual durante a meiose. Isso pode produzir alguns polimorfismos de tamanho cromossômico submicroscópicos. Além disso, um segundo tipo de DNA α-satélite foi encontrado nas áreas de transição entre a região HOR flanqueando o centrômero e a porção eucromática codificadora do cromossomo. Ao contrário das estruturas de ordem superior, as repetições nesse DNA α-satélite chamado de "monomérico" possuem grande divergência de sequência entre os indivíduos.

Minissatélites e microssatélites

As **repetições em tandem de número variável** (*variable number of tandem repeats*, VNTRs), ou **minissatélites**, formam uma classe de sequências repetidas em tandem que podem ter localização variável ou variar de um indivíduo para outro. Cada uma possui cerca de 1 a 5 kb de comprimento com unidades repetidas de cerca de 12 a 100 nucleotídeos. Já que elas podem mudar facilmente o número de unidades repetidas, os minissatélites podem ser um marcador útil para avaliar relações cromossômicas, como aquelas entre populações geograficamente separadas.

No que diz respeito ao conhecimento do conteúdo do genoma, portanto, pode-se afirmar que a falta de uma função biológica não é a mesma coisa que a falta de uso. Mesmo quando não apresentam nenhuma influência particular na bioquímica dos processos celulares, os VNTRs possuem um uso em aplicações forenses como o *fingerprinting* de DNA. *The Blooding*, de Joseph Wambaugh, por exemplo, é um romance histórico que conta a história verídica do primeiro caso de assassinato desvendado com o auxílio do *fingerprinting* genético. Essa prática bem conhecida hoje em dia tem desempenhado um papel em um número cada vez maior de processos judiciais. Dada a consciência da profissão jurídica desse aspecto da diversidade genética em populações humanas, os médicos com conhecimento de genética médica devem esperar questionamentos nessa área.

Para obter um *fingerprint* de DNA, o DNA genômico total é digerido com uma **enzima de restrição** que cliva o DNA em sequências nucleotídicas específicas (Fig. 4-12). A população de fragmentos é então separada por tamanho por meio da ele-

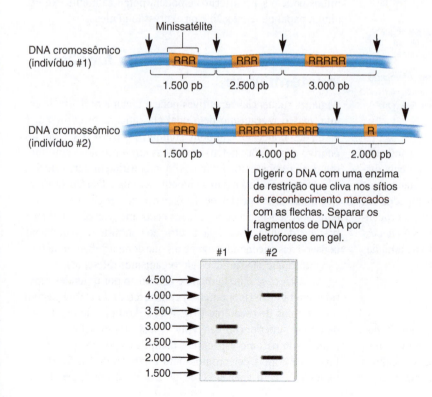

Figura 4-12. *Fingerprints* de DNA são produzidos pela digestão de cromossomos com uma enzima de restrição para gerar fragmentos que diferem em número de repetições em tandem, e, portanto, nas taxas de migração relativa dos fragmentos em uma eletroforese em gel. (Reproduzida, com permissão, de Brooker RJ: *Genetics: Analysis & Principles*, 3rd ed. New York: McGraw-Hill, 2008.)

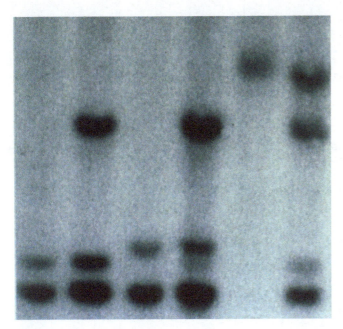

Figura 4-13. Uma radiografia mostrando fragmentos de DNA com diferentes velocidades de migração, interpretada na Figura 4-29.

troforese. Quando os fragmentos tiverem sido transferidos do gel de eletroforese para uma membrana de *nylon* por meio de um processo chamado **Southern blotting**, eles poderão ser visualizados por hibridização com uma sonda de **oligonucleotídeos** marcada radioativamente que é complementar a regiões do minissatélite. A autorradiografia resultante (Fig. 4-13) mostra a variação de tamanho dos fragmentos que irá ocorrer quando o posicionamento dos sítios-alvo da enzima de restrição forem diferentes entre um indivíduo e outro. Abordagens semelhantes utilizando etiquetas (*tags*) fluorescentes também são empregadas.

Os **microssatélites** se tornaram uma categoria ainda mais amplamente utilizada de sequências repetidas em tandem. Eles diferem dos minissatélites no tamanho da unidade repetida. Os microssatélites são longas repetições de 2 a 6 nucleotídeos (geralmente repetições de di-, tri- e tetranucleotídeos). Alterações no número de cópias dos microssatélites podem ter sérias consequências médicas. Em outros casos, os microssatélites servem como marcadores genéticos que podem segregar juntamente com (i. e., cossegregar com) uma condição de interesse e levar à sua localização molecular.

Elementos transponíveis

O estudo dos elementos transponíveis (ETs), às vezes chamados de "genes saltadores" foi iniciado por Barbara McClintock, que recebeu o Prêmio Nobel por seu trabalho em 1983. Eles são comuns na maioria dos organismos e se movem por uma variedade de mecanismos. Ao transportar-se de uma região cromossômica para outra, eles podem se inserir diretamente em um gene causando uma mutação ou doenças, incluindo cânceres. A maioria das inserções, no entanto, são feitas em regiões não codificantes e não afetam o desenvolvimento. No genoma humano, há várias centenas de famílias de elementos transponíveis diferentes que juntas respondem por cerca de 44% do genoma humano total. Mas a maioria dessas cópias é inativa. Apenas cerca de 0,05% dos mais de 4 milhões de ETs anotados no genoma humano ainda têm capacidade de transposição.

Os transposons realizam a transposição como cópias de DNA, enquanto os retrotransposons se dispersam após a transcrição reversa de uma molécula de RNA em DNA. Estes incluem **elementos nucleares intercalados curtos** (*short interspersed nuclear elements*), os chamados **SINEs**, que têm menos de 500 nucleotídeos de comprimento. Outro tipo de elemento transponível em mamíferos, incluindo seres humanos, são os **elementos nucleares intercalados longos** (*long interspersed nuclear elements*, **LINEs**), os quais possuem alguma homologia de sequência de DNA com os retrovírus e codificam enzimas usadas na transposição.

Os ETs humanos mais comuns são os retrotransposons *Alu* e LINE-1 (L1). A sequência *Alu* completa tem cerca de 200 nucleotídeos de comprimento, e a L1 tem de 1 a 5 kb. A *Alu* está presente em centenas de milhares de cópias parciais ou completas no genoma humano, e a L1 é encontrada em 20.000 a 40.000 cópias. Mas a maioria dos elementos *Alu* e L1 é truncada e, portanto, inativa. Existe variação genética funcionalmente importante nas cópias L1, mas a transposição de cópias ativas de L1 e o desenvolvimento de doenças raramente foram relatados. A transposição por *Alu* é dependente do mecanismo de transposição de L1. Exemplos de doenças humanas com envolvimento de elementos transponíveis incluem ocorrências de hemofilia A (inserção L1) e neurofibromatose tipo 1 (inserção *Alu*). A importância genética e biomédica dos elementos transponíveis será explorada com mais detalhe no Capítulo 12.

Empacotamento do cromossomo eucariótico no núcleo

Esta introdução a categorias de funções genéticas realça o fato de que há uma grande quantidade de DNA em cada célula. O mecanismo para o empacotamento desse DNA no núcleo é crítico para a manutenção de sua integridade e organização (Fig. 4-14). O empacotamento também influencia na expressão gênica. O elemento básico da estrutura cromossômica é o nucleossomo, uma unidade repetida composta por DNA dupla-fita enrolado em torno de histonas (Fig. 4-15). Isso compacta o DNA pela redução de seu comprimento em cerca de sete vezes.

O núcleo de proteínas do nucleossomo é composto por duas moléculas de cada uma das quatro diferentes histonas, H2A, H2B, H3 e H4. Elas possuem um grande número de aminoácidos lisina e arginina, tornando o núcleo de proteínas altamente básico. Isso ajuda na ligação aos grupos fosfato negativamente carregados do DNA. Um trecho curto de DNA conector (*linker*) une os nucleossomos consecutivos. Uma quinta histona, H1, liga-se ao DNA conector e pode ajudar a conectar os nucleossomos adjacentes durante o início da compactação cromossômica (Fig. 4-16), embora existam modelos concorrentes para a fibra de 30 nm resultante. Isso encurta o DNA em mais sete vezes, para um total de quase 50 vezes sobre o comprimento da molécula inicial do DNA.

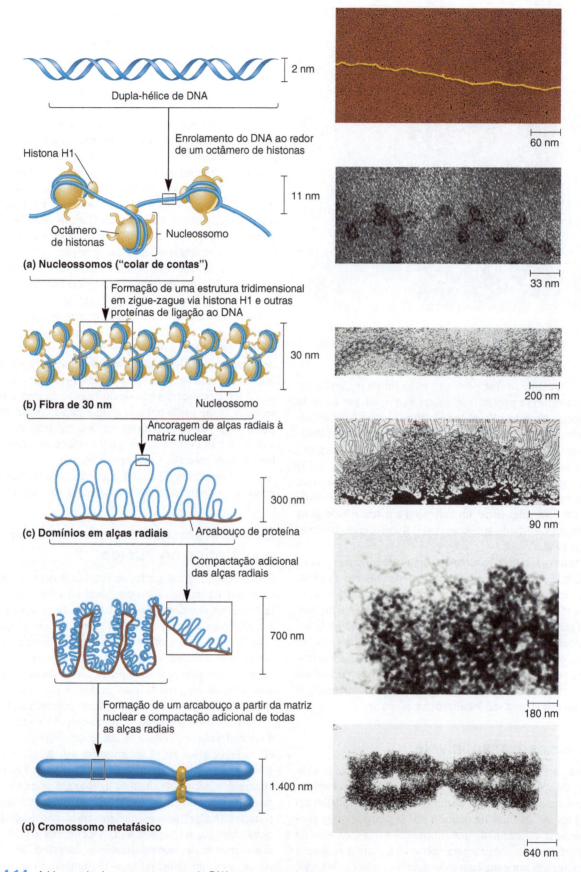

Figura 4-14. A hierarquia do empacotamento do DNA em um cromossomo. (Reproduzida, com permissão, de Brooker RJ: Genetics: *Analysis & Principles*, 3rd ed. New York: McGraw-Hill, 2008.)

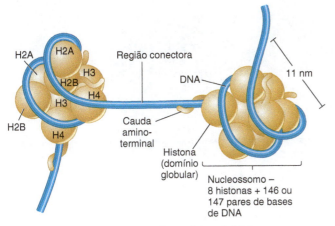

(a) Nucleossomos mostrando o núcleo de histonas

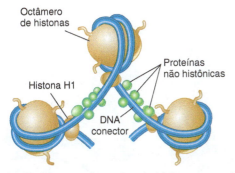

(b) Nucleossomos mostrando histonas conectoras e proteínas não histônicas

Figura 4-15. Os nucleossomos são compostos por DNA enrolado em torno de um núcleo de histonas positivamente carregado. (a) O núcleo de oito proteínas inclui duas histonas de cada H2A, H2B, H3 e H4. (b) A histona H1 e várias proteínas não histônicas se ligam ao DNA conector entre nucleossomos adjacentes. (Reproduzida, com permissão, de Brooker RJ: *Genetics: Analysis & Principles*, 3rd ed. New York: McGraw-Hill, 2008.)

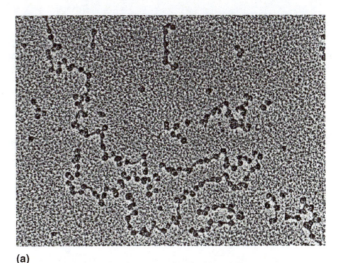

(a)

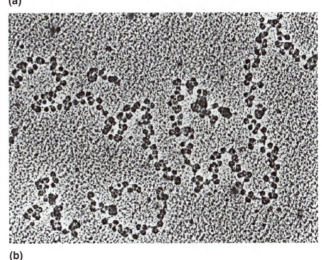

(b)

Figura 4-16. (a) Quando as histonas H1 estão ausentes, os nucleossomos parecem um colar de contas. (b) Histonas H1 podem unir nucleossomos adjacentes para gerar um nível de compactação de primeira ordem visto em fibras de 30 nanômetros (nm). (Reproduzida, com permissão, de Brooker RJ: *Genetics: Analysis & Principles*, 3rd ed. New York: McGraw-Hill, 2008.)

Além das histonas, há um grande componente proteico não histônico em um cromossomo. Proteínas não histônicas são altamente diversas. A maior classe é a de fatores de transcrição que regulam a expressão gênica. Outros exemplos são as proteínas não histônicas dos **cinetócoros** centroméricos que atuam na movimentação cromossomal durante a divisão celular e as proteínas estruturais da matriz nuclear e do arcabouço de suporte aos cromossomos condensados.

Em um terceiro nível de compactação, as fibras de 30 nm são hipoteticamente ligadas como alças radiais aos filamentos da rede dinâmica de proteínas que constitui a **matriz nuclear** (Fig. 4-17). Esses domínios em alça com cerca de 25.000 a 200.000 pb de tamanho são ancorados aos filamentos da matriz por outros tipos de proteínas não histônicas. Regiões de ligação à matriz (*matrix-attachment regions*, MARs) ou regiões de ligação ao arcabouço (*scaffold-attachment regions*, SARs) estão dispersas em todo o genoma. Isso resulta em mais um encurtamento cromossômico de 200 a 250 vezes, para um total de 10.000 vezes sobre o DNA nu.

A formação do arcabouço cromossômico a partir da matriz nuclear provoca uma compactação adicional dos domínios radiais em alça (Fig. 4-18). Ao final da prófase na divisão nuclear, todos os cromossomos estão altamente condensados, e a transcrição gênica está quase completamente parada, já que os fatores de transcrição não conseguem se ligar facilmente ao DNA. Cada cromossomo também possui seus próprios padrões de compactação regional, que podem ser vistos nos cromossomos em pró-metáfase pelo pré-tratamento com calor e posterior coloração de Giemsa (técnica de **bandeamento-G**; Fig. 4-19).

Cerca de 850 bandas G podem ser identificadas em um cariótipo humano, o que fornece aos citogeneticistas um bom grau de resolução estrutural. Dada sua íntima associação ao DNA, não é de surpreender que os nucleossomos possam influenciar a expressão gênica. O **remodelamento da cromatina** controlado por enzimas envolve o deslocamento parcial ou completo das histonas para permitir o acesso dos fatores de transcrição às regiões promotoras (Fig. 4-20). Exemplos médicos de remodelamento da cromatina e outras condições associadas com as várias categorias de complexidade de sequência são discutidos na Parte 2.

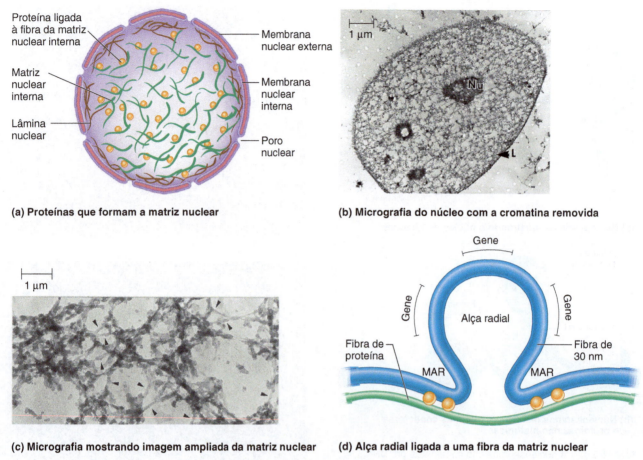

Figura 4-17. (a-d): A matriz nuclear. (a, d: Reproduzidas, com permissão, de Brooker RJ: Genetics: Analysis & Principles, 3rd ed. New York: McGraw-Hill, 2008. (b, c): Nickerson et al.: The nuclear matrix revealed by eluting chromatin from a cross-linked nucleus. PNAS 94: 446-4450. Figure 2ab. © 1997 National Academy of Sciences, USA.)

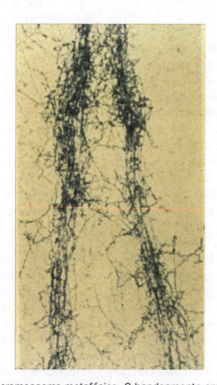

Figura 4-18. Esqueleto de proteína de um cromossomo metafásico. O bandeamento em nível de micrografia eletrônica é mostrado.

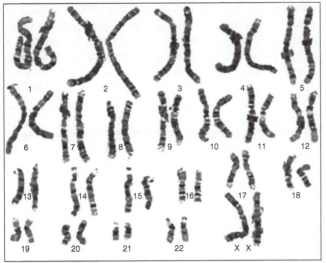 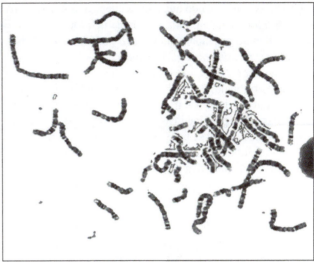

Figura 4-19. Os padrões individuais de densidade após o bandeamento-G possibilitam aos citogeneticistas identificar cromossomos individuais e alterações estruturais de larga escala. A imagem à esquerda mostra cromossomos arranjados em pares homólogos; a imagem à direita é a forma como eles aparecem na preparação original. (Reproduzida, com permissão, de Warren G. Sanger, PhD, University of Nebraska Medical Center, Omaha, Nebraska.)

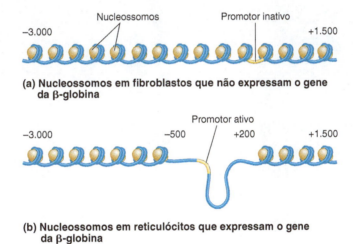

Figura 4-20. Remoção parcial ou completa de histonas durante o remodelamento da cromatina. (Reproduzida, com permissão, de Brooker RJ: Genetics: *Analysis & Principles*, 3rd ed. New York: McGraw-Hill, 2008.)

Parte 2: Genética médica

O conceito de que um gene exerce seus efeitos codificando uma proteína que possui uma função específica foi proposto formalmente pela primeira vez por Archibald Garrod em 1909, em seu estudo sobre o erro inato do metabolismo alcaptonúria. George Beadle e Edward Tatum ganharam o Prêmio Nobel em Fisiologia ou Medicina em 1958 por seu trabalho experimental de 1941 documentando a relação entre o gene e a proteína (enzima). Essa relação foi descrita como a hipótese de "um gene, uma proteína". Essa foi a primeira evidência de que uma alteração no DNA poderia resultar em uma característica hereditária. Por um breve momento, parecia que a genética fazia sentido.

Na natureza nada é tão simples assim, é claro. Descobertas ao longo das últimas décadas, como será discutido em detalhe ao longo deste livro, ampliaram o entendimento de como as alterações nos ácidos nucleicos levam a diferenças visíveis na fisiologia do indivíduo. Os mecanismos como influências epigenéticas, modificações proteicas pós-traducionais, processamento diferencial do DNA, interações gene-gene, interações gene-ambiente, regulação gênica (promotores/*enhancers*) e assim por diante, todos exercem um papel no funcionamento normal do organismo. Um tema comum em todo este livro é a correlação entre genótipo e fenótipo. Especificamente, por qual mecanismo as alterações do genoma produzem doenças humanas?

Na primeira seção deste capítulo, discutimos as várias maneiras diferentes em que os ácidos nucleicos na forma de DNA ou RNA são organizados e atuam no genoma. A relação é muito mais complexa do que uma sequência direta de DNA codificante traduzida em uma sequência de proteína única e precisa. O ponto principal aqui é que *a genética não diz respeito apenas à codificação de proteínas*.

Um melhor entendimento acerca do DNA, como ele é organizado e arranjado, o que ele faz, o que o influencia e o que interage com ele leva a um maior conhecimento das doenças. Muitas condições médicas simplesmente não podem ser compreendidas sem essa base de conhecimento. Para muitas condições, a influência de DNA nunca teria sido elucidada por uma dedução preditiva do genótipo a partir da observação do fenótipo. Ferramentas moleculares poderosas ajudaram a identificar a base genética de muitas condições nas quais os indícios fisiológicos não levam a respostas. Por exemplo, a fibrose cística (FC) é uma complexa condição médica caracterizada por doença pulmonar progressiva crônica e insuficiência pancreática (Fig. 4-21). A condição é ainda considerada um distúrbio letal, embora a expectativa de vida tenha aumentado drasticamente de 5 anos de idade, nos anos 1960, para quase 40 anos de idade atualmente. A fibrose cística é herdada como uma condição autossômica recessiva. É um dos distúrbios monogênicos mais comuns em seres humanos com uma

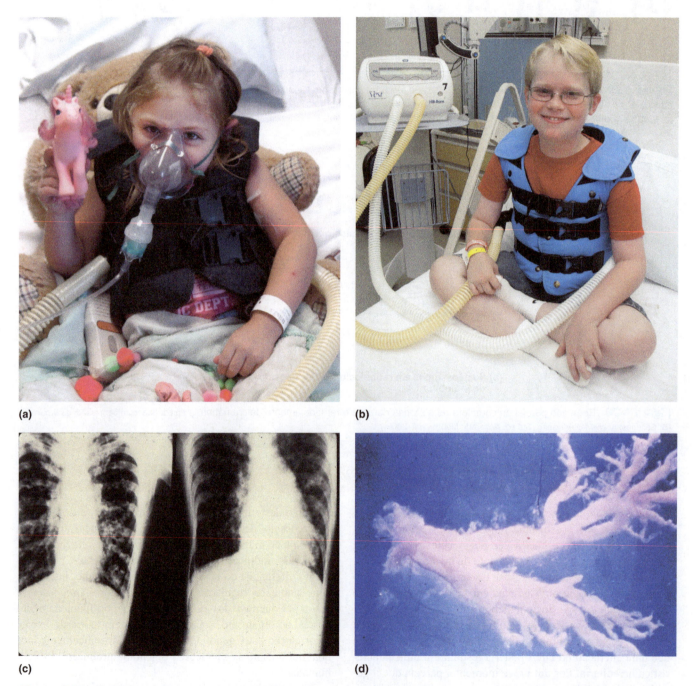

Figura 4-21. (a) Menina com fibrose cística necessitando terapia com oxigênio para doença pulmonar crônica. (b) Menino adolescente com fibrose cística recebendo terapia pulmonar agressiva. (c) Raios X do tórax mostrando doença pulmonar obstrutiva crônica em pacientes com fibrose cística. (d) Muco coletado de um brônquio removido na autópsia de um paciente com fibrose cística.

frequência estimada de 1 em 1.600 pessoas de descendência norte-europeia. Inicialmente, as pessoas observavam um gosto salgado ao beijar a testa de bebês com essa condição. Até hoje o "teste do suor", que mede os níveis de sódio e cloreto no suor, é o teste diagnóstico padrão-ouro para essa condição. Muitas das características da FC sugeriam algum tipo de problema com glândulas exócrinas.

A fisiopatologia da condição parecia indicar problemas com muco espesso nessas glândulas. Centenas, se não milhares, de estudos foram realizados para tentar identificar a causa da FC utilizando essas informações. Por fim, o gene da FC foi descoberto pela identificação ao acaso de uma ligação gênica da condição com uma enzima não relacionada, a paroxinase. O sequenciamento do gene e as predições de homologia de sequência identificaram que o gene codifica um transportador de cloreto transmembrana. Com esse conhecimento, a cascata fisiológica de:

1. transporte anormal de cloreto;
2. levando ao aumento do conteúdo de cloreto nas glândulas exócrinas;
3. o que resultava em muco espesso nas glândulas;
4. levando à obstrução das glândulas e funcionamento comprometido foi revelada como a "causa" da FC.

É muito pouco provável que esse mecanismo tivesse sido descoberto por abordagens não moleculares antes do advento destas tecnologias.

Outra parte crítica do conhecimento das variações da hipótese "um gene, um polipeptídeo" é que vários desses mecanismos alternativos possuem maior potencial para terapias genéticas do que simples alterações no código. No exemplo da fibrose cística, por exemplo, a terapia pode ser agora direcionada para a fonte primária do distúrbio – o transporte de cloreto comprometido através das membranas – em vez de expressões clínicas secundárias. Cada variação é única e tem suas próprias implicações para a saúde humana.

O Quadro 4-3 lista alguns exemplos de condições médicas humanas associadas com mutações em diferentes "tipos" de DNA. No texto a seguir, discutimos algumas delas em maior detalhe. Essa discussão não pretende ser uma lista completa de todas as condições desse tipo, nem fornece uma descrição detalhada de cada condição. Em vez disso, estamos revisando a amplitude das implicações médicas num contexto mais amplo.

Alterações na sequência de DNA codificante

É intuitivo que alterações (mutações) na sequência de DNA codificante possam resultar em doença. Um modo pelo qual isso pode ocorrer é se a mutação resultar na ausência de um produto proteico. O exemplo clássico seriam os defeitos enzimáticos vistos nos erros inatos do metabolismo (Capítulo 8). Mutações que levam a enzimas com mau funcionamento causarão problemas por falta de atividade enzimática normal. Alternativamente, alterações na sequência codificadora podem gerar um produto estruturalmente anormal que não é deficiente, mas que interfere em outras proteínas, como na anemia falciforme e em muitos dos distúrbios de tecido conectivo.

É importante observar que nem todas as alterações no DNA – mesmo na sequência codificadora – necessariamente levam a problemas. Devido à natureza "degenerada" do código genético, há uma certa "oscilação" na tradução de proteínas na qual a terceira posição de um códon é menos importante do que as duas primeiras na determinação do tRNA que se liga ao ribossomo. Assim, certas alterações nucleotídicas não irão causar alterações nos aminoácidos esperados naquelas posições. Além disso, mesmo que uma alteração de aminoáci-

Quadro 4-3 Condições médicas humanas associadas com mutações em diferentes tipos de DNA

Categoria	Tipos de distúrbio	Exemplo(s)
Função conhecida		
Sequências de cópia única		
Codificadoras de proteína	Deficiências enzimáticas Anormalidades de proteínas estruturais Alterações na região promotora/sítios de *splicing*	Fenilcetonúria Anemia falciforme β-talassemia
Não codificadoras de proteína	Alterações em miRNA	Miocardiopatia, leucemia
Sequências de múltiplas cópias		
Codificadora de proteína	Família da actina	Miopatia, surdez, distonia
Codificadora de RNA	tRNA rRNA	Charcot-Marie-Tooth Anemia de Blackfan-Diamond
Não codificadora	Telômeros	Disceratose congênita
Função desconhecida		
Sequências de cópia única	Pseudogenes	Doenças causadas por conversão gênica
Sequências de múltiplas cópias	Sequências repetidas de DNA centromérico Elementos transponíveis	Artrite reumatoide, lúpus sistêmico hemofilia
Repetições em tandem	Minissatélites Microssatélites	Epilepsia mioclônica Distúrbios neuromusculares, câncer colorretal hereditário não poliposo

do ocorra devido a uma mutação, pode ainda não haver uma variação fenotípica. Dependendo do local da proteína onde a alteração de aminoácido ocorrer e do que o aminoácido estiver fazendo naquela posição, uma substituição de aminoácido pode não causar nenhuma alteração significativa na função da proteína. Esses tipos de alterações silenciosas são chamados de **polimorfismos benignos**. Clinicamente, os polimorfismos benignos representam um desafio para testes de DNA. A identificação de uma alteração nucleotídica específica que não foi descrita anteriormente (um polimorfismo de "significado desconhecido") precisa ser cuidadosamente interpretada. A identificação de mutação em um gene que está associado a uma condição específica nem sempre é a causa daquela condição em um determinado paciente. Esses conceitos serão mais bem discutidos no Capítulo 7, sobre mutações, e nas discussões sobre patogênese no Capítulo 16.

Alterações fora da região codificadora do gene

Conforme descrito, os componentes de um determinado gene vão além da sequência codificadora propriamente dita. Portanto, olhar apenas as sequências codificadoras pode não identificar a causa de um distúrbio genético. Às vezes, as mutações podem estar nas regiões promotoras ou ativadoras (enhancers). Recentemente, descobertas também levaram ao conhecimento de que mutações em regiões não codificantes (íntrons) nem sempre são benignas. Alterações na sequência intrônica podem mudar sítios de *splicing* ou outros pontos de reconhecimento. A β-talassemia (Fig. 4-22) é um distúrbio da molécula da hemoglobina. A hemoglobina é uma proteína multimérica composta por quantidades iguais de duas proteínas, as cadeias α e β. O genoma humano possui seis genes (quatro cadeias α e duas cadeias β) codificando essas proteínas. As talassemias representam um grupo de condições relacionadas devido à falha na produção de uma das cadeias da hemoglobina. A apresentação clínica das talassemias pode variar desde um natimorto até uma pessoa com anemia branda assintomática. A β-talassemia ocorre com mutações que resultam em uma produção diminuída de β-globina estruturalmente normal. Muitas das mutações que levam à β-talassemia ocorrem na região promotora ou em sítios de *splicing*; assim, uma proteína estruturalmente normal é produzida em quantidades reduzidas.

Famílias de genes dispersos

As actinas são proteínas de citoesqueleto altamente conservadas. Elas exercem papel em várias funções celulares como migração, divisão, endocitose, contração e integridade estrutural. Entre diferentes espécies, foram observados quase 30 diferentes genes de actina. Em seres humanos, há três isoformas principais: a forma α, encontrada no músculo com diferente subtipo nos músculos liso e estriado; a forma β encontrada em todas as células; e a forma γ, também vista em todas as células. Essas isoformas representam uma "família" de proteínas estrutural e funcionalmente relacionadas. Os genes para as diferentes isoformas estão localizados em diferentes *loci* dispersos.

Resultados clínicos de vários genótipos de α-talassemia

Condição clínica	Genótipo	Número de genes α funcionais	Produção de cadeias α
Normal	HBZ HBA2 HBA1 — HBAHBA/HBAHBA	4	100%
Portador silencioso	HBAHBA/HBA—	3	75%
Heterozigoto para α-talassemia – anemia branda	HBA–/HBA– ou HBAHBA/– –	2	50%
Doença HbH (β₄) – anemia moderadamente grave	HBA–/– –	1	25%
Homozigoto para α-talassemia – letal	– –/– –	0	0%

Um paciente com β-talassemia produz apenas α-globina, não β-globina.

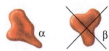

Quatro subunidades α se combinam para formar uma hemoglobina anormal.

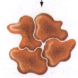

Moléculas de hemoglobina anormal se aglutinam, alterando a forma das hemácias. Células anormais carregam quantidades reduzidas de oxigênio.

Figura 4-22. A β-talassemia é um distúrbio da molécula da hemoglobina. (Reproduzida, com permissão, de Brooker RJ: *Genetics: Analysis & Principles*, 3rd ed. New York: McGraw-Hill, 2008.)

A melhor explicação para a existência dessas formas relacionadas é que uma proteína pode adquirir funções levemente diferentes devido a mutações em cópias duplicadas do gene. Como cada proteína de uma família possui uma função diferente, mutações em cada gene específico irão produzir diferentes formas clínicas. Por exemplo, a nomenclatura para os genes de actina é a designação ACT. Mutações em diferentes membros da família da actina produzem diferentes fenótipos dependendo do gene específico que foi alterado. Mutações em ACT A1, por exemplo, resultam em várias doenças musculares (miopatias). Alternativamente, alterações em ACT G1 produzem surdez não sindrômica, alterações em ACT C1 produzem miocardiopatias, e em ACT B, distonia juvenil. Portanto, é importante no diagnóstico genético que as isoformas sejam reconhecidas quando o teste for realizado.

Pseudogenes

Espalhadas por todo o genoma estão sequências de DNA que são muito semelhantes àquelas de genes funcionais conhecidos, mas elas mesmas não são funcionais. Essas sequências são chamadas de "**pseudogenes**". Os pseudogenes são considerados parentes distantes dos genes funcionais que perderam sua habilidade codificante ou que não expressam mais RNA. Eles são cópias duplicadas ou deficientes de um gene codificante original; possuem as seguintes características:

1. Homologia de sequência com um "gene pai" e;
2. Ausência de funcionalidade.

A contagem atual de pseudogenes humanos está em torno de 24.000 a 25.000. O papel mais importante dos pseudogenes na medicina é que estas sequências muito semelhantes podem criar confusão durante os testes genéticos.

As descrições iniciais de pseudogenes geralmente os consideravam como parte do "DNA lixo". Os pseudogenes quase podem ser considerados como o "apêndice" do genoma. Assim como a maioria das estruturas vestigiais, sua importância pode ser erroneamente desacreditada. Os pseudogenes podem efetivamente exercer um papel na regulação e na expressão gênicas. Eles podem, de fato, ter um papel na regulação de transcritos codificadores de proteínas. Também se acredita que alguns RNAs silenciadores (sRNA) possam ser derivados dos pseudogenes.

Repetições em tandem

Conforme introduzido na Parte 1, o termo repetições em tandem significa agrupamentos de nucleotídeos repetidos (lado a lado e orientados na mesma direção). Elas podem ser subcategorizadas como: satélites, minissatélites ou microssatélites, com base em seu tamanho geral e na extensão da unidade de repetição. O nome "satélite" vem de um padrão de densidade ótica visto na análise espectral onde o DNA com repetições em tandem aparece como bandas fora da banda principal (formada pela maioria do DNA "regular"; Fig. 4-23).

Satélites

O **DNA satélite** varia em tamanho de 100 kb até mais de 1 Mb. A maioria dos satélites humanos está localizada no centrômero.

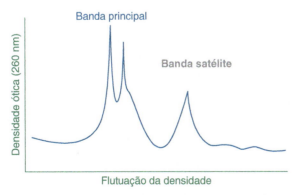

Figura 4-23. Bandeamento de densidade ótica do DNA nuclear mostrando bandas satélite correspondentes a sequências repetitivas.

O **centrômero** dos cromossomos humanos não possui uma sequência de DNA precisamente definida, mas na verdade é amplamente formado por grandes arranjos de DNA satélite. A unidade de repetição centromérica primária é chamada de α **satélite**. A unidade de repetição do α satélite possui 171 pb e a região repetida responde por cerca de 3 a 5% do conteúdo total de DNA. O DNA centromérico geralmente ocorre em um estado **heterocromático** e está associado com uma histona única, a CENP-A.

A deleção da porção centromérica de um cromossomo levará à perda da replicação e da migração desse cromossomo. Alguns cânceres foram associados a problemas de função centromérica. Além disso, várias doenças autoimunes foram associadas a anticorpos anticentroméricos como esclerose sistêmica, lúpus eritematoso sistêmico, artrite reumatoide e síndrome de Sjögren.

Minissatélites

Tipicamente, os **minissatélites** são regiões variáveis do genoma, consistindo de repetições ricas em guanina e citosina (GC) que vão de 10 a 100 pb. O tamanho total de um minissatélite varia entre 1 a 20 kb. A grande maioria (mais de 90%) dos minissatélites é encontrada nas regiões **subteloméricas** dos cromossomos. Alguns minissatélites apresentam uma taxa de mutação excepcionalmente alta, chegando a 20%. Esses minissatélites hipervariáveis representam, assim, os *loci* mais instáveis do genoma.

Um tipo de minissatélite é chamado de repetições em tandem de número variável (*variable number of tandem repeats*, VNTRs). Repetições individuais podem ser duplicadas ou deletadas do VNTR via recombinação ou erros de replicação. Isso leva a variantes que atuam como alelos herdáveis caracterizados pelo diferente número de repetições do DNA. Os VNTRs são extremamente úteis em vários cenários de diagnóstico de DNA como uma fonte natural de variação genômica prontamente identificável entre os indivíduos. Os VNTRs podem ser usados para gerar um *fingerprint* de "**DNA individual**". Aplicações comuns utilizando esses VNTRs no diagnóstico molecular incluem investigações forenses, teste de paternidade, identificação pessoal e rastreamento de migração populacional.

Alterações em minissatélites foram associadas a várias condições médicas humanas. Os minissatélites foram associados com sítios frágeis de cromossomos e estão próximos de inúmeros pontos de quebra de translocações recorrentes. Polimorfismos na região de VNTR de alguns genes foram associados a distúrbios neurocomportamentais. Os VNTRs do gene do transportador de 5-hidroxitriptamina/serotonina (5-HTT) foram associados a distúrbios de ansiedade, e a alterações no gene do transportador de dopamina 1 (DAT1) com distúrbio de hiperatividade e déficit de atenção. Expansões instáveis de 15 a 18 minissatélites na região promotora do gene da glicosiltransferase-6 (GT6) demonstraram causar epilepsia mioclônica autossômica recessiva.

Outro tipo de minissatélite é o telômero do cromossomo humano. Todos os cromossomos eucarióticos possuem sequências teloméricas repetidas que protegem suas extremidades contra danos e rearranjos. O tamanho de um telômero é de cerca de 15 kb em células germinativas. Ele é um pouco menor em células somáticas. O telômero humano contém a sequência GGGTTA repetida em tandem. O manuseio dos telômeros exerce papel específico no processo de envelhecimento com a remoção de sequências teloméricas funcionando como um "relógio" biológico dos ciclos celulares.

A disceratose congênita (DC) é um distúrbio multissistêmico caracterizado por uma tríade clássica de características que incluem distrofia das unhas, hiperpigmentação da pele e leucoplasia de mucosa (Fig. 4-24). Tipicamente, os pacientes também apresentam insuficiência da medula óssea, envelhecimento precoce, ataxia, hipoplasia do cerebelo e dificuldades de aprendizagem. Estudos citogenéticos em pacientes com disceratose congênita mostram encurtamento dos telômeros. Uma forma de DC é ligada ao X e está associada a um gene, a disceratose congênita 1 (DKC1). A proteína associada com este produto proteico é a discerina, um componente de partículas de ribonucleoproteína nucleolar pequenas (snoRNA). A discerina possui um papel importante no processamento de complexos teloméricos. A forma autossômica dominante de DC está associada a mutações no gene do componente de RNA da telomerase (TERC). O produto do TERC é um RNA que é um componente do telômero que atua como um molde. Assim, a principal patologia da DC parece estar relacionada com anormalidades no processamento dos telômeros.

Microssatélites

Os **microssatélites** representam o menor tamanho de repetições em tandem. Eles também podem ser chamados de repetições em tandem curtas (*short tandem repeats*, STRs). Em seres humanos, o tamanho da unidade repetida é de 2 a 6 pb, mais comumente repetições de di-, tri- ou tetranucleotídeos. Eles geralmente são agrupados em conjuntos de 10 a 100 repetições, gerando um tamanho total de cerca de 100 a 150 pb.

Os microssatélites possuem um papel importante nos distúrbios humanos. Os distúrbios de repetição de trinucleotídeos são um grupo de distúrbios neurogenéticos que compartilham uma fisiopatologia comum. A expansão anormal de microssatélites que ocorrem normalmente no genoma (repetições de trinucleotídeo) resulta em problemas neurológicos, tais como deficiência intelectual, ataxia e distúrbios de movimento (Quadro 4-4). Essas condições demonstram um conjunto de novos mecanismos na base de distúrbios genéticos. A maioria apresenta **antecipação** genética, isto é, uma piora da condição à medida que ela é transmitida através das gerações. (Para mais detalhes sobre distúrbios de repetições de trinucleotídeos, ver Capítulo 12 e a seção de correlação clínica a seguir neste capítulo.)

A síndrome de Lynch, também conhecida como câncer colorretal hereditário não poliposo (*hereditary non-polyposis colorectal cancer*, HNPCC), é uma síndrome de câncer hereditário associada a câncer de cólon e de outros órgãos abdominais/pélvicos (Fig. 4-25). O HNPCC é geneticamente heterogêneo, sendo conhecidos cinco genes capazes de causar a condição. Todos esses cinco genes são **genes de reparo de malpareamento** – genes envolvidos na identificação e na correção de erros na replicação do DNA. Testes genéticos para mutações nesses genes de reparo de malpareameto do DNA (*DNA mismatch repair*, MMR) são trabalhosos e caros. Como um pré-rastreamento, é possível quantificar o grau de instabilidade de microssatélite (*microsatellite instability*, MSI) em amostras de tumor de cólon. Se uma instabilidade de microssatélite aumentada for detectada em um tumor, haverá um risco significativamente maior de que o paciente possua uma anormalidade de reparo de malpareamento associado ao câncer. Esse grupo de pacientes selecionados é então "marcado" para estudos posteriores, tais como o sequenciamento dos genes de MMR. Uma estratégia combinada de coloração imuno-histoquímica e rastreamento de instabilidade de microssatélite (MSI) é a abordagem atualmente recomendada como primeiro passo para a avaliação de uma possível síndrome de Lynch em uma família.

Elementos transponíveis

Os elementos transponíveis são segmentos móveis de DNA que ocorrem em todas as células eucarióticas. Eles estão distribuídos de maneira não aleatória por todo o genoma. Potencialmente, de um terço à metade do genoma inteiro é composto por sequências repetitivas que são cópias degeneradas de elementos transponíveis. Por sua natureza migratória, esses segmentos de DNA podem afetar uma "mutagênese insercional". Em outras palavras, eles podem produzir mutações pela perturbação de um gene ou por exercer efeitos sobre o seu promotor ou ativador. No escopo da genética de populações, esta é provavelmente a principal fonte de geração de variabilidade genética.

A hemofilia A é um distúrbio de coagulação devido a uma deficiência de uma proteína (fator VIII) da cascata de coagulação. A deficiência de fator VIII resulta em problemas na coagulação efetiva do sangue. O gene para o fator VIII está no cromossomo X, e, portanto, a condição afeta tipicamente os homens. Homens com essa condição apresentam problemas, geralmente graves, com excesso de sangramento e hematomas. Ao olharmos para a ocorrência espontânea de hemofilia A, é encontrada uma taxa de mutação espontânea três vezes maior do que a esperada quando comparada a outras sequências codificadoras. Esta taxa de mutação aumentada que resulta em hemofilia parece estar relacionada à inserção de um L1 (LINE) truncado no gene. Outras condições associadas a uma maior taxa de mutação parecem estar relacionadas a elementos transponíveis incluindo neurofibromatose e câncer de mama/ovário devido a mutações no gene BRCA2. Isso é mais discutido no Capítulo 12 (Herança Atípica).

Outras alterações no RNA

RNA de transferência (tRNA)

A principal função do tRNA é seu papel no transporte de aminoácidos para o complexo traducional (RNA para proteína). "Mutações" no tRNA produzem problemas com a síntese e o acoplamento do tRNA. Condições clínicas que foram relatadas com anormalidades de tRNA incluem a doença de Charcot-Marie-Tooth e outras neuropatias periféricas, doença de Alzheimer, doença de Parkinson e aterosclerose.

RNA ribossomal (rRNA)

As alterações no rRNA resultam em defeitos na biogênese de ribossomos. Em geral, distúrbios clínicos associados com rRNA

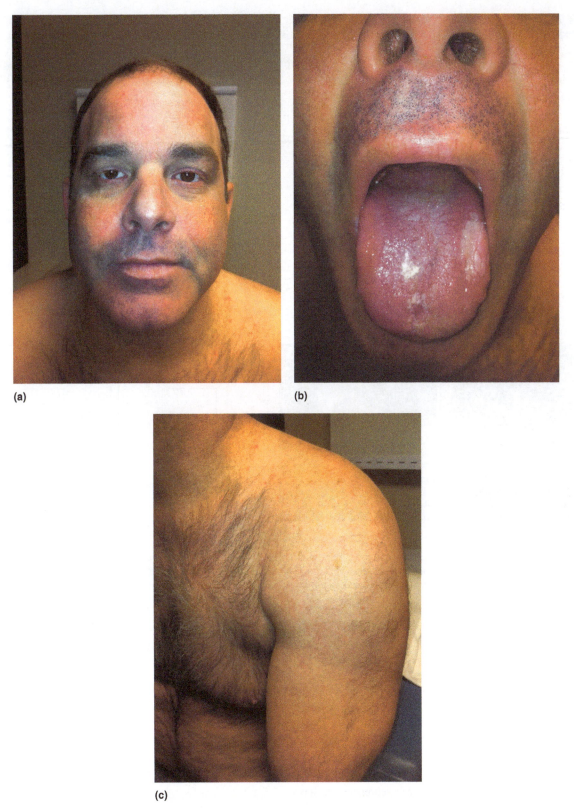

Figura 4-24. Homem adulto com disceratose congênita. Essa é uma doença multissistêmica rara causada por manutenção defeituosa dos telômeros. Características clínicas incluem pigmentação 'reticular' anormal da pele, alterações ectodérmicas (unhas frágeis, cabelos escassos e má dentição), osteoporose, lesões pré-malignas da mucosa oral, ausência de impressões digitais, dutos lacrimais ausentes, hiperqueratose das palmas, anemia e imunodeficiência. Uma 'endorreduplicação' é encontrada em estudos de cromossomos.

Quadro 4-4 Características clínicas e moleculares de distúrbios de repetições de trinucleotídeos selecionados

Distúrbio	Sintomas clínicos	Trinucleotídeo repetido	Tamanho da repetição Normal	Tamanho da repetição Doença	Localização da repetição
Síndrome do X frágil	Deficiência intelectual ligada ao X	CGG	29-30	>200	Região 5' não traduzida
Distrofia miotônica	Miotonia, cataratas	CTG	5-30	200-1.000	Região 3' não traduzida
Doença de Huntington	Movimentos involuntários Neurodegeneração progressiva	CAG	11-34	39-120	Fase aberta de leitura (éxons)
Doença de Kennedy	Insensibilidade androgênica Atrofia espinal/bulbo-muscular	CAG	11-34	40-62	Fase aberta de leitura (éxons)
Ataxia espinocerebelar tipo 1	Atrofia progressiva do cerebelo Ataxia	CAG	19-36	43-81	Fase aberta de leitura (éxons)
Ataxia de Friedreich	Ataxia, diabetes	GAA	5-33	66-1.700	Dentro

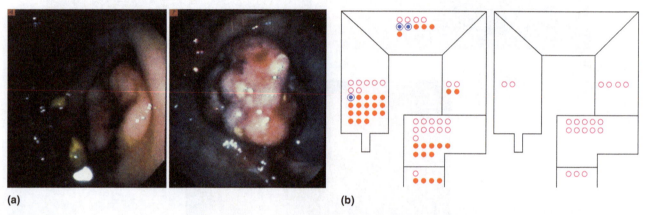

Figura 4-25. Síndrome de Lynch ou câncer colorretal hereditário não poliposo (HNPCC). (a) Imagens endoscópicas de câncer colorretal na síndrome de Lynch. (b) Diagrama mostrando a predominância de tumores do cólon na síndrome de Lynch do lado direito da figura (quando comparado à predominância de tumores em casos esporádicos, do lado esquerdo).

anormal apresentam problemas com a produção de hemácias. A síndrome de Blackfan Diamond é uma síndrome de múltiplas anomalias associada com polegares anormais, baixa estatura e uma anemia congênita. Mais de 25% dos pacientes com síndrome de Blackfan Diamond apresentam mutações na proteína ribossomal S19. Anormalidades de rRNA também foram observadas na anemia macrocítica e predisposição à leucemia.

MicroRNAs (miRNAs)

Existem mais de 500 miRNAs descritos em mamíferos. A principal característica dos miRNAs é o fenômeno de haste alça. Eles exercem a função de "ajuste fino" da expressão gênica. Anormalidades em miRNA estão implicadas em câncer, especialmente leucemia. Outras anormalidades de miRNA incluem problemas cardíacos (cardiogênese, resposta de crescimento hipertrófico e condutância cardíaca anormal). Alterações neurológicas também foram observadas em miRNAs, incluindo um papel na patogênese da esquizofrenia e doença de Alzheimer.

Parte 3: Correlação clínica

Déficits cognitivos significativos (deficiência intelectual) ocorrem em 3 a 4% da população norte-americana. A grande maioria da deficiência intelectual pode ser atribuída a fatores genéticos. Na população, a deficiência intelectual ocorre com uma frequência cerca de quatro vezes maior em homens do que em mulheres. Sabe-se já há muito tempo que essa

Correlação clínica 97

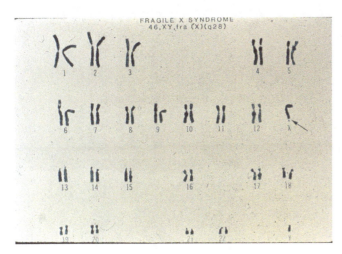

Figura 4-26. Cariótipo da síndrome do X frágil. Observe o sítio "frágil" indicado pela seta.

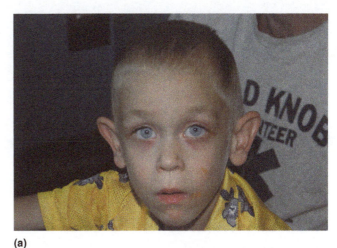
(a)

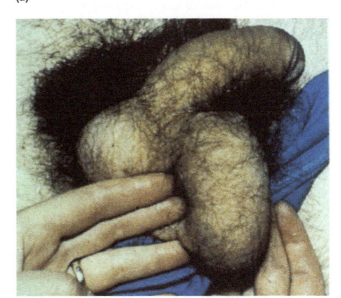
(b)

Figura 4-27. Muitos homens com a síndrome do X frágil apresentam: (a) características faciais comuns e (b) outros traços como macro-orquidismo.

predominância masculina pode ser atribuída a mutações em genes ligados ao X. De fato, o primeiro relato de deficiência intelectual ligada ao X em uma família foi publicado em 1943. Antes que os testes moleculares estivessem prontamente disponíveis, tudo o que o médico podia determinar era que a deficiência intelectual estava aparecendo na família com um padrão ligada ao X (ver Capítulo 6). Em 1969 um laboratório dirigido pelo médico Herb Lubs que estudava deficiência intelectual ligada ao X descobriu um marcador molecular designado como um "sítio frágil" no cromossomo X (Fig. 4-26). Esse marcador era observado apenas sob condições específicas de cultivo celular, tal como um meio deficiente em ácido fólico. Utilizando esse marcador, foi possível identificar um conjunto de famílias com deficiência intelectual ligada ao X. Assim, o fenótipo clínico da síndrome do X frágil foi definido. Observou-se que homens com a síndrome do X frágil apresentavam déficits cognitivos e alterações craniofaciais brandas (macrocefalia na infância inicial, mandíbula proeminente, ponte nasal ampla, orelhas grandes/protuberantes, íris azul-claras e dobra epicântica). Outras características incluíam testículos grandes (macro-orquidismo) após a puberdade, articulações frouxas, outras alterações esqueléticas e problemas neurocomportamentais/neuropsiquiátricos (Fig. 4-27).

Exames posteriores de famílias afetadas pela síndrome do X frágil começaram a identificar um padrão de herança mais complexo. Mulheres afetadas geralmente possuíam um fenótipo parcial. Muitas apresentavam um menor grau de comprometimento cognitivo e também um padrão de alterações neurocomportamentais. Algumas apresentavam falência ovariana precoce. Além disso, observou-se antecipação genética (uma piora da condição à medida que era transmitida através das gerações) em uma revisão das genealogias. Esse padrão de herança ligada ao X semidominante com antecipação genética foi descrito pela médica Beth Sherman como o que ficou conhecido posteriormente como "o paradoxo de Sherman" (Fig. 4-28). Finalmente, fez-se uma empolgante descoberta que revelou o mecanismo desse padrão de herança incomum. Descobriu-se que a síndrome do X frágil era causada por uma expansão de trinucleotídeos repetidos (expansão de uma região de microssatélite) de um gene por fim designado como FMR1 na posição Xq28 do cromossomo X. No caso da síndrome do X frágil, a repetição específica é um trio de nucleotídeos CGG. A região repetida está na região 5' não traduzida do gene FMR1. O tamanho típico da repetição na população em geral é de 29 ou 30 cópias em tandem. Após um evento inicial (mutação), o tamanho da repetição começa a expandir à medida que progride através das gerações. Na síndrome do X frágil, a expansão ocorre apenas se o alelo for transmitido pela mãe. A expansão das repetições pode se estender por muitas gerações. Em última análise, quando o tamanho da expansão excede as 200 repetições, a transcrição do gene FMR1 é desligada, o produto proteico desse gene não é gerado e o indivíduo afetado demonstra síndrome do X frágil clínica (Fig. 4-29). Porém, a herança da síndrome do X frágil é ainda mais complexa. Ao longo dos últimos anos, conhecimentos adicionais impressionantes sobre a patogênese dessa condição foram relatados. Para mais informações, ver Capítulo 12, Herança Atípica.

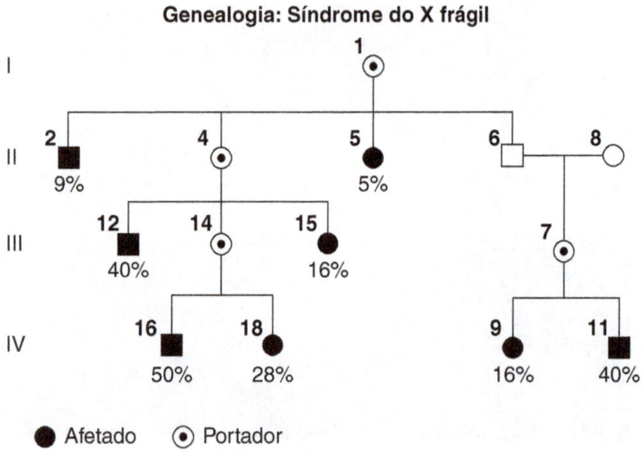

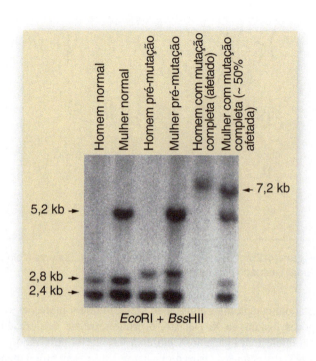

Figura 4-28. Uma amostra de genealogia mostrando herança semidominante com antecipação genética. Esse padrão ilustra o paradoxo de Sherman na expressão do X frágil. As porcentagens indicam a proporção de pessoas afetadas.

Figura 4-29. *Southern blot* mostrando diferentes tamanhos de repetições de trinucleotídeos no X frágil.

■ Questões práticas

1. A hipótese de "um gene, uma enzima" conforme proposta por Beadle e Tatum
   A. Resistiu ao teste do tempo e continua sendo um sólido modelo de trabalho.
   B. Provou estar completamente errada.
   C. Mostrou ser uma representação excessivamente simples.
   D. É verdadeira para plantas, mas não para seres humanos.
   E. Aplica-se à maioria das doenças humanas.

2. Os genes são expressos
   A. Quase que exclusivamente por meio da codificação de proteínas.
   B. Geralmente em isolamento, e não pela interação com outros genes.
   C. Por uma variedade de mecanismos diferentes – alguns dos quais não implicam em codificação de proteína.
   D. Apenas no núcleo.
   E. Apenas devido à informação na sequência codificadora.

3. O DNA satélite
   A. É composto por repetições de sequências de nucleotídeos em tandem.
   B. Exclui o centrômero.
   C. São fenômenos genéticos interessantes, mas apresentam pouco significado clínico.
   D. São subclassificados como macro- e megassatélites.
   E. É tipicamente bastante homogêneo.

4. A síndrome do X frágil
   A. É causada por uma alteração em um gene do cromossomo 17.
   B. Apresenta herança recessiva.
   C. É causada por uma expansão de repetição de trinucleotídeo.
   D. É causada por deficiência de ácido fólico.
   E. Afeta exclusivamente os homens.

Capítulo 5

Citogenética clínica

> RESUMO DO CAPÍTULO
>
> Os primeiros quatro capítulos forneceram uma ampla visão acerca da maneira pela qual os genes determinam um fenótipo por meio de vias bioquímicas interligadas e interações celulares. Neste capítulo, iremos focar em como a informação genética empacotada nos cromossomos é duplicada e distribuída durante a divisão celular (Fig. 5-1). No Capítulo 6, então, exploraremos como o comportamento cromossômico durante a formação e a fusão dos gametas determina os resultados genéticos previsíveis de um cruzamento.
>
> O processo de divisão nuclear é muito preciso. Ainda assim, erros ocorrem e podem levar a alterações cromossômicas numéricas e estruturais com consequências geralmente graves e até mesmo fatais. Não é fácil estudar o controle genético da divisão nuclear além de um nível descritivo. Isso ocorre porque algumas das ferramentas disponíveis mais poderosas para um pesquisador geneticista são as análises de mutações. Ao observar como uma mutação altera um processo, pode-se deduzir o papel do gene normal. Porém, é difícil isolar as mutações dos eventos moleculares e bioquímicos que governam a **mitose**, a duplicação completa do genoma de uma célula para gerar duas células idênticas, e a **meiose**, a divisão de redução encontrada no tecido formador de óvulos e espermatozoides. A fim de coletar e analisar os papéis das mutações em um determinado traço, é preciso poder reproduzi-las e manipulá-las. Mas as mutações que previnem a divisão nuclear naturalmente bloqueiam essa abordagem, forçando os pesquisadores a encontrar novas maneiras para explorar o controle molecular da transmissão genética. A maioria das aplicações médicas, no entanto, depende simplesmente do entendimento acerca da lógica inerente à mitose e à meiose e das consequências dos erros ou outras complicações que as afetam. Esse será nosso foco neste capítulo.
>
> Além dos erros na divisão nuclear que levam a alterações cromossômicas numéricas, vários agentes como a radiação podem alterar a estrutura do cromossomo. Alterações em estrutura afetam um bloco de genes e influenciam vários processos bioquímicos que, de outra forma, seriam independentes. Elas também podem causar interações físicas complicadas entre os cromossomos com consequências secundárias sérias. Neste capítulo, discutiremos primeiro os processos normais de distribuição cromossômica na mitose e na meiose, e então exploraremos os tipos de erros que afetam a estrutura e o número cromossômicos. Existem vários exemplos médicos importantes de cada um deles.

Parte 1: Conhecimento e integração de sistemas

Visão geral da divisão nuclear como um sistema de distribuição de informação

Algumas das terminologias básicas usadas para descrever o genoma foram introduzidas nos dois primeiros capítulos. Sabemos, por exemplo, que o núcleo de uma célula diploide (2n) possui duas cópias de cada gene. As sutilezas dessa afirmação foram discutidas no Capítulo 4, mas não afetam nosso entendimento acerca da divisão nuclear. Cada gene está localizado em alguma região de uma das numerosas fitas de DNA que visualizamos ao microscópio como cromossomos. Cada cromossomo é, portanto, uma unidade separada de transmissão de informação, uma cópia de um **grupo de ligação**. Ele pode conter centenas ou até mesmo vários milhares de genes ligados em um arranjo linear na mesma fita de DNA. Existem tantos grupos de ligação diferentes em uma espécie quanto tipos geneticamente diferentes de cromossomo, ignorando-se as pequenas diferenças que distinguem as formas alélicas de um mesmo gene. Um indivíduo diploide possui duas cópias de cada grupo de ligação, isto é, um par de **cromossomos ho-**

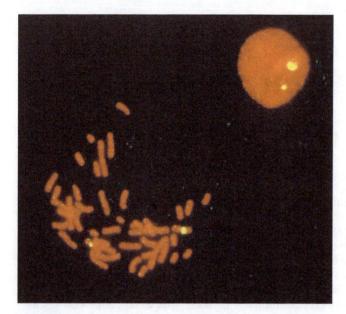

Figura 5-1. Uma preparação de cromossomos (não classificados) com sondas fluorescentes para o cromossomo 14. Uma célula em repouso aparece ao lado também mostrando as sondas para o cromossomo 14. (Reproduzida, com permissão, de Brooker RJ: *Genetics: Analysis & Principles*, 3rd ed. New York: McGraw-Hill, 2008.)

mólogos. O objetivo da mitose é duplicar cada cromossomo e transmitir uma cópia de cada um deles para cada um dos dois novos núcleos das células-filhas diploides.

O objetivo da meiose, por outro lado, é mais complexo e de certa forma mais importante. A meiose é a divisão de redução envolvendo dois ciclos. Em vez de transmitir uma cópia de cada cromossomo, a meiose resulta em passar uma cópia de cada *tipo* de cromossomo, isto é, uma cópia de cada grupo de ligação, para o núcleo de cada óvulo ou espermatozoide haploide (1n). A composição nuclear diploide (2n) é regenerada na fertilização, com uma cópia de cada grupo de ligação vindo de cada um dos genitores.

Embora o câncer, o mosaicismo somático e outras consequências envolvendo mudanças em nível cromossomal possam ser significativas, erros na mitose geralmente terão consequências menores, se é que terão alguma consequência. A presença de uma célula anormal é difícil de ser detectada entre tantas células normais no organismo. Sua anormalidade e morte passam despercebidas. Mas um erro na meiose é muito mais sério, já que irá afetar o genoma inicial do zigoto produzido na fertilização. Estimativas de que uma fertilização humana resultará em aborto espontâneo, morte perinatal ou consequências graves de desenvolvimento são de 8% a 25% (com a maioria tendendo para a extremidade maior dessa faixa) devido a alterações cromossômicas numéricas por conta de erros na meiose ou na fertilização. Após discutir os eventos normais da divisão nuclear, iremos explorar algumas das consequências dos erros na meiose.

O ciclo celular em eucariotos

Considerando mitose ou meiose, as fases do ciclo celular podem ser subdivididas em duas partes, **interfase** e os estágios da divisão nuclear (Fig. 5-2a, que mostra os eventos para mitose). A interfase é, às vezes, chamada de "fase de repouso", mas esse é um termo impróprio. Esta pode ser uma fase de repouso no sentido de que ocorre entre etapas de divisão nuclear ativa. Mas, funcionalmente, é o período mais ativo.

Durante a fase G_1 da interfase, genes ativos estão sendo transcritos e estão controlando a vida bioquímica da célula. Para estarem acessíveis às enzimas de transcrição, os cromossomos estão em vários graus de espiralação. É por isso que uma preparação interfásica microscópica corada parece simplesmente como uma organela escura com pouca estrutura interna além de um ou mais **nucléolos**. Nesse estágio, cada cromossomo é uma molécula dupla-hélice de DNA única complexada com proteínas nucleossomais. Em G_1 a célula tipicamente cresce pela duplicação dos conteúdos celulares, exceto pelo material nuclear. Então, em resposta a um sinal, como idade celular, chegada a um tamanho celular crítico ou recebimento de um gatilho molecular como um fator de crescimento, um **ponto de restrição** é alcançado. A célula se compromete a fazer uma transição para a fase S, ou fase de síntese. Um exemplo de ativação desse ponto de verificação (*checkpoint*) $G_1 – S$ por um fator de crescimento é mostrado na Figura 5-2b.

O progresso por meio dos pontos de verificação da G_1 (ou $G_1 – S$) e da posterior G_2 (ou $G_1 – M$) é regulado pela formação de complexos de ciclinas específicas e quinases dependentes de ciclinas (CDKs). As CDKs regulam a atividade de outras proteínas fosforilando-as e, assim, ativando-as ou inativando-as, dependendo da função da proteína-alvo. As ciclinas específicas determinam quais proteínas-alvo são afetadas. No ponto de verificação $G_1 – S$, o complexo ciclina-CDK ativa proteínas necessárias para a replicação do DNA. No ponto de verificação posterior de $G_2 – M$, um complexo ciclina-CDK diferente ativa proteínas responsáveis pela condensação e outras mudanças cromossomais. Se forem detectados danos como quebras no DNA, uma proteína de ponto de verificação como a p53 inibe a formação de um complexo ciclina-CDK ativo.

Em algumas linhagens celulares, um ponto de restrição da divisão é atrasado ou sofre parada. Um núcleo pode estar temporariamente inativo (Fig. 5-3), de forma que não está se preparando para um novo ciclo de divisão celular, ou pode estar terminalmente diferenciado e nunca mais se dividirá. Tal célula é descrita como estando em fase G_0.

Na fase S (de síntese), ocorre a replicação do DNA. Para realizar essa tarefa complexa, os cromossomos logicamente precisam permanecer desespiralados ou descondensados. Mas se pudéssemos visualizá-los ao microscópio, veríamos que os dois moldes de fita simples da molécula de DNA parental em replicação separam-se, e um par de novas fitas complementares é construído como descrito no Capítulo 2. As duas fitas permanecem conectadas pelo centrômero, então quando se condensam durante a divisão nuclear, conseguimos ver as duas cópias pela primeira vez (Fig. 5-4) como **cromátides-irmãs**. Daqui até a metade da divisão nuclear, cada cromossomo possui o dobro da quantidade de DNA habitual.

O ciclo celular em eucariotos   **101**

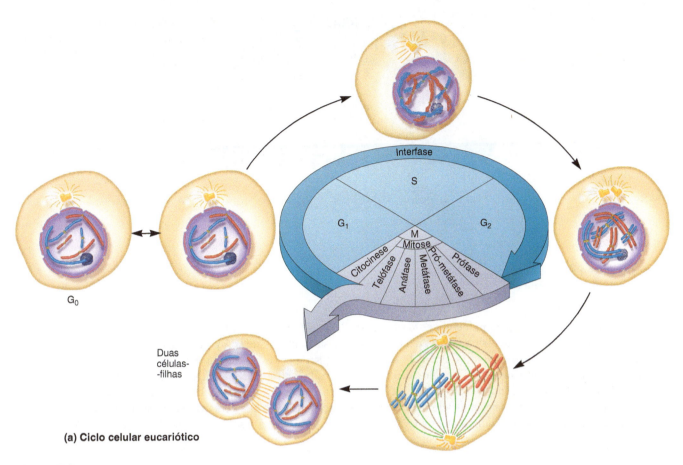

(a) **Ciclo celular eucariótico**

Figura 5-2a. O ciclo de crescimento-duplicação da mitose. (Reproduzida, com permissão, de Brooker RJ: *Genetics: Analysis & Principles*, 3rd ed. New York: McGraw-Hill, 2008.)

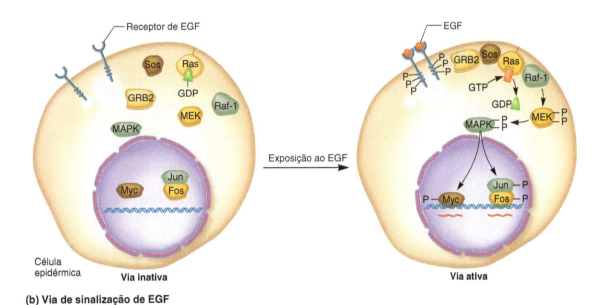

(b) **Via de sinalização de EGF**

Figura 5-2b. Ativação da divisão celular pelo fator de crescimento epidérmico (*epidermal growth factor*, EGF). O EGF se liga a um par de receptores de EGF e causa sua transformação em um dímero ativo que se torna fosforilado. Isso atrai a GRB2 e outras proteínas intracelularmente, ativando por fim a proteína Ras pela formação do complexo Ras/GTP (guanosina trifosfato). Esse complexo ativa a proteína quinase Raf-1 que fosforila MEK, a qual por sua vez fosforila MAPK. Então, essa MAPK ativa fatores de transcrição que iniciam a divisão celular. (Reproduzida, com permissão, de Brooker RJ: *Genetics: Analysis & Principles*, 3rd ed. New York: McGraw-Hill, 2008.)

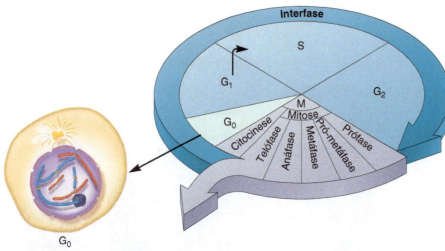

Figura 5-3. A fase G_0 representa uma célula que não está mais em divisão, como é o caso de uma linhagem celular terminalmente diferenciada. (Reproduzida, com permissão, de Brooker RJ: Genetics: *Analysis & Principles*, 3rd ed. New York: McGraw-Hill, 2008.)

Temporariamente parada ou terminalmente diferenciada

A terminologia relacionada ao número e ao conteúdo de DNA dos cromossomos durante essa transição pode ser confusa, mas é simplificada se mantivermos uma definição-chave em mente. O termo "cromossomo" significa literalmente "corpo colorido". Independentemente do número de braços que ele carrega, tudo que está conectado pelo mesmo centrômero é uma unidade e, portanto, um cromossomo. Para contar os cromossomos, deve-se simplesmente contar o número de centrômeros. O número cromossômico não se altera entre o início e o fim da interfase. O que muda é a quantidade de DNA no núcleo. O **valor de C** é a quantidade de DNA em um núcleo haploide (1n). A célula diploide em G_1, portanto, possui conteúdo de DNA igual a 2C. Durante a fase S, este dobra para 4C. A divisão nuclear o reduz novamente para 2C em cada uma das células-filhas no fim da mitose ou para 1C em cada um dos quatro núcleos que resultam da divisão de redução meiótica que gera óvulos ou espermatozoides haploides.

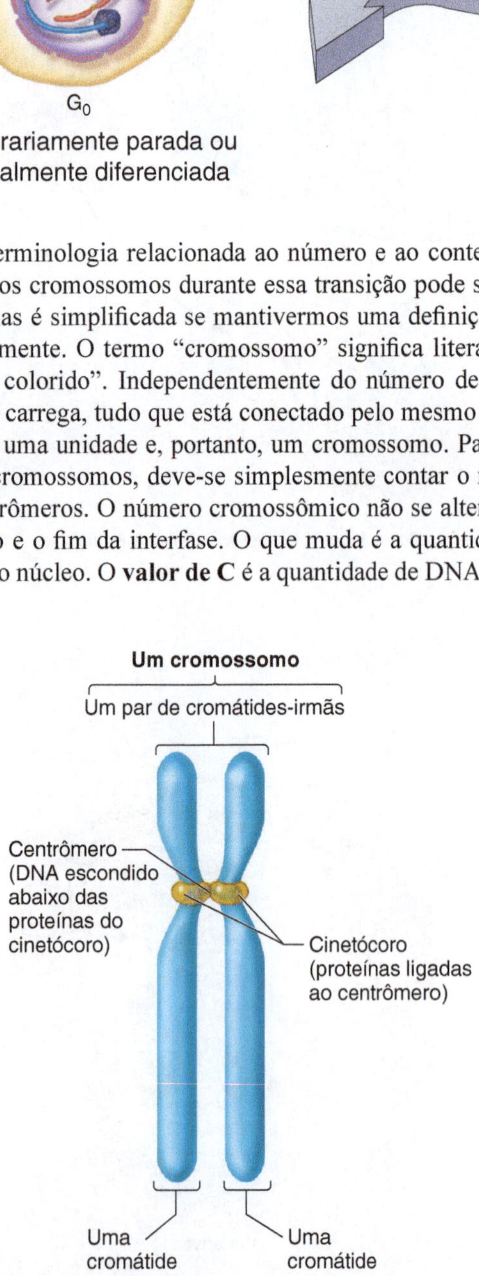

Durante a fase G_2, a célula faz as preparações finais para dividir o núcleo e o citoplasma. Um evento-chave que continua de S para G_2 é a correção de erro no reparo do DNA. O ponto de verificação entre G_2 e mitose ou meiose (M) não é ultrapassado até que as atividades de reparo tenham sido finalizadas. O tempo dos subestágios da interfase será diferente entre as espécies e em função de quão ativamente o tecido está se dividindo, com o período da interfase antes de S sendo o mais variável. Uma estimativa para fibroblastos murinos em divisão é de 9,1 horas para G_1, 9,9 horas para S, 2,2 horas para G_2, e 0,7 hora para mitose (M).

Mitose: divisão das células somáticas

Os estágios da mitose (Fig. 5-5) são definidos para a conveniência de falar sobre os detalhes do processo. Tenha em mente, no entanto, que este na verdade é um processo contínuo. No início, o DNA e as proteínas cromossomais já foram duplicados na interfase, e as duas cromátides-irmãs de cada cromossomo duplicado ainda estão ligadas ao centrômero (Fig. 5-4). Uma organela celular adicional também passa a atuar. O **centrossomo**, contendo um par de **centríolos**, está localizado no citoplasma próximo ao núcleo. Eles produzem o arranjo de microtúbulos que movem os cromossomos durante a divisão nuclear.

A **prófase** é uma fase preparatória (*pro* = antes). Os cromossomos espiralam ou condensam em estruturas compactas que podem se mover facilmente dentro de uma célula e isso pode começar a ser observado microscopicamente. A membrana nuclear se rompe, e os centrossomos se dividem e começam a se mover para polos opostos da célula. À medida que se separam, geram um arranjo de microtúbulos chamado de **fuso**, que é composto por tubulina.

Figura 5-4. Cromossomos se tornam altamente espiralados, ou compactados, durante o início da divisão nuclear (metáfase) e mostram claramente a posição de ligação das cópias ao centrômero ou a separação das cromátides-irmãs. (Reproduzida, com permissão, de Brooker RJ: Genetics: *Analysis & Principles*, 3rd ed. New York: McGraw-Hill, 2008.)

Mitose: divisão das células somáticas 103

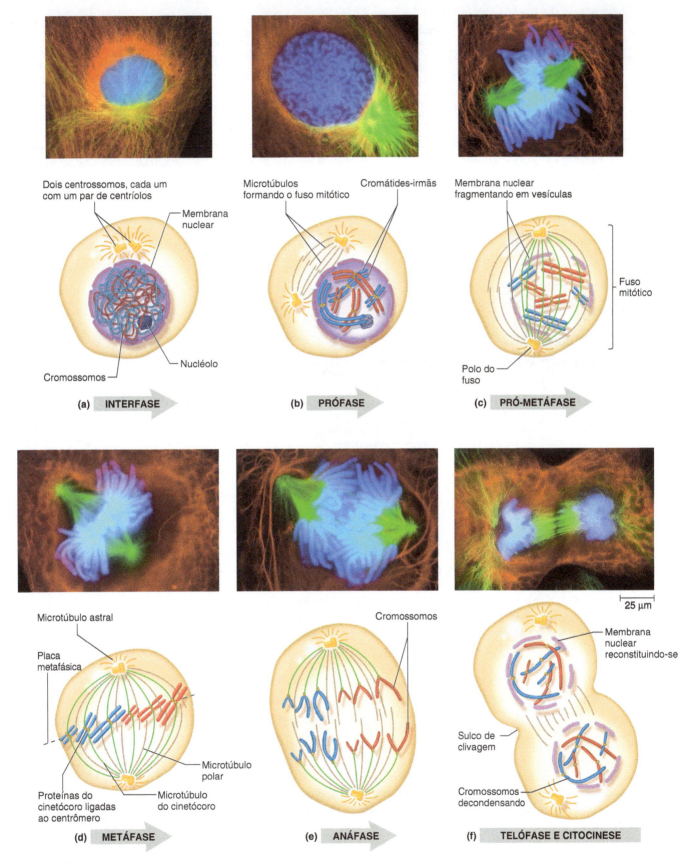

Figura 5-5. Estágios da mitose. (Fotomicrografias © Dr. Conly L. Rieder, Wadsworth Center, Albany, New York 12201-0509. Reproduzida, com permissão, de Brooker RJ: Genetics: *Analysis & Principles*, 3rd ed. New York: McGraw-Hill, 2008.)

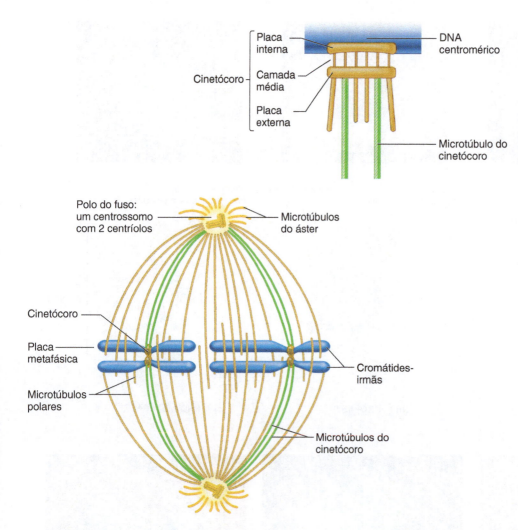

Figura 5-6. O fuso mitótico é formado por microtúbulos do cinetócoro que se ligam ao cinetócoro do cromossomo e microtúbulos polares que ajudam a manter os polos separados e o fuso em posição. O cinetócoro é formado pelo DNA centromérico e duas camadas de proteínas do cinetócoro que se ligam aos microtúbulos do cinetócoro. (Reproduzida, com permissão, de Brooker RJ: *Genetics: Analysis & Principles*, 3rd ed. New York: McGraw-Hill, 2008.)

Na **pró-metáfase**, as cromátides-irmãs se ligam ao fuso através dos microtúbulos que se estendem a partir do **cinetócoro**, um grupo de proteínas que se liga à região do DNA centromérico (Fig. 5-6). Os microtúbulos do fuso, chamados de microtúbulos polares, se sobrepõem próximos ao plano equatorial da célula e ajudam a manter os polos do fuso separados. Uma razão pela qual essa fase é importante em genética médica é que padrões citogenéticos atuais usam cromossomos pró-metafásicos para determinar o **cariótipo**, ou imagem dos cromossomos (Fig. 5-23), para avaliação clínica. Os cromossomos estão menos condensados do que estarão em estágios posteriores, assim maiores detalhes podem ser observados com certos tipos de coloração.

Durante a **metáfase**, os cromossomos se alinham no plano equatorial entre os polos dos centrossomos. O cromossomo ainda possui duas cromátides-irmãs unidas, cada uma delas ligada a um polo oposto. A **anáfase** começa quando o centrômero se divide e cada cromátide é agora um cromossomo separado. O número cromossômico dobra temporariamente, isto é, de 46 cromossomos (cada um com um par de cromátides-irmãs) para 92 em seres humanos. Os microtúbulos do cinetócoro se encurtam pela dissociação de suas unidades de tubulina, então os cromossomos se movem em direção aos polos de maneira semelhante às peças no clássico jogo de computador *Pac-Man*.

Na **telófase**, geralmente a fase mais curta da mitose, ocorrem eventos opostos àqueles da prófase. Os cromossomos se descondensam, o fuso se desfaz e duas novas membranas nucleares se formam em torno dos cromossomos em cada um dos polos. Além disso, a divisão do citoplasma, chamada de **citocinese**, ocorre quando um anel contrátil que inclui actina e a proteína motora miosina comprime a membrana celular para distribuir o citoplasma e suas organelas entre suas duas células-filhas (Fig. 5-7).

Meiose: produção de óvulos haploides e núcleos de espermatozoides

Em contraste à mitose, que passa uma cópia duplicada de cada cromossomo para cada uma das células-filhas, a meiose reduz o número cromossômico à metade. Ela faz isso em dois ciclos de divisão: prófase I, metáfase I, anáfase I, telófase I, seguidas por uma segunda rodada com prófase II, e assim por diante (Fig. 5-8). Mas não é suficiente apenas cortar o número cromossômico pela metade. Cada gameta haploide deve ter uma cópia de cada tipo de cromossomo, isto é, uma cópia de cada grupo de ligação. O processo que permite que isso ocorra está centrado em eventos da **prófase I**. Na prófase I, como no início da mitose, forma-se o fuso, os cromossomos se con-

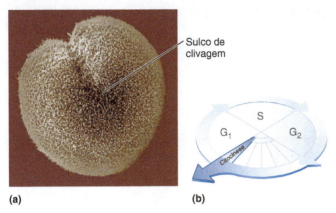

Figura 5-7. A divisão do citoplasma na citocinese é vista na formação de um sulco de clivagem produzido por um anel de filamentos das proteínas motoras actina e miosina. A citocinese divide o citoplasma e suas organelas em duas células-filhas.
(Reproduzida, com permissão, de Brooker RJ: Genetics: *Analysis & Principles*, 3rd ed. New York: McGraw-Hill, 2008.)

densam e a membrana nuclear se rompe. Mas em vez de cada cromossomo se ligar de maneira independente aos microtúbulos do fuso, os cromossomos homólogos pareiam para formar um **bivalente**. O processo de pareamento é chamado de **sinapse** e envolve a criação de um **complexo sinaptonêmico** (Fig. 5-9) que se forma apenas entre as cromátides de diferentes cromossomos homólogos. Ele não se forma entre cromátides-irmãs. Consequentemente, haverá um bivalente para cada tipo de cromossomo, isto é, um bivalente para cada grupo de ligação. É o bivalente que se liga ao fuso de maneira que na anáfase I, um dos cromossomos (ainda com as duas cromátides-irmãs ligadas ao centrômero) se move para um polo enquanto o outro cromossomo homólogo se move para o polo oposto. Assim, o número cromossômico é reduzido do conjunto diploide de cromossomos (2n) para dois núcleos haploides (1n) ao final da primeira divisão meiótica.

A sinapse apresenta pelo menos duas funções importantes na prófase I. Primeiro, ela coloca todas as cópias de cada grupo de ligação em um conjunto separado. Isso permite que a célula distribua um conjunto completo de informação genética para cada célula no final da primeira divisão. A sinapse mantém os cromossomos juntos em um grupo. Segundo, há uma troca entre os cromossomos homólogos, chamada de *crossing over* ou **recombinação**, que embaralha os alelos carregados pelos dois homólogos. A recombinação é uma força poderosa na geração da enorme gama de variação genética que pode ser encontrada entre os descendentes de cada par de genitores. Como muitos eventos importantes ocorrem durante a prófase I, ela é dividida em subfases descritas em detalhes na Figura 5-10.

Seguindo a prófase I, os cromossomos se movem para o plano equatorial da célula na metáfase I (Fig. 5-11), e os cromossomos homólogos são puxados para polos opostos na anáfase I. Conforme veremos no Capítulo 6, essa separação, ou **segregação**, de quaisquer diferenças genéticas nos alelos carregados pelos homólogos é a base de uma das leis mendelianas fundamentais da transmissão genética. Após uma breve telófase I e citocinese, a segunda divisão prossegue como na mitose,

exceto que o número cromossômico é agora haploide. A divisão de redução ocorre durante a primeira divisão meiótica. Em seres humanos, o resultado a partir de cada célula primária é de quatro núcleos haploides de espermatozoides na **espermatogênese** ou um núcleo de óvulo haploide mais três pequenos **corpúsculos polares** haploides na **oôgenese** (Fig. 5-12).

O cariótipo

Um cariótipo é uma imagem da composição cromossômica (Fig. 5-13). Substâncias químicas como a colchicina e seu equivalente sintético colcemide se ligam a, e desmontam, os microtúbulos do fuso. Sem um fuso funcional, a divisão celular é interrompida em pró-metáfase e metáfase. Suas formas condensadas mostram claramente os tamanhos relativos dos cromossomos e a localização do centrômero. Essas características podem então ser usadas para arranjar pares de cromossomos homólogos em um modelo padronizado denominado cariótipo.

Informações adicionais podem vir da modificação dos protocolos básicos de coloração antes que os cromossomos sejam visualizados microscopicamente. Giemsa é um corante policromático que escurece o material da cromatina de maneira uniforme. Os cromossomos de células em divisão aparecem com clareza, mas modificações da técnica podem aumentar o detalhe estrutural. Um exemplo é o bandeamento-G, mencionado no Capítulo 4 (ver Fig. 4-9), que envolve o pré-tratamento dos cromossomos com a enzima proteolítica tripsina antes da coloração com Giemsa. As bandas (faixas) escuras resultantes são áreas de heterocromatina, que é material cromossomal altamente condensado. As bandas claras intervenientes são eucromatina. Isso gera um padrão cromossomo-específico de bandas claras e escuras que permite algum grau de resolução para alterações intracromossômicas de estrutura. Embora pequenas alterações possam ser detectadas com essas técnicas, informações sobre o cariótipo de um indivíduo podem identificar alterações cromossômicas numéricas e grandes alterações cromossômicas estruturais que possuem significado clínico.

Visão geral das alterações cromossômicas numéricas e estruturais

As espécies diferem na forma como seus genomas estão distribuídos entre os cromossomos. Não há correlação entre o número de cromossomos e a complexidade do desenvolvimento de um organismo. Da mesma forma, genes de função semelhante estão espalhados entre os cromossomos. Não há correlação entre um determinado cromossomo e uma determinada parte do corpo ou processo metabólico. Os cromossomos são simplesmente as estruturas que reúnem e distribuem a informação genética de uma geração celular para a próxima durante a mitose e a meiose. A **euploidia** é a composição cromossômica normal de um indivíduo (*eu* = verdadeiro ou normal; *ploide* = múltiplo). Desvios envolvendo a perda ou o ganho de um ou mais cromossomos são **aneuploidias**, ou múltiplos "não verdadeiros". Um **poliploide** possui vários múltiplos de cromossomos, como, por exemplo, triploides

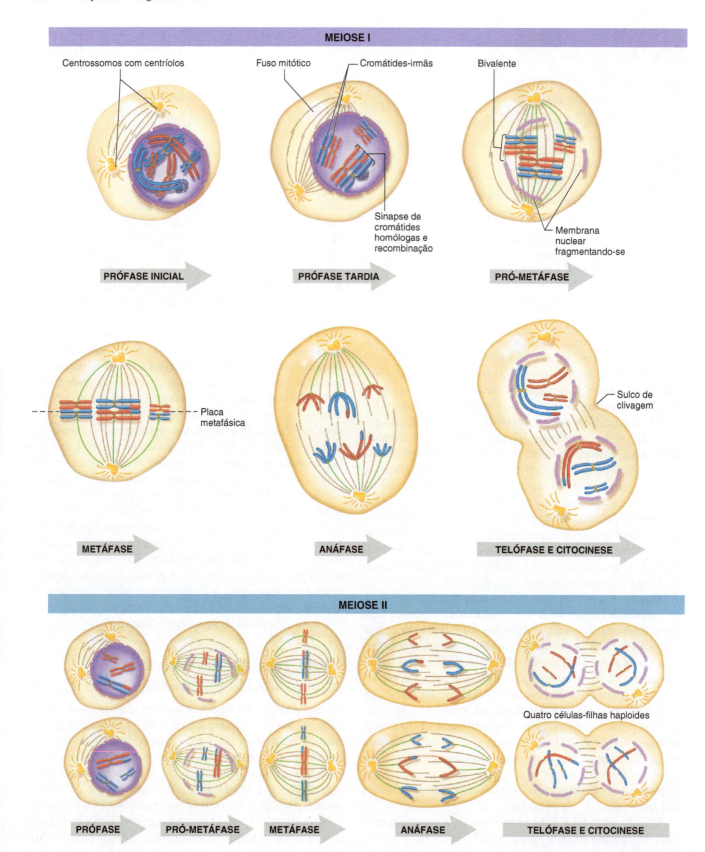

Figura 5-8. A meiose envolve duas rodadas de divisão e gera quatro núcleos haploides, cada um deles com uma cópia de cada tipo de cromossomo. Eventos-chave ocorrem na prófase I do primeiro ciclo incluindo a sinapse, ou pareamento, dos cromossomos homólogos e a recombinação entre eles. (Reproduzida, com permissão, de Brooker RJ: Genetics: *Analysis & Principles*, 3rd ed. New York: McGraw-Hill, 2008.)

Visão geral das alterações cromossômicas numéricas e estruturais **107**

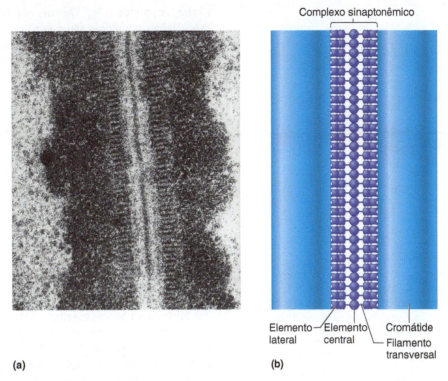

Figura 5-9. Na prófase I, o complexo sinaptonêmico se forma entre os cromossomos homólogos. (a) Uma micrografia eletrônica de um complexo sinaptonêmico. (b) Diagrama dos elementos que compõem o complexo sinaptonêmico entre as cromátides. (Reproduzida, com permissão, de Brooker RJ: Genetics: *Analysis & Principles*, 3rd ed. New York: McGraw-Hill, 2008.)

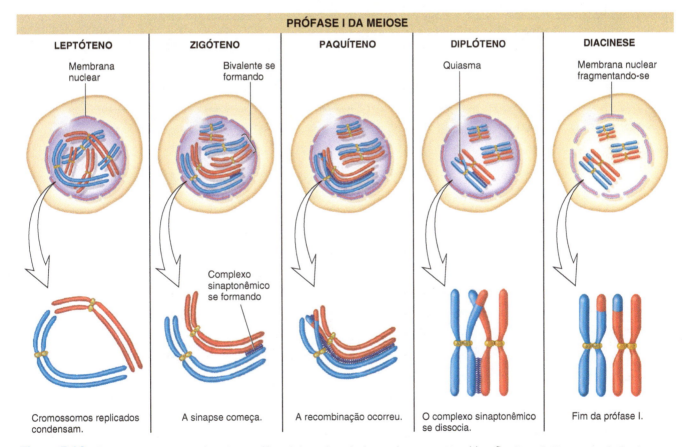

Figura 5-10. Eventos que ocorrem durante a prófase I da meiose incluem sinapse e recombinação. (Reproduzida, com permissão, de Brooker RJ: Genetics: *Analysis & Principles*, 3rd ed. New York: McGraw-Hill, 2008.)

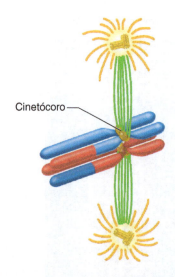

Figura 5-11. Os microtúbulos do cinetócoro de um polo são ligados a apenas um dos pares de cromátides de um bivalente. Assim, os cromossomos em um par homólogo são ligados a diferentes polos. (Reproduzida, com permissão, de Brooker RJ: Genetics: *Analysis & Principles*, 3rd ed. New York: McGraw-Hill, 2008.)

(3n) e tetraploides (4n). Quando ocorrem, as alterações cromossômicas numéricas são quase sempre muito mais graves do que uma mutação em um único gene, ou mutação de ponto, porque muitos genes diferentes e, portanto, vários processos bioquímicos, estão envolvidos. O número cromossômico também pode ser alterado por fusão ou fissão das regiões centroméricas, embora esse fenômeno seja tipicamente mais importante quando se compara homologias de braço cromossômico em espécies relacionadas.

Aberrações cromossômicas, ou alterações em estrutura, ocorrem quando a ligação dos genes nos cromossomos e entre eles é alterada (Fig. 5-14). Alterações cromossômicas estruturais ocorrem mais comumente devido a quebras que não são corretamente reparadas durante a replicação. Quebras cromossômicas são muito comuns. Uma estimativa é de que uma média de 55.000 quebras de fita simples e nove quebras de dupla-fita ocorrem em moléculas do DNA em cada núcleo por dia. A grande maioria delas é corrigida, mas se várias fitas afetadas estiverem próximas umas das outras, as extremidades quebradas podem ser religadas de maneira incorreta.

Três tipos de aberrações podem afetar o conteúdo genético de um cromossomo individual. Se duas quebras forem reparadas de maneira que o segmento interveniente seja descartado, uma porção do cromossomo não estará mais ligada a um centrômero e será perdida do núcleo na próxima vez em que ele se dividir. Isso gera uma **deleção** ou **deficiência**. Vários

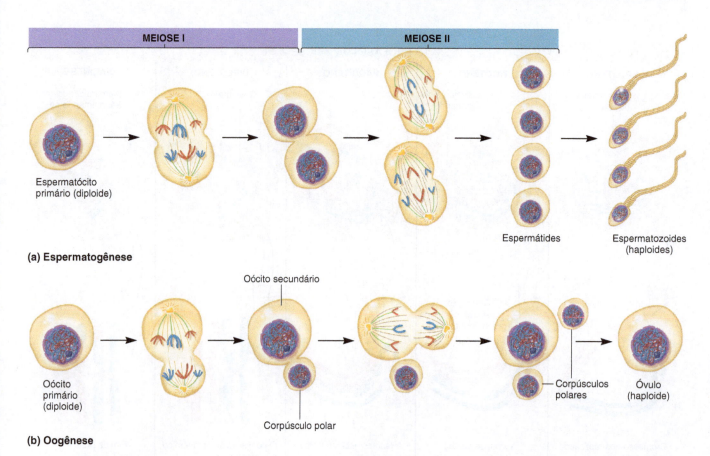

Figura 5-12. Comparação entre: (a) espermatogênese, que pode gerar quatro espermatozoides haploides, e (b) oogênese, que gera um óvulo haploide e até três corpúsculos polares, os quais se degeneram. (Reproduzida, com permissão, de Brooker RJ: Genetics: *Analysis & Principles*, 3rd ed. New York: McGraw-Hill, 2008.)

Visão geral das alterações cromossômicas numéricas e estruturais **109**

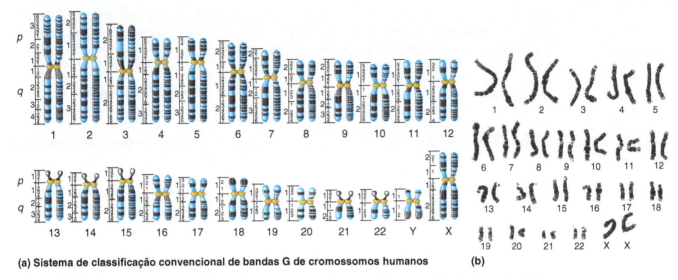

(a) **Sistema de classificação convencional de bandas G de cromossomos humanos** (b)

Figura 5-13. Cariótipos são formas de organizar e apresentar a composição cromossômica de um indivíduo. (b: Reproduzida, com permissão, de Brooker RJ: Genetics: *Analysis & Principles*, 3rd ed. New York: McGraw-Hill, 2008.)

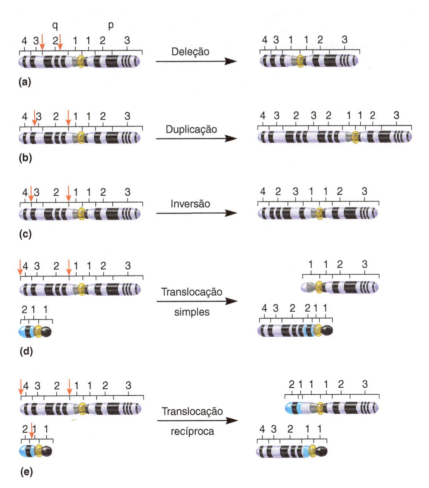

Figura 5-14. Aberrações cromossômicas são alterações na estrutura do cromossomo. (a) Deleção é a perda de um segmento do cromossomo. (b) Duplicação é a inserção de um segmento no cromossomo de maneira que duas cópias de cada gene afetado estejam presentes. (c) Inversões podem ocorrer quando dois pontos de quebra são reconectados em extremidades alternativas. (d) A translocação simples é o movimento de um segmento de um cromossomo para um grupo de ligação diferente. (e) A translocação recíproca envolve a troca de segmentos entre cromossomos não homólogos. (Reproduzida, com permissão, de Brooker RJ: Genetics: *Analysis & Principles*, 3rd ed. New York: McGraw-Hill, 2008.)

mecanismos podem fazer com que uma porção do cromossomo esteja presente duas vezes, **duplicação**. A ordem dos genes ao longo do cromossomo também pode ser alterada. Por exemplo, se duas quebras no cromossomo forem reparadas de maneira que extremidades alternativas sejam ligadas, o segmento interveniente estará agora revertido, criando uma **inversão**. Além das alterações óbvias no conteúdo genético causadas por essas aberrações, especialmente nas duplicações e deficiências, ocorrem mutações de ponto se os pontos de quebra do DNA estiverem na região codificadora de um gene. Além disso, relações topológicas entre cromossomos em sinapse na prófase I da meiose podem causar consequências secundárias para a composição genética de um óvulo fertilizado. Estas serão descritas em maior detalhe posteriormente.

Finalmente, as aberrações podem afetar mais de um cromossomo ao mesmo tempo. Quando uma porção de um cromossomo é religada a um cromossomo de um grupo de ligação diferente, o resultado é chamado de translocação. As translocações simples envolvem o movimento de uma porção de um cromossomo para outro. Quando esse cromossomo translocado é transmitido a um descendente, há cópias extras dos genes carregados na região translocada. As **translocações recíprocas** envolvem a troca complementar de segmentos entre dois cromossomos não homólogos. Se ambos os cromossomos translocados forem transmitidos para o descendente, não haverá alteração no conteúdo total do genoma. Mas se apenas um deles for transmitido, o descendente carregará um conteúdo cromossômico desbalanceado. Dessa forma, as translocações alteram como os genes estão arranjados em grupos de ligação e podem ter consequências secundárias devido ao modo como os cromossomos alterados segregam na meiose. Vamos ver as consequências dessas anormalidades em mais detalhe a seguir.

Aneuploidia: erros na segregação

A aneuploidia é um desvio do complemento cromossômico normal envolvendo menos de um conjunto completo haploide de cromossomos. A quebra de um fuso de microtúbulos, o atraso na divisão do centrômero que conecta duas cromátides-irmãs, e outros eventos podem levar a falhas na segregação adequada dos cromossomos para polos opostos durante a divisão. Embora isso possa ocorrer tanto na mitose quanto na meiose, nosso foco aqui será em erros meióticos.

Falhas na separação, ou "segregação", normal podem ocorrer tanto na primeira quanto na segunda divisão meiótica (Fig. 5-15). O termo usado para descrever este tipo de erro, **não disjunção**, é na verdade uma negação dupla. "Junção" (juntar) significa estar unido, portanto *dis*junção é *não* estar unido, isto é, separar. *Não* disjunção é, portanto, *não* separar, estar unido. O resultado é um gameta com duas cópias ou nenhuma cópia de um ou mais cromossomos. Quando esse gameta se combina com um gameta normal na fertilização, o genoma resultante será desbalanceado por ter um número anormal de genes ativos que codificam seus produtos proteicos. Isso afetará um grande número de processos fisiológicos e de desenvolvimento independentes. A maioria dos embriões afetados assim morrerá precocemente. Se uma cópia extra de um cromossomo estiver presente, haverá, então, três cópias daquele grupo de ligação, um **trissômico** ("tri" é três, "soma" é corpo).

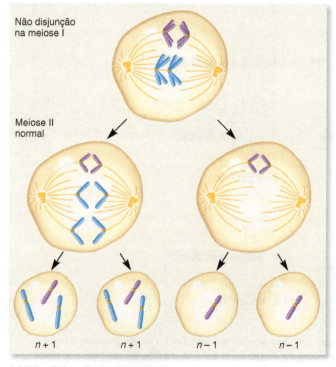

(a) Não disjunção na meiose I

(b) Não disjunção na meiose II

Figura 5-15. Não disjunção é uma falha na separação dos homólogos na primeira ou segunda divisões meióticas, que gera células com cópias ausentes ou extras de um cromossomo. (Reproduzida, com permissão, de Brooker RJ: Genetics: *Analysis & Principles*, 3rd ed. New York: McGraw-Hill, 2008.)

Alternativamente, se o gameta anormal tiver perdido sua cópia daquele cromossomo, a fertilização resultará em apenas uma cópia do grupo de ligação, um **monossômico** ("mono" é um), vindo da fertilização do gameta deficiente por um gameta normal. Em seres humanos, a maioria dos trissômicos e todos os monossômicos, exceto um, em geral morrem no início do desenvolvimento. A maioria dos casos especiais envolvem aneuploidia dos cromossomos X ou Y. Como as mulheres possuem dois cromossomos X, mas os homens possuem apenas um, é normal haver uma diferença em número de cópias, ou dose, de todos os genes ligados ao X quando comparamos os dois gêneros. Um mecanismo que compensa essa diferença em número de cópias, a inativação do cromossomo X, será discutido a seguir. Aqui, vamos simplesmente salientar que o mecanismo que permite que homens e mulheres se desenvolvam normalmente com números diferentes de cromossomos X pode também permitir que o desenvolvimento proceda normalmente se ocorrer aneuploidia de um cromossomo sexual.

Inativação do cromossomo X em mamíferos

Em mamíferos, o número de cópias de genes ligados ao X será diferente entre homens (com um cromossomo X) e mulheres (com dois). Para balancear essa diferença, isto é, para atingir a "compensação de dose", quase todos os genes de um cromossomo X em uma célula são inativados (Xi), por um processo chamado de **Lyonização** em homenagem à sua descobridora, Mary Lyon. Exceções importantes serão discutidas a seguir. A Lyonização envolve o espiralamento acentuado de todos os cromossomos X, exceto aquele que é deixado geneticamente ativo (Xa). A inativação do X é permanente nas células somáticas, mas precisa ser reversível no desenvolvimento das células germinativas. Em resumo, a inativação do X ocorre no início da embriogênese, é aleatória e é clonal, de forma que, uma vez inativado, aquele mesmo cromossomo X permanece inativo nas células-filhas somáticas.

Nos núcleos interfásicos, o X inativado pode ser visto com um ponto preto ou corpúsculo de Barr, batizado por Murray Barr, que o descreveu primeiro em células de fêmeas de gato. Se cromossomos X adicionais estiverem presentes devido a erros na segregação, eles também serão Lyonizados para gerar corpúsculos de Barr adicionais. O núcleo apresentado na Figura 5-16, por exemplo, possui três corpúsculos de Barr em uma célula anormal que contém um total de quatro cromossomos X, além dos 22 pares de autossomos habituais (2n = 48).

A inativação do cromossomo X é um exemplo de modificação epigenética. Nesse fenômeno, um gene ou, nesse caso, um cromossomo, torna-se inativo durante o tempo de vida de um indivíduo. A inativação do X é transmitida para células-filhas durante a divisão celular, gerando padrões como as manchas pretas e laranjas vistas em gatos calicós (tricolores) (Fig. 5-17). A inativação ocorre aleatoriamente, assim a fêmea é realmente uma miscelânea de expressões genéticas, um "mosaico funcional", para quaisquer genes que difiram entre suas duas cópias de cromossomos X. Mas em um contexto mais amplo, deve-se ter cuidado ao usar o termo "mosaico", porque em genética mé-

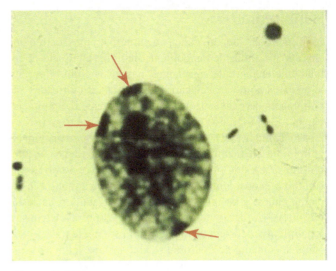

Figura 5-16. Três corpúsculos de Barr em uma célula anormal contendo um total de quatro cromossomos X. Os corpúsculos de Barr são formados pela espiralação acentuada, ou Lyonização, de todos os cromossomos X, exceto um, de forma que os núcleos da mulher normal possuem um corpúsculo de Barr.

dica ele geralmente é reservado para descrever diferenças em composição genética, não simplesmente em expressão.

O mecanismo de inativação do X envolve uma quantidade limitada da proteína fator bloqueador, que se liga a um cromossomo X e bloqueia sua inativação. Todos os outros cromossomos X são deixados desprotegidos e são inativados. Acredita-se que o **centro de inativação do X** (CIX) controle esse processo de silenciamento cromossomal pela ligação da proteína fator bloqueador. De fato, se o CIX for translocado para um autossomo, esse autossomo será inativado.

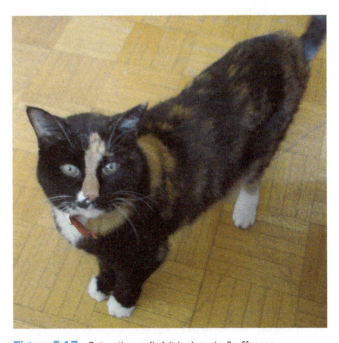

Figura 5-17. Gatos tipo calicó (tricolores) são fêmeas heterozigotas para alelos preto e laranja carregados em cromossomos X inativados aleatoriamente que geram manchas de pelos preto e laranja, respectivamente. (Cortesia de Sarah M. Granlund.)

Poliploidia

A poliploidia é uma mudança no número cromossômico que envolve múltiplos de um conjunto haploide completo. É comumente encontrada em plantas, nas quais é um importante mecanismo de especiação. Muitas plantas cultivadas são poliploides derivadas de ancestrais selvagens. Exemplos incluem o café (4X, 6X, 8X), as bananas (3X), o trigo (6X), e tabaco comum (4X). Geneticistas agrícolas podem induzir poliploidia artificialmente para combinar genomas de diferentes espécies de plantas. Por algum motivo, a poliploidia é muito menos tolerada no desenvolvimento animal. Em seres humanos, a poliploidia é geralmente fatal em um estágio inicial do desenvolvimento. Entre as possíveis causas, a poliploidia ocorrerá se mais de um espermatozoide entrar simultaneamente no óvulo ou se houver uma falha na separação de núcleos haploides durante a meiose no óvulo em desenvolvimento.

Alterações em conteúdo cromossômico: deleções e duplicações

Os termos "deleção" e "deficiência" são intercambiáveis e se referem à perda de uma seção de DNA que pode variar de tamanho indo simplesmente desde uma região de um gene até dezenas ou até mesmo centenas de genes ligados. Se for limitado a um único gene, poderá ser difícil distinguir uma deleção de uma substituição nucleotídica ou outra mutação de ponto. Uma forma de identificá-las é por sequenciamento de DNA ou pela medida do tamanho dos fragmentos amplificados pela **reação em cadeia da polimerase** (*polymerase chain reaction*, PCR) (ver Capítulo 2). Uma pequena deleção irá gerar um fragmento de DNA amplificado que será menor do que aquele derivado de uma mutação de substituição de base simples, na qual todos os nucleotídeos estão presentes.

As Figuras 5-18 e 5-19 apresentam algumas maneiras pelas quais uma mudança em conteúdo cromossômico pode

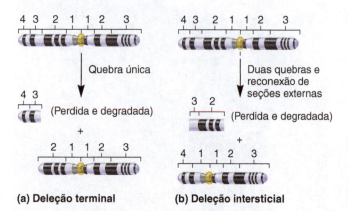

Figura 5-18. A perda de material genético pode ocorrer a partir de (a) deleções terminais nas quais a extremidade quebrada de um cromossomo é perdida, ou (b) deleções intersticiais envolvendo duas quebras e a perda da seção interveniente do cromossomo. (Reproduzida, com permissão, de Brooker RJ: Genetics: *Analysis & Principles*, 3rd ed. New York: McGraw-Hill, 2008.)

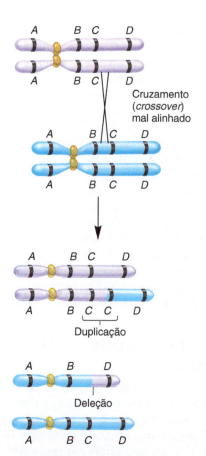

Figura 5-19. A recombinação entre dois homólogos alinhados inadequadamente pode gerar deleções e duplicações por recombinação. (Reproduzida, com permissão, de Brooker RJ: Genetics: *Analysis & Principles*, 3rd ed. New York: McGraw-Hill, 2008.)

ocorrer. Em geral, a homozigosidade para uma deleção é letal (é equivalente a ser homozigoto para um grande número de mutações de ponto prejudiciais), e a heterozigosidade pode ter efeitos graves no desenvolvimento. Uma deleção também pode afetar o fenótipo se for heterozigota com um alelo recessivo mutante no homólogo "normal". Como o dominante está ausente no cromossomo deletado, o único alelo recessivo é fenotipicamente expresso. Esse fenômeno é, às vezes, chamado de **pseudo-dominância**. Em organismos experimentais como *Drosophila*, o mapeamento de deleções é uma ferramenta poderosa para analisar relações de ligação e para manipular processos de desenvolvimento.

As duplicações são regiões do cromossomo que ocorrem duas vezes, de forma que o diploide possua um total de três cópias de cada gene na duplicação. As cópias duplicadas podem ser diretamente adjacentes, chamadas de **duplicações em *tandem***, ou podem estar localizadas longe uma da outra, como **duplicações dispersas**. Na comparação, uma duplicação geralmente tem um efeito menor sobre o desenvolvimento do que uma deleção do mesmo tamanho. Mas em ambos os casos, deleções e duplicações essencialmente alteram a **dose gênica**, o que muda a quantidade de proteína produzida quando os genes estão ativos. Isso pode causar um desbalanço em processos bioquímicos em todo o corpo.

Alterações na organização cromossomal: inversões

Como é o caso para todas as aberrações, há vários mecanismos que causarão uma mudança na ordem dos genes em um cromossomo. Uma forma é a ocorrência de duas quebras em porções de um cromossomo que estão espiraladas próximas uma da outra no núcleo interfásico. Uma mudança na ordem ocorrerá se as extremidades quebradas forem mal ligadas (Fig. 5-20). Se as duas quebras forem em braços diferentes fazendo com que o centrômero esteja incluído na região invertida, ela é chamada de **inversão pericêntrica** (*peri* = em torno de, como em *perímetro*). Se ambas as extremidades da inversão estiverem no mesmo braço, ela é uma **inversão paracêntrica** (*para* = ao lado de, como em *paramédico*). Uma inversão pericêntrica irá alterar a aparência cromossômica se as quebras não forem simétricas em torno do centrômero. Além das possíveis mutações pontuais nos pontos de quebra, o conteúdo genético do cromossomo não é alterado em nenhum dos tipos. Mas isso não significa que as inversões não trazem consequências para seu portador. As consequências são expressas de uma forma diferente, especificamente como uma redução em gametas geneticamente normais. Isso se deve ao laço físico que um cromossomo faz para permitir que seus genes pareiem com suas cópias homólogas no outro cromossomo em uma inversão heterozigota durante a sinapse. Isso resultará em anomalias cromossômicas se a recombinação ocorrer na região invertida em sinapse na prófase I da meiose (Fig. 5-21).

Como vimos anteriormente, na sinapse da prófase I, o complexo sinaptonêmico se forma entre as regiões idênticas das cromátides não irmãs ao longo do comprimento dos cromossomos pareados. A única maneira para que isso ocorra em uma inversão heterozigota é que uma das fitas forme um laço, como mostrado na Figura 5-21. A recombinação ocorre durante a sinapse. Assim, se um evento de recombinação ocorrer dentro do laço da inversão, as fitas se unem gerando cromossomos deletados e duplicados. Isso pode ser demonstrado pelo rastreamento de uma das fitas do cromossomo, começando na seta superior da Figura 5-21a; no ponto de recombinação, o caminho cruza para o outro cromossomo e termina na segunda seta. O resultado é um cromossomo duplicado para a sequência normal à esquerda do primeiro ponto de quebra e deletado para a região à direita do segundo ponto de quebra. Se a inversão for paracêntrica (Fig. 5-21b), o centrômero será duplicado em um dos produtos da recombinação, gerando um **cromossomo dicêntrico**, que forma uma ponte entre os núcleos em separação quando os centrômeros se movem para polos opostos na anáfase I. O outro produto da recombinação não possui centrômero e é considerado um **fragmento acêntrico**, que é deixado para trás quando o núcleo divide. Nenhum tipo de gameta irá gerar um zigoto viável, então a fertilidade é reduzida em inversões heterozigotas.

Translocações

As translocações são o principal tipo de aberração cromossômica que afeta dois cromossomos diferentes ao mesmo tempo. Se a troca for recíproca, de modo que um fragmento do primeiro cromossomo se liga ao segundo cromossomo que possui centrômero, e vice-versa, o conteúdo genético da célula não é afetado, exceto por possíveis mutações de ponto nos pontos de quebra como em uma inversão. Mas, como nas inversões heterozigotas, os heterozigotos com translocações recíprocas podem sofrer reduções graves de fertilidade devido à segregação na meiose. O mecanismo por trás disso está ilustrado na Figura 5-22 e não é tão complicado como pode parecer a princípio. Ele basicamente se resume a como os centrômeros se unem ao fuso meiótico.

Em nossa discussão anterior sobre meiose, salientamos que a segregação independente é o resultado da aleatoriedade com a qual pares diferentes de cromossomos em sinapse se ligam ao fuso. Se um ambivalente for heterozigoto *Aa* e um segundo bivalente for heterozigoto *Bb*, os dois conjuntos de centrômeros podem se ligar de forma que os dois alelos dominantes estejam direcionados para o mesmo polo. Nesse caso, um gameta leva ambos os alelos dominantes, *AB*, e o outro fica com ambos os alelos recessivos. Ou eles podem se ligar com as fitas portadoras dos dominantes viradas para polos opostos, de forma que cada gameta fique com um alelo dominante e um recessivo, isto é, eles serão *Ab* ou *aB*. Pense na segregação dos centrômeros em uma translocação recíproca heterozigota da mesma maneira.

Para interpretar a Figura 5-22, é preciso imaginar que os centrômeros estão ligados ao fuso e que os polos estão nas regiões superior e inferior da figura. A porção à esquerda da figura é equivalente a um bivalente, e o lado direito é um segundo bivalente. Eles interagem porque partes de suas estruturas fazem sinapse com homólogos diferentes, mas o ponto-chave é como os centrômeros se ligam ao fuso e segregam. Consideremos primeiro o caso da **segregação adjacente** (painel central da Fig. 5-22). Isso é o que resultará se os centrômeros forem dispostos como na porção superior da figura. O centrômero superior de cada bivalente se moverá para o polo superior e o centrômero inferior de cada bivalente se moverá para a direção oposta. Ao fim dessa primeira meiose, cada núcleo haploide possui um cromossomo normal e um

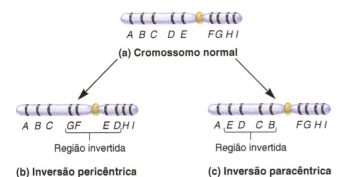

Figura 5-20. Inversões ocorrem quando as extremidades dos segmentos cromossômicos são reconectadas de modo incorreto. Os produtos podem ser classificados como (a) pericêntrico ou (b) paracêntrico, dependendo se o centrômero está ou não incluído na inversão. (Reproduzida, com permissão, de Brooker RJ: *Genetics: Analysis & Principles*, 3rd ed. New York: McGraw-Hill, 2008.)

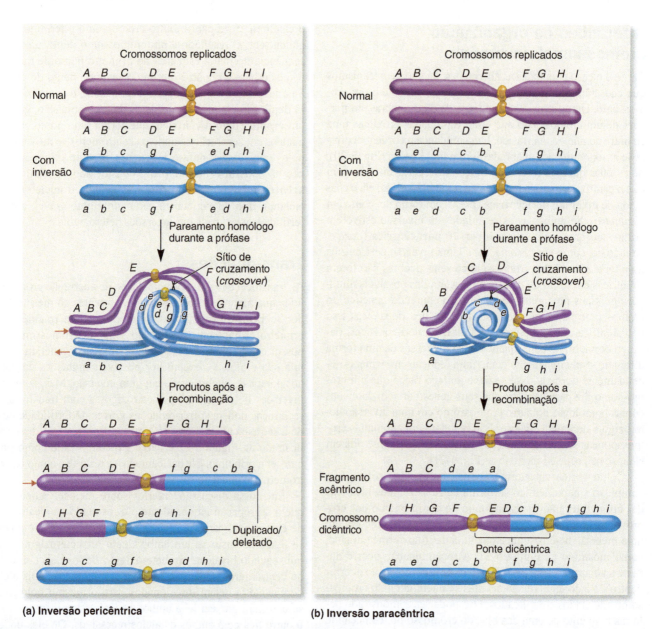

Figura 5-21. A recombinação em uma inversão heterozigota gera deleções e duplicações em metade dos produtos haploides da meiose. Em uma inversão paracêntrica heterozigota, o centrômero estará incluído no segmento que é duplicado ou deletado. Isso resultará em pontes dicêntricas ou fragmentos acêntricos, respectivamente. (Reproduzida, com permissão, de Brooker RJ: Genetics: *Analysis & Principles*, 3rd ed. New York: McGraw-Hill, 2008.)

translocado, sendo assim, duplicado para algumas regiões e deficientes para outras; estes não irão gerar zigotos viáveis. Agora imagine que os centrômeros de um dos bivalentes sejam virados, de modo que o centrômero superior esquerdo segregue juntamente com o centrômero inferior direito, e o inferior esquerdo com o superior direito: esta é a **segregação alternada** e resulta em um haploide com dois cromossomos normais e outro haploide com ambos os cromossomos translocados. O conteúdo genético é equilibrado e os zigotos gerados por eles terão, cada um, um genoma diploide completo.

Um exemplo importante desse tipo de aberração é a **translocação Robertsoniana**, na qual dois cromossomos **acrocêntricos** ou **telocêntricos** não homólogos se fundem em seus centrômeros e produzem um grupo de ligação. Isso resulta em um número cromossômico reduzido que pode ou não ter um efeito fenotípico, dependendo se algum trecho de DNA codificante foi ou não perdido durante a fusão.

Mosaicos somáticos

As alterações cromossômicas descritas até o momento na meiose afetam todas as células do corpo do descendente. Mas alterações cromossômicas numéricas e estruturais também podem ocorrer durante a mitose. O efeito dessas alterações somáticas será limitado à linhagem celular que deriva do erro original. Isso leva a um indivíduo que é um mosaico celular

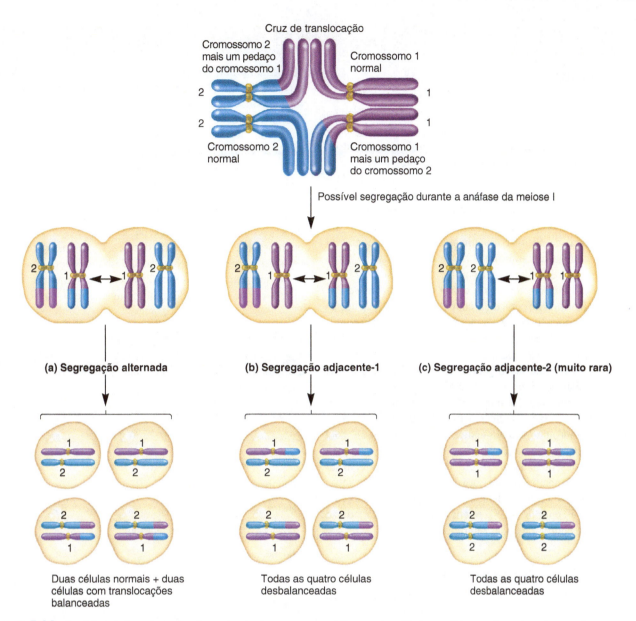

Figura 5-22. Produtos da translocação, dependendo de como os centrômeros homólogos se ligam ao fuso durante a meiose.
(Reproduzida, com permissão, de Brooker RJ: Genetics: *Analysis & Principles*, 3rd ed. New York: McGraw-Hill, 2008.)

de diferentes genótipos. De fato, em determinado nível, todos nós somos provavelmente mosaicos de diferenças genéticas sutis que ocorreram durante nosso desenvolvimento. A maioria envolverá mutações de ponto em genes que podem nem mesmo ser transcritos no tipo celular especializado no qual são encontrados. Alguns irão envolver alterações cromossômicas numéricas ou estruturais que podem causar condições médicas sérias como determinados tipos de câncer.

Outro fenômeno relacionado deve ser mencionado aqui: a expressão gênica autônoma. "Autônomo" significa independente. No contexto da expressão gênica, isso se refere a um gene que afeta apenas as atividades bioquímicas da célula na qual ele atua. Seu produto gênico não é difusível, assim células mutantes em tal mancha de mosaico não podem ser ajudadas pelo tecido normal à sua volta. O fenótipo para um traço visível seria, portanto, um ponto ou mancha de mosaico.

A natureza única do cromossomo Y

Comparativamente, poucos genes estão localizados no cromossomo Y humano. Aqueles que são únicos ao Y, chamados de genes **holândricos**, incluem o gene *Sry* (região Y determinante do sexo) que é necessário para o desenvolvimento normal específico do homem. Ele especifica a determinação dos testículos e promove a síntese de testosterona. Além disso, alguns genes são encontrados em pequenas áreas de homologia entre os cromossomos X e Y chamadas de regiões pseudoautossômicas. Estas promovem o pareamento do X e do Y para auxiliar na segregação adequada durante a meiose. Assim como os genes do cromossomo X, aqueles na região pseudoautossômica do Y podem apresentar recombinação. Mas eles não sofrem Lyonização, ou inativação do cromossomo X, portanto essa pequena região de homologia entre X e Y se comporta como uma região autossômica.

Parte 2: Genética médica

Introdução

A mitose e a meiose são intricadas e coordenadas. Como a maioria dos sistemas biológicos, entretanto, as coisas podem não acontecer de maneira perfeita. A disciplina de citogenética é o estudo do que acontece quando os processos de mitose ou meiose não ocorrem conforme o projeto ou plano.

As anormalidades citogenéticas são condições importantes de serem conhecidas, por causa de sua posição histórica, bem como a frequência relativa dessas condições em geral. A determinação da contagem cromossômica humana em um número modal de 46 foi corretamente atribuída somente em 1956. Pouco tempo depois, em 1959, a trissomia do 21 (uma cópia extra, isto é, uma terceira cópia do cromossomo 21) foi associada à síndrome de Down como o primeiro marcador genético identificado para uma condição médica. Assim, as anomalias citogenéticas se tornaram as primeiras anormalidades genéticas a serem compreendidas em um nível etiológico. Avanços na tecnologia citogenética ocorreram em um ritmo acelerado (uma visão geral é apresentada nos Quadros 1-3 e 1-4). Para o aluno de medicina, as anormalidades citogenéticas também são importantes como perguntas frequentes em concursos médicos. Um aluno deve conhecer as principais síndromes cromossômicas (historicamente). Este capítulo fornecerá descrições breves e pontos principais para essas condições; no entanto, tais descrições não pretendem ser abrangentes. Especificamente, este não é um livro-texto sobre dismorfologia. Para mais detalhes sobre qualquer condição, no final deste capítulo você será encaminhado para a edição mais recente com várias boas referências.

Aberrações cromossômicas

As aberrações cromossômicas são relativamente comuns (Quadro 5-1). Antes da concepção, 5% dos espermatozoides e 50% dos oócitos possuem complementos cromossômicos anormais. Não surpreende, portanto, que se espere que 50% das concepções tenham uma composição cromossômica anormal. No momento do nascimento a termo vivo, entretanto, apenas 0,8% das crianças terão alguma aberração cromossômica. Como esses números claramente sugerem, aberrações cromossômicas possuem uma forte associação com perda precoce da gestação (Quadros 5-1 e 5-2). Na verdade, 95% de todas as aberrações cromossômicas presentes na concepção não são de nascidos vivos.

Por definição, a perda da gestação em menos de seis semanas após a concepção seria classificada como uma "perda precoce". Perdas entre seis e 22 semanas são chamadas de "aborto espontâneo". Perdas após ou iguais a 23 semanas são mais bem classificadas como crianças "natimortas". Outros termos incluem morte fetal intrauterina e/ou produtos da concepção em referência ao tecido que é perdido com um aborto espontâneo.

Análises citogenéticas dos produtos do primeiro trimestre da concepção mostram que 65% terão uma contagem cromossômica anormal. Em contraste, apenas 1,5% são anormais na metade da gestação (aproximadamente 20 semanas) e, como mencionado anteriormente, apenas 0,8% das crianças nascidas vivas terão um desequilíbrio cromossômico.

Perdas de gestação recorrentes podem, às vezes, ser consideradas como infertilidade, porque as concepções não são de fato reconhecidas e a gestação é perdida precocemente. Uma análise cromossômica do casal é parte da investigação para infertilidade. Da mesma forma, no caso de abortos espontâneos reconhecidos, a análise cromossômica deve ser oferecida a qualquer casal que tenha passado por três ou mais desses eventos. Nesse cenário, 10% das vezes, um dos parceiros carrega um rearranjo cromossômico desbalanceado.

A ocorrência de desequilíbrios cromossômicos possui forte associação com idade materna avançada (Quadro 5-3). À

Quadro 5-1	Frequências estimadas de aberrações cromossômicas (perinatal)
Pré-concepção	
Espermatozoide	4-7%
Oócito	50%
Casais com ≥ 3 abortos	10-15%
Na concepção	50%
Aborto no primeiro trimestre	65%
Na metade da gestação	1,3%
Crianças natimortas/morte perinatal	5-6%
No momento do nascimento	0,8%

Quadro 5-2	Frequências estimadas de anomalias cromossômicas	
Condição	Aborto no primeiro trimestre	Nascidos vivos
45, X	10%	1/5.000 (0,02%)
Outro cromossomo sexual		1%
XXX		1/700 mulheres (0,14%)
Klinefelter		1/500 (0,2%)
XYY		1/800 homens (0,14%)
Trissomia do 16	15%	0
Outras trissomias		32% (0,5%)
Síndrome de Down		1/600 (0,17%)
Trissomia do 13		1/5.000 (0,02%)
Trissomia do 18		1/3.500 (0,03%)
Triploidia/tetraploidia	11%	1/10.000 (0,01%)
Estrutural	12%	Rearranjos desconhecidos (talvez 0,5%)

Quadro 5-3	Frequência de síndrome de Down em associação com idade materna
Idade materna	Frequência de síndrome de Down (nascidos vivos)
< 25	1/1.600
25-29	1/1.100
30-34	1/700
35-39	1/250
40-42	1/80
> 42	1/40

medida que as mães envelhecem, há um aumento nas aberrações devido a não disjunção cromossômica. Esses erros meióticos estão presumivelmente relacionados ao estado normal dos oócitos humanos. Os fetos humanos femininos tipicamente possuem vários milhões de oócitos em torno da metade da gestação. No momento do nascimento, esse número terá sido reduzido para algumas centenas de milhares de células funcionais, embora apenas cerca de 400 venham a ser realmente liberados nas ovulações ao longo da vida reprodutiva da mulher. Estes oócitos já iniciaram a meiose, mas estão parados no meio do processo no estágio especializado chamado de dictióteno na prófase I. A meiose I não é concluída até a ovulação, e a meiose II não é realizada até a fertilização. Presumivelmente, quanto maior o período de tempo em que essas células permanecerem neste estado suspenso maior a chance de não disjunção quando o processo finalmente prosseguir. O aumento em não disjunção é primeiramente notado com idades maternas acima dos 30 anos, e aumenta assintoticamente após os 40.

Embora a associação entre idade materna avançada com a ocorrência de síndrome de Down seja bem conhecida, deve-se ressaltar que essa associação é verdadeira para todos os tipos de não disjunção. Também é importante ressaltar que esse aumento ocorre com base em cada gestação. Assim sendo, a não disjunção ocorre mais frequentemente em mães mais velhas por gestação. Como há muito mais gestações em mães mais jovens, há na verdade mais crianças nascidas com síndrome de Down e outras aberrações em mães mais jovens.

Diagnóstico laboratorial de aberrações cromossômicas

Conforme anteriormente descrito, um **cariótipo** é uma representação convencional da estrutura e do número de cromossomos (Fig. 5-23). O método usado na maioria dos cenários de diagnóstico clínico é o bandeamento G dos cromossomos. O padrão atual é chamado de alta resolução ou cromossomos pró-metafásicos, que em geral representam 700 a 800 bandas reconhecíveis no cariótipo.

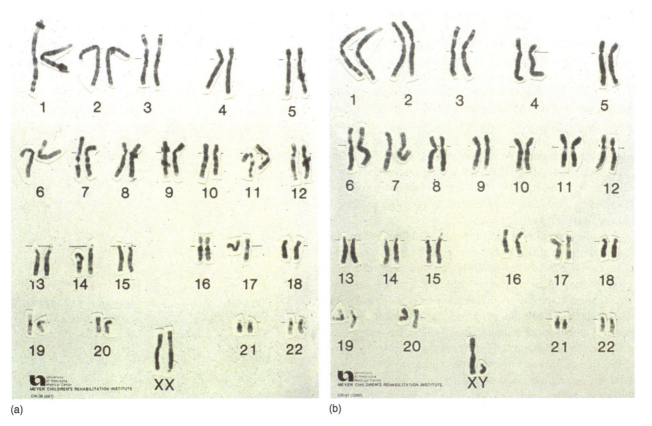

Figura 5-23. Cariótipos normais. Bandeamento G. Alta resolução (pró-metáfase). (a) Mulher (b) Homem. (Cortesia do Dr. Warren G. Sanger, University of Nebraska Medical Center.)

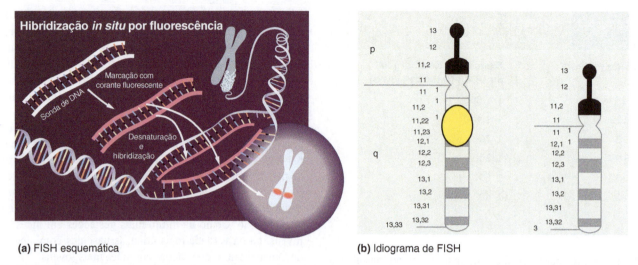

(a) FISH esquemática   (b) Idiograma de FISH

Figura 5-24. Hibridização fluorescente *in situ* (FISH). (a) Esquema do processo. (b) Idiograma mostrando uma deleção no cromossomo 22.

Os avanços recentes em citogenética surgiram da evolução de uma tecnologia conhecida como **hibridização fluorescente** *in situ* (*fluorescent* in situ *hybridization*, FISH). Basicamente, a FISH utiliza uma sonda sintetizada composta pela sequência complementar a um segmento de DNA conhecido. A sonda é ligada a um marcador fluorescente. A fita da sonda é, então, aplicada ao DNA do paciente. Se a fita complementar estiver presente, as duas irão hibridizar, e a presença da hibridização pode ser detectada pela fluorescência, conforme observado ao microscópio (Fig. 5-24).

A tecnologia de **hibridização** *in situ* **fluorescência** revolucionou verdadeiramente a prática da genética clínica. Os primeiros usos clínicos prontamente disponíveis para essa técnica foram FISH de *loci* únicos. Esses estudos levaram à descrição e à definição da etiologia de condições reconhecíveis específicas devidas a duplicações ou deleções muito pequenas para serem detectadas mesmo por estudos cromossômicos de alta resolução (Fig. 5-25). Coletivamente, esses distúrbios podem ser chamados de síndromes de genes contíguos. Essas condições são categorizadas por padrões reconhecíveis de múltiplas malformações e anomalias devidas à duplicação ou à deleção de vários genes situados próximos em um determinado *locus* cromossômico. Isso será discutido em maior detalhe posteriormente.

A tecnologia de hibridização, **hibridização fluorescente** *in situ*, possui uma miríade de outras aplicações no cenário clínico. Um conjunto de sondas de FISH que fornecem cobertura de cromossomos inteiros pode ser usado para pintura cromossômica (*chromosome painting*). Isso pode ser bastante útil para resolver rearranjos complexos, identificar a origem de cromossomos marcadores e assim por diante. Uma vantagem significativa da tecnologia de FISH sobre a análise de cariótipo padrão é que a FISH não necessita de células em divisão. Para criar um cariótipo tradicional, células vivas devem ser submetidas à divisão. Então, a divisão deve ser interrompida por métodos bioquímicos para impedir sua progressão. Para visualizar um "cromossomo", o ciclo celular deve ser interrompido em algum ponto entre a metáfase e a prófase. Mas os estudos de FISH podem ser realizados em qualquer segmento-alvo de ácido nucleico, independentemente do ponto do ciclo celular em que ele está. Pode-se utilizar essa técnica para qualquer segmento de ácido nucleico, mesmo aqueles que estão fora de uma célula. Isso oferece uma grande vantagem na prática clínica, permitindo sua aplicação em vários cenários diferentes e fornecendo diagnósticos mais rápidos (Fig. 5-26).

As áreas abaixo dos telômeros dos cromossomos são regiões propensas a rearranjos e malpareamentos. A expansão posterior das aplicações dos estudos de FISH levou à expansão da FISH de *locus* único para o que ficou conhecido como painéis de **FISH subtelomérico** (Fig. 5-27). Esse painel, desenvolvido por volta de 1998 a 1999, incluía aproximadamente 40 sondas que correspondiam às regiões subteloméricas dos cromossomos (observe que não há 46 sondas, uma vez que os cromossomos acrocêntricos não possuem telômeros para um braço curto). O advento de uma

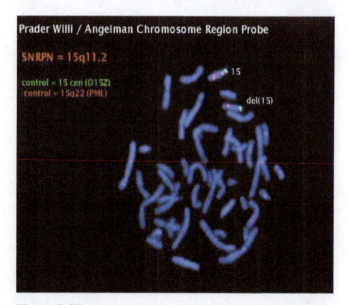

Figura 5-25. Estudo de FISH demonstrando uma deleção 15q na região da síndrome de Prader-Willi/Angelman. (Cortesia do Dr. Warren G. Sanger, University of Nebraska Medical Center.)

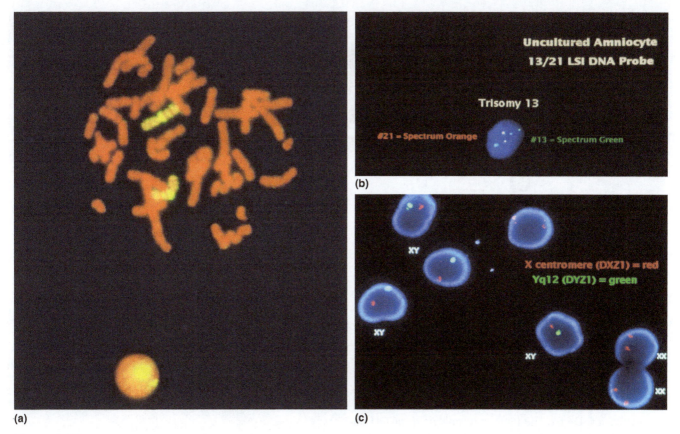

Figura 5-26. Diferentes aplicações da tecnologia de FISH. (a) Pintura cromossômica. (b) FISH de interfase (amniocentese) mostrando trissomia do 13. (c) FISH de interfase (amniocentese) mostrando mosaicismo XX/XY. (Cortesia do Dr. Warren G. Sanger, University of Nebraska Medical Center.)

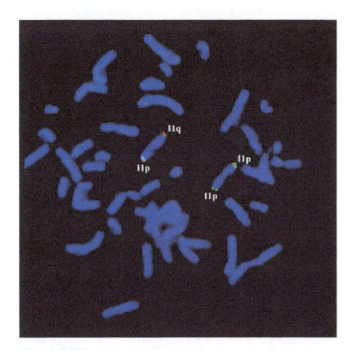

Figura 5-27. Estudo de FISH subtelomérica com exemplo de sondas para a região subtelomérica do cromossomo 11p (verde) e 11q (vermelho). (Reproduzida, com permissão, de Clarkson B, Pavenski K, Dupuis L, et al. Detecting Rearrangements in Children Using Subtelomeric FISH and SKY. *American Journal of Medical Genetics* 107:267-274, 2002.)

FISH subtelomérica hoje tem apenas interesse histórico, já que foi suplantada por técnicas mais desenvolvidas. Entretanto, quando foi introduzida, representava um avanço importante no diagnóstico citogenético. Os estudos publicados por volta dos anos 1999 a 2000 mostravam que o rendimento diagnóstico da FISH subtelomérica (chances de encontrar um resultado positivo) em deficiência intelectual era de 7,4% para níveis moderados de deficiência intelectual, com uma média em torno de 3%. Isso tornou os rearranjos subteloméricos a causa identificável mais comum para deficiência intelectual moderado em seres humanos (i. e., uma incidência calculada na população geral de 0,22% em comparação à incidência de trissomia do 21 de 1 em 800 [0,13%]).

A expansão posterior da tecnologia de FISH para além do painel de FISH subtelomérica incluiu o desenvolvimento de uma tecnologia chamada de **hibridização genômica comparativa baseada em microarranjo** (*array comparative genomic hybridization*, aCGH). A hibridização genômica comparativa se refere ao processo de comparar uma amostra de DNA a um DNA de referência conhecido e procurar por alterações no número de cópias (duplicações ou deleções). A aplicação da tecnologia de aCGH em pequenas lâminas de microscópio com múltiplos poços é chamada de microarranjo (Fig. 5-28). Portanto, a hibridização genômica comparativa em arranjo (aCGH) se refere ao uso de aCGH em uma plataforma de microarranjo. Essa tecnologia está em constante evolução. As plataformas de aCGH originais tinham aproximadamente 400 sondas, mas foram rapidamente subs-

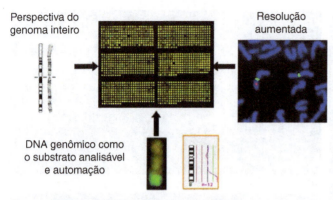

Figura 5-28. Hibridização genômica comparativa baseada em microarranjo. (Reproduzida, com permissão, de Warren G. Sanger, PhD, University of Nebraska Medical Center, Omaha, Nebraska.)

Quadro 5-4	Síndromes cromossômicas convencionais	
Condição	**Epônimo**	**Descrição da alteração cromossômica**
Poliploidia		
	Triploidia	69, XXX ou XXY ou XYY
Trissomia		
	Trissomia do 13 — Síndrome de Patau	47, +13
	Trissomia do 18 — Síndrome de Edwards	47, +18
	Trissomia do 21 — Síndrome de Down	47, +21
Cromossomo sexual		
	Monossomia do X — Síndrome de Turner	45, X
	XXY — Síndrome de Klinefelter	47, XXY
	XXX	47, XXX
	XYY	47, XYY
Deleção		
	Deleção de 4p — Síndrome de Wolf-Hirschhorn	4p-
	Deleção de 5p — Síndrome do *cri-du-chat*	5p-

tituídas por plataformas que incluíam 2.000, então 40.000, depois 105.000. Hoje, alguns laboratórios oferecem painéis de aCGH de 180.000 sondas. Essas plataformas oferecem cobertura de intervalos com menos de uma megabase (Mb) ao longo de todo o genoma, embora os intervalos não estejam uniformemente distribuídos. Para colocar isso em perspectiva, o tamanho do gene único da *distrofina* é de aproximadamente 1,8 Mb. Ainda assim, não surpreenderia ninguém se, enquanto você está lendo isso, esses números já estivessem desatualizados. De fato, no futuro a tecnologia de aCGH poderá até mesmo ser substituída por tecnologias emergentes tais como sequenciamento exônico total.

Com esses avanços da tecnologia, as fronteiras entre a genética molecular e a citogenética ficaram turvas. Atualmente, essa disciplina híbrida é chamada por muitos de **citogenética molecular**. A CGH em arranjo e técnicas modernas relacionadas de rastreamento do genoma inteiro são discutidas com mais detalhe no Capítulo 11.

Aneuploidia cromossômica

Aneuploide significa literalmente "múltiplo ou número incorreto". Então, **aneuploidia** é o estado de ser aneuploide. Portanto, aneuploidia cromossômica se refere à situação na qual um indivíduo possui um número cromossômico anormal. O Quadro 5-4 lista algumas das síndromes de aneuploidia cromossômica humanas mais importantes ou comuns. É importante reconhecer estas condições por várias razões. Conforme anteriormente mencionado, historicamente estas foram as primeiras condições descritas com uma etiologia genética identificável. O público em geral está bem consciente sobre algumas delas – e geralmente tem ideias significativamente erradas. E, não menos importante, com frequência elas aparecem em questões padronizadas de provas médicas.

Uma variação de número cromossômico é chamada de **polipliodia**. **Triploidia** significa 69 cromossomos com três cópias completas de cada cromossomo (Fig. 5-29). Essa é uma ocorrência muito comum em concepções. Mas, como ocorre na maioria dos desequilíbrios cromossômicos, a grande maioria de tais concepções resulta em um aborto espontâneo (ver Quadro 5-2). De fato, estima-se que aproximadamente 11% de todos os abortos espontâneos tenham um cariótipo triploide. Ocasionalmente, há um nascido vivo com uma contagem cromossômica triploide. Isso é muito mais provável se o indivíduo for mosaico para esta alteração (Fig. 5-30). Em geral, estima-se que aproximadamente 1 em 10.000 nascidos vivos poderá ter essa anormalidade. O cariótipo em indivíduos triploides pode ser 69, XXX, 69, XXY ou 69, XYY. A triploidia resulta mais frequentemente da fertilização de um único óvulo por dois espermatozoides (**dispermia** ou **diespermia**), resultando em um conjunto extra de cromossomos vindos do

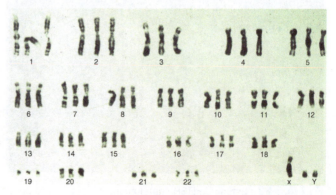

Figura 5-29. Cariótipo com contagem triploide (69, XYY), provavelmente devido à dispermia. (Reproduzida, com permissão, de Warren G. Sanger, PhD, University of Nebraska Medical Center, Omaha, Nebraska.)

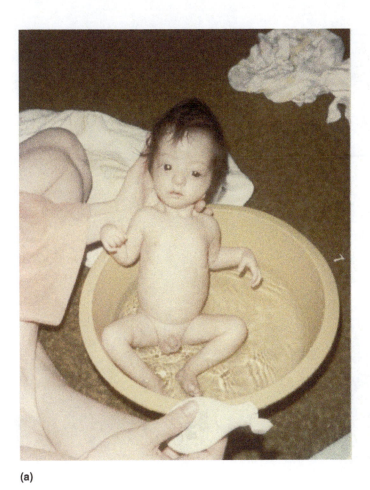 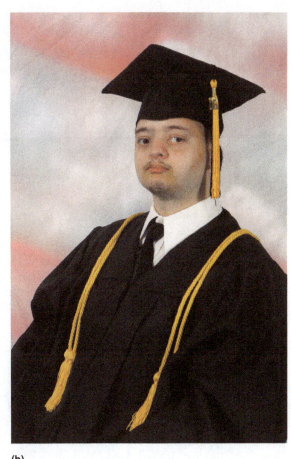

(a) **(b)**

Figura 5-30. Paciente com mosaicismo diploide/triploide. (a) Criança. (b) Jovem.

pai (**diandria**). Ela pode ocorrer também por **diginia**, na qual o conjunto extra completo vem da mãe.

Os fetos com diginia tendem a ter uma placenta relativamente pequena com um feto mais bem desenvolvido. Os fetos com diandria, ao contrário, são menos desenvolvidos e há uma placenta grande anormal. Essas variações de expressão clínica podem ser explicadas pelas diferenças no que se conhece como *imprinting*. Para mais informações sobre *imprinting*, consulte o Capítulo 12, que aborda a herança atípica.

A tetraploidia (92 cromossomos) é comum em abortos espontâneos, mas não é tipicamente encontrada em crianças nascidas vivas.

Aneuploidia de cromossomos sexuais

Por causa da natureza única dos cromossomos sexuais, situações de aneuploidia são mais toleradas. Especificamente, a aneuploidia de cromossomos sexuais é mais comumente vista em crianças nascidas vivas do que a aneuploidia de autossomos. Na concepção, a ocorrência é provavelmente semelhante, mas a aneuploidia de autossomos é mais provável de ser perdida como um aborto espontâneo.

1. ***Síndrome de Turner.*** Um cromossomo X ausente (45, X) é a única monossomia de cromossomo inteiro que é compatível com a vida pós-natal humana. O fenótipo foi descrito por Henry Turner, em 1938, com a condição atual de ter o epônimo de síndrome de Turner. A descrição inicial foi aquela de meninas com baixa estatura, falha puberal, cúbito valgo e pescoço alado (Fig. 5-31). Outras características podem incluir um peito amplo com mamilos espaçados e unhas anguladas. Uma variedade de anomalias estruturais pode ocorrer. As duas mais importantes a observar são coarctação da aorta e um rim em forma de "ferradura". Muitas das características clínicas da síndrome de Turner podem ser atribuídas como secundárias a linfedema congênito (Fig. 5-32). A descoberta de um cromossomo X ausente como a causa para a síndrome de Turner foi feita por Charles Ford, em 1959.

Dependendo da apresentação de uma determinada menina, o diagnóstico da síndrome de Turner pode ser feito em vários pontos de sua vida. Ocasionalmente, crianças com síndrome de Turner podem ser reconhecidas devido à presença de características somáticas suspeitas. O linfedema congênito pode persistir após o nascimento e surgir como edema do dorso das mãos e dos pés (Fig. 5-33). Pulsos diferenciais podem indicar uma coarctação da aorta, a qual, se presente em uma menina recém-nascida, pode justificar investigação posterior para possível síndrome de Turner. Porém, muitas meninas com síndrome de Turner não terão nenhuma característica identificável no nasci-

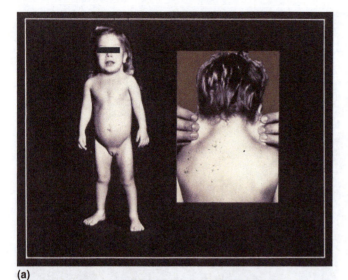

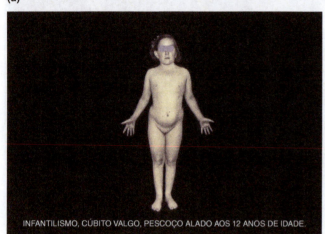

INFANTILISMO, CÚBITO VALGO, PESCOÇO ALADO AOS 12 ANOS DE IDADE.

Figura 5-31. Síndrome de Turner. Estas fotografias foram retiradas das imagens originais utilizadas pelo Dr. Henry Turner em sua publicação de 1938. As fotografias em preto e branco foram recortadas e coladas em cartolina preta.
(Cortesia de G. B. Schaefer; originais doados aos arquivos da Endocrine Society of America.)

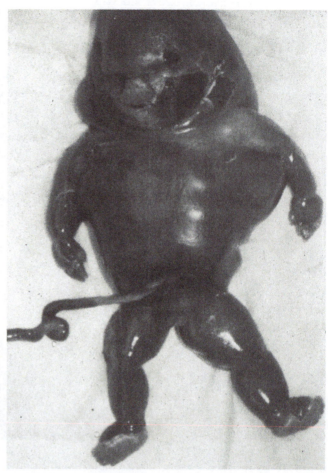

Figura 5-32. Aborto espontâneo de feto com síndrome de Turner. Observe o impressionante linfedema, que pode explicar a maioria das características associadas à síndrome de Turner.

mento. As características clínicas mais consistentes vistas em indivíduos com um cariótipo 45, X são baixa estatura e falência ovariana primária. Ambas as características obviamente apareceriam mais tarde.

Isso oferece uma situação na qual o conhecimento pró-ativo inicial de um médico pode ter benefícios significativos para o paciente. É importante reconhecer a síndrome de Turner precocemente, por causa das vantagens de usar o hormônio de crescimento para aumentar a altura adulta final. Portanto, mesmo na ausência de qualquer característica física, meninas com baixa estatura sem outra explicação devem realizar um cariótipo (Fig. 5-34).

Em geral, e ao contrário do que é relatado na literatura mais antiga, a síndrome de Turner está associada à inteligência normal. Essas mulheres possuem alterações neuropsicológicas distintas, incluindo problemas consistentes com integração visual-espacial e, geralmente, dificuldades em matemática.

O fenótipo da síndrome de Turner pode estar associado a vários desequilíbrios cromossômicos. Aproximadamente, metade das meninas com síndrome de Turner apresenta um cariótipo 45, X (Fig. 5-35). Outros 25% possuem alguma forma de mosaicismo de cromossomo sexual, com o remanescente tendo uma variedade de outros rearranjos cromossômicos, incluindo o isocromossomo Xq, a deleção Xq ou a deleção Xp. Estima-se que a síndrome de Turner ocorra em 1 a cada 2.500 nascidos vivos.

2. **Síndrome de Klinefelter.** A síndrome de Klinefelter (Fig. 5-36) é um distúrbio encontrado em homens, associado a um cariótipo 47, XXY (Fig. 5-37a). As principais características clínicas da síndrome de Klinefelter são atribuídas ao hipogonadismo (falência testicular primária). Por causa da falência testicular primária, esses indivíduos geralmente apresentam ginecomastia, infertilidade e atraso do desenvolvimento pubertário com hábito eunucoide. Hipomentação (QI menor) é relativamente comum nesta condição; entretanto, muitos indivíduos com esta condição possuem intelecto normal. A média geral do QI com

Aneuploidia de cromossomos sexuais **123**

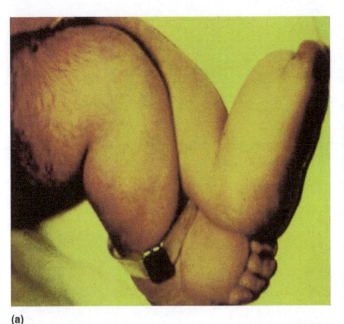
(a)

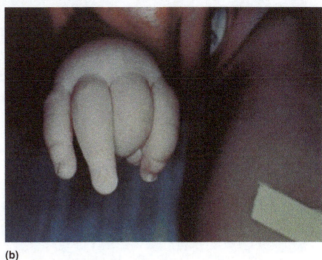
(b)

Figura 5-33. Edema dorsal (a) dos pés e (b) das mãos de duas crianças com síndrome de Turner. (Reproduzida, com permissão, de Brooker RJ: Genetics: *Analysis & Principles*, 3rd ed. New York: McGraw-Hill, 2008.)

síndrome de Klinefelter é em torno de 90. Esta condição ocorre em aproximadamente 1 em 600 meninos recém-nascidos.

É importante notar que 40 a 50% dos homens com síndrome de Klinefelter não apresentam características físicas perceptíveis. Eles apresentam apenas infertilidade masculina devido à azoospermia (não produção de esperma). Por esse motivo, uma análise do sêmen seguida de um cariótipo é indicada como parte da investigação da infertilidade.

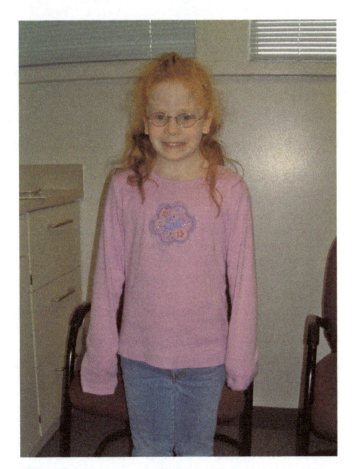

Figura 5-34. Menina com síndrome de Turner sem características dismórficas típicas desta síndrome.

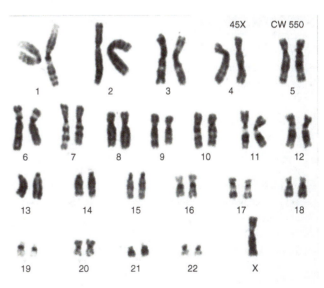

Figura 5-35. Cariótipo 45, X. (Reproduzida, com permissão, de Warren G. Sanger, PhD, University of Nebraska Medical Center, Omaha, Nebraska.)

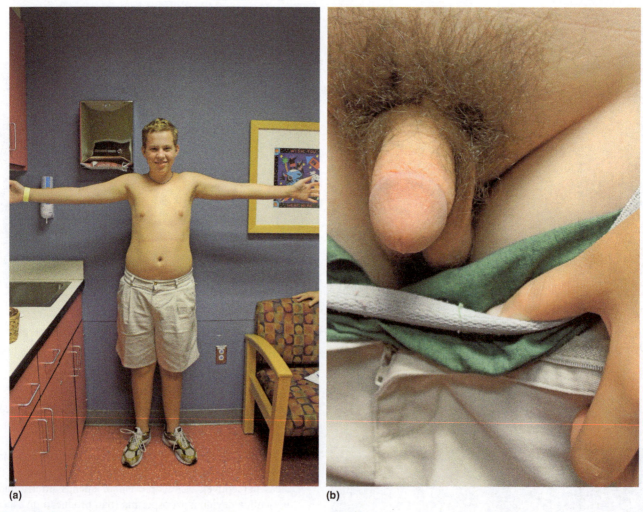

Figura 5-36. Jovem com síndrome de Klinefelter. (a) Estatura alta, atraso do desenvolvimento pubertário com hábito eunucoide; (b) Testículos pequenos.

Variantes da síndrome de Klinefelter incluem 48, XXXY (Fig. 5-37b) e 49, XXXXY. Em geral, esses indivíduos apresentam um fenótipo semelhante ao de Klinefelter. As diferenças primárias são que, com o aumento no número de cromossomos X, há um aumento na restrição do crescimento e diminuição do QI. Muitos indivíduos com essas variantes podem ter algumas alterações craniofaciais e esqueléticas brandas não observadas na síndrome de Klinefelter 47, XXY.

3. **Síndrome XXX.** Mulheres com um cariótipo 47, XXX (Fig. 5-38) costumam apresentar relato de "ausência de padrão de malformações". A puberdade e a fertilidade são, em geral, normais. Quando comparadas à população em geral, mulheres com 47, XXX tendem a ser um pouco mais altas e a ter uma circunferência da cabeça levemente menor, em média. Como um grupo, elas tendem a ter uma incidência um pouco maior de dificuldades de aprendizagem, deficiências de desenvolvimento, descoordenação e um aumento dos problemas de comportamento (Fig. 5-39).

As variantes da síndrome 47, XXX incluem 48, XXXX e 49, XXXXX. Novamente, à medida que o número de cromossomos X aumenta, o QI geral diminui. Alguns indivíduos que possuem XXXX e XXXXX foram relatados com fácies semelhante àquela observada na síndrome de Down.

4. **XYY.** Indivíduos com um cariótipo 47, XYY (ver Fig. 5-39) apresentam relatos de características sutis como um leve aumento na altura em vez da estatura esperada, descoordenação, atrasos de fala, diferenças de comportamento e dificuldades de aprendizagem. Estes homens apresentam fertilidade normal. Ocasionalmente, as características reportadas incluem dentes grandes, glabela proeminente, braços e pernas longos e acne difícil de controlar. A incidência geral é de 1 em 700 a 1 em 1.000 meninos. Relatos anteriores dos anos de 1970 mostravam uma incidência aumentada do cariótipo XYY em homens que eram encarcerados. Interpretações sociobiológicas levantaram a questão de o cariótipo XYY estar associado a um "fenótipo criminoso". No entanto, demonstrou-se que esta condição não está associada a um fenótipo criminoso, mas que, na verdade, a maior incidência observada na população carcerária representa um viés de averiguação – presumivelmente não devido a maiores chances de cometer um crime, mas, de ser pego. Eles são altos, desajeitados e mentalmente lentos.

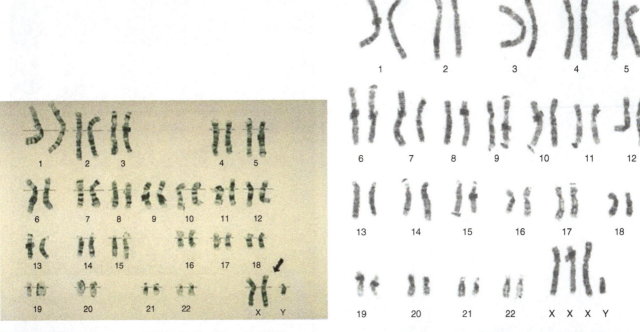

Figura 5-37. (a) Cariótipo 47, XXY. (b) Cariótipo 48, XXXY. (Reproduzida, com permissão, de Warren G. Sanger, PhD, University of Nebraska Medical Center, Omaha, Nebraska.)

Trissomias

A **trissomia** se refere à presença de um único cromossomo extra completo. Trissomias de todos os autossomos ocorrem com uma frequência relativamente alta nas concepções, mas a maioria delas é perdida como abortos. Apenas três aneuploidias de cromossomos completos (não mosaico) são compatíveis com a vida pós-natal em seres humanos: as trissomias do 13, do 18 e do 21.

1. *Trissomia do 21 (síndrome de Down).* A síndrome de Down foi descrita por Langdon Down em 1866. Os indivíduos com síndrome de Down apresentam uma aparência facial prontamente reconhecível, descrita como um achatamento do perfil facial, nariz pequeno, epicanto e manchas de Brushfield (áreas focais de displasia na íris). Eles podem apresentar o quinto dedo mais curto, um amplo espaço entre o primeiro e o segundo dedos dos pés e um vinco palmar transversal único (Fig. 5-40). Em 1959, foi descrita a associação cariotípica da trissomia do 21 em associação com o fenótipo da síndrome de Down (Fig. 5-41). Estima-se que a síndrome de Down ocorra em 1 de 800 nascidos vivos.

   A grande maioria (95%) dos indivíduos com síndrome de Down apresenta aneuploidia de cromossomo completo (trissomia do 21) como etiologia. Outros 4% apresentam uma variedade de translocações, sendo a mais importante delas uma translocação robertsoniana 14:21. Aproximada-

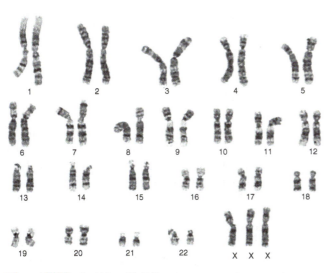

Figura 5-38. Cariótipo 47, XXX. (Reproduzida, com permissão, de Warren G. Sanger, PhD, University of Nebraska Medical Center, Omaha, Nebraska.)

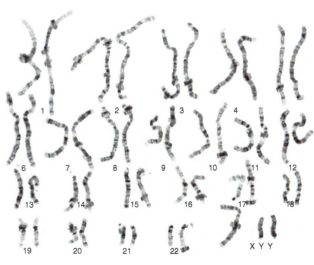

Figura 5-39. Cariótipo 47, XYY. (Reproduzida, com permissão, de Warren G. Sanger, PhD, University of Nebraska Medical Center, Omaha, Nebraska.)

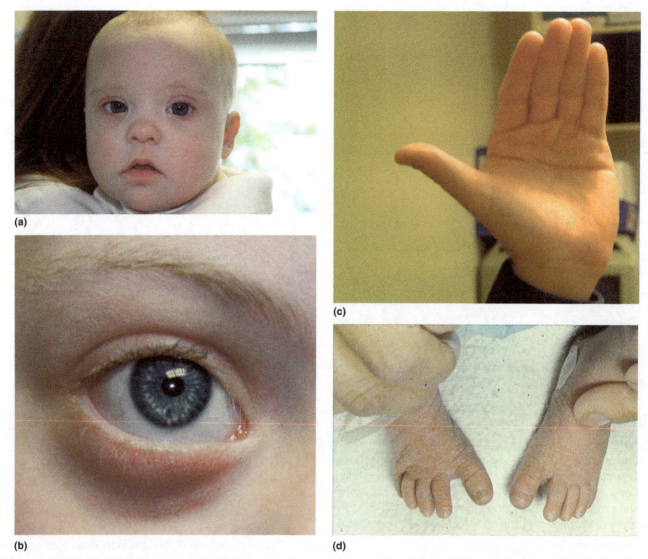

Figura 5-40. Síndrome de Down. (a) Características faciais típicas. (b) Olho com manchas de Brushfield (pequenas manchas de cor clara na íris, devidas à displasia focal do tecido conectivo). (c) Sulco palmar transversal único (símio). (d) Amplo espaço entre o primeiro e o segundo dedos.

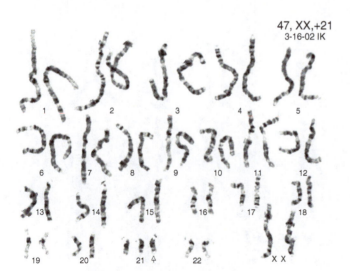

Figura 5-41. Cariótipo 47, XX,+21. (Reproduzida, com permissão, de Warren G. Sanger, PhD, University of Nebraska Medical Center, Omaha, Nebraska.)

mente, 1% dos indivíduos com síndrome de Down possui mosaicismo.

Os indivíduos com síndrome de Down apresentam uma variedade de problemas de saúde que são importantes de serem reconhecidas. Essas questões precisam ser abordadas como uma série de condições específicas de recomendações adicionais ao típico regime de assistência médica ao qual estes pacientes são submetidos em seu local de atendimento médico.

- Indivíduos com síndrome de Down possuem uma variedade de problemas neurológicos, que podem incluir QI abaixo da média, doença de Alzheimer, baixo tônus muscular (hipotonia) e problemas de visão e audição.
- Malformações cardíacas congênitas ocorrem em cerca de 50% dos casos. A anomalia cardíaca mais comum é um canal atrioventricular que, se for grande o suficiente, pode não apresentar sopro cardíaco associado. Assim, um ecocardiograma é recomendado para todas as pessoas com síndrome de Down no momento do diagnóstico, independentemente da presença ou ausência de sopro.

- Outras alterações estruturais na síndrome de Down incluem instabilidade atlanto-occipital da coluna vertebral e uma variedade de diferentes obstruções gastrintestinais. O hipotireoidismo adquirido ocorre com muito mais frequência nesses indivíduos.
- A incidência geral de leucemia é aproximadamente 11 vezes maior do que aquela na população em geral.

2. *Trissomia do 13 (síndrome de Patau).* A trissomia do 13 está associada a múltiplas anomalias congênitas e deficiências cognitivas graves. Alterações estruturais incluem lábio leporino e fenda palatina, microftalmia, polidactilia, microcefalia e doença cardíaca congênita (Fig. 5-42). A etiologia pode ser uma não disjunção ou uma translocação hereditária do cromossomo 13 (Fig. 5-43). A incidência está estimada em 1 a cada 5.000 nascimentos.

3. *Trissomia do 18 (síndrome de Edwards).* Um fenótipo semelhante é visto na trissomia do 18 (síndrome de Edwards). As características clínicas incluem deficiência de crescimento grave, deficiência intelectual, punho fechado com dedos sobrepostos, pés em mata-borrão e doença cardíaca congênita (Fig. 5-44). A etiologia também é não disjunção ou translocação hereditária, mas do cromossomo 18 (Fig. 5-45). A incidência estimada é de 1 em 3.000.

Do ponto de vista do manejo, o problema mais crítico para as trissomias do 13 e do 18 é uma diminuição na expectativa de vida geral. O Quadro 5-5 resume os dados reportados para as expectativas de longevidade dessas duas condições. É importante ressaltar que a última coluna mostra que a morte no primeiro ano é estimada em cerca de 90% para ambas as condições. É imprescindível que os médicos que atendem as famílias que possuem recém-nascidos com essas condições graves estejam cientes do fato de que 90% não é 100%. Sobrevivência de longo prazo com as trissomias do 13 e do 18 foram ocasionalmente relatadas em quase toda clínica genética. É importante, portanto, fornecer à família a informação mais precisa. Não devemos minimizar as estatísticas desfavoráveis; ainda assim, devemos estar cientes das estatísticas corretas.

Mosaicismo cromossômico

As alterações cromossômicas devidas a erros mitóticos que ocorrem após a concepção podem resultar em mosaicismo cromossômico, isto é, nem toda a célula contendo a mesma composição cromossômica. (O conceito de mosaicismo é discutido com mais detalhe no Capítulo 12, "Herança Atípica"). O número e a distribuição das células cromossomalmente anormais em um indivíduo irá variar dependendo do período e em que célula progenitora da anormalidade começa. O fenótipo pode ser extremamente variável, indo desde a expressão completa da condição até o estado de não expressão. A Figura 5-46 mostra uma menina que foi avaliada para atrasos leves de desenvolvimento. Seu teste citogenético revelou mosaicismo para síndrome de Down (7 de 30 células testadas). Como se pode notar pela foto, suas características craniofaciais não lembram verdadeiramente o fenótipo da síndrome de Down. De fato, a única característica física sensivelmente anormal observada foi um grande espaço entre o primeiro e o segundo dedos do pé. Indiscutivelmente, porém, este mosaicismo é a causa dos atrasos em seu desenvolvimento.

Outra característica importante a ser ressaltada é a associação entre mosaicismo cromossômico e alterações pigmentares da pele. Isso surge a partir da embriologia das células da crista neural. Após a separação do tubo neural, algumas das células da crista neural migram extensivamente e dão origem a vários tipos distintos de células diferenciadas. Estes tipos celulares incluem neurônios e células da glia do sistema nervoso, células da medula da glândula suprarrenal, células produtoras de melanina da epiderme e componentes dos tecidos esquelético e conectivo do complexo craniofacial. Essa conhecida associação pode fornecer a pista crítica para definir uma etiologia para um determinado problema. Especificamente, as alterações pigmentares da pele que seguem um padrão conhecido como **linhas de Blaschko** podem indicar um mosaicismo cromossômico subjacente. Consequentemente, parte das investigações para o diagnóstico de indivíduos com problemas neurológicos (convulsões, deficiência intelectual e assim por diante) e alterações pigmentares da pele incluem uma biópsia da pele para obter fibroblastos para análises cariotípicas em outro tecido (Fig. 5-47).

Alterações na estrutura do cromossomo

Nem todos os desequilíbrios cromossômicos são alterações no número de cromossomos inteiros. As alterações parciais na estrutura do cromossomo incluem duplicações, deleções e translocações. O fenótipo associado com alterações parciais na estrutura do cromossomo (duplicações/deleções) depende de vários fatores, incluindo o tamanho da alteração, que região de qual cromossomo está envolvida e os genes específicos presentes na região afetada. Em geral, as duplicações podem não ser tão problemáticas quanto as deleções. Enquanto esses fatores intuitivamente fazem sentido, há muita variação que não pode ser explicada somente por eles. Vários outros modificadores provavelmente estão atuando também.

As translocações podem ser balanceadas ou não balanceadas. Translocações balanceadas são definidas como aqueles rearranjos nos quais há uma alteração na *posição*, mas não na *quantidade* real de material genético. Por outro lado, as translocações desbalanceadas ocorrem quando há alterações tanto na localização quanto na quantidade. Teoricamente, pessoas portadoras de translocações balanceadas não terão efeitos clínicos por conta do rearranjo. A principal implicação de carregar uma translocação balanceada é a possibilidade de transmitir um rearranjo desbalanceado para a próxima geração. Conforme explicado na primeira seção, os possíveis resultados na descendência de um portador de uma translocação balanceada seriam:

1. cromossomos normais;
2. rearranjo desbalanceado, ou;
3. um rearranjo balanceado como o do genitor.

As sequelas clínicas de uma translocação desbalanceada são a produção de uma deleção ou de uma duplicação – com as mesmas implicações para esses desequilíbrios, conforme apontado anteriormente.

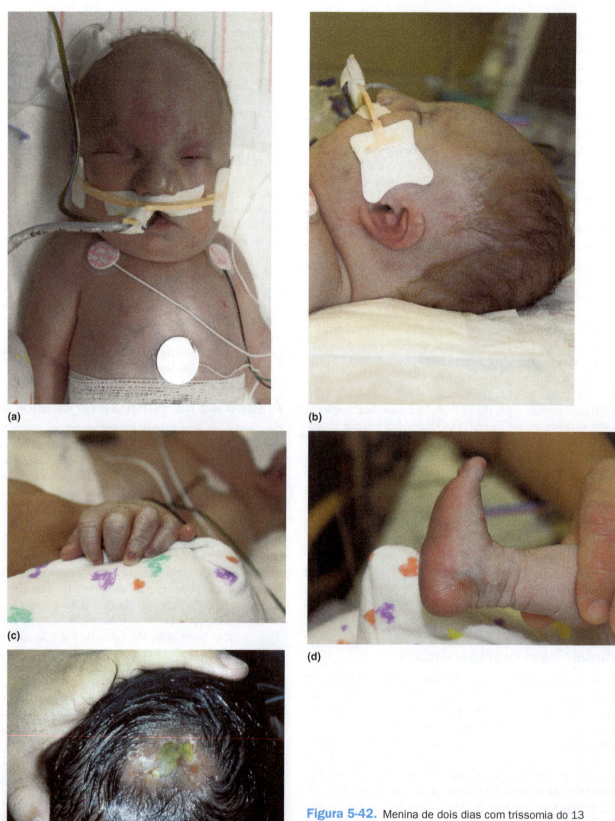

Figura 5-42. Menina de dois dias com trissomia do 13 (síndrome de Patau). (a) Características craniofaciais incluem microcefalia com testa inclinada, vincos supraorbitais e nariz triangular largo. (b) Orelhas de implantação baixa, com hélices anormais. (c) Polidactilia pós-axial. (d) Pés em "mata-borrão" (calcâneo proeminente). (e) Outra criança com trissomia do 13, apresentando aplasia da pele do couro cabeludo.

Alterações na estrutura do cromossomo **129**

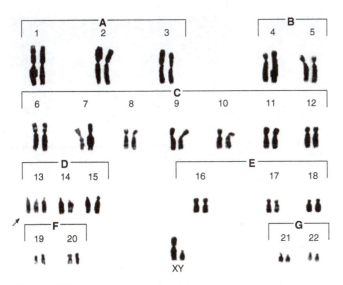

Figura 5-43. Cariótipo 47, XY, +13. (Reproduzida, com permissão, de Warren G. Sanger, PhD, University of Nebraska Medical Center, Omaha, Nebraska.)

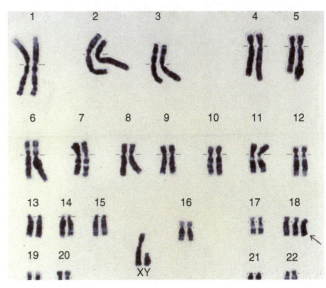

Figura 5-45. Cariótipo 47, XY, +18. (Reproduzida, com permissão, de Warren G. Sanger, PhD, University of Nebraska Medical Center, Omaha, Nebraska.)

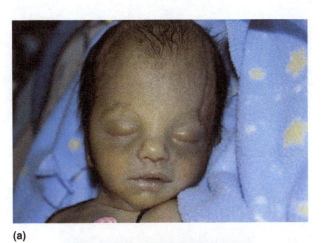

(a)

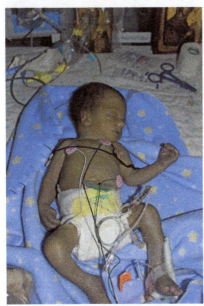

(b)

Figura 5-44. Paciente com trissomia do 18 (síndrome de Edwards).

Quadro 5-5	Estatísticas publicadas de longevidade para trissomia do 13 e trissomia do 18	
	Trissomia do 13	**Trissomia do 18**
Expectativa de vida média	130-180 dias	60 dias
Expectativa de vida mediana	7-10 dias (40-48 dias se não houver grandes malformações cardíacas/gastrintestinais)	4 dias
Morte com 1 mês	45%	
Morte com 6 meses	70%	
Morte com 1 ano	82-90%	90%

Quando indivíduos com rearranjos cromossômicos (balanceados ou desbalanceados) são identificados como parte de uma avaliação diagnóstica, é absolutamente indicado fazer um cariótipo dos pais. Nas situações de alterações cromossômicas estruturais, há uma possibilidade de que um dos genitores seja portador de uma translocação balanceada. Até 10% das vezes, um dos genitores de uma criança com uma translocação desbalanceada pode ele mesmo ter uma translocação balanceada. Particularmente importante são certas anormalidades raras, tais como duplicação cromossômica em tandem. A Figura 5-48a mostra uma translocação 13:3 presente em um menino recém-nascido com características de trissomia do 13. Embora este indivíduo possua 46 cromossomos, ele é funcionalmente trissômico para o 13 e apresenta o arranjo completo de características clínicas. A análise cariotípica dos pais dessa criança mostrou que a mãe tinha 45 cromossomos com um deles sendo um cromossomo híbrido 13:13. Assim, os únicos resultados reprodutivos possíveis para esse indivíduo seriam ter uma criança monossômica para o 13 (que invariavelmente seria abortada) ou ter uma criança com trissomia do 13 (Fig. 5-48b).

Uma observação importante foi notada por médicos nesta matéria ao longo das décadas. Uma criança pode ter sido vista para uma avaliação por causa de anomalias congênitas

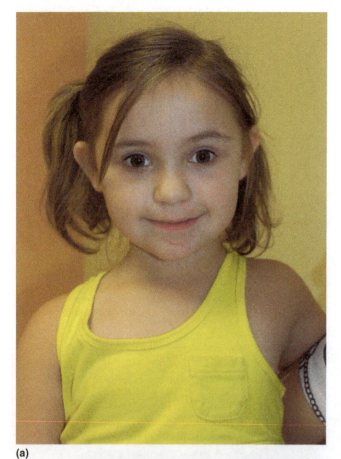

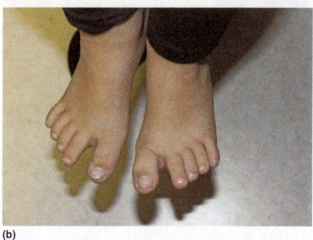

Figura 5-46. (a) Menina com mosaicismo para trissomia do 21 (7 de 30 células do sangue periférico com trissomia). Ela apresentava atrasos leves de desenvolvimento. (b) A única característica física da síndrome de Down era um amplo espaço entre o primeiro e o segundo dedos do pé.

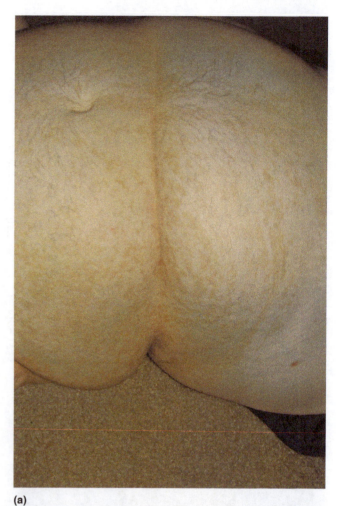

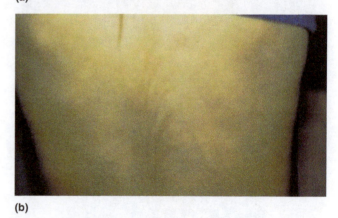

Figura 5-47. Manchas de pele hiperpigmentada associadas a mosaicismo cromossômico. (a) Grandes manchas clonais de pigmento. Este paciente possui mosaicismo diploide/triploide. (b) Redemoinhos hiperpigmentados nas costas. Este paciente possui mosaicismo para tetrassomia 12p. Ambos os pacientes apresentaram estudos de cromossomos sanguíneos normais.

múltiplas, características dismórficas e/ou déficits cognitivos. Como parte dessa avaliação, estudos citogenéticos foram realizados, e se observou que a criança tinha uma translocação balanceada. Para esclarecer essa anormalidade, o próximo passo foi realizar estudos parentais. Frequentemente, seria possível notar em um dos genitores (sem anormalidades clínicas) o mesmo rearranjo balanceado. A interpretação lógica seria de que esta é uma coincidência não relacionada aos problemas da criança, já que um genitor não afetado possui a mesma alteração cromossômica. Entretanto, essa situação era vista muito comumente nestes tipos de avaliação, levando muitos médicos a suspeitar que a situação não era tão simples como pa-

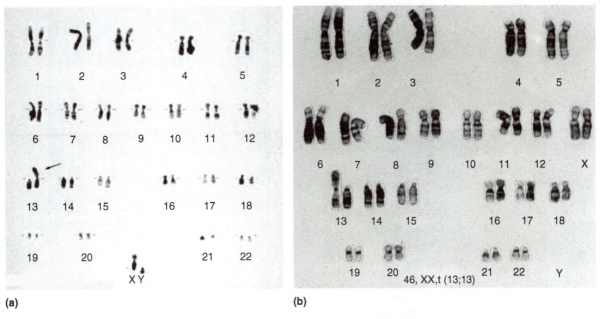

Figura 5-48. Dois cariótipos com trissomia do 13 devido a uma translocação 13:13 (ambos de amniocentese). (Cortesia do Dr. Warren G. Sanger, University of Nebraska Medical Center.)

recia. Com os avanços nas técnicas moleculares, ficou claro que a transmissão de um rearranjo aparentemente balanceado de um genitor para um descendente pode envolver alterações adicionais, como pequenas duplicações ou deleções em torno dos pontos de quebra (ou em outros lugares), que eram muito pequenas para serem detectadas no nível de resolução de um cariótipo.

Rearranjos estruturais envolvendo o cromossomo X podem influenciar o processo de Lyonização. Assim sendo, diferentes padrões de expressão podem ser observados. No evento de um cromossomo X estruturalmente anormal (i. e., com uma deleção), o X anormal é preferencialmente inativado, deixando o X normal ativo. Mas com translocações balanceadas X-autossomo, o cromossomo X *normal* é aquele que é geralmente inativado. Levantou-se a hipótese de que isso ocorre porque a inativação do cromossomo translocado X-autossomo seria provavelmente letal. Estes padrões diferentes são fenômenos observados, não eventos que poderiam ser previstos.

Alterações cromossômicas estruturais associadas a síndromes bem caracterizadas

Antes da FISH, um punhado de síndromes foi identificado com desequilíbrios cromossômicos estruturais específicos grandes o suficiente para serem vistos em cariótipos. Estas condições apresentavam um fenótipo reconhecível que permitia a identificação de uma síndrome descrita em associação com o desbalanço cromossômico específico. Historicamente, duas merecem destaque:

1. **Síndrome de Wolf-Hirschhorn (4p-).** A deleção da extremidade terminal do braço curto do cromossomo 4 foi associada a uma condição conhecida como síndrome de Wolf-Hirschhorn (Figs. 5-49 e 5-50). Os pacientes com a síndrome de Wolf-Hirschhorn possuem microcefalia, uma aparência facial "característica" devido a uma ponte nasal bastante proeminente, deficiência intelectual e lábio leporino com ou sem fenda palatina. Isso pode ser *de novo* ou hereditário.

2. **Síndrome do cri-du-chat (5p-).** A Figura 5-51 mostra um indivíduo com uma deleção da porção terminal do braço curto do cromossomo 5 (Fig. 5-52). Essa deleção específica foi associada a um fenótipo único (síndrome) conhecida como *cri-du-chat*, termo francês para "grito do gato". Esse grito é característico e reflete verdadeiramente seu nome. Às vezes, pode-se suspeitar dessa condição ao ouvir o grito característico. Outras características físicas incluem baixo peso ao nascer, microcefalia, hipertelorismo, fácies arredondadas, micrognatia e déficits cognitivos graves. Esta pode ser uma anormalidade *de novo* ou hereditária.

Síndromes de genes contíguos

As síndromes de Wolf-Hirschhorn e do *cri-du-chat* representam "síndromes de genes contíguos" bem descritas (Quadro 5-6). Tais distúrbios são condições que apresentam um fenótipo reconhecível com uma alteração cromossômica estrutural associada. As alterações podem ser grandes o suficiente para serem observadas em um cariótipo ou pequenas o suficiente para que seja necessária uma modalidade de teste citogenético molecular (como a FISH) para identificá-las. Os múltiplos genes envolvidos às vezes podem realmente prever fenótipos. As manifestações clínicas podem ser atribuídas a múltiplos genes que estão localizados em *tandem* nos cromossomos que são deletados ou duplicados. Às vezes, o conhecimento dos genes envolvidos pode fornecer percepções diretas sobre o fenótipo. Mais frequentemente, no entanto, não é possível prever o fenótipo com base nos genes envolvidos.

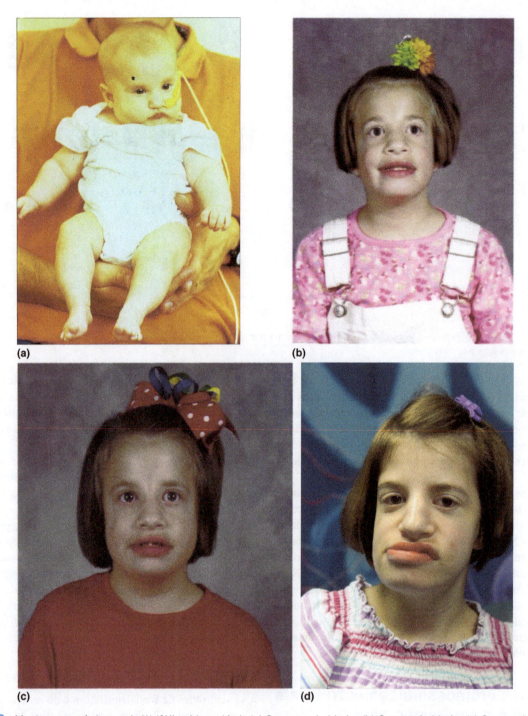

Figura 5-49. Menina com síndrome de Wolf-Hirschhorn (4p-). (a) 9 meses de idade. (b) 6 anos de idade. (c) 9 anos de idade. (d) 18 anos de idade.

As características das síndromes de genes contíguos são:

1. Elas apresentam um fenótipo reconhecível.
2. Em geral, o indivíduo é heterozigoto para a alteração genética.
3. A condição apresenta transmissão familial que parece de natureza mendeliana (transmissão dominante).
4. Elas costumam apresentar expressão variável acentuada.

Um exemplo clássico de síndrome de genes contíguos é a síndrome de Williams. A síndrome de Williams possui um fenótipo reconhecível associado com baixa estatura, características faciais semelhantes a duende ou "elfo", um padrão estrelado para a íris, hipercalcemia e uma variedade de alterações vasculares (Fig. 5-53). As características faciais são, de certa forma, sutis. Na era pré-FISH, o diagnóstico clínico era geralmente difícil. Ultimamente, a síndrome de Williams demonstrou estar associada com uma deleção em 7q11.23

Síndromes de genes contíguos **133**

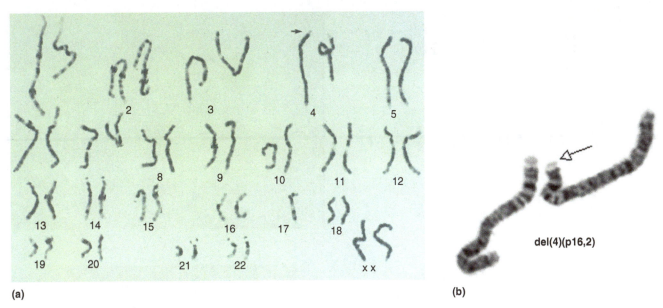

Figura 5-50. (a) Cariótipo 46, XX, deleção 4p. (b) Par de cromossomos 4 em alta resolução, mostrando deleção de 4p (seta). (Reproduzida, com permissão, de Warren G. Sanger, PhD, University of Nebraska Medical Center, Omaha, Nebraska.)

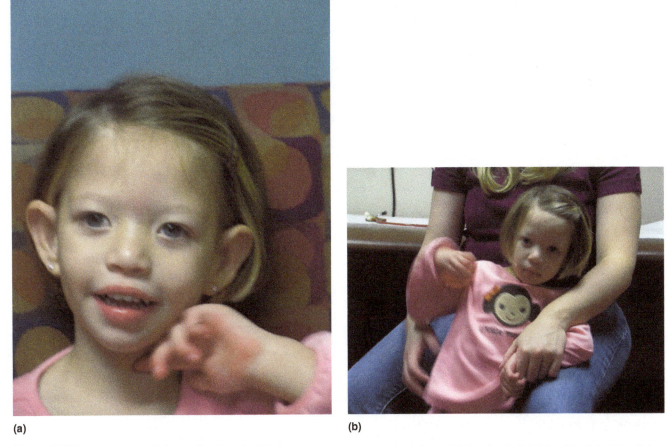

Figura 5-51. Menina com síndrome do *cri-du-chat* (5p-). (Reproduzida, com permissão, de Brooker RJ: Genetics: *Analysis & Principles*, 3rd ed. New York: McGraw-Hill, 2008.)

134   Capítulo 5   Citogenética clínica

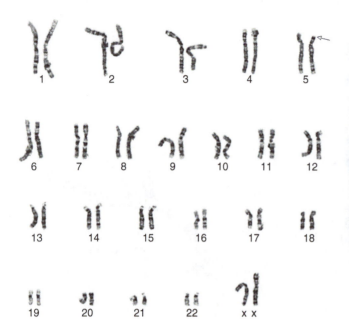

Figura 5-52. Cariótipo 46, XX, del 5p. (Reproduzida, com permissão, de Warren G. Sanger, PhD, University of Nebraska Medical Center, Omaha, Nebraska.)

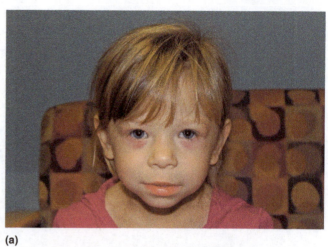

(a)

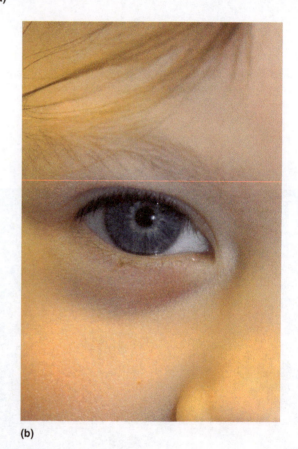

(b)

Figura 5-53. Menina com síndrome de Williams. (a) Observe as alterações faciais clássicas. (b) Íris com padrão "estrelado".

Quadro 5-6	Síndromes de genes contíguos importantes	
Epônimo	Alteração cromossômica	Principais características clínicas (excluindo atrasos de desenvolvimento)
Prader-Willi	del 15q12	Obesidade, hipotonia, deficiência intelectual, pés/mãos pequenos
Angelman	del 15q12	Ataxia, hipertonia, risada inapropriada
Williams	del 7q11.23	Hipercalcemia, fácies semelhante a "elfo", estenose aórtica supravalvular
DiGeorge	del 22q11	Defeitos cardíacos conotruncais, hipoparatireoidismo (hipocalcemia), aplasia/hipoplasia do timo
Shprintzen	del 22q11	Anormalidades palatais, defeitos cardíacos conotruncais, fácies característica
Miller-Dieker	del 17p13.3	Lissencefalia tipo 1, fácies característica
Smith Magenis	del 17p11.2	Braquicefalia, mãos/pés curtos, comportamento autoprejudicial
Langer-Giedeon	del 8q23.3	Múltiplas exostoses ósseas, nariz grande, cabelos ralos
nenhum	del 1q21	Defeitos cardíacos, anomalias dos membros
nenhum	del ou dup 16p11	Autismo

Síndromes de genes contíguos **135**

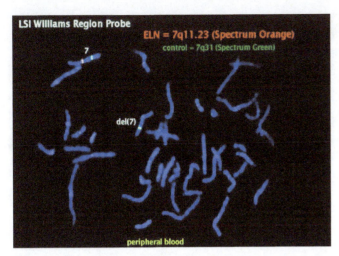

Figura 5-54. Estudo de FISH mostrando deleção 7q observada na síndrome de Williams. (Reproduzida, com permissão, de Warren G. Sanger, PhD, University of Nebraska Medical Center, Omaha, Nebraska.)

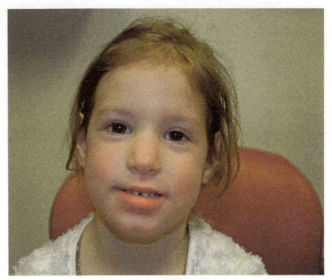
(a)

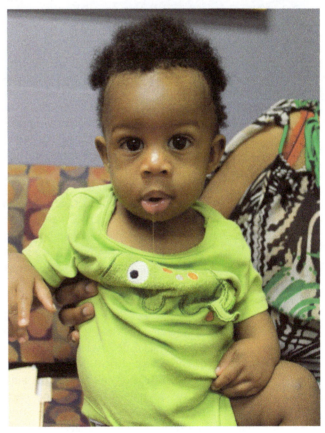
(b)

Figura 5-55. Dois pacientes com uma deleção 1q21.1 descoberta em estudos de microarranjo. (a) Menina com atrasos leves de desenvolvimento e problemas comportamentais. (b) Menino com deleção 1q21.1 apresentando atrasos de desenvolvimento, hipotonia e hipoplasia radial.

(Fig. 5-54). Um gene dessa região é o da elastina, que codifica uma proteína que, como o nome sugere, dá elasticidade aos tecidos conectivos. Muitas das alterações somáticas observadas na síndrome de Williams podem ser atribuídas à deleção do gene da elastina. Outros genes deletados nessa região estão relacionados a outras alterações, tais como anormalidades cognitivas e comportamentais, vistas nestes pacientes.

O advento da hibridização genômica comparativa baseada em microarranjo expandiu enormemente a lista de distúrbios de genes contíguos identificáveis. Um fenômeno interessante com frequência encontrado atualmente, que é uma questão importante para as famílias. Estudos de microarranjos identificam atualmente condições que não possuem designação eponímica, isto é, não há nome para a síndrome. Para essas condições, o "nome" real é a descrição citogenética. Surpreendentemente, isso passou a ser preocupante para algumas famílias. Um exemplo disso é a deleção 1q21.1. Essa microdeleção específica foi primeiramente descrita em 2008. Com a tecnologia de microarranjo, descobriu-se que essa é uma deleção relativamente comum em pacientes com distúrbios de desenvolvimento neurológico ou malformações cardíacas congênitas. A faixa fenotípica é ampla e inclui atrasos de fala e linguagem, mudanças de comportamento, fácies dismórfica leve e malformações cardíacas congênitas em alguns (Fig. 5-55a). O gene para trombocitopenia-aplasia do rádio (TAR) está nessa região. Dependendo do tamanho da anormalidade, ele pode ser deletado como parte dessa alteração. Se o gene TAR for deletado, os pacientes terão expressão variada de anomalias radiais e/ou trombocitopenia (Fig. 5-55b). Não há epônimo associado a essa condição, e a designação vigente é "deleção 1q21.1".

Parte 3: Correlação clínica

A síndrome de DiGeorge (SDG) foi descrita pelo endocrinologista pediátrico Angelo DiGeorge em 1968. A condição representa um **defeito de campo** do terceiro e quarto arcos branquiais em desenvolvimento no embrião humano. O padrão de anomalias visto na síndrome de DiGeorge reflete os derivados embriológicos dessa região. Os pacientes com SDG apresentam hipoplasia ou aplasia das glândulas paratireoides, com subsequente hipocalcemia. A ausência do timo gera uma deficiência de células T com disfunção imune. O terceiro e o quarto arcos branquiais contribuem para a porção superior do coração, com a perturbação dessa parte do desenvolvimento levando a malformações cardíacas congênitas classificadas como anomalias cardíacas conotruncais. Alterações menores da parte inferior do rosto e das orelhas também podem ocorrer (Fig. 5-56a).

Robert Shprintzen, fonoaudiólogo, e colaboradores descreveram em 1978 a síndrome que leva seu nome. A síndrome de Shprintzen é também chamada de síndrome velo-cardio-facial, descrevendo as principais características da condição. Alterações no desenvolvimento do palato são comuns. Isso inclui malformações estruturais como fenda palatina e defeitos funcionais como insuficiência velo-palatal. Outras características incluem malformações congênitas conotruncais e traços faciais característicos, incluindo uma aparência nasal distinta. Os pacientes com síndrome de Shprintzen (Fig. 5-56) possuem alta incidência de deficiências de aprendizagem e também problemas neuropsiquiátricos.

Com os avanços das técnicas de citogenética, no início dos anos de 1980, começaram a ser descritos vários relatos de pacientes com síndromes de DiGeorge ou Shprintzen apresentando deleções na região 22q1. Com a introdução dos estudos de FISH, 90% dos pacientes com uma dessas condições tinham deleções na região 22q11.2. Investigações subsequentes descobriram deleções 22q11.2 em um pequeno número de pacientes com uma variedade de outras síndromes descritas, como a síndrome de Opitz BBB, síndrome CHARGE e síndrome cardiofacial de Cayler (também conhecida como fácies de choro assimétrica). Mais fascinante ainda, descobriu-se que quase 30% dos pacientes com malformações conotruncais isoladas (não sindrômicas) possuem uma deleção 22q11.2. Até o momento, mais de 180 malformações diferentes foram relatadas em associação com esse distúrbio de genes contíguos. Dada a associação com tantas síndromes e anomalias diferentes, a essa altura é melhor se referir ao espectro das deleções 22q11.2 como a designação primordial. Estima-se que 1 em 4.000 indivíduos pode ter uma deleção 22q11.2.

Como essa deleção é transmitida através das gerações, há acentuada variabilidade inter- e intrafamiliar. O padrão de herança é melhor descrito como parecendo autossômico dominante com expressão variada e penetrância incompleta. Uma discussão desses termos no próximo capítulo, "Herança Mendeliana", irá esclarecer essa relação e expandir esta introdução.

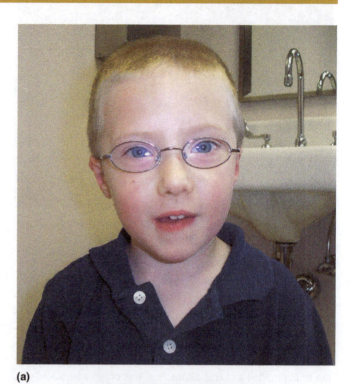

Figura 5-56. Dois pacientes com deleções 22q11.2. (a) Fenótipo = síndrome de DiGeorge parcial. (b) O fenótipo é aquele da síndrome velo-cardio-facial (Shprintzen). Ela apresenta alterações faciais típicas, fenda palatina e defeito cardíaco conotruncal. (b: Cortesia Dr. Nancy Mendelsohn, Children's Hospital and Clinics of Minnesota.)

Questões práticas

1. Em relação às aneuploidias cromossômicas em seres humanos:
   A. Elas são raras no momento da concepção.
   B. Elas são vistas mais frequentemente à medida que a gestação progride.
   C. Se presentes na concepção, elas terminam mais frequentemente em aborto.
   D. Todas as trissomias de cromossomos completos são incompatíveis com a vida pós-natal.
   E. Todas as monossomias de cromossomos completos são incompatíveis com a vida pós-natal.

2. A incidência de aberrações cromossômicas no momento da concepção é de:
   A. 1/120
   B. 1/75
   C. 1/65
   D. 1/10
   E. 1/2

3. A síndrome de Turner
   A. É a única monossomia de cromossomo completo vista em seres humanos nascidos vivos.
   B. A doença cardíaca congênita mais comum é um defeito de septo ventricular.
   C. É mais branda em meninos.
   D. Meninas com essa condição são geralmente altas para a idade.
   E. É mais precisamente descrita como síndrome de Turner.

4. Em relação aos distúrbios cromossômicos em seres humanos
   A. Eles ocorrem raramente e não têm grande importância clínica.
   B. Eles podem ter um efeito da idade paterna avançada.
   C. Aneuploidias para cromossomos sexuais ocorrem mais comumente do que para autossomos em nascidos vivos.
   D. Aneuploidias de cromossomos inteiros podem ser vistas em pacientes para qualquer um dos 23 pares.
   E. O resultado clínico mais comum em uma aberração cromossômica é um recém-nascido com um defeito de nascença.

5. Em relação às síndromes de genes contíguos
   A. Síndromes clínicas são geralmente associadas com homozigosidade da deleção.
   B. São geralmente rastreadas em uma família como um traço autossômico recessivo.
   C. Geralmente ocorrem de forma esporádica, mas podem ser familiais.
   D. Como ocorrem na mesma parte do cromossomo, há pouca variabilidade no fenótipo.
   E. O diagnóstico por análise cromossômica é mais sensível e prática do que o teste de FISH.

Leituras suplementares

Cassidy, S., and J. Allanson. *Management of Genetic Syndromes*, 2nd ed. Hoboken, NJ: Wiley-Liss Publishing; 2004.

Gardener, R. and G. Sullivan. *Chromosome Abnormalities and Genetic Counseling*, 3rd ed. Oxford: Oxford University Press; 2004.

Hennekam, R., J. Allanson, and I. Krantz. *Gorlin's Syndromes of the Head and Neck*. Oxford: Oxford University Press, 2010.

Jones, K. *Smith's Recognizable Patterns of Human Malformations*, 6th ed. Philadelphia: Elsevier, Saunders Publishing, 2005.

Shprintzen, R. *Genetics, Syndromes and Communication Disorders*. San Diego: Singular Publishing Group, 1997.

Capítulo 6

Genética mendeliana: padrões de transmissão gênica

> RESUMO DO CAPÍTULO
>
> Gregor Mendel (1822-1884) é considerado o pai da genética, embora ele não reconhecesse esse título, já que o termo "gene" só viria a ser cunhado em 1909. No tempo dos experimentos de Mendel com plantas híbridas (Fig. 6-1), uma teoria prevalente acerca da transmissão de características era a herança por mistura, na qual os traços são misturados e alterados na prole. Sua formação em física e matemática era rara para um biólogo de seu tempo. Isso lhe deu uma visão quantitativa das leis naturais que o permitiu detectar em seus resultados relações que outros biólogos haviam negligenciado.
>
> Mendel realizou experimentos cuidadosamente controlados nos quais fez a polinização cruzada de linhagens puras (hoje as chamaríamos de "homozigotas") e protegeu as plantas experimentais da polinização acidental por insetos ou pelo vento. Estavam disponíveis linhagens da ervilha de jardim, *Pisum sativum*, com características distintamente diferentes como sementes amarelas ou verdes e flores brancas ou púrpuras. Ele mantinha registros cuidadosos dos resultados, a partir dos quais conseguiu identificar padrões previsíveis na frequência das características entre grandes números de descendentes. As proporções encontradas necessitavam de uma suposição que desafiava a ideia contemporânea da herança por mistura. A suposição de Mendel de "herança de fatores unitários" era de que os determinantes das características (os "genes" de hoje) eram fatores distintos que ocorriam aos pares em cada indivíduo (o "diploide" de hoje). Além disso, apenas uma das duas cópias era transmitida de cada genitor a seu descendente. Trabalhando sobre essa base teórica, ele conseguiu deduzir, a partir de seus dados, as três regras da transmissão denominadas Leis de Mendel. A lógica matemática por trás dessa suposição da herança de fatores únicos e o significado dos padrões regulares da transmissão do fator não foram totalmente compreendidos por seus colegas, e seu trabalho permaneceu desconhecido até que suas publicações foram independentemente redescobertas, em 1900, por Carl Correns, Hugo de Vries e Erich von Tschermak. A exploração experimental das regras da transmissão hereditária inicia com essa redescoberta. Hoje, extensos conjuntos de dados podem ser criados, mesmo a partir de dados puramente históricos, para demonstrar as relações hereditárias entre indivíduos relacionados.
>
> As Leis de Mendel da transmissão genética não são, no entanto, leis no sentido científico da palavra. Uma lei natural é uma teoria testada que provou ser universalmente verdadeira. Mas, em contraste a esse alto nível de autoridade, cada uma das "Leis" de Mendel apresenta exceções importantes que afetam a maneira pela qual os padrões de herança são expressos. Neste capítulo, iremos discutir os mecanismos por trás das três clássicas Regras Mendelianas da transmissão e algumas das formas importantes pelas quais a contribuição de um gene para um fenótipo pode alterar a aparência dos padrões de herança subjacentes.

Parte 1: Conhecimento e integração de sistemas

Regras mendelianas de transmissão

Os experimentos-chave de Mendel com plantas híbridas foram publicados em 1866. A qualidade da microscopia biológica e as técnicas de coloração nuclear não melhoraram a ponto de possibilitar a visualização e o estudo de cromossomos antes dos anos de 1880. Assim sendo, as relações que Mendel descreveu foram deduzidas a partir de padrões que ele visualizou em seus dados. Mas pelo menos no caso de duas de suas principais regras, **segregação** e **segregação independente**, ele, na verdade, estava descrevendo o comportamento dos cromossomos durante a meiose.

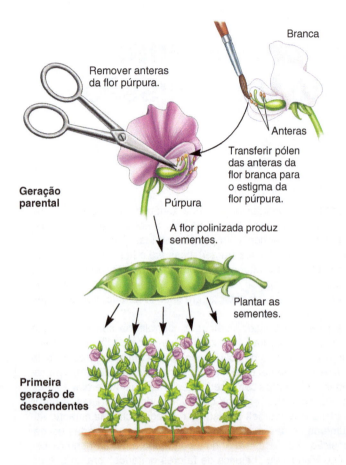

Figura 6-1. Gregor Mendel estabeleceu um plano de cruzamentos controlados para rastrear a transmissão de características simples usando plantas como a ervilha de jardim. (Reproduzida, com permissão, de Brooker RJ: *Genetics: Analysis & Principles*, 3rd ed. New York: McGraw-Hill, 2008.)

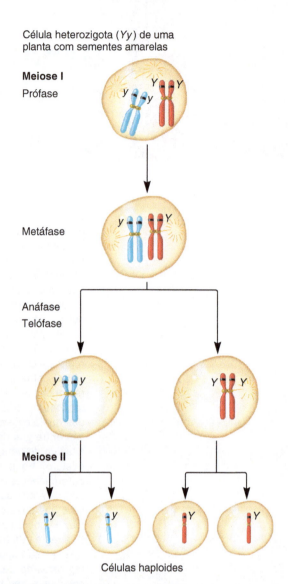

Figura 6-2. Resumo dos eventos-chave da meiose. Neste exemplo, os cromossomos homólogos carregam alelos diferentes para o gene Y. Na metáfase I, eles se alinham no centro do fuso, e na anáfase I um homólogo e seu alelo (y) se movem para a esquerda e o outro homólogo e seu alelo (Y) se separam do primeiro e se movem para a direita. Essa separação é a base da lei da segregação de Mendel. (Reproduzida, com permissão, de Brooker RJ: *Genetics: Analysis & Principles*, 3rd ed. New York: McGraw-Hill, 2008.)

De nossa discussão anterior sobre meiose, você lembrará que cada cromossomo replica durante a fase S da interfase. Os cromossomos então se condensam, e os pares homólogos formam a sinapse durante a prófase I da meiose (Fig. 6-2). Cada par sináptico, ou bivalente, liga-se a microtúbulos do fuso através do cinetócoro. Na anáfase I os cromossomos homólogos se separam, reduzindo o número cromossômico de diploide para haploide em cada uma das duas células resultantes. Esta separação dos cromossomos homólogos na primeira divisão meiótica é o mecanismo por trás da lei da segregação de Mendel.

Se seguirmos dois pares de cromossomos homólogos heterozigotos para os genes *Y* e *R* (Fig. 6-3), poderemos ver que a maneira pela qual um par se alinha na metáfase I é independente da forma como o outro par se alinha. Em metade dos casos, esperamos que os dois alelos dominantes se alinhem em lados opostos da placa metafásica, e em metade dos casos eles estarão no mesmo lado. Quando os cromossomos homólogos se separam uns dos outros, a segregação de *Y* e *y* é aleatória em relação à segregação de *R* e *r*. Por esse motivo, gametas portadores das quatro combinações alélicas possíveis, *YR*, *Yr*, *yR* e *yr*, apresentam frequências iguais. Este é o mecanismo que explica a regra da segregação aleatória, ou independente, de Mendel.

A terceira regra mendeliana, **dominância** e **recessividade**, não está relacionada ao comportamento cromossomal. Como anteriormente mencionado, a dominância é simplesmente uma função da maneira pela qual a regulação bioquímica dos fenótipos pode tamponar contra a influência deletéria de uma mutação recessiva. Se uma cópia normal de um gene fornece produto suficiente, de forma que o fenótipo é expresso normalmente, o alelo mutante será mascarado, isto é, será recessivo ao alelo dominante. Embora seja verdadeiro que a maioria das novas mutações é recessiva, há muitas exceções. De fato, são as exceções às três leis de Mendel que tornam a interpretação da transmissão genética um arranjo de quebra-cabeças tão interessante.

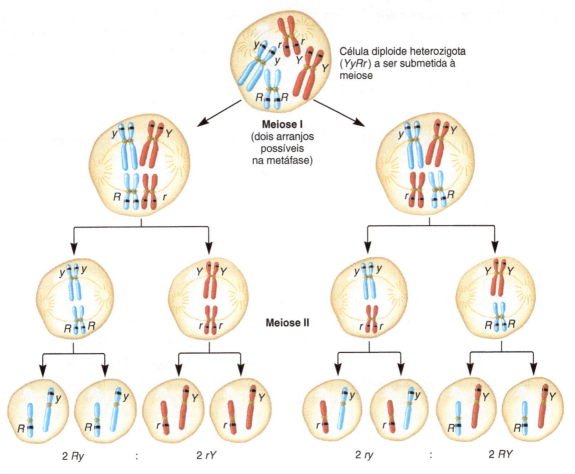

Figura 6-3. Eventos da meiose, na qual acompanhamos o comportamento de dois diferentes pares de cromossomos. (Reproduzida, com permissão, de Brooker RJ: Genetics: *Analysis & Principles*, 3rd ed. New York: McGraw-Hill, 2008.)

Probabilidades de transmissão e taxas de recorrência

Quando os genótipos dos genitores e a natureza da expressão de um gene são conhecidos, pode-se facilmente predizer as probabilidades de cada resultado genotípico e fenotípico. As segregações dos alelos de cada genitor são eventos independentes. Assim, de acordo com a regra do produto de probabilidade, você simplesmente multiplica as probabilidades independentes para determinar a probabilidade global de um determinado resultado. A probabilidade de que um determinado alelo seja herdado do pai é multiplicada pela probabilidade de um determinado alelo da mãe. Por exemplo, já que metade dos alelos de uma mãe ou um pai heterozigoto *Rr* será *R*, a probabilidade global de que a primeira criança seja homozigota *RR* é 1/2 × 1/2 = 1/4 (Fig. 6-4). Tais resultados são geralmente resumidos no quadro de Punnett, cujo nome é uma homenagem ao geneticista pioneiro R. C. Punnett, que foi o primeiro a usá-lo.

Conseguir predizer a probabilidade de um resultado genético típico é um dos fundamentos mais poderosos da genética. Se você estiver focando em apenas um gene e ambos os genitores forem heterozigotos, como na Figura 6-4, então a proporção genotípica na próxima geração é de 1/4:2/4:1/4,

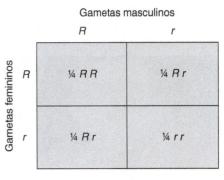

Figura 6-4. Quadro de Punnet para um cruzamento mono-híbrido simples, mostrando a base de um padrão de segregação genotípico 1:2:1 (1/4 *RR*, 1/2 *Rr*, 1/4 *rr*). Se o alelo *R* for completamente dominante, a proporção fenotípica nesse cruzamento mono-híbrido será 3:1, isto é, 3/4 *R*- e 1/4 *rr*.

ou 1:2:1. Com dominância completa, a proporção fenotípica é de 3/4:1/4 = 3:1. Adicionar um segundo gene segregando simplesmente expande o cálculo da probabilidade. Por exemplo, considere a prole de um cruzamento di-híbrido de *Aa Bb* X *Aa Bb*, no qual o traço indica que o segundo alelo em um genótipo com um dominante pode ser dominante ou recessivo sem alterar o fenótipo. De acordo com a regra do produto, simplesmente multiplicamos as probabilidades de cada combinação gênica:

¾ A–   ¼ aa
× ¾ B–   ¼ bb

9/16 A– B–   3/16 aa B–   3/16 A– bb   1/16 aa bb,
Ou, de maneira resumida, 9:3:3:1.

Para três genes segregando independentemente, você simplesmente adiciona outro ciclo de multiplicação por 3:1, originando oito tipos diferentes em uma proporção de 27:9:9:9:3:3:3:1. Mas os exemplos de maior interesse são aqueles nos quais algum outro fator influencia a expressão desses genes. Se um alelo não for completamente dominante sobre o outro, por exemplo, a proporção fenotípica será igual à proporção genotípica.

¼ AA   2/4 Aa   ¼ aa
× ¼ BB   2/4 Bb   ¼ bb

gera uma proporção de 1:2:1:2:4:2:1:2:1, com o mais comum (em 4/16) sendo o di-híbrido (2/4 *Aa* × 2/4 *Bb* = 4/16 *Aa Bb*). É claro que se os genes estiverem localizados próximos um do outro no mesmo cromossomo, eles tenderão a ser herdados juntos e os padrões de predição de transmissão devem ser modificados.

Na superfície, portanto, as regras que governam a transmissão gênica são bastante simples. Esse é um dos motivos pelos quais a genética apresenta tamanho poder preditivo. Mas como já vimos, os genes codificam produtos que podem interagir de formas complexas um com o outro e com as condições ambientais. Um exemplo simples é a **dominância incompleta** observada, por exemplo, na pigmentação de algumas flores (Fig. 6-5). Um alelo não produz enzima ativa suficiente para catalisar pigmento vermelho o bastante no heterozigoto como dois alelos fazem no homozigoto. Tal dominância incompleta afeta as formas nas quais os genótipos são expressos fenotipicamente. É uma exceção comum à clássica regra da dominância de Mendel. Assim sendo, enquanto os padrões de herança formam a base de trabalho, a avaliação fenotípica de cada traço é geralmente o foco principal nas aplicações diárias da genética médica.

Casos especiais: uma visão geral

Para características com implicações médicas, as taxas de recorrência são uma consideração importante. Elas são baseadas tanto no padrão de herança mendeliana quanto na forma pela qual os alelos são expressos durante o desenvolvimento do fenótipo. Mas mesmo que os genes não estejam contribuindo para o desenvolvimento com igual peso, as interações gênicas podem influenciar no resultado fenotípico de formas complexas. Nas seções seguintes, iremos introduzir as bases genéticas e bioquímicas subjacentes a algumas formas comuns pelas quais os resultados genéticos podem ser expressos. Exemplos médicos específicos serão o foco nas Partes 2 e 3.

Exceções à regra da dominância e recessividade

O conceito de dominância foi concebido antes que fosse possível medir os eventos bioquímicos subjacentes ao desenvolvimento de um traço. Como vimos no exemplo da cor das flores em petúnias, alguns alelos contribuem para o fenótipo com um efeito de dose. Isso gera dominância incompleta de um alelo sobre o outro. Cada alelo adiciona uma certa quantidade para a intensidade do traço, e o heterozigoto pode, então, ser distinguido dos dois homozigotos. De fato, muitos genes apresentam um efeito fenotípico cumulativo pequeno como esse. Além disso, às vezes, a dominância é influenciada pelas técnicas que aplicamos para medir os fenótipos. Um exem-

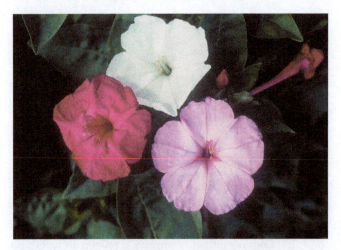

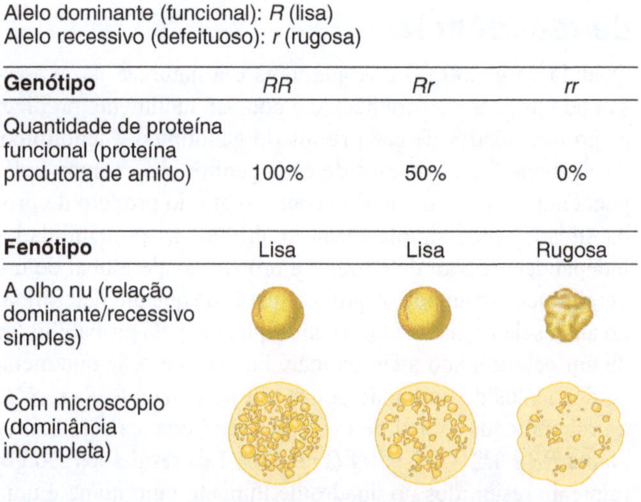

Figura 6-5. A cor da flor fornece um exemplo clássico de dominância incompleta. Neste caso, vamos chamar o genótipo que produz flores vermelhas de *RR* e o genótipo que produz flores brancas, *rr*. O heterozigoto, *Rr*, produz menos pigmento vermelho, então a flor tem uma cor intermediária, rosa. A intensidade da pigmentação da flor e o número de cópias do alelo funcional (*R*) mostram um efeito de dose. (© Robert Calentine/Visuals Unlimited.)

Alelo dominante (funcional): *R* (lisa)
Alelo recessivo (defeituoso): *r* (rugosa)

Genótipo	RR	Rr	rr
Quantidade de proteína funcional (proteína produtora de amido)	100%	50%	0%
Fenótipo	Lisa	Lisa	Rugosa
A olho nu (relação dominante/recessivo simples)			
Com microscópio (dominância incompleta)			

Figura 6-6. A distinção entre dominâncias completa e incompleta é geralmente uma função do nível de magnitude ou da precisão da informação que temos sobre um fenótipo. Neste exemplo, o exame microscópico das sementes de ervilha que são heterozigotas para o alelo *r* revela que elas possuem acentuadamente menos grãos de amido do que aquelas que são homozigotas *RR*. (Reproduzida, com permissão, de Brooker RJ: Genetics: Analysis & Principles, 3rd ed. New York: McGraw-Hill, 2008.)

	A B	A b	a B	a b
A B	AABB	AABb	AaBB	AaBb
A b	AABb	AAbb	AaBb	Aabb
a B	AaBB	AaBb	aaBB	aaBb
a b	AaBb	Aabb	aaBb	aabb

(a)

	A B	A b	a B	a b
A B	AABB	AABb	AaBB	AaBb
A b	AABb	AAbb	AaBb	Aabb
a B	AaBB	AaBb	aaBB	aaBb
a b	AaBb	Aabb	aaBb	aabb

(b)

Figura 6-7. Quadro de Punnett di-híbrido mostrando: (a) proporção di-híbrida de 9:3:3:1 para cor da pelagem e número de manchas. (b) Proporção di-híbrida modificada de 12:3:1 devido à epistasia dominante, onde o alelo A mascara a segregação do *locus B*. Considere, por exemplo, um animal que é normalmente marrom claro com manchas amarelas. Uma proporção fenotípica de 12:3:1 será produzida se o mutante A produzir melanismo completo, assim nenhuma mancha poderá ser vista. O melanismo mascara a expressão de qualquer gene segregante que, de outra forma, influenciaria uma aparência amarela.

plo dessa ideia é observada na produção de amido em ervilhas (Fig. 6-6). Em um nível fenotípico superficial, ambas as sementes dominante homozigota e heterozigota apresentam a mesma aparência arredondada. Mas bioquimicamente, as sementes heterozigotas possuem significativamente menos amido. Em nível visual, a forma arredondada é dominante sobre a enrugada. Mas nos níveis bioquímico e histológico, é fácil distinguir os heterozigotos dos dois genótipos homozigotos, e o traço não é completamente dominante. De fato, em nível bioquímico, quase todos os traços provavelmente apresentam dominância incompleta até certo ponto.

A proporção di-híbrida típica será modificada como uma função da forma pela qual os genes interagem na formação do fenótipo. Por exemplo, a **epistasia** (literalmente, "estar acima") é uma situação na qual um gene mascara a expressão de um segundo gene. Por analogia, ter uma cabeça completamente raspada mascara a expressão de genes que determinam a cor do cabelo, de maneira que a calvície completa é epistática à, ou está acima da, cor do cabelo (Fig. 6-9). De maneira semelhante, cães mexicanos sem pelos não expressam os genes que definiriam a textura do pelo. Ao mascarar a segregação de outros genes que afetam o mesmo traço, as proporções

Interações gênicas

Embora genes individuais possam ter um grande efeito fenotípico, eles raramente atuam em completo isolamento durante o desenvolvimento. As interações gênicas são mais a regra do que a exceção. Mas os resultados não são menos previsíveis. Isso pode ser ilustrado por alguns exemplos simples baseados nos padrões fenotípicos di-híbridos. Quando dois genes afetam o mesmo traço, ou um traço relacionado, o padrão de segregação di-híbrida 9:3:3:1 é modificado de formas previsíveis. Conforme apresentado no exemplo da Figura 6-7, as interações fundem as categorias segregantes, dependendo de como os genes atuam juntos no mesmo traço. Alguns exemplos comuns são resumidos na Figura 6-8.

	A-B-	A-bb	aaB-	aabb
Di-híbrido típico	9/16	3/16	3/16	1/16
Epistasia dominante	12/16		3/16	1/16
Epistasia recessiva	9/16	3/16	4/16	
Qualquer dominante é suficiente para a característica	15/16			1/16
Ambos os dominantes são necessários para a característica	9/16		7/16	

Figura 6-8. Proporções di-híbridas modificadas devido a algum tipo comum de interação gênica.

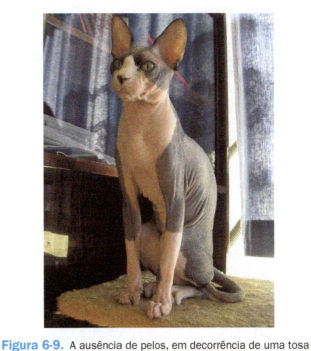

Figura 6-9. A ausência de pelos, em decorrência de uma tosa ou de uma mutação, é epistática sobre (mascara) os genes que codificam cor e textura do pelo. O Sphynx é uma raça de gatos sem pelos. (Fotografia de M. Minderhoud. Licenciada sob GFDL, http://www.gnu.org/copyleft/fdl.html ou CC-BY-SA-3.0, http://creativecommons.org/licenses/by-sa/3.0/, via Wikimedia Commons).

fenotípicas globais serão alteradas. As proporções fenotípicas esperadas dependerão de o gene espistático atuar por meio de um fenótipo dominante ou recessivo.

Os genes em uma mesma rota, ou em uma rota relacionada, também interagem de maneira que podem modificar as proporções fenotípicas preditas. Considere a situação na qual um traço é afetado por uma mutação dominante do gene *A* ou do gene *B*. Apenas em 1/16 da prole que é homozigota recessiva *aabb* irá aparecer o traço alternativo. A proporção modificada é, portanto, 15:1. Por outro lado, se o traço puder ser bloqueado por genótipos recessivos homozigotos em qualquer um dos *loci*, a proporção fenotípica resultante será 9:7. Outras combinações de interações também são possíveis. A ideia-chave, portanto, é pensar sobre aplicações genéticas em dois níveis: segregações genéticas subjacentes e maneiras pelas quais as combinações alélicas resultantes influenciam o desenvolvimento.

Interações genótipo × ambiente

Assim como alguns genes afetam a expressão fenotípica de outros genes, influências ambientais também têm papel-chave na expressão do desenvolvimento. De fato, **interações genótipo X ambiente** provavelmente sejam com mais frequência a regra do que a exceção, em especial para variáveis ambientais como temperatura, que podem afetar a estabilidade molecular ou a taxa de uma reação bioquímica. Um exemplo clássico é o padrão de pigmentação observado em coelhos e gatos Himalaia (Fig. 6-10). Nesse caso, a enzima necessária para a síntese de melanina é inativada nas partes mais quentes do corpo de maneira que estas apresentam pigmentação clara. Apenas nas áreas mais frias como orelhas, ponta do nariz e patas, a enzima funciona normalmente. Não surpreende que interações genótipo X ambiente possam ser limitadas a um período de tempo específico ou estágio do desenvolvimento se estiverem associadas a genes que são transcritos apenas por um período definido.

Em um capítulo anterior, discutimos brevemente a anemia falciforme como um exemplo de traço mendeliano simples. Ela também é a base de um fenótipo que é afetado por condições ambientais. A falcemização das hemácias ocorre quando as concentrações de oxigênio (O_2) no sangue são baixas, e a hemoglobina começa a cristalizar dentro das células. Isso pode acontecer durante atividade física intensa, na qual os níveis de O_2 nos músculos se reduzem, ou durante viagens aéreas ou para grandes altitudes, onde a pressão atmosférica é baixa. Porém, ao monitorar cuidadosamente condições como essas, indivíduos com anemia falciforme podem viver normalmente. De maneira semelhante, a fenilcetonúria (*phenylketonuria*, PKU), um dos primeiros traços humanos a demonstrar seguir a transmissão mendeliana, apresenta uma gravidade que é afetada por fatores ambientais. Os indivíduos com PKU não possuem fenilalanina hidroxilase funcional. Se os níveis de fenilalanina em sua dieta não forem reduzidos, seu acúmulo poderá causar uma variedade de efeitos fenotípicos sérios, incluindo deficiência intelectual, mas ao seguir uma dieta restrita em fenilalanina, seu desenvolvimento pode ser normal. Entender como o genótipo de um indivíduo interage com seu ambiente é crítico para muitos protocolos de tratamento.

Penetrância e expressividade

Vimos anteriormente que a maioria dos traços, se não todos, na verdade apresentam dominância incompleta se medirmos o nível de atividade bioquímica em cada genótipo. Existe uma graduação subjacente, às vezes escondida, de efeitos celulares e bioquímicos. A dominância é essencialmente um fenômeno causado pela arquitetura das rotas bioquímicas que permite variação entre genótipos comuns, de forma que o heterozigoto é ainda efetivo o suficiente para produzir um resultado normal. Essa mesma graduação em ação gênica está por trás de um par de fenômenos separados, mas relacionados: **penetrância incompleta** e **expressividade** variável (Fig. 6-11).

Um traço é completamente penetrante se cada indivíduo expressar seu próprio genótipo. Às vezes, porém, um determinado genótipo é herdado, mas o traço que ele determina não é expresso. Nesses casos, o genótipo é parcialmente mascarado, ou apresenta penetrância incompleta no fenótipo. Para quantificar o grau de penetrância, é necessário avaliar um grande número de indivíduos que sabidamente possuem o genótipo apropriado. Tendo esses dados populacionais, a porcentagem de penetrância pode se tornar uma ferramenta, isto é, uma probabilidade independente de expressão, na previsão do resultado esperado em um nascimento ou em uma genealogia. Por exemplo, considere que dois genitores são heterozigotos

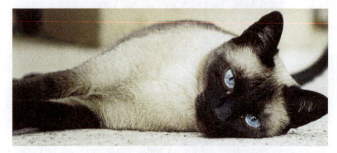

Figura 6-10. O padrão de pigmentação dos gatos siameses é causado por um gene que codifica uma enzima que é mais ativa em baixas temperaturas. (Fotografia de Telekokopelli. Licenciada sob CC-BY-SA-3.0 [http://creativecommons.org/licenses/by-sa/3.0], via Wikimedia Commons.)

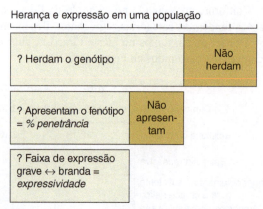

Figura 6-11. Esta representação gráfica mostra as relações entre herança do genótipo para um traço (parte superior), expressão do traço quando este apresenta penetrância incompleta (parte central), e gravidade quando é expresso (parte inferior).

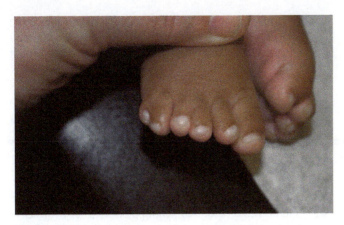

Figura 6-12. A polidactilia é uma característica dominante com expressão variável. Este pé apresenta polidactilia pós-axial com duplicação do quinto dedo.

para uma condição recessiva que possui 70% de penetrância. Qual é a probabilidade de que seu primeiro filho tenha o traço? A partir de dois genitores heterozigotos, há uma chance de um quarto de que a criança seja homozigota. Mas entre estes homozigotos apenas 0,7 expressará o traço realmente. A probabilidade geral de uma criança *fenotipicamente* afetada neste caso é, portanto, de 1/4 (0,7) = 17,5%.

A variabilidade fenotípica vai ainda mais além. Nem todos os indivíduos expressarão um traço com igual gravidade. Em alguns casos, um traço será fortemente expresso e, em outros, ele pode ser brando. Assim sendo, entre aqueles que apresentam um traço, observa-se variação na faixa de **expressividade**. De fato, penetrância e expressividade podem ser apenas faces diferentes do mesmo fenômeno – resultados variáveis no desenvolvimento de uma característica sensível. A polidactilia (Fig. 6-12), por exemplo, é um traço com penetrância incompleta que também apresenta variabilidade em sua expressão. Um indivíduo que herda essa mutação dominante pode ter cinco dedos normais nos pés e nas mãos (penetrância incompleta). Porém, se a mutação for fenotipicamente observada, o grau de expressão poderá variar desde um pequeno dígito adicional em apenas uma mão ou pé até dígitos extras completamente formados em todos os membros (expressividade variável).

Alelos letais

Quando o óbito pode ser rastreado a uma causa genética, ele é considerado um fenótipo. De fato, mutações genéticas que causam a morte em homozigotos são o tipo mais comum de alteração genética. À primeira vista, pode ser uma informação difícil de acreditar. Mas se pensarmos um pouco em todos os processos biológicos das células e nossa fisiologia geral que são indispensáveis para nós, esse fato começa a ficar menos surpreendente. Embora mutações letais dominantes possam ocorrer, elas imediatamente matam o portador, de maneira que não sejam herdadas. Assim, apenas mutações letais recessivas possuem um papel na avaliação genética. As mais relevantes são provavelmente aquelas que apresentam letalidade homozigota e algum fenótipo físico ou de desenvolvimento no heterozigoto. Nesses casos, o fenótipo físico ou de desenvolvimento será dominante, uma vez que será expresso em heterozigotos portadores, e a letalidade será recessiva, porque é expressa no homozigoto.

Para uma mutação letal recessiva que apresenta um efeito fenotípico em heterozigotos, as proporções mendelianas esperadas na prole serão modificadas. Considere a cauda encurtada nos gatos Manx (Fig. 6-13). A cauda é curta nos heterozigotos, e os homozigotos para a mutação da cauda morrem no início do desenvolvimento. Se dois gatos Manx produzirem prole, a proporção fenotípica resultante será 2:1, isto é, dois terços terão caudas curtas e um terço será normal. Assim, enquanto a proporção de segregação mendeliana subjacente é inalterada, os dados são alterados pela eliminação de uma das classes genotípicas.

Alelos múltiplos

Nos exemplos discutidos até agora, focamos em conexões bastante diretas entre um genótipo e um fenótipo. Geralmen-

Figura 6-13. Um Manx sem cauda, chamado Silverwing, fotografado em 1902. A cauda curta de um gato Manx é causada por uma mutação homozigota letal. A proporção di-híbrida mendeliana de 1:2:1 é, portanto, modificada para uma proporção de 2:1 de cauda curta para cauda normal. (A: Publicada originalmente em *Cats and All About Them*, de Frances Simpson, publicado por Frederick A. Stokes Company Publishers, Setembro 1902. B: Reproduzida, com permissão, de Brooker RJ: *Genetics: Analysis & Principles*, 3rd ed. New York: McGraw-Hill, 2008.)

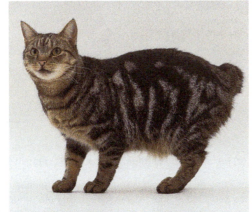

(a) Gato Manx

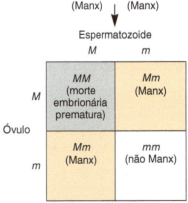

(b) Exemplo de um padrão de herança de Manx

te, há dois fenótipos bastante distintos associados ao desenvolvimento normal e ao desenvolvimento anormal, mesmo quando uma variedade de alelos está presente em uma população. Por esse motivo, é comum simplificar os modelos genotípicos para dois alelos. Mas o crescente conjunto de dados disponíveis sobre proteínas e sequências de DNA deve ser sempre interpretado com modelos de alelos múltiplos. Exemplos familiares de alelismo múltiplo incluem a vasta diversidade genética observada nos *loci* de histocompatibilidade que determinam a tipagem dos tecidos e o polimorfismo comum para antígenos de superfície celular conhecido como tipos sanguíneos ABO (Fig. 6-14). Um ponto-chave a ser considerado ao analisar traços como este é que um conjunto de genes (*gene pool*) pode ter vários alelos diferentes em frequências moderadas, mas cada indivíduo naquela população porta no máximo dois deles.

Considere, por exemplo, o processo de paternidade de uma mulher com tipo sanguíneo A contra um homem com sangue tipo B. A criança tem sangue tipo O. Pode-se excluir a possibilidade do homem ser o pai da criança? Os tipos sanguíneos A e B são detectados com anticorpos específicos, e a inabilidade para detectar qualquer um deles gera uma terceira alternativa, o tipo sanguíneo recessivo O. O tipo sanguíneo A se deve ao alelo I^A, e o sangue tipo B ao alelo I^B. O sangue tipo O não possui nenhum deles e é representado como um homozigoto recessivo *ii*. Podemos avaliar este problema usando um quadro de Punnett organizado como aquele na Figura 6-14. Primeiro, percebemos que os tipos sanguíneos dos adultos são apenas fenótipos e, portanto, fornecem apenas informação parcial a respeito de seus genótipos. Por exemplo, o homem com tipo sanguíneo B poderia ter um dos dois genótipos: $I^B I^B$ ou $I^B i$. A mãe deve ter pelo menos um alelo I^A e o homem deve portar I^B. Mas para que a criança tenha sangue tipo O (*ii*), ambos os genitores devem ser heterozigotos para o alelo *i*. Com base nas informações disponíveis, o homem não pode ser excluído neste caso. Seu genótipo poderia ser $I^B i$. Mas se evidências adicionais mostrassem que seus pais eram ambos $I^A I^B$, por exemplo, então ele poderia ser excluído, porque ele deveria ser homozigoto $I^B I^B$ e não poderia ter passado um alelo *i* para a criança.

Hoje, casos legais frequentemente usam marcadores de DNA de alelos múltiplos. Mas até o advento dos marcadores de DNA como prova forense, o tipo sanguíneo era geralmente empregado. Um caso famoso, em 1943, envolveu o ator Charlie Chaplin, que foi acusado de ser o pai de uma criança da atriz Joan Barry. Ela o processou pedindo auxílio para a

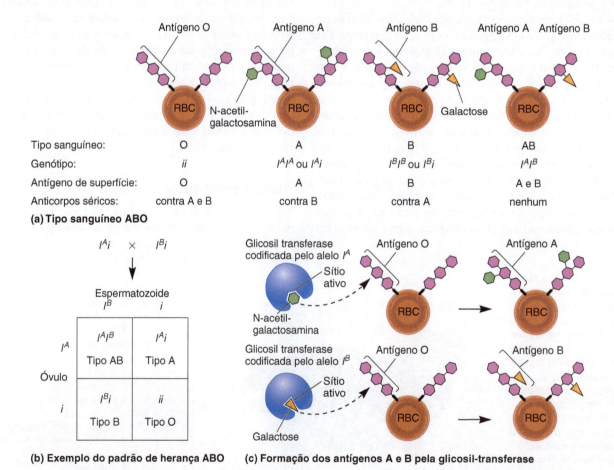

Figura 6-14. O grupo sanguíneo ABO se deve a um antígeno de superfície e seus anticorpos séricos complementares. (a) Antígenos na superfície das hemácias e os anticorpos associados no soro sanguíneo. (b) Para predizer os genótipos e fenótipos dos descendentes, deve-se relaxar o pressuposto de que apenas dois alelos estão segregando em um cruzamento. (c) Alelos da glicosil transferase codificados pelo gene I reconhecem e ligam diferentes açúcares à árvore de carboidrato. RBC, *red blood cells* (células sanguíneas vermelhas, ou hemácias) (Reproduzida, com permissão, de Brooker RJ: Genetics: *Analysis & Principles*, 3rd ed. New York: McGraw-Hill, 2008.)

criança, mas os testes sanguíneos o excluíram definitivamente. Quando a corte não admitiu esta evidência, ele foi forçado a pagar o auxílio de qualquer maneira. Isso eventualmente levou a novas leis, e o sistema legal continua a avançar vagarosamente para melhorar o valor da prova.

Expressão ligada ao sexo contrastante, limitada ao sexo e influenciada pelo sexo

A **ligação ao sexo** e os mecanismos que chamamos de expressão **limitada ao sexo** e expressão **influenciada pelo sexo** são três fenômenos bastante diferentes. O principal ponto que eles têm em comum é algum tipo de relação com a distribuição dos genes nos cromossomos sexuais ou efeitos no desenvolvimento que diferem entre homens e mulheres. Portanto, é necessária uma adequação cuidadosa da informação sobre herança e mecanismos de funcionamento gênico para interpretar adequadamente esses fenômenos superficialmente relacionados.

As autoridades na verdade diferem na forma como usam o termo "ligação ao sexo". Para alguns, ele é sinônimo de ligação ao X, com o conteúdo do cromossomo Y sendo um caso próprio especial. Para outros, "ligação ao sexo" se aplica a qualquer gene em qualquer um dos cromossomos sexuais e é, então, subdividida nas categorias ligada ao X e ligada ao Y. Como a maioria dos genes está localizada no X, essa diferença em terminologia quase nunca é fonte de confusão. Para esta discussão, no entanto, o ponto-chave é que o cromossomo X (e o cromossomo Y, por sua vez) porta vários genes que não têm nada a ver com diferenças de gênero *per se*.

Em contrapartida, as características limitadas ao sexo e influenciadas pelo sexo são claramente relacionadas a gênero. Uma característica limitada ao sexo é aquela que determina um fenótipo encontrado apenas em um dos dois gêneros. Genes responsáveis pela formação do espermatozoide nos homens ou em útero prolapso em mulheres são exemplos disso. Animais sexualmente dimórficos, como as galinhas, apresentam diferenças de gênero em características como proporção corporal e plumagem. Os genes para esses traços podem ser encontrados em qualquer cromossomo. Como esperado, a maioria deles é autossômica. Características influenciadas pelo sexo, por sua vez, são aquelas que apresentam uma maior frequência estatística de serem expressas em um sexo do que em outro. Exemplos incluem uma maior frequência de lábio leporino e gota em homens e uma maior frequência de fenda palatina, espinha bífida e câncer de mama em mulheres. A estenose pilórica é mais comum em homens, especialmente primogênitos, do que em mulheres. Embora o motivo para essas diferenças em frequência geralmente seja desconhecido, os traços não são gênero-específicos.

Ao analisar traços como esses, e de fato sempre que alguém está explorando os mecanismos genéticos por trás de uma observação, lembre-se sempre das regras de probabilidade. Ter simplesmente vários homens com um certo traço aparecendo em uma genealogia familiar não nos diz necessariamente nada de concreto sobre o modo de herança ou sua expressão. Mas padrões de expressão na genealogia podem oferecer a chave. Ainda assim, ocorrências raras não podem ser ignoradas. Como é verdade para muitos aspectos da medicina, o processo de diagnóstico combina informações tanto sobre as probabilidades quanto sobre as pessoas.

Parte 2: Genética médica

Introdução

O trabalho de Gregor Mendel, no final dos anos de 1800, inaugurou a era moderna da ciência da genética. Seu trabalho sobre segregação identificou os princípios básicos da herança unifatorial. Sua descrição dos padrões de herança forneceu a base para o que hoje entendemos como transmissão monogênica de traços. De fato, condições que apresentam padrões de herança monogênica geralmente são chamadas de **características mendelianas**. Nesta era da prática da medicina, cada provedor de assistência médica deve ter um conhecimento sólido de padrões básicos de herança. O padrão de assistência é que uma genealogia de três gerações seja parte dos registros médicos de cada um dos pacientes (ver Capítulo 9, "História Familiar"). Todo médico deveria prontamente poder olhar para a genealogia de um paciente e identificar condições familiares e determinar o modo de herança mais provável para aquela condição. Na seção anterior, os princípios básicos da herança monogênica foram revisados. Agora, discutiremos as características clínicas, considerações especiais e exceções às regras associadas a cada padrão de herança.

Antes de entrarmos em uma discussão sobre padrões de herança específicos, algumas definições e conceitos devem ser discutidos. Um *locus* genético (plural *loci*) se refere à localização específica de um determinado segmento de DNA, isto é, em qual cromossomo e onde naquele cromossomo reside um segmento. Ao rastrear traços em uma família, a aplicação mais comum do termo *locus* se refere à localização de um determinado **gene**. Por exemplo, o gene CFTR, associado à condição fibrose cística, é encontrado no braço longo do cromossomo 7. Assim, o *locus* para o gene da fibrose cística é designado 7q31.2 (Fig. 6-15). Ainda assim, devemos enfatizar que, embora o uso típico do termo *locus* na prática médica seja para a localização de um gene funcional, todos os outros segmentos de DNA ainda possuem uma posição física que é o *locus* para aquele determinado segmento.

Cada gene apresenta uma sequência esperada (normal ou **selvagem**). Embora os seres humanos apresentem uma tremenda variabilidade em seus fenótipos, é importante notar que mais de 99,9% da sequência genética é exatamente a mesma entre as pessoas. Para a maioria dos genes, uma forma alternativa simplesmente não é compatível com a viabilidade. Se houver um **polimorfismo** (literalmente "múltiplas formas") para um dado gene, a sequência diferente será chamada de **alelo**. Estima-se que haja um **polimorfismo de nucleo-**

Localização cromossômica de um gene

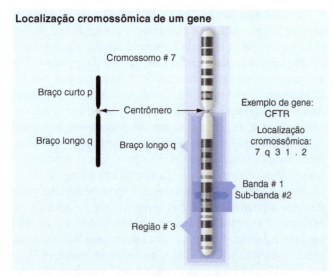

Figura 6-15. Localização cromossômica (*locus*) para o gene CFTR no cromossomo 7q31.2. Mutações neste gene causam fibrose cística, uma condição genética. (Reproduzida de Genetics Home Reference. Biblioteca Nacional de Medicina dos EUA. Livro: *Help Me Understand Genetics*. Disponível em: http://ghr.nlm.nih.gov/handbook. Acessado em 21 de Agosto de 2012.)

tídeo único (*single nucleotide polymorphism*, **SNP**) a cada 1.000 pares de base do genoma humano. Isso se traduz em aproximadamente 3 milhões de SNPs por pessoa. A maioria dos SNPs não apresenta consequência em relação à expressão clínica. Mas esses SNPs "benignos" são muito importantes como marcadores de variação nas pessoas e podem ser usados para avaliação de ligação. O pequeno subgrupo de SNPs que apresenta implicações clínicas é responsável por grande parte da diversidade humana observada.

Uma pessoa é considerada **homozigota** para um gene específico se ambas as cópias daquele gene apresentarem a mesma sequência; isto é, se as duas cópias forem do mesmo alelo. Da mesma forma, se as duas cópias de um gene apresentam sequências diferentes, a pessoa é **heterozigota** para aquele gene; isto é, há dois alelos diferentes. Ao descrever a associação do genótipo para a pessoa, uma referência poderia ser feita ao fato de a pessoa ser **homozigota** ou **heterozigota** para aquela condição. A **homogeneidade** genética para um determinado distúrbio significa que um polimorfismo único (uma mutação) causa apenas aquela condição. Na verdade, a homogeneidade genética é rara. De fato, podemos pensar apenas em um exemplo de um distúrbio humano que exibe homogeneidade genética. Um polimorfismo de nucleotídeo único (SNP) no gene da β-globina no cromossomo 11 causa a anemia falciforme (AF). O SNP que causa a AF é uma alteração de adenosina (A) para timina (T) no nucleotídeo da posição 334 (este SNP foi chamado de rs334). Esta alteração nucleotídica resulta em uma troca de aminoácido na molécula de hemoglobina onde uma valina é substituída por um glutamato na posição seis da cadeia proteica. Apenas esta alteração na molécula de hemoglobina resulta em falcemização celular. Isso torna a anemia falciforme uma das poucas condições que exibem homogeneidade genética em seres humanos (Fig. 6-16).

Ao discutir mutações que causam doenças, quase todas as outras condições exibem **heterogeneidade genética** em seres humanos. A heterogeneidade genética significa que mutações diferentes causam um fenótipo idêntico ou muito parecido. Dois diferentes tipos de heterogeneidade genética podem ocorrer. **Heterogeneidade alélica** se refere a diferentes mutações no mesmo *locus* produzindo a mesma condição. Enquanto o gene CFTR é o único gene conhecido associado à fibrose cística (FC), várias mutações diferentes neste gene podem produzir a condição. Cerca de 75% de todas as mutações de FC são uma alteração específica designada deltaF508 (uma deleção de uma fenilalanina na posição 508). A análise das diferentes mutações observadas em pessoas com FC levou ao desenvolvimento de "painéis" do gene de FC. Esses painéis testam para mutações selecionadas por sua frequência relativa em uma determinada população. Por exemplo, um painel das 12 mutações mais comuns identificará 85% dos alelos. Um painel de 34 mutações comuns detectará 90% dos alelos. Esses painéis oferecem uma alternativa ao processo mais caro e pesado de sequenciamento do gene inteiro. No momento, essa é uma primeira abordagem desejável, já que é mais rápida e significativamente mais barata, mas avanços nas técnicas de sequenciamento provavelmente irão mudar esta situação em um futuro próximo.

Alternativamente, algumas condições exibem **heterogeneidade de *locus***. A heterogeneidade de *locus* se refere a mutações em *loci* completamente diferentes que produzem o

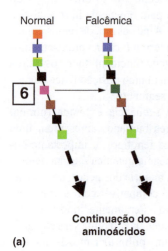

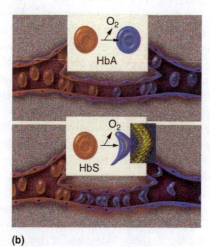

Figura 6-16. (A, B) Um polimorfismo de nucleotídeo único (SNP) no gene da β-globina no cromossomo 11 causa anemia falciforme (AF).

(a) (b)

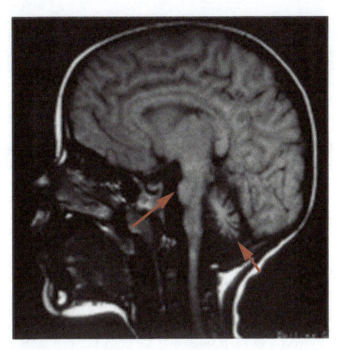

Figura 6-17. Ressonância magnética sagital do cérebro em um paciente com atrofia espinocerebelar. As setas apontam o pequeno tamanho do tronco cerebral e do cerebelo, associado com a atrofia dessas estruturas.

Quadro 6-1	Heterogeneidade de *locus* na atrofia espinocerebelar (AEC)
Tipo de atrofia espinocerebelar	*Locus*
1	6p23
2	12q23
3	14q24.3
4	16q22.1
5	11p11
6	19p13
7	3p21.1
8	13q21
9	Desconhecido
10	22q13
11	15q14
12	5q31
13	19q13.3
14	19q13.4
15	3p26.1–25.3
16	8q22.1
17	6q27
18	7q22-32
19	1p21–q21
20	11p13–q11
21	7p21.3–p15.1
22	Mesmo que o tipo 19
23	20p13–p12.3
24	Hoje, SCAR4
25	2p21–p13
26	19p13.3
27	13q34
28	18p11
29	3p26
30	4q34.3–q35.1
31	16q21

mesmo fenótipo. A atrofia espinocerebelar (AEC) é um distúrbio hereditário caracterizado por uma degeneração progressiva do tronco cerebral e do cerebelo (Fig. 6-17). A maioria das famílias relatadas com AEC demonstra herança autossômica dominante. Na metade dos anos de 1980, estudos de ligação sugeriram que a AEC dominante estava ligada ao *locus* de histocompatibilidade principal (HLA) no cromossomo 6p. Investigações posteriores revelaram que isso era verdadeiro apenas para algumas famílias. Subsequentemente, outros *loci* que causam AEC foram descobertos. Atualmente, mais de 30 diferentes *loci* foram identificados como ligados à AEC dominante (Quadro 6-1). Sendo assim, a AEC demonstra uma impressionante heterogeneidade de *locus*.

Aspectos clínicos da herança mendeliana

Nos tempos atuais, a maioria dos alunos teve exposição significativa aos conceitos da herança monogênica. Geralmente, as aulas de biologia do ensino médio discutem os conceitos básicos da transmissão mendeliana de características. A parte introdutória deste capítulo fornece uma visão geral direcionada sobre a base dos princípios mendelianos. Como na maioria dos casos, o entendimento posterior a respeito dos princípios básicos geralmente leva às "exceções à regra". Esse é o caso da herança monogênica. Todos os provedores de assistência médica deveriam ter primeiro um entendimento sólido a respeito dos princípios mendelianos. Igualmente importante, no entanto, será avaliar todas as potenciais nuances que podem ser introduzidas no mundo clínico. Nas seções a seguir, fornecemos informações sobre cada um dos principais padrões de herança monogênica em três categorias:

1. Características clássicas;
2. Riscos de recorrência;
3. Considerações especiais sobre herança.

Herança autossômica

Os traços mendelianos que são transmitidos por genes localizados em autossomos (os 22 pares de cromossomos não sexuais) apresentam herança autossômica. A herança autossômica é caracterizada pela transmissão dos dois alelos que segregam independentemente da mesma maneira tanto em homens quanto em mulheres. É importante notar que transmissão não é a mesma coisa que expressão. Assim sendo, enquanto as condições autossômicas são transmitidas da mesma forma em homens e mulheres, a expressão pode ser diferente entre os dois gêneros (ver discussão mais detalhada na Parte 1). Dependendo da patogênese da alteração genética (ver Capítulo 16), uma condição pode demonstrar herança **autossômica dominante** ou **autossômica recessiva**.

Herança autossômica dominante (AD)

1. *Características clássicas.* Para um alelo ser caracterizado como dominante, apenas uma cópia do gene anormal é necessária para que o indivíduo seja afetado. Tanto homens quanto mulheres são afetados e podem transmitir o gene para descendentes de ambos os gêneros. As condições dominantes demonstram "transmissão vertical". Uma revisão da genealogia mostra o traço de interesse passando de uma geração para a outra; ou, no vernáculo, "linha abaixo".

A maioria das pessoas entende o conceito de que um traço é genético se for "de família". Se um traço for encontrado em um genitor e subsequentemente for visto em seu descendente, tende a fazer sentido. O que é geralmente muito confuso para as famílias é o conceito de que uma condição pode ser genética quando não há nenhuma outra pessoa afetada na família. Isso é particularmente verdadeiro para condições dominantes. Para condições dominantes, descendentes afetados costumam possuir pais afetados. Existem vários cenários clínicos, no entanto, em que uma pessoa é vista com uma condição autossômica dominante conhecida sem um genitor afetado. Nessas situações, uma revisão cuidadosa da história familiar e o exame de pessoas-chave da família podem ser necessários para resolver as coisas.

Em alguns casos, não há genitor afetado porque há uma mutação na criança (verdadeiramente a primeira ocorrência na família). A ocorrência de mutações dominantes novas (esporádicas) foi relatada em associação com idade paterna avançada em várias condições genéticas humanas. Por exemplo, a acondroplasia é uma displasia esquelética rara (Fig. 6-18), que está associada com uma estatura desproporcionalmente baixa descrita como encurtamento rizomélico dos membros (os membros superiores são mais curtos). Pessoas com acondroplasia também apresentam relativa macrocefalia. Sabe-se que a acondroplasia é uma condição autossômica dominante, causada por mutações em um gene chamado receptor de hormônio de crescimento de fibroblasto 3 (*fibroblast growth factor receptor 3*, FGFR3). Quando é familial, observa-se transmissão vertical típica de herança autossômica dominante. Porém, 80% das crianças que nascem com acondroplasia não possuem um genitor afetado. Nesse cenário mostrou-se que isso se deve à ocorrência de mutações novas, esporádicas, do gene FGFR3 nos descendentes. Hoje, sabe-se que a ocorrência de novas mutações na acondroplasia está correlacionada a uma avançada idade paterna. A acondroplasia não é a única condição autossômica dominante (AD) a ser afetada pela idade paterna avançada (Quadro 6-2). De fato, é provável que mutações esporádicas em todos os *loci* sejam maiores em pais (homens) mais velhos. Só que as condições AD são eventos mais facilmente observados.

O aumento da ocorrência de mutações novas com o avanço da idade paterna traz uma discussão adicional. Primeiro, é importante notar que a nova ocorrência de eventos genéticos anormais aumenta com uma avançada idade *parental* (de ambos os sexos). A associação de uma chance maior de *não disjunção cromossômica* vista com uma *idade materna avançada* foi discutida no Capítulo 5, "Citogenética" (Fig. 6-19). Aqui, nós discutimos a maior chance de *mutações em genes únicos* associadas com uma *idade*

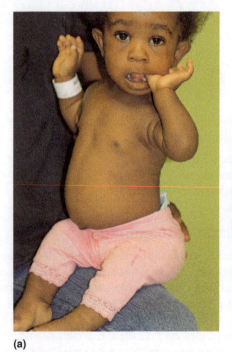
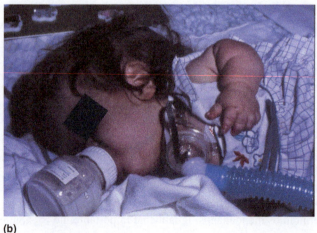

Figura 6-18. (a) Menina jovem com acondroplasia; (b) Criança do sexo feminino com acondroplasia homozigota.

Quadro 6-2	Exemplos de condições dominantes com efeito da idade paterna documentado*
Acondroplasia	
Síndrome de Apert	
Síndrome de Marfan	
Neurofibromatose	
Síndrome de Treacher-Collins	
Síndrome de Crouzon	
Progéria	

* Este fenômeno é provavelmente verdadeiro para todos os *loci*, porém é mais facilmente observado em síndromes dominantes; Thompson, J.N., G.B. Schaefer, M.C. Conley, and C.G.N. Mascie-Taylor: Parental Age Can Affect the Severity of an Inherited Human Trait. (Letter) *New Engl. J. Med.*, 314(8):521, 1986.

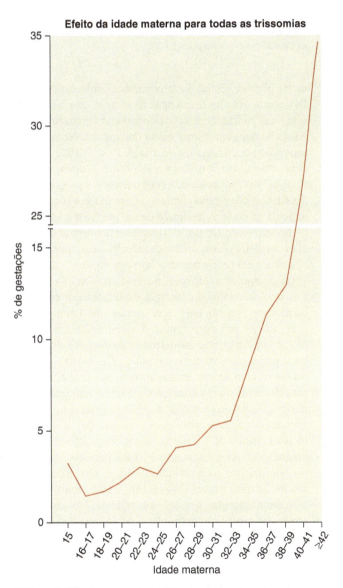

Figura 6-19. Aumento da incidência de nascimentos de crianças com todas as trissomias, correlacionado com a idade materna no momento do parto. (Reproduzida, com permissão, de Crow JF, *Nat Rev Genet* 2000;1:40.)

paterna avançada (Fig. 6-20). Resumindo, à medida que o genitor envelhece, as chances de ocorrência de anormalidades genéticas nos descendentes aumenta. Na verdade, a ocorrência de defeitos congênitos em relação à idade parental é uma curva em forma de "J" (Fig. 6-21). Há uma maior incidência de defeitos congênitos em genitores particularmente jovens – presumivelmente devidos a diferentes mecanismos. A menor incidência de anomalias congênitas é observada em genitores com idades entre 18 e 30 anos. À medida que a idade dos genitores vai além dos 30 anos, as chances de defeitos congênitos começam a aumentar. Após os 40 anos, a incidência aumenta assintoticamente.

Conforme discutimos anteriormente, a natureza da diferença entre as alterações genéticas observadas em homens e mulheres está na fisiologia da formação dos gametas (Figs. 6-22 e 6-23). Uma menina recém-nascida possui, em seus ovários, apenas algumas centenas de milhares de oócitos que iniciaram a meiose, mas pararam o processo na meiose I. A meiose I só se completa na ovulação, e a meiose II só é realizada na fertilização. Assim, à medida que as mães envelhecem, seus oócitos permanecem nesse estado de divisão cromossômica suspensa por longos períodos de tempo. Isso provavelmente leva a uma maior chance de erro meiótico. Alternativamente, os homens não produzem espermatozoides maduros antes da puberdade. Os espermatozoides são produzidos aos milhões com uma taxa de rotatividade de cerca de 60 dias. Assim, quanto mais espermatozoides forem feitos, maior a chance de um erro de cópia (transcrição).

Além da ocorrência de mutações espontâneas, há outras razões pelas quais uma criança afetada com uma condição AD pode não ter um genitor afetado. As possibilidades incluem o genitor ser portador do gene, mas não expressá-lo (ver penetrância incompleta, a seguir), ou um genitor possuir mosaicismo gonadal (de linhagem germinativa) para uma mutação dominante (discutido em maior detalhe no Capítulo 12, "Herança Atípica").

2. *Riscos de recorrência.* Considere os cruzamentos entre um heterozigoto afetado por uma condição autossômica dominante e um homozigoto normal. Existe uma chance de 50% de que um descendente qualquer venha a ser afetado e uma chance de 50% de que ele seja normal. Como o traço é autossômico, ambos os gêneros possuem as mesmas probabilidades.

Para os cruzamentos raros entre dois heterozigotos afetados, os riscos de recorrência para cada descendente são os seguintes:

- 25% de chance de ser homozigoto afetado
- 50% de chance de ser heterozigoto afetado
- 25% de chance de ser homozigoto normal
- Risco de recorrência total para uma criança afetada: 75%

3. *Considerações especiais sobre herança.* Em geral, indivíduos afetados por condições autossômicas dominantes são heterozigotos. Como os indivíduos afetados homozigotos são bastante raros, o cruzamento habitual em doenças de herança dominante ocorre entre um indivíduo homozigo-

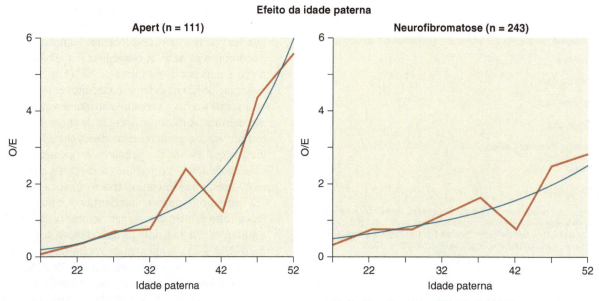

Figura 6-20. Gráficos do aumento da incidência de síndrome de Apert e neurofibromatose, correlacionado com a idade paterna no momento do parto. O/E = observado/esperado. (Reproduzida, com permissão, de Crow JF, *Nat Rev Genet* 2000;1:40.)

to normal e um heterozigoto afetado. Porém, se o alelo for suficientemente comum na população, observam-se cruzamentos entre dois genitores heterozigotos afetados, resultando em descendentes homozigotos afetados. **Dominância verdadeira (completa)** implica que um fenótipo idêntico é visto naqueles que são heterozigotos ou homozigotos para a mutação. Em outras palavras, ter apenas uma cópia do alelo anormal produz o fenótipo "completo". No reino das condições genéticas humanas, poucas realmente demonstram dominância completa. A doença de Huntington (DH) é uma condição neurodegenerativa autossômica dominante. Ela se caracteriza pela degeneração dos gânglios da base com início na idade adulta (Fig. 6-24a). Correlacionado a essas alterações cerebrais, os pacientes com doença de Huntington exibem sintomas neurológicos progressivos que incluem movimentos involuntários e anormais (coreiformes). Com o passar do tempo, os problemas neurológicos progressivos resultam em uma morte precoce. Estudos em populações únicas, nas quais a DH ocorre em alta frequência, mostraram que a DH apresenta um padrão de herança dominante verdadeiro. Outra condição que demonstrou exibir dominância verdadeira em seu padrão de herança é a doença de Best – também conhecida como distrofia macular viteliforme. A doença de Best (Fig. 6-24b) está associada com o acúmulo progressivo de lipofucsina no epitélio pigmentar da retina, com consequente perda de visão. A avaliação de um grande número de parentes suecos do século XVII também confirmou dominância verdadeira – sem diferenças identificadas na expressão observada em heterozigotos e homozigotos.

Os exemplos anteriores, no entanto, são as exceções. Em seres humanos, homozigotos afetados por condições dominantes tipicamente apresentam um fenótipo mais grave do que os heterozigotos. A acondroplasia, por exemplo, é uma displasia esquelética autossômica dominante brevemente descrita anteriormente (Fig. 6-18a). Os heterozigotos com acondroplasia apresentam as alterações ósseas descritas para a condição, mas possuem inteligência normal e uma expectativa de vida normal. Em um raro evento em que dois indivíduos com acondroplasia casam, há uma chance de 1 em 4 de que a concepção resulte em homozigose para a mutação FGFR3 para essa condição. Na homozigose para acondroplasia, as alterações ósseas são muito mais graves (Fig. 6-18b) e estão mais frequentemente associadas à morte na infância. No senso mais estrito, portanto, a acondroplasia não é uma condição dominante verdadeira, sendo mais bem descrita como semidominante. Como quase todas as condições humanas dominantes são transmitidas dessa forma, convencionou-se chamá-las simplesmente de autossômicas dominantes.

Outra variação sobre o tema da herança dominante é a **codominância**. Codominância se refere à expressão simultânea de ambos os alelos em um **heterozigoto com-**

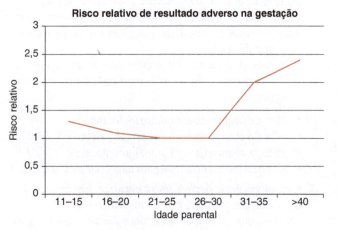

Figura 6-21. Incidência geral de defeitos congênitos com o avanço da idade parental.

Herança autossômica **153**

Figura 6-22. Diagrama da ontogenia das linhagens germinativas de homens e mulheres.

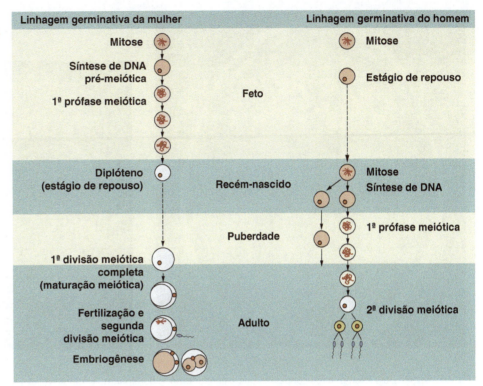

posto. Neste cenário, é importante lembrar novamente a distinção entre genótipo e fenótipo e estar ciente do nível no qual o fenótipo é definido. Alguns dos melhores exemplos de codominância em plantas e animais envolvem genes diferentes que controlam coloração. Em seres humanos, exemplos de codominância são raros. De fato, os grupos sanguíneos ABO e MN como fenótipos estão entre as poucas condições que demonstraram a existência de fenótipos codominantes em pessoas.

As condições dominantes costumam apresentar algum grau de **expressão variável**. Existem várias causas possíveis para a expressão variável incluindo fatores ambientais, genes modificadores, diferentes combinações genéticas (*genetic backgrounds*) e assim por diante. Expressão variável (ou **variabilidade**) se refere simplesmente à gravidade da condição, isto é, com que grau a pessoa é afetada pela condição ou "quanto" da condição ela manifesta. O grau de variabilidade difere de condição para condição.

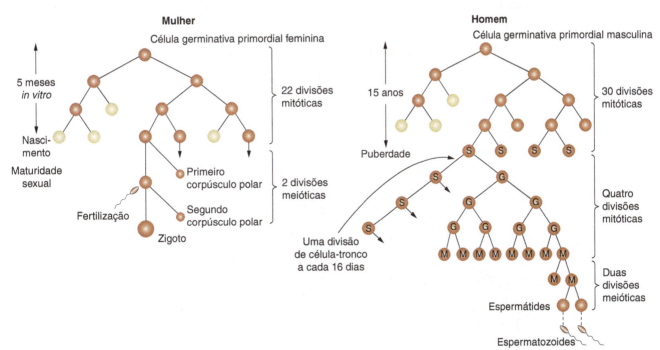

Figura 6-23. Divisões celulares e gametogênese. (Reproduzida, com permissão, de Crow JF, *Nat Rev Genet* 2000;1:40.)

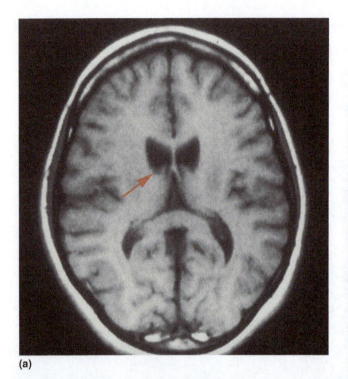
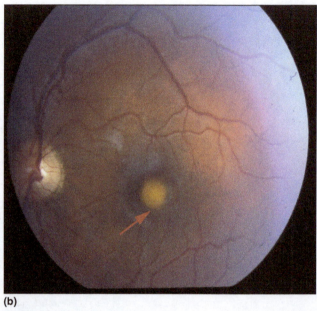

Figura 6-24. Dois exemplos de condições que exibem herança dominante "verdadeira". (a) Ressonância magnética do cérebro de um paciente com doença de Huntington. A seta aponta para a área de acentuada degeneração dos gânglios da base. (b) Fotografia da retina de um paciente com doença de Best (degeneração macular viteliforme). A seta aponta para anormalidade retinal característica – depósitos de gordura no espaço sub-retininiano, que cria uma lesão característica que lembra uma gema de ovo.

Algumas apresentam uma ampla faixa de variabilidade; outras, muito menos. Uma dada condição também pode diferir na variabilidade observada dentro de uma família (**variabilidade intrafamiliar**) em comparação a diferentes famílias (**variabilidade interfamiliar**).

Como observação, é importante distinguir expressão variável de **pleiotropismo**. Embora os termos se refiram a dois conceitos distintamente diferentes, eles geralmente são confundidos. O pleiotropismo (ou efeitos pleiotrópicos) se refere à apresentação de várias manifestações clínicas diferentes, devido a uma única alteração genética. Por exemplo, a síndrome de Marfan é um distúrbio hereditário do tecido conectivo (Fig. 6-25), causado por mutações no gene que codifica a proteína fibrilina, uma pro-

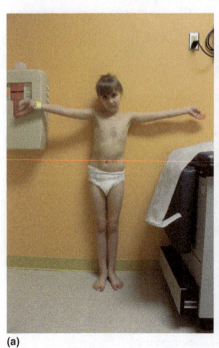
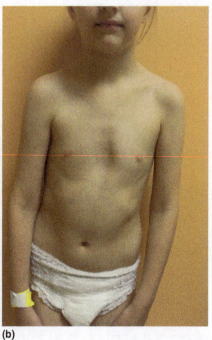

Figura 6-25. Menina com síndrome de Marfan.

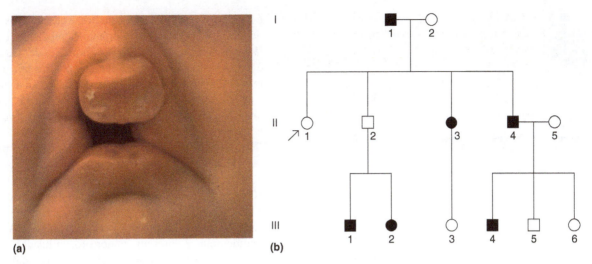

Figura 6-26. (a) Criança com síndrome de van der Wuode. Observe o lábio leporino bilateral e as fendas no lábio inferior.
(b) Genealogia de uma família com síndrome de van der Woude. Ver o texto para detalhes a respeito de penetrância incompleta.

teína microfibrilar que é um dos principais componentes do tecido conectivo de estruturas como ossos, olhos, pele e grandes vasos sanguíneos. Assim sendo, pessoas com a síndrome de Marfan podem ter problemas em todos esses tecidos. Elas apresentam uma estatura desproporcionalmente alta, com comprimento excessivo dos membros em relação ao tronco. Podem ter alterações oculares, tais como miopia grave, descolamento da retina e deslocamento do cristalino. Sua pele apresenta hiperextensibilidade, machuca-se facilmente e exibe má cicatrização. A complicação mais séria da condição é a dilatação progressiva da raiz da aorta, que se for suficientemente grave pode levar à ruptura e à morte súbita. De fato, em pacientes com síndrome de Marfan não tratada, a expectativa de vida média fica abaixo dos 30 anos. Todos os diferentes problemas listados anteriormente se devem a uma única alteração genética (mutação da fibrilina) e representam os efeitos pleiotrópicos observados a partir desta mutação.

Um indivíduo que apresenta o genótipo para uma doença pode não exibir qualquer fenótipo da mesma, embora possa transmitir o gene da doença para a próxima geração. Como discutido em uma seção anterior, isso se chama **penetrância incompleta**. Assim, a penetrância incompleta representa o extremo da expressão variável, isto é, apresenta expressão tão branda que não chega a ser detectada. Algumas condições são completamente penetrantes, o que significa que se você possui o genótipo, irá definitivamente expressar a condição. Mas se um traço apresentar penetrância incompleta, o grau de penetrância não pode ser estimado ou inferido. Ele deve ser determinado pelo exame de um grande número de famílias para calcular que proporção de heterozigotos (autossômicos dominantes, AD) ou homozigotos (autossômicos recessivos, AR) desenvolve o fenótipo da doença. Com dados familiares suficientes, pode-se determinar uma taxa de penetrância para uma determinada condição. Uma condição que apresenta penetrância de 60%, por exemplo, significa que 60% das pessoas com o genótipo mutante de fato apresentarão expressão clínica. Os 40% restantes terão o mesmo genótipo sem quaisquer sinais clínicos ou sintomas da condição.

A síndrome de Van der Woude (Fig. 6-26a) é uma condição autossômica dominante que apresenta como características principais fendas no lábio inferior e lábio leporino. Ambas as características são expressas de maneira variável. A partir de extensos dados familiares, relatou-se que a condição apresenta uma penetrância de 80%. A Figura 6-26b mostra a genealogia de uma família com síndrome de Van der Woude. Uma primeira inspeção da genealogia sugere transmissão autossômica dominante, o que de fato está correto. Mas uma inspeção mais cuidadosa da genealogia mostra um fenômeno interessante. O indivíduo II.2 é uma pessoa não afetada, mas que possui dois filhos afetados. Esta pessoa deve, então, ser portadora da mutação de Van der Woude, mas não a expressa, ou seja, apresenta penetrância incompleta.

Nessa determinada família, uma questão interessante veio então do indivíduo II.1 (apontado por uma seta na genealogia). Essa senhora gostaria de saber quais as suas chances de ter uma criança afetada pela síndrome de Van der Woude. Seria tentador lhe dar um risco de recorrência de zero, já que ela não é afetada. Entretanto, o que ela observou em seu irmão e nos filhos dele, mostrou a ela que, na verdade, esta não seria a resposta correta. Então, o que seria correto? Para obter a verdadeira resposta, é necessário aplicar lógica, conhecimento sobre padrões de herança e toda informação disponível sobre a condição. Como o seu pai (I.1) é afetado, ela tem uma chance de 50% de ter herdado o gene. Uma vez que ela não é afetada, ela apenas poderia ter uma criança afetada se ela possui a mutação e é não penetrante. Assim sendo, a chance de que ela seja uma pessoa não afetada com a mutação é o produto da probabilidade de que ela herdou a mutação vezes a probabilidade de que ela não a expressa: $0,5 \times 0,2 = 0,1$ (observe que, se a condição tem penetrância de 80%, ela é 20% não penetrante). Se ela for portadora do gene, então haverá uma chance de 50% de que qualquer um de seus filhos herde

Quadro 6-3 — Perfis genéticos (descrições) de características da herança de algumas condições selecionadas

Condição	Penetrância	Variabilidade interfamiliar	Variabilidade intrafamiliar
Neurofibromatose	Completa	Alta	Alta
Síndrome de Marfan	Completa	Alta	Limitada
Mão/pé dividido	Incompleta	Alta	Alta

o gene mutante, considerando uma probabilidade geral de 0,1 × 0,5 = 0,05. Finalmente, mesmo que a criança herde o gene, a condição apresenta penetrância de apenas 80%. O risco real de que ela tenha uma criança afetada é 0,05 × 0,8 = 0,04. Portanto seu risco de ter uma criança afetada é de 4%, não zero!

Para fornecer às famílias a melhor informação disponível, o aconselhamento deve ser baseado no conhecimento de todos os parâmetros anteriormente mencionados para a condição, embora saibamos que, para condições raras, essa informação possa estar incompleta. Mesmo assim, ao aconselhar famílias, informações sobre expressão e penetrância devem ser incluídas. Cada condição apresenta seu próprio "perfil" específico de como é tipicamente transmitida. O Quadro 6-3 fornece apenas alguns exemplos.

Herança autossômica recessiva (AR)

1. *Características clássicas.* Como grupo, as condições recessivas são menos comuns e menos variáveis em sua expressão do que as dominantes. Ao contrário das condições dominantes, as recessivas tipicamente apresentam "transmissão vertical". Isso significa que a condição pode ser encontrada em múltiplos indivíduos na mesma geração, mas nota-se que são passadas de geração em geração. Como o risco é de apenas 1 em 4 de que uma criança nascerá de dois genitores portadores, e como a maioria das famílias norte-americanas é pequena (2-3 filhos), a maioria dos indivíduos afetados por distúrbios AR parece ser de casos esporádicos (apenas um caso entre parentes). A apresentação mais comum é aquela na qual os genitores de um indivíduo afetado são ambos não afetados. A avaliação dos genótipos mostraria que ambos os genitores são heterozigotos, ou portadores da condição. A história familiar seria negativa, exceto pela possibilidade de irmãos afetados, ou pela possibilidade de parentes afetados devido à consanguinidade na família.

2. *Riscos de recorrência.* Para dois heterozigotos, o risco de recorrência de ter um filho afetado é de 25% por concepção. Os irmãos fenotipicamente normais de uma criança afetada possuem uma chance de dois terços de serem portadores do alelo recessivo. Essa probabilidade pode não ser imediatamente evidente, mas é preciso entender de forma completa a resposta. Este é um conceito clínico importante, e com frequência aparece em testes padronizados. Visualizar um quadro de Punnett pode ajudar. A razão pela qual a resposta é dois terços, em vez de dois quartos, é que uma das possibilidades (i. e., ser afetado e, portanto, homozigoto recessivo) já foi eliminada, por causa da informação de que o irmão é fenotipicamente normal. Sendo assim, dos três possíveis resultados para cada criança não afetada, há uma chance de 1 em 3 de que a criança não herde nenhum alelo anormal e uma chance de 2 em 3 de que venha a herdar uma cópia, isto é, de que seja portadora.

Ocasionalmente, um heterozigoto (portador) pode casar com um homozigoto afetado. Nesse caso, cada descendente possui um risco de 50% de ser afetado e um risco de 50% de ser portador. A genealogia, nessa situação, lembraria na verdade o padrão de herança autossômico dominante. Isso foi chamado de **semidominância**. A herança semidominante apresenta maior probabilidade de ocorrer com genes autossômicos recessivos ou no caso de consanguinidade parental.

O cruzamento de dois homozigotos afetados resulta em uma prole com 100% de indivíduos homozigotos afetados. Essa situação tem maior probabilidade de ocorrer em casos de acasalamentos concordantes (não aleatórios), isto é, de cruzamentos entre indivíduos fenotipicamente semelhantes. Por exemplo, a causa genética mais comum para a perda auditiva neurossensorial não sindrômica é uma mutação autossômica recessiva em um entre vários genes. Pessoas surdas ou com dificuldades de audição geralmente tendem a se encontrar por conta de redes sociais direcionadas. Sendo assim, é bastante comum que duas pessoas surdas ou com dificuldades de audição tenham filhos juntas. Se a etiologia da perda auditiva em ambos os genitores for causada pelo mesmo gene recessivo, todos os seus filhos terão a mesma perda auditiva de seus pais.

3. *Considerações especiais sobre herança.* Estima-se que os seres humanos tenham aproximadamente 22.000 genes funcionais. Prevê-se também que, em média, cada pessoa carregue mutações recessivas em 5 a 8 desses genes. No caso de cruzamentos aleatórios, então, a chance de que ambos os membros do casal tenham uma mutação recessiva no mesmo gene é relativamente pequena. Essa é a razão pela qual condições recessivas tendem a ser menos

Quadro 6-4 — Frequências de algumas condições genéticas selecionadas

Condição dominante	Prevalência
Neurofibromatose	1:4.500
Hipercolesterolemia familiar	1:500
Doença do rim policístico AD	1:200 a 1:1.000
Síndrome de Marfan	1:5.000

Condição recessiva	Prevalência
Fenilcetonúria	1:17.000
Síndrome de Smith-Lemli-Opitz	1:30.000
Doença do rim policístico AR	1:10.000 a 1:40.000
Fibrose cística	1:16.000

comumente observadas do que condições dominantes (Quadro 6-4). Ainda assim, existem algumas poucas situações em que condições recessivas ocorrem com maior frequência do que seria esperado.

A consanguinidade é definida como o acasalamento entre indivíduos que apresentam estreita relação por descendência de um ancestral comum. Em termos mais simples, refere-se ao cruzamento de parentes próximos. Existem várias questões importantes a considerar em relação aos cruzamentos consanguíneos. Existe, e sempre existiu, um forte estigma social contra os casamentos consanguíneos. Embora não haja algo como um princípio ético ou moral universalmente aceito, a consanguinidade chega próximo disso. Ela é provavelmente o mais próximo que existe de um tabu universal. Dada a natureza sensível da situação, o médico não deverá condenar se essa informação for revelada. A consanguinidade como um evento não apresenta distribuição uniforme. Existem "bolsões" nos Estados Unidos e no mundo nos quais a consanguinidade ocorre com taxa significativamente maior. Geralmente, fatores geográficos, culturais ou religiosos limitam o conjunto de parceiros possíveis, tornando a união consanguínea muito mais provável.

Intuitivamente, pode-se inferir que quanto mais próximo for o grau de parentesco de um casal, maior a probabilidade de que uma condição recessiva ocorra em seus descendentes. Para definir o risco relativo da consanguinidade, é necessário determinar primeiro o quão próxima é a relação. O grau de parentesco entre as pessoas pode essencialmente ser descrito pelo número de meioses intervenientes entre elas (graus). Assim, parentes em primeiro grau possuem apenas uma meiose entre eles. A Figura 6-27 apresenta uma representação gráfica dos graus de parentesco. Isso será discutido em maior detalhe no Capítulo 9, sobre "História Familiar e Análise de Genealogia". Matematicamente, o grau de relação pode ser expresso de várias maneiras diferentes. O coeficiente de endogamia (F) é a probabilidade de que um indivíduo seja homozigoto para um dado *locus* que é herdado de um ancestral comum. Para um par de indivíduos, o coeficiente de parentesco (φ) é igual ao F de seus descendentes. O **coeficiente de parentesco** (R) estima a proporção de genes compartilhados por indivíduos com pelo menos um ancestral comum. A Figura 6-28 demonstra esses conceitos. Enquanto é improvável que um não geneticista passe um tempo calculando esses coeficientes, é útil para qualquer médico entender os conceitos básicos de parentesco.

O principal impacto biológico da consanguinidade é aumentar o risco de anormalidades genéticas nos descendentes. Para definir o risco relativo, deve-se logicamente começar pela base. Para a maioria dos propósitos, um risco de base de 4% pode ser usado para a ocorrência de anormalidades congênitas e 3% para deficiência intelectual. No caso de uma união consanguínea, os riscos publicados sobre estas linhas de base são:

1. Parente de terceiro grau (p. ex.: primos em primeiro grau): há um risco de 2 a 3% de deficiência intelectual ou de uma condição genética grave nos descendentes. Esses números vêm de dados recentes. Esse risco é significativamente mais baixo do que os 10% estimados em relatos prévios.
2. Parente de segundo grau (p. ex.: meios-irmãos, tio-sobrinha): há uma chance de 5 a 15% de "anormalidades genéticas".
3. Parente em primeiro grau (p. ex.: pai-filha, irmão-irmã): Existe uma chance de:

   - 40% de um descendente com "anormalidade significativa";
   - 12% de um distúrbio autossômico recessivo;
   - 16% de uma anomalia congênita;
   - 10 a 15% de comprometimento cognitivo significativo.

Algumas condições recessivas ocorrem com maior frequência do que o esperado, por conta de uma **vantagem do heterozigoto**. Uma vantagem do heterozigoto é observada quando portadores de um distúrbio recessivo possuem uma vantagem reprodutiva seletiva, isto é, têm maior probabilidade de se reproduzir. Assim, embora o distúrbio recessivo observado nos homozigotos seja grave ou mesmo fatal, a condição se mantém com uma frequência relativamente alta na população. A vantagem do heterozigoto mais comumente expressa é a da anemia falciforme (AF). Os pacientes afetados pela anemia falciforme (homozigotos recessivos) apresentam uma condição médica grave associada a moléculas de hemoglobina anormal que resultam em uma forma alterada das hemácias do formato normal de "rosca" para uma forma curvilínea ou de foice (daí o nome). As hemácias deformadas não circulam facilmente através de pequenos capilares e produzem múltiplos microinfartos nos tecidos. Os sintomas clínicos devidos a estas oclusões vasculares incluem dor grave e incapacitante, congestionamento e destruição do baço, sintomas somáticos múltiplos e crescimento deficiente. A anemia falciforme ocorre com alta frequência em pessoas com ascendência africana e mediterrânea. Existem boas evidências que

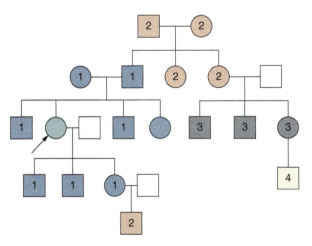

Figura 6-27. Amostra de genealogia demonstrando os graus de relação com o probando (seta).

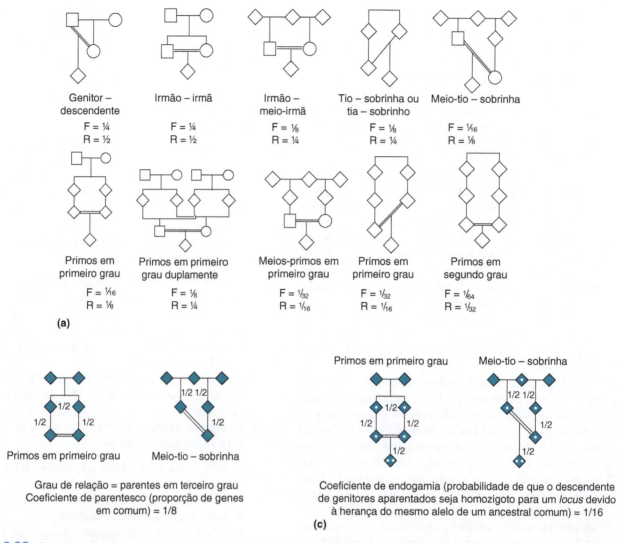

Figura 6-28. Exemplos de (a) grau de relação, (b) coeficiente de parentesco (R) e (c) coeficiente de endogamia (F) para cruzamentos consanguíneos selecionados.

sugerem que a maior incidência da AF nesses grupos se deve a uma vantagem do heterozigoto. Embora a AF seja uma condição grave, os portadores heterozigotos (que costumam não apresentar sintomas) aparentam ter uma resistência maior à malária e, assim, apresentam maior probabilidade de se reproduzir em regiões onde a malária é endêmica. Alguns outros exemplos de vantagem do heterozigoto que foram sugeridas estão listadas no Quadro 6-5. Distúrbios recessivos também podem ocorrer com uma frequência maior do que a esperada por conta de um **efeito fundador**. O efeito fundador se refere à super-representação de um determinado alelo em uma população que se origina a partir de um grupo relativamente pequeno no qual a frequência do alelo não é representativa da população em geral.

Quadro 6-5	Exemplos propostos para vantagem do heterozigoto (ver texto para explicações)			
Condição recessiva	**Gene**	**Função do gene**	**Vantagem do heterozigoto**	**Populações afetadas**
Anemia falciforme	β-globina	Transporte de oxigênio	Resistência à malária	Africana, Mediterrânea
Fibrose cística	CFTR	Transporte de cloreto	Resistência à diarreia secretora Resistência à tuberculose	Norte da Europa
Síndrome de Smith-Lemli-Opitz	Desidrocolesterol redutase	Metabolismo do colesterol	Melhor metabolismo da vitamina D	Norte da Europa
Homozigoto letal	Triosefosfato	Glicólise isomerase	Resistência contra estresse oxidativo	Leste Europeu
Carnitina-palmitoil	CPT1A	Transporte de ácidos graxos (especulação)	Resistência à dieta rica em gordura	Potencialmente todos os nativos do Alasca

O efeito fundador também pode se aplicar a condições dominantes. Todos esses conceitos serão discutidos em maior detalhe no Capítulo 15, nas discussões sobre genética de populações.

Herança ligada ao sexo

A **herança ligada ao sexo** se refere aos padrões de herança que diferem daqueles descritos anteriormente para herança autossômica, devido ao fato de que o *locus* em questão reside no cromossomo X ou no Y. Essas diferenças se devem a variações de estrutura e funções desses dois cromossomos quando comparados aos 22 autossomos (Capítulo 5). A **herança ligada ao Y**, também chamada de **herança holândrica**, possui significado clínico limitado. O cromossomo Y contém poucos genes funcionais. A maioria deles é de genes relacionados à determinação do sexo, isto é, são genes que, quando presentes, irão alterar a diferenciação gonadal do padrão de desenvolvimento ovariano para desenvolvimento testicular. A natureza disso é, portanto, que um traço transmissível costuma não ocorrer. Até o momento, não há nenhuma característica fenotípica verdadeiramente ligada ao Y observada em seres humanos. O exemplo de "orelhas peludas" frequentemente suposto é mais provavelmente um traço autossômico com expressão limitada ao sexo. Se uma condição ligada ao Y fosse identificada, o padrão de herança típico seria aquele da transmissão exclusiva de homem para homem.

A **herança ligada ao sexo** é observada quando o *locus* em questão reside no cromossomo X. O cromossomo X é um dos maiores cromossomos e contém centenas de genes funcionais (estimados em 900-1.400). Em seres humanos, o fato de que as mulheres possuem dois cromossomos X e os homens apenas um leva a uma diferença em expressão de condições ligadas ao X entre os gêneros. Alelos mutantes no cromossomo X são totalmente expressos em homens, que possuem apenas um único cromossomo X, isto é, são hemizigotos para genes ligados ao X. Portanto, para quase todas as condições ligadas ao X, os homens exibem um fenótipo mais grave do que as mulheres portadoras da mesma mutação. Esse fenômeno faz parte também da razão pela qual certas condições, como a deficiência intelectual, ocorrem muito mais frequentemente em homens do que em mulheres (homens têm quatro vezes a incidência de deficiência intelectual das mulheres).

A **Lyonização** (**inativação do cromossomo X**, ver Capítulo 5) é um determinante importante do grau de expressão fenotípica de mutações ligadas ao X em mulheres. Funcionalmente, as mulheres são um mosaico para a expressão de genes ligados ao X. Para cada célula, a expressão depende de qual cromossomo X está ativo e qual não está. Em geral, o processo de inativação do X ocorre suficientemente cedo na embriogênese, de forma que o padrão de expressão é na verdade clonal (em manchas). Dependendo da alteração genética em questão, o padrão de inativação do cromossomo X pode às vezes ser realmente mapeado (Fig. 6-29). Um exemplo disso é a displasia ectodérmica hipoidrótica, um distúrbio causado por mutações em um gene ligado ao X, EDA1 (Xq12-13). Nessa condição, alterações nos derivados da ectoderme causam problemas na pele, no cabelo, nos dentes e nas unhas.

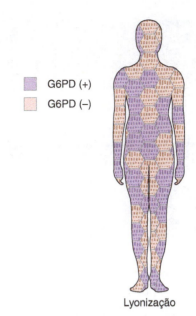

Figura 6-29. Esquema mostrando um mapa de expressão da deficiência de glicose-6-desidrogenase em mulheres portadoras desse distúrbio ligado ao X.

A consequência médica mais grave dessa condição é que homens afetados terão uma escassez de glândulas sudoríparas. A transpiração inadequada pode levar ao superaquecimento dramático da temperatura corporal, resultando em lesão cerebral ou morte. Utilizando uma técnica de coloração simples, as glândulas sudoríparas podem ser visualizadas (Fig. 6-30). As mulheres heterozigotas para essa condição apresentam manchas clonais de densidade normal e anormal de glândulas sudoríparas (a normal tendo em torno de 250 poros por centímetro quadrado).

Teoricamente, a Lyonização deveria ser aleatória. Nesse caso, a proporção de expressão dos dois cromossomos X deveria ser em média 1:1. Conforme discutido no Capítulo 5, certas situações podem produzir uma **proporção enviesada de inativação do cromossomo X** (i. e., desviando significativamente da proporção esperada de 1:1). Se uma mulher heterozigota apresentar uma proporção de inativação significativamente enviesada, de maneira que uma grande proporção do cromossomo X contendo o alelo normal é inativada, ela tenderá a exibir características clínicas além daquelas geralmente observadas. Quanto maior for o grau de viés, mais próximo o fenótipo será daquele de um homem afetado. A distrofia muscular de Duchenne (DMD) é uma doença muscular ligada ao X. Os meninos com essa condição apresentam uma degeneração progressiva dos músculos que leva à fraqueza (Fig. 6-31). O agravamento da fraqueza leva a problemas com deambulação, depois respiração e, por fim, uma morte precoce com expectativa de vida média que atualmente está em torno de 20 anos de idade. Uma das pistas-chave para o diagnóstico é a elevação acentuada de uma enzima sérica denominada creatina fosfoquinase (CPK ou CK). As elevações dessa enzima estão correlacionadas com o grau de degeneração muscular. Vários homens com DMD também terão miocardiopatia dilatada; o coração sendo um músculo adicional

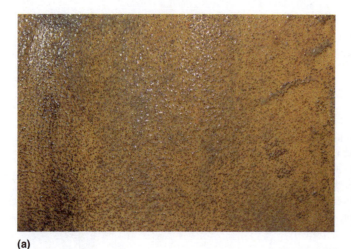
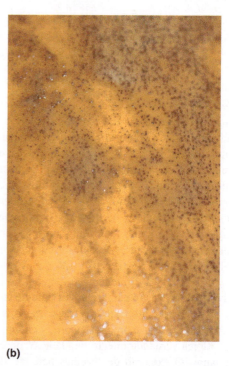

Figura 6-30. (a) Prova iodo-amido na pele de uma mulher normal. Os "pontos" pretos representam glândulas sudoríparas individuais. Observe o bom desenvolvimento e a distribuição homogênea das glândulas sudoríparas. (b) Prova iodo-amido na pele de uma mulher heterozigota para uma mutação no gene EDA-1. Observe as manchas clonais de pele mostrando números reduzidos de glândulas sudoríparas.

envolvido. Sabe-se, há décadas, que a distrofia de Duchenne exibe padrão de herança recessivo ligado ao X. Tradicionalmente, foi caracterizada como assintomática ou não expressa em mulheres portadoras. A experiência clínica de acompanhamento dessas famílias ao longo do tempo mostrou, no entanto, que pode ocorrer expressão parcial em mulheres portadoras. Algumas podem exibir uma cardiopatia com início na meia-idade. Outras podem apresentar elevações brandas em seus níveis de CK e algumas demonstram, ainda, fraqueza ou perda de massa muscular. A expressão parcial de sinais e sintomas em mulheres portadoras de DMD é explicada, pelo menos em parte, pela inativação enviesada do X.

Alguns outros princípios importantes da herança ligada ao X precisam ser mencionados aqui. Ao revisar uma genealogia na tentativa de definir o provável modo de herança, uma das primeiras coisas a observar é o padrão de transmissão relacionado aos gêneros de genitores e descendentes. Os pais devem transmitir seu cromossomo Y para seus filhos; assim, não há

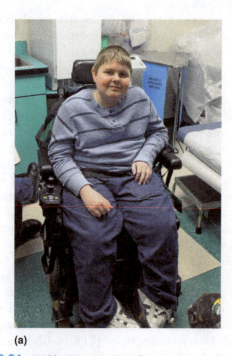
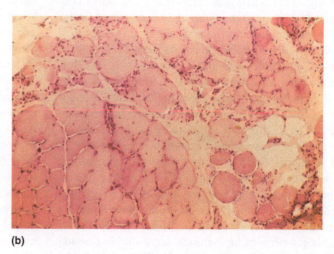

Figura 6-31. (a) Menino com distrofia muscular de Duchenne. Observe o definhamento muscular e as panturrilhas hipertróficas. (b) Biópsia de músculo da distrofia muscular de Duchenne. O músculo apresenta alterações "distróficas" com tamanho da fibra e coloração variáveis. Núcleos centralizados também são observados.

transmissão de genes ligados ao X de homem para homem. Novamente, a herança ligada ao Y é altamente improvável de se apresentar como uma questão clinicamente significativa. Assim como nos traços autossômicos, as condições ligadas ao X podem ser recessivas ou dominantes, dependendo do limiar fenotípico definido. Uma questão clínica importante que surge está relacionada com a nova ocorrência de uma condição que é sabidamente ligada ao X. Em outras palavras, como explicar a situação de um homem da família afetado por uma condição ligada ao X para a qual não há nenhum outro indivíduo afetado? Onde se originou a mutação? Uma possibilidade óbvia é a de que a mutação seja um evento novo no óvulo responsável por sua concepção.

Alternativamente, a mutação poderia estar presente na mãe e ela ser assintomática. Nesse caso, a mutação poderia ter surgido nela, ou mesmo na(s) geração(ões) anterior(es) à dela. Dados empíricos mostraram que, no evento de uma nova mutação ligada ao X em um homem afetado na família, há uma chance de dois terços de que a mãe seja portadora e, é claro, uma chance de um terço de que o homem afetado represente uma mutação nova (esporádica).

Herança recessiva ligada ao X (RLX)

1. *Características clássicas.* Conforme observado anteriormente, a natureza das condições ligadas ao X é tal que a expressão em mulheres costuma ser mais grave do que em homens. Existem, no entanto, algumas poucas exceções notáveis que serão discutidas na seção de Correlação Clínica. Condições recessivas ligadas ao X são, então, aquelas em que o limiar para expressão é tal que a condição raramente apresenta manifestações clínicas em mulheres, mas a expressão completa é observada em homens; isto é, apenas homens são afetados.
2. *Riscos de recorrência.* No cruzamento comum entre uma mulher heterozigota portadora e um homem normal, os riscos para descendentes são listados a seguir:
   - 25% de chance de homem afetado
   - 25% de chance de homem não afetado
   - 25% de chance de mulher portadora (não afetada)
   - 25% de chance de mulher não portadora (não afetada)
   - Risco total de uma criança afetada: 25%

   Outro tipo de cruzamento que pode ocorrer é entre um homem afetado e uma mulher homozigota normal. Os riscos para descendentes nesse tipo de cruzamento são listados a seguir:
   - Todos os homens não afetados
   - Todas as mulheres portadoras obrigatórias
   - Total: 50% de chance de homem normal, 50% de chance de mulher portadora
3. *Considerações especiais sobre herança.* Uma característica clássica de distúrbios recessivos ligados ao X é de que as mulheres não são afetadas. Existem, no entanto, circunstâncias especiais sob as quais uma mulher pode realmente expressar uma condição como essa. Existem várias razões para a observação da expressão rara de traços recessivos ligados ao X em mulheres:

- Se o alelo anormal for suficientemente comum na população, a homozigosidade feminina para uma mutação ligada ao X poderá ocorrer.
- A hemizigosidade feminina para uma mutação ligada ao X pode ocorrer em mulheres com síndrome de Turner.
- No caso de uma translocação entre cromossomo X e autossomo resultando em material do cromossomo X deletado, há inativação preferencial do X normal. Isso resulta em hemizigose da mulher para a região deletada.
- Se houver Lyonização aleatória enviesada significativa do X contendo o alelo normal, uma mulher heterozigota pode apresentar graus variáveis de expressão que se correlacionam com a proporção relativa de expressão normal do X.
- Uma mulher pode aparentar ser afetada devido a uma **fenocópia** autossômica do distúrbio ligado ao X (heterogeneidade de *locus*).

Herança dominante ligada ao X (DLX)

1. *Características clássicas.* Em condições dominantes ligadas ao X, tanto homens quanto mulheres podem ser afetados. Entre parentes, o número de indivíduos afetados deve ser igual para os dois gêneros. A expressão clínica é tipicamente mais consistente e grave em homens hemizigotos do que em mulheres heterozigotas. Em mulheres heterozigotas, a variabilidade de expressão é geralmente bastante ampla. Dependendo da condição, a gravidade da expressão em homens pode ser a letalidade (incompatibilidade com a vida pós-natal). Nessas famílias, não se observam homens afetados, mas se observa um número desproporcional de mulheres nascidas vivas. Por exemplo, a síndrome de Aicardi (Fig. 6-32) é uma condição dominante ligada ao X. A condição apresenta letalidade masculina. Mulheres afetadas se apresentam sem características dismórficas, com acentuado atraso no desenvolvimento neurológico e convulsões difíceis de serem controladas. A avaliação dessas meninas mostra agenesia do corpo caloso e achados oculares acentuadamente anormais que incluem atrofia óptica, coloboma do nervo óptico, coriorretinopatia, lacuna coriorretinal, deslocamento da retina, catarata e nistagmo.
2. *Riscos de recorrência.* A herança dominante ligada ao X segrega de acordo com o cromossomo X com herança dominante (alelo anormal único).

   No cruzamento de um homem afetado com uma mulher normal, assumindo que não há letalidade masculina:
   - Todas as filhas serão afetadas.
   - Todos os filhos serão normais.

   No cruzamento de uma mulher afetada com um homem normal:
   - Cada filha e cada filho terá uma chance de 50% de ser afetado.

3. *Considerações especiais sobre herança.* A distinção entre padrões de herança dominante e recessivo pode nem sempre ser clara. Isso é particularmente verdadeiro para condições ligadas ao X. Em algumas condições ligadas

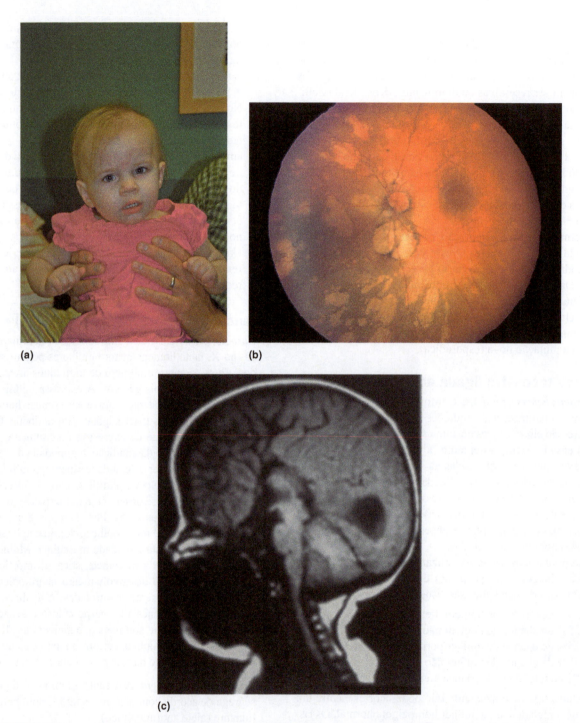

Figura 6-32. Menina com síndrome de Aicardi. Ela apresenta atrasos graves de desenvolvimento e convulsões de difícil controle. (a) Fácies normal (i. e., não dismórfica). (b) Fotografia da retina mostrando várias anormalidades retinianas. (c) Ressonância magnética sagital do cérebro mostrando agenesia do corpo caloso.

ao X, é comum a expressão branda em mulheres portadoras, o que às vezes é chamado de "semidominância". A displasia ectodérmica hipoidrótica é um distúrbio dos derivados do ectoderma embrionário (pele, pelos, unhas e dentes). A condição é geneticamente heterogênea, sendo a forma mais comum devida a mutações em um gene ligado ao X, EDA1. A condição costuma ser classificada como um distúrbio recessivo ligado ao X. Os homens com essa condição exibem expressão completa com crescimento deficiente e função prejudicada dos tecidos afetados. Se mulheres portadoras dessa condição forem cuidadosamente avaliadas, achados sutis serão frequentemente detectados. Pode-se observar que elas transpiram menos do que o esperado (de certa forma subjetivo) e frequentemente apresentam anormalidades dentárias. Isso torna questionável a classificação da condição como RLX. Talvez fosse melhor descrevê-la como DLX (dominante ligada ao X), mas não está nada claro onde se deve "estabelecer o limite"!

Parte 3: Correlação clínica

A displasia craniofrontonasal (DCFN) é um distúrbio observado principalmente em mulheres. O fenótipo é bastante dramático (Fig. 6-33). O fenótipo expresso totalmente é pleiotrópico com múltiplas manifestações somáticas. Como o nome da condição implica, as características craniofaciais são um conjunto de achados-chave. Mulheres afetadas apresentam uma base do crânio curta (braquicefalia), fusão prematura (sinostose) das suturas cranianas coronais, olhos extremamente afastados (hipertelorismo), uma testa protuberante (bossa frontal), configuração da inserção do cabelo em forma de "V" ("bico de viúva"), ângulo dos olhos inclinado para baixo e uma ponta nasal larga ou bífida. Outras anomalias relatadas incluem fendas orofaciais e alterações esquelética periféricas (pescoço curto, ombros inclinados, anomalia de Sprengel, braquidactilia e/ou sindactilia ([dígitos curtos e/ou fusionados]). Os pacientes com DCFN apresentam inteligência normal.

Embora possa haver heterogeneidade genética para essa condição, a maioria dos casos mostra ser devida a mutações em um gene chamado de Efrina-B (EPHB1). Esse gene é membro da família Eph de receptores de proteínas tirosina quinases. O gene está no cromossomo X na localização Xq21.

Um aspecto fascinante dessa condição é que, embora ela se deva a um gene ligado ao X, homens que possuem uma mutação (hemizigota) no gene da Efrina-B apresentam um fenótipo que é realmente mais brando do que aquele visto em mulheres. De fato, homens com mutações em EPHB1 podem não ter características somáticas de qualquer natureza. Alguns podem apresentar características faciais sutis semelhantes a, porém mais brandas que, mulheres afetadas. É interessante notar que existem algumas características observadas em homens que não ocorrem em mulheres, tais como baixa estatura, peito escavado (*pectus excavatum*), anomalias das clavículas, pequenas anomalias genitais e hérnias de diafragma.

A natureza da base ligada ao X dessa condição geralmente fica evidente na revisão de genealogias de grandes famílias (Fig. 6-34). Aparentemente, homens não afetados que pos-

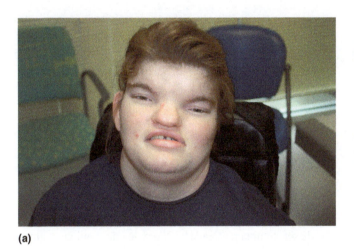
(a)

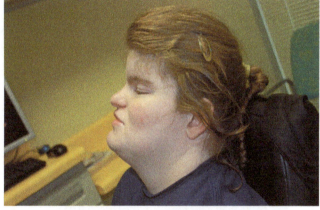
(b)

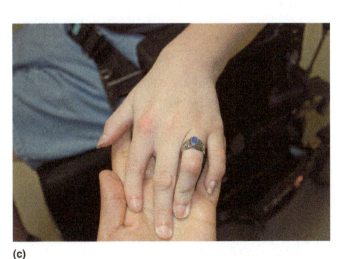
(c)

Figura 6-33. (a - c) Menina adolescente com displasia craniofrontonasal demonstrando alterações faciais e digitais clássicas. Essa jovem apresenta uma mutação em EPHB1 documentada. (d) Paciente e sua mãe afetada.

(d)

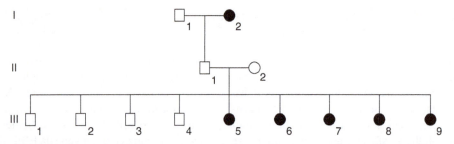

Figura 6-34. Genealogia de uma família com displasia craniofrontonasal. Observe que o indivíduo II.1 é um hemizigoto portador obrigatório. Ele não apresenta características fenotípicas visíveis. Os destinos de seus filhos refletem completamente o fato do gene ser ligado ao X. Todas as suas filhas e nenhum de seus filhos são afetados.

suem uma mutação em EPHB1 apresentarão o resultado esperado de ter todas as suas filhas afetadas e nenhum de seus filhos afetados.

Até o momento, nenhuma justificativa conhecida foi relatada para explicar esse padrão único de herança dominante ligada ao X com expressão predominante em mulheres.

■ Questões práticas

1. Em galinhas, há um gene conhecido que determina o tipo de plumagem no pescoço e na cauda. A plumagem do galo é mais longa e curvada, enquanto a plumagem da galinha é mais curta e arredondada. Esse gene não está em um cromossomo sexual. A relação genótipo-fenótipo está descrita a seguir:

Genótipo	Fenótipo em fêmeas	Fenótipo em machos
HH	Plumagem de galinha	Plumagem de galinha
Hh	Plumagem de galinha	Plumagem de galinha
hh	Plumagem de galinha	Plumagem de galo

Neste exemplo, o padrão de herança que melhor representa plumagem de galo é
A. Recessivo com fenótipo limitado ao sexo.
B. Dominante com fenótipo limitado ao sexo.
C. Semidominante.
D. Codominante.
E. Mitocondrial.

2. Efeitos da idade parental na incidência de distúrbios genéticos incluem
A. Menor incidência de distúrbios genéticos nos descendentes de genitores mais velhos.
B. Maior incidência de aneuploidia cromossômica com idade paterna avançada.
C. Maior incidência de mutações em genes únicos com idade materna avançada.
D. Maior incidência de não disjunção com idade materna avançada.
E. Menor incidência de erros de transcrição com idade paterna avançada.

3. Os pacientes com síndrome de Smith-Lemli-Opitz (SLO) exibem várias características clínicas, incluindo deficiência intelectual, aparência facial incomum, anormalidades genitais e sindactilia (fusão dos dígitos). Os pacientes com SLO tendem a ser semelhantes em suas características. Todos os heterozigotos terão expressão. Existe apenas um gene conhecido por ser responsável por essa condição. Esta condição apresenta
A. Fenótipo altamente variável.
B. Heterogeneidade de *locus*.
C. Pleiotropismo.
D. Limiar.
E. Lyonização.

4. A característica mais útil para estabelecer, em uma genealogia, se uma determinada condição, que vem ocorrendo em múltiplas gerações de uma família, tem probabilidade de ser dominante ligada ao X em vez de dominante autossômica é
A. Mulheres afetadas mais gravemente do que homens.
B. Ausência de transmissão de mulher para mulher.
C. Mais homens afetados do que mulheres.
D. Todas as filhas de homens afetados são afetadas.
E. A condição não aparece em nenhum descendente de homens afetados.

5. Embora haja exceções para toda regra, certas generalizações se aplicam aos padrões de herança. Ao comparar distúrbios que apresentam herança dominante com aqueles que possuem herança recessiva, é geralmente verdadeiro que
A. Condições dominantes ocorrem menos frequentemente.
B. Condições dominantes apresentam mais variabilidade de expressão.
C. Penetrância incompleta é uma característica de distúrbios recessivos.
D. O pleiotropismo ocorre apenas em condições dominantes.
E. Condições dominantes são frequentemente holândricas em natureza.

Capítulo 7

Mutação

RESUMO DO CAPÍTULO

Nos capítulos anteriores, vimos como os genes controlam a produção de enzimas que atuam nas reações bioquímicas específicas. O desenvolvimento normal depende do funcionamento adequado dessa codificação de informações e desses sistemas regulatórios. Porém, a replicação do DNA não é perfeita e erros bioquímicos ocorrem. A maioria dos erros de replicação são corrigidos por enzimas de reparo, mas aqueles que não são reparados tornam-se mutações novas. Então, em um senso mais amplo, uma mutação é uma alteração genética hereditária transmitida de uma célula para outra. Por essa razão, os mecanismos bioquímicos de correção que atuam em paralelo com a replicação são importantes para a continuidade biológica.

Infelizmente, os próprios sistemas de reparo podem sofrer mutações, como o que ocorre em pacientes com xeroderma pigmentoso (Fig. 7-1). Esses pacientes possuem uma taxa de mutação aumentada, como observado, por exemplo, no aumento das taxas de câncer de pele, por causa de uma incapacidade para reparar danos genéticos causados pela radiação ultravioleta. Outros tipos de deficiência de reparo de mutação também são conhecidos. Claramente, a taxa de mutação não é uma constante matemática e podem mudar.

Considere a seguinte pergunta. Seria bom se o processo de mutação pudesse ser reduzido? Seria melhor se nenhuma nova alteração genética ocorresse novamente? À primeira vista, a resposta lógica provavelmente seria "sim", eliminar as mutações seria bom. Quando consideramos as pessoas que precisam lidar com deficiências fisiológicas ou de desenvolvimento devido a mutações prejudiciais, é fácil ver o lado negativo do processo. Entretanto, o ambiente no qual vivemos não é constante, continuamos a encarar novos desafios biológicos. A exposição a novos agentes patogênicos de doenças é apenas um exemplo óbvio. Processos fisiológicos nos permitem responder a alterações do ambiente, mas a diversidade genética acrescenta outro mecanismo de resposta. Teoricamente, portanto, a diversidade genética criada pelas mutações pode ser fundamentalmente boa – pelo menos para a sobrevivência da espécie a longo prazo.

Uma forma de pensar a respeito dessa questão é considerar as rotas bioquímicas controladas por proteínas sob regulação **alostérica**. A ligação a cofatores pode alterar a conformação proteica dentro dos limites afetados por variáveis ambientais como a temperatura. Um heterozigoto para um passo regulatório-chave pode produzir formas alternativas da proteína com uma temperatura ótima ligeiramente diferente. Por esse motivo, um heterozigoto tem maior capacidade para lidar com a variedade de condições ambientais que naturalmente encontramos. Isso pode levar ao estabelecimento de um **polimorfismo** (literalmente "poli" significa muitos ou múltiplos; "morfo", formas). Nessas situações, não há apenas uma única forma verdadeiramente "normal" ou "selvagem", já que formas diferentes podem ser melhores para diferentes condições geográficas ou estações. Sem mutações para gerar nova variação, a diversidade de um conjunto gênico (**gene pool**) irá se deteriorar. De fato, muitas espécies estão à beira da extinção porque seu tamanho populacional é tão pequeno que mutações raras não conseguem mais substituir a diversidade genética corroída por processos aleatórios.

A mutação é fundamentalmente intrínseca ao mecanismo imperfeito de replicação do DNA. Mas é possível alterar a taxa de mutação? Você pode se surpreender ao saber que a resposta é "sim", resposta que teria surpreendido a maioria dos geneticistas mesmo há pouco tempo atrás. A bioquímica da replicação do DNA é complexa e erros ocorrem. Já mencionamos o papel importante que as enzimas de reparo têm na correção de alguns desses erros. Mas além da perda de função por mutação, como no xeroderma pigmentoso, nossos próprios sistemas de reparo podem variar em eficiência, de modo que as taxas de mutação se alteram. Evidências experimentais vêm de muitas fontes, incluindo o aumento da eficiência no reparo do DNA encontrado em organismos que vivem em ambientes altamente mutagênicos, como os resíduos radioativos nas proximidades de minas de urânio. Assim, a taxa de mutação pode ser modificada, até certo ponto, pela influência na eficiência de reparação.

Claramente, a longo prazo há um benefício para a população de produzir um baixo nível basal de variação genética por mutação. Mas em geral nosso foco médico é nas consequências prejudiciais das mutações para um paciente. Neste capítulo, iremos explorar alguns dos mecanismos moleculares comuns que levam à alteração genética hereditária.

Parte 1: Conhecimento e integração de sistemas

Tipos de mutação

As mutações são alterações genéticas hereditárias. Elas ocorrem no genoma nuclear e no DNA de organelas como as mitocôndrias. Mutações de estrutura cromossômica já foram discutidas no Capítulo 5, por isso nosso foco aqui será em **mutações de ponto**, ou seja, alterações em nível de pares de base em um gene ou em suas regiões regulatórias (Quadro 7-1). Essas mutações podem ser vistas sob diferentes perspectivas, como o tipo de alteração nucleotídica ou o efeito dessa alteração nos resultados da codificação.

Existem várias formas de alterar um par nucleotídico (Fig. 7-2), fazendo com que uma base seja substituída por outra. Uma mutação do tipo **transição** ocorre quando uma purina é substituída por outra purina (A ↔ G), ou uma pirimidina é substituída por outra pirimidina (T ↔ C). Em uma mutação do tipo **transversão**, por outro lado, uma purina é substituída por uma pirimidina, ou vice-versa. Por conta da degeneração do código genético, que discutimos anteriormente, uma transição na terceira posição pode não ter nenhum efeito no aminoácido que é incorporado na proteína final. Uma mutação assim pode ser chamada de **mutação silenciosa**. Em contraste, transversões geralmente causam uma alteração no aminoácido. Como qualquer alteração tem maior probabilidade de ser desfavorável do que benéfica, as transversões têm menos chance de permanecer por um longo período na população. Uma alteração de base que se traduz em uma alteração de aminoácido é chamada de **mutação de sentido trocado** (*missense*). Elas mudam a informação codificada. Uma alteração de base que resulta em um códon de parada (UAA, UAG ou UGA) é chamada de **mutação sem sentido** (*nonsense*).

Uma deleção ou adição de base envolve a perda ou o ganho, respectivamente, de um ou mais nucleotídeos. Se o

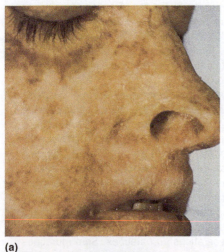
(a)

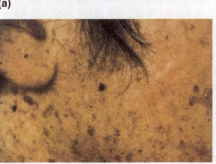
(b)

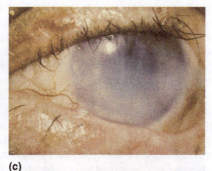
(c)

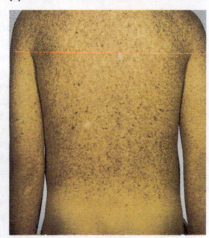
(d)

Figura 7-1. Um indivíduo apresentando os efeitos do xeroderma pigmentoso, um defeito em um dos genes envolvido no processo de reparo por excisão de nucleotídeo. Os indivíduos com esta condição não conseguem reparar mutações causadas por UV, o que lhes dá uma predisposição para câncer de pele e problemas relacionados. (Reproduzida, com permissão, de Rünger TM, DiGiovanna JJ, Kraemer KH: Capítulo 139. Hereditary Disorders of Genome Instability and DNA Repair. In: Goldsmith LA, Katz SI, Gilchrest BA, Paller AS, Leffell DJ, Dallas NA, eds. *Fitzpatrick's Dermatology in General Medicine*. 8th ed. New York: McGraw-Hill; 2012.)

Quadro 7-1	Tipos de mutação de ponto
Tipo	**Exemplo**
Substituição de base	5' – C T T A G C T A G – 3' → 5' – C T T A A C T A G – 3' 3' – G A A T C G A T C – 5' 3' – G A A T T G A T C – 5'
Transição	Uma purina é trocada por outra purina, ou uma pirimidina é trocada por outra pirimidina; o exemplo anterior é uma mutação tipo transição (G para A)
Transversão	Uma purina é trocada por uma pirimidina, ou vice-versa
Adição de base	5' – C T T A G C T A G – 3' → 5' – C T T A G A C T A G – 3' 3' – G A A T C G A T C – 5' 3' – G A A T C T G A T C – 5'
Deleção de base	5' – C T T A G C T A G – 3' → 5' – C T T G C T A G – 3' 3' – G A A T C G A T C – 5' 3' – G A A C G A T C – 5'

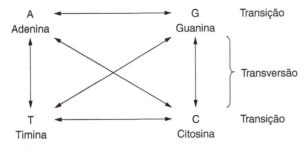

Figura 7-2. Mutações do tipo transição envolvem a substituição de uma purina por outra, ou uma pirimidina por outra. Mutações do tipo transversão ocorrem quando uma purina é substituída por uma pirimidina ou vice-versa.

número de nucleotídeos afetados não for múltiplo de três (em outras palavras, se não envolver um ou mais códons completos), o quadro de leitura de trios será alterado para o restante da tradução do gene. Essa **mutação de alteração de quadro de leitura** (*frameshift*) pode alterar dramaticamente a composição de aminoácidos da proteína. Ela também geralmente resulta em um códon de parada (uma mutação sem sentido) logo após o ponto da alteração do quadro de leitura e leva à terminação precoce da tradução.

Mutações que alteram um aminoácido de uma proteína podem diferir no impacto que elas apresentam sobre o desenvolvimento. Na extremidade menos grave do espectro, a mudança de aminoácido não altera a função da proteína de nenhuma forma importante. A mudança de um aminoácido hidrofílico pequeno para outro em uma região inativa da proteína é uma mudança real, mas é improvável que tenha muito impacto. Esta pode ser descrita como uma **mutação neutra**. Às vezes, a alteração é expressa sob certas condições, mas não sob outras; sua expressão é **condicional**. A proteína alterada pode mudar a forma como atua em diferentes temperaturas ou diferentes ambientes bioquímicos. As mutações que apresentam significado médico, no entanto, geralmente alteram a função biológica de formas críticas. Elas são classificadas como **mutações deletérias**. No caso mais extremo estão aquelas que afetam um aspecto tão crítico da função biológica que são incompatíveis com a vida. As **mutações letais** causam morte em um ponto do desenvolvimento no qual sua função se torna crucial. Muitas atuam bem no início do desenvolvimento, mas outras atuam bem mais tarde ou até mesmo na vida adulta.

Como vimos em nossas discussões anteriores sobre expressão gênica, um passo do desenvolvimento geralmente envolve a interação de mais de uma proteína. Ocasionalmente, uma segunda mutação pode equilibrar, e portanto essencialmente "reparar", o efeito da primeira. As mutações compensatórias, ou **supressoras**, podem até mesmo ocorrer no mesmo gene. A combinação de alterações em potencial é quase infinita. Por esse motivo, deve-se manter atento para os eventos que podem explicar um caso específico. A relação entre os genes e os fenótipos é complexa.

Frequência × taxa

Os termos "frequência de mutação" e "taxa de mutação" geralmente são utilizados como sinônimos alternadamente. Isso é um erro, pois eles se referem a duas coisas diferentes. A **frequência de mutação** se refere à proporção de alelos de um dado tipo no conjunto gênico. Pode-se dizer, por exemplo, que a frequência do melanismo (cor negra) em leopardos malaios é de quase 50%. Dependendo do contexto, uma afirmação como esta poderia se referir tanto à proporção de alelos daquele tipo no conjunto gênico ou com que frequência o traço é visto em membros da população. Em geral, a referência ficará clara pelo contexto. A **taxa de mutação**, por outro lado, refere-se à taxa com a qual novos alelos mutantes são formados, e é relatada em escalas diferentes. Pode-se falar a respeito de taxa de mutação por nucleotídeo, por gene, por gameta, por geração, ou algum outro nível molecular ou escala de desenvolvimento. Assim, frequência de mutação é uma medida da diversidade genética existente e geralmente é mais fácil de medir do que a taxa de mutação. Os efeitos da pressão de seleção, do tamanho da população, da magnitude do efeito no desenvolvimento e outros fatores implicam que a frequência de mutação e a taxa de mutação não estejam necessariamente nem mesmo correlacionadas.

A primeira medida direta de uma taxa de mutação em seres humanos foi baseada em comparações da sequência de DNA do cromossomo Y humano: uma mutação por 30 milhões de pares de bases (3,3 × 10⁻⁸ mutações/pb). Essa está na mesma faixa das estimativas de pesquisas mais tradicionais sobre fenótipos mutantes. Embora genes distintos tenham taxas de mutação levemente diferentes, que podem variar em magnitude por conta de fatores como o tamanho do gene (número de pares de bases que podem mudar), uma taxa média típica é de cerca de 1×10^{-5} a 1×10^{-6} mutações por gene por geração. Além do tamanho do gene, a medida da taxa de mutação pode ser afetada por fatores como *hotspots* de mutação, que são áreas de atividade mutacional aumentada. Mas mesmo esses casos não fornecem uma imagem completa das dificuldades encontradas na detecção de mutações. As mutações silenciosas, neutras e condicionais, por definição, não são clinicamente óbvias. Testes de mutação não são feitos em pessoas que se enquadram na definição de ser normal ou saudável. Assim, a detecção de fenótipos mutantes revela apenas uma parte da verdadeira diversidade genética subjacente ao conjunto gênico.

Amostras de estimativas de taxa de mutação em seres humanos incluem acondroplasia, 4,2 a $14,3 \times 10^{-5}$; aniridia, $0,5 \times 10^{-5}$; e retinoblastoma, 1,2 a $2,3 \times 10^{-5}$. Em contraste, a taxa para o gene da distrofina, que está mutado nas distrofias musculares de Duchenne e Becker, é tão alta quanto 1×10^{-4}. Essa alta taxa não surpreende quando se percebe que este é um dos maiores genes conhecidos.

Vários fatores complicam a estimativa de taxas de mutação. Por exemplo, o retinoblastoma tem uma penetrância de 80% ou menos, portanto há um problema de averiguação envolvido em sua detecção. Quando uma mutação não é expressa em alguns indivíduos, ela pode ser identificada apenas em genealogias. Outros fenótipos alterados, de fato talvez a maioria deles, são devidos a vários *loci* diferentes com expressões fenotípicas semelhantes. Por essa razão, dados a respeito de que gene específico sofreu mutação podem ser duvidosos sem o apoio molecular. Mas a faixa de taxas citada aqui pelo menos nos dará uma base de trabalho sobre a qual discutir modelos preditivos.

Existe um outro fator interessante que pode afetar a mutação. Sua taxa pode não ser a mesma em ambos os gêneros. De fato, isso é verdadeiro em organismos experimentais como *Drosophila*. Mas em seres humanos, é difícil medir precisamente a taxa de mutação na maior parte do genoma. As mutações são raras e, especificamente se forem recessivas, podem ser difíceis de detectar. Ainda assim, estudos criteriosos da região pseudoautossômica compartilhada pelos cromossomos humanos X e Y mostram que a taxa de mutação pode ser maior em homens do que em mulheres.

Antes de passarmos desta discussão geral sobre taxa e frequência de mutação para aspectos mais específicos da instabilidade genética, precisamos olhar novamente para o conceito de taxa de mutação. Superficialmente, essa é uma medida direta da ocorrência de uma nova mutação. Mas este conceito aparentemente simples é, na verdade, mais complexo. Pode-se começar a avaliar isso ao considerar os eventos genéticos que podem ocorrer entre o estabelecimento das células da linhagem germinativa nos testículos e ovários embrionários e os eventuais gametas produzidos no adulto sexualmente maduro (Fig. 7-3). Se pensarmos por um momento sobre a mutação como um erro genético, há de fato três fases diferentes a se considerar. A literatura às vezes confunde as coisas ao igualá-las, mas elas definitivamente não são a mesma coisa.

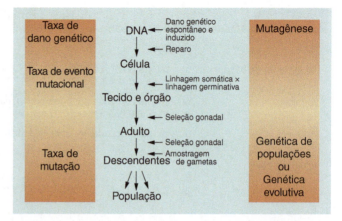

Figura 7-3. Três níveis diferentes em que se pode avaliar a mutação: a "taxa de dano genético" durante a replicação do DNA possui muitos erros, mas a maioria deles é reparada; as alterações não corrigidas são medidas como a "taxa de evento mutacional"; e as alterações que na verdade entram para o conjunto gênico são representadas na clássica "taxa de mutação", que pode incluir múltiplas cópias idênticas de uma alteração genética anterior, um grupo, devido à replicação mitótica na linhagem germinativa. (Reproduzida de Thompson *et al.*: *Environ. Molec. Mutagenesis* 1998;32:292-300).

Primeiramente, a **taxa de dano genético** é a taxa na qual ocorrem erros durante o processo da replicação do DNA. Mal-pareamento de nucleotídeos e quebras de fita simples e dupla-fita de DNA são muito comuns, mas mecanismos de reparo eficientes identificam e corrigem a maioria dos erros. A **taxa de evento mutacional** mede o que sobra depois que o reparo ocorreu. Muitas pessoas supõem incorretamente que esta é a taxa de mutação nova que é estimada experimentalmente a partir de dados e genealogias populacionais. Mas de fato, uma nova mutação que ocorre no início do crescimento dos tecidos testicular e ovariano (i. e., muito antes do início da meiose) pode ser replicada durante a divisão celular fazendo com que muitas células da gônada em crescimento carreguem a mesma mutação nova. Então, quando a meiose finalmente começar, muitos óvulos ou espermatozoides poderão carregar uma cópia da mesma mutação nova original (mosaicismo gonadal). A **taxa de mutação** é tipicamente medida pela contagem do número de novos membros em uma população que carrega uma determinada alteração genética. A taxa de mutação medida, portanto, será mais alta se um único evento de mutação pré-meiótica inicial tiver sido duplicado em um certo número de gametas, gerando um grupo de indivíduos relacionados portando a mesma mutação nova. Grupos de mutações foram documentados em seres humanos e em muitos outros organismos. Assim sendo, a taxa de dano genético, a taxa de evento mutacional e a tradicional taxa de mutação podem ser muito diferentes. Elas variam de maneira independente como uma função dos fatores geradores de mutação e da eficiência do reparo.

O que é um polimorfismo?

Ressaltamos essa pergunta porque há uma diferença importante na forma como o conceito de **polimorfismo** é interpretado em áreas de especialidades genéticas. Ter consciência disso pode ajudar a evitar sérias confusões. O termo "polimorfismo" foi primeiramente usado para descrever a diversidade genética estudada pela genética de populações. Nessa área, por definição, um polimorfismo ocorre quando o alelo mais comum tem uma frequência menor do que 99%. O valor de corte é importante. Matematicamente, é improvável que um alelo mutante tenha uma frequência de 1% ou mais, exceto se ele apresentar alguma vantagem sob certas condições ambientais. Quando um geneticista populacional encontra um polimorfismo, a próxima pergunta é "que vantagem mantém a forma rara tão comum?".

Por outro lado, em um cenário clínico, o termo é usado de uma maneira mais geral. Aqui, "polimorfismo" pode se referir a qualquer gene ou nucleotídeo para o qual mais de uma forma é encontrada na população. Frequência não é importante. Em um relatório de laboratório clínico, uma alteração genética distinguível da sequência-padrão aceita será definida como um "polimorfismo benigno" sem significado clínico, uma "mutação" ou uma "alteração de significado clínico desconhecido". O foco é nos pacientes individuais, em vez da população ou do conjunto gênico. A lição a ser guardada, portanto, é ter consciência do contexto do uso e não ficar confuso se fontes diferentes usarem o termo de formas que parecem incoerentes.

Medida da taxa de mutação em organismos-modelo

É difícil medir a taxa de mutação diretamente em seres humanos. A diversidade genética preexistente em nosso conjunto gênico e a incapacidade para realizar cruzamentos experimentais definitivos são fatores limitantes, bem como o comprimento de nosso ciclo de vida. Obviamente, não se pode discutir seriamente essa abordagem experimental. Não surpreende, portanto, que a maior parte do nosso conhecimento acerca do processo de mutação venha de estudos em organismos-modelo. Para ilustrar as abordagens que são possíveis no amplo campo da mutagênese, iremos explorar a lógica por trás de três métodos clássicos: o teste de Ames com bactérias; o ensaio letal ligado ao X em *Drosophila*, que resultou em um prêmio Nobel para H. J. Muller; e o teste de sete *loci* em camundongos. A chave para um sistema de ensaio eficaz é, obviamente, que muitos dados possam ser coletados de maneira eficiente e barata. Mesmo taxas de mutação aumentadas são fenômenos raros.

O teste de Ames (Fig. 7-4) utiliza a mutação reversa em bactérias para avaliar o efeito mutagênico de um tratamento químico. Um produto químico de teste é adicionado ao cultivo de bactérias que possuem uma deficiência nutricional, como a incapacidade para sintetizar histidina. A proposta do rastreamento é medir a reversão da mutação de função gênica anormal para normal. Quão bem podem crescer as células bacterianas mutantes em um meio desprovido de sua necessidade nutricional? Considerando o grande número de células bacterianas que pode ser testado para reversão, este é um ensaio muito eficaz para agentes potencialmente mutagênicos.

Muller ganhou o Prêmio Nobel em 1946, por demonstrar em *Drosophila* que os raios X são mutagênicos. Machos de *Drosophila* com seu único cromossomo X são acasalados com fêmeas geneticamente marcadas, como *Basc*, contendo cromossomos X com uma mutação dominante para formato do olho e inversões que reduzem a recombinação. Cada fêmea da primeira geração

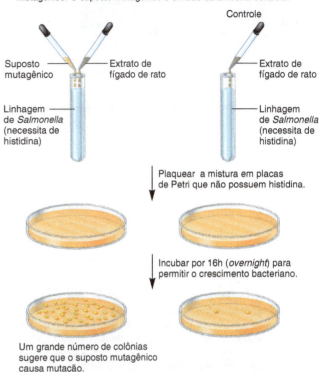

Figura 7-4. O teste de Ames utiliza uma linhagem da bactéria *Salmonella typhimurium* para testar substâncias químicas quanto à sua mutagenicidade. (Reproduzida, com permissão, de Brooker RJ: Genetics: *Analysis & Principles*, 3rd ed. New York: McGraw-Hill, 2008.)

é, então, acasalada com machos geneticamente marcados, e sua prole é investigada quanto à sobrevivência. Se ocorrer uma nova mutação letal no cromossomo X do macho parental durante a formação dos gametas, ela será transmitida para sua segunda geração de prole masculina não *Basc*. Um aumento significativo na ausência dessa classe genética é a confirmação de que uma nova mutação letal foi produzida pelo tratamento. Esse ensaio continua a ser usado para rastreamentos de substâncias químicas mutagênicas perigosas derivadas de subprodutos industriais e para outras questões experimentais.

O teste de sete *loci* em camundongos começa com uma linhagem endocruzada que possui sete mutações recessivas facilmente identificáveis. Esses animais são acasalados com camundongos tratados com um potencial mutagênico ou com uma substância-controle. Se uma nova mutação ocorrer em um desses sete genes representativos, a prole será homozigota para o alelo recessivo e apresentará o traço mutante. Embora as conclusões desse ensaio em mamífero possam estar mais intimamente associadas à biologia humana, o custo dos experimentos é muito maior do que os trabalhos com bactérias ou com *Drosophila*. O conhecimento sobre o efeito mutagênico de substâncias químicas suspeitas é, portanto, construído com o auxílio de conclusões retiradas de todos os sistemas experimentais.

Mecanismos de mutação espontânea

Vários tipos diferentes de alterações químicas podem ocorrer espontaneamente no DNA. A mais comum delas é a **de-**

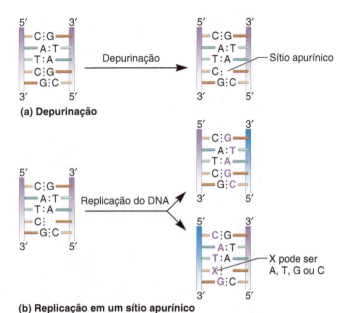

Figura 7-5. Depurinação. (a) A base guanina é liberada do esqueleto da desoxirribose deixando um sítio sem purina, isto é, um sítio apurínico. (b) Na ausência de um par durante a replicação do DNA, qualquer um dos quatro nucleotídeos possíveis pode ser incorporado na nova cadeia. (Reproduzida, com permissão, de Brooker RJ: *Genetics: Analysis & Principles*, 3rd ed. New York: McGraw-Hill, 2008.)

purinação (Fig. 7-5), na qual uma base adenina ou guanina é removida de um nucleotídeo, deixando o arcabouço de açúcar-fosfato intacto e o par nucleotídico temporariamente despareado. Quando o DNA se replica depois de uma mudança como essa, qualquer nucleotídeo pode ser inserido no lado oposto à posição vaga. Apenas em um quarto das vezes, portanto, será incorporado o nucleotídeo correto; assim, a depurinação pode levar a uma mutação do tipo substituição em 75% das vezes.

Outra alteração química comum ocorre quando um grupo amino é removido da citosina. Essa **desaminação** (Fig. 7-6)

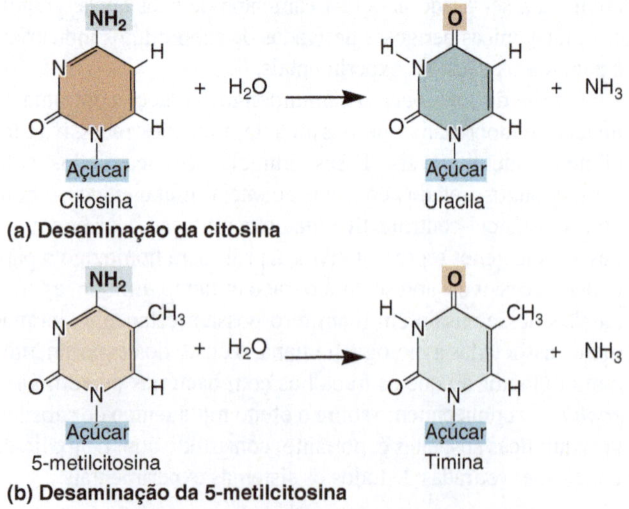

Figura 7-6. Desaminação espontânea. (a) Remoção do grupo NH₂-amino gera uracila. (b) Remoção do grupo amino da 5-metilcitosina gera timina. (Reproduzida, com permissão, de Brooker RJ: *Genetics: Analysis & Principles*, 3rd ed. New York: McGraw-Hill, 2008.)

produz uracila, que irá parear com a adenina durante a replicação do DNA e levar à substituição de um par C-G por um par T-A após um ciclo completo. Geralmente, a presença de uracila no DNA será reconhecida como um erro e será corrigida por enzimas de reparo. Se não for reparada, no entanto, uma substituição de par de base será produzida. Em um processo semelhante, a metilação da citosina comumente ocorre. Se uma 5-metilcitosina for desaminada, terá como resultado um nucleotídeo timina. Isso poderá ser corrigido com menos eficiência, já que a timina é uma base normal do DNA.

As **mudanças tautoméricas** também são causas comuns de mutação espontânea. Uma mudança tautomérica (Fig. 7-7) envolve uma alteração reversível no hidrogênio que altera a base nucleotídica para um isômero diferente. O pareamento de bases que supomos ao prever a estrutura do DNA é alterado se uma base estiver em sua forma tautomérica rara. As mudanças tautoméricas podem, portanto, causar pareamentos atípicos entre os nucleotídeos (como T com G, ou C com A), que levam a mutações de substituição de par de base após um ciclo completo de replicação.

Danos por agentes mutagênicos

Muitas substâncias químicas podem causar mutações pela alteração da estrutura ou do pareamento de bases do DNA. A Agência de Proteção Ambiental norte-americana (Environmental Protection Agency, EPA) faz o rastreamento de subprodutos industriais e de outras fontes de substâncias químicas potencialmente nocivas para reduzir sua passagem para nosso ambiente. Para ilustrar essa ampla e importante área de saúde ambiental, veremos alguns exemplos de agentes mutagênicos comuns.

Tanto os agentes químicos quanto os físicos podem causar mutações. Eles elevam a taxa de mutação acima da linha basal que resulta de eventos químicos normais como aqueles descritos na seção anterior. Além disso, muitas substâncias químicas que causam mutação também são carcinógenos potentes. Dois exemplos ilustrarão as maneiras pelas quais esses agentes podem atuar.

Uma forma de atuação dos mutagênicos consiste na modificação da base nucleotídica causando um malpareamento, semelhante ao malpareamento natural que pode ocorrer por conta de mudanças tautoméricas. Por exemplo, o ácido nitroso remove o grupo amino da adenina ou da citosina (Fig. 7-8) causando seu pareamento incorreto durante a replicação. Análogos de base como a 5-bromouracila (5BU) são substâncias químicas que podem ser incorporadas na nova fita de DNA, mas que sofrem mudança tautomérica resultando em malpareamento. A 5BU, por exemplo, sofre mudança tautomérica com uma taxa bastante alta e pareia incorretamente com a guanina em vez da adenina (Fig. 7-9). Após um segundo ciclo de replicação, o par de base original A-T terá sido substituído por um par G-C.

Adições ou deleções podem ser causadas por substâncias químicas que se inserem (i. e., intercalam-se) em uma fita e distorcem o pareamento normal entre as bases. Isso leva a mutações de alteração de quadro de leitura que afetam o produto da tradução. Os corantes acridina causam mutações dessa maneira.

Os dímeros de timina foram discutidos anteriormente. Eles se formam quando duas timinas adjacentes absorvem energia

Danos por agentes mutagênicos   **171**

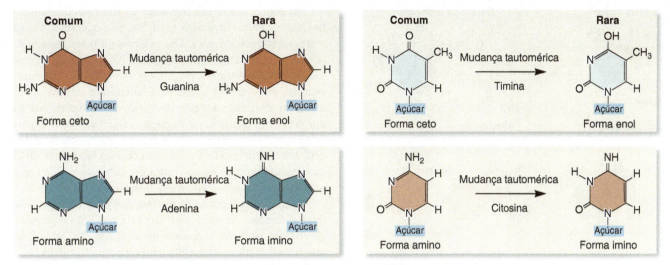

(a) Mudanças tautoméricas que ocorrem nas quatro bases encontradas no DNA

(b) Malpareamento de bases devido a mudanças tautoméricas

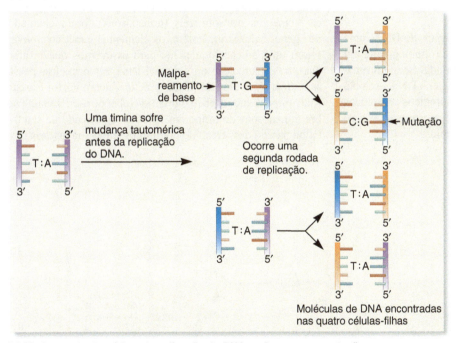

(c) Mudanças tautoméricas e replicação do DNA podem causar mutações

Figura 7-7. Mudanças tautoméricas alteram a forma comum da base de um nucleotídeo para uma forma rara. (a) As mudanças tautoméricas são mostradas para cada uma das bases do nucleotídeo. (b) As mudanças tautoméricas levam ao malpareamento dos nucleotídeos. (c) Se não for corrigida, uma mudança tautomérica como esta, causando o pareamento entre timina e guanina, resultará em uma nova mutação na qual C-G substitui o T-A original. (Reproduzida, com permissão, de Brooker RJ: *Genetics: Analysis & Principles*, 3rd ed. New York: McGraw-Hill, 2008.)

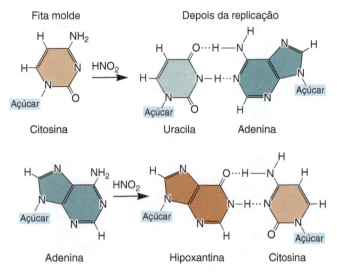

Figura 7-8. O mutagênico ácido nitroso substitui grupos amino por grupos ceto, convertendo assim a citosina em uracila ou a adenina em hipoxantina. O pareamento dessas bases modificadas leva a uma mutação onde a fita replica. (Reproduzida, com permissão, de Brooker RJ: *Genetics: Analysis & Principles*, 3rd ed. New York: McGraw-Hill, 2008.)

aumentada da luz ultravioleta e se ligam uma à outra, em vez de se ligar às adeninas na fita complementar (Fig. 7-10). Na replicação, estas não pareiam com novos nucleotídeos e a nova fita terá duas bases a menos, alterando assim o quadro de leitura.

Reparo do DNA

Mais de 100 genes estão envolvidos no reparo do DNA, uma das únicas moléculas biológicas que sofre rotineiramente um processo como este em vez de ser substituída. Sem um reparo altamente eficiente, a informação contida no DNA seria tão degradada que a existência de sistemas biológicos complexos provavelmente não seria possível. Os mecanismos de reparo do DNA serão ilustrados por vários exemplos.

Em alguns casos, um erro pode ser reparado diretamente, tendo um dímero de timina corrigido pela quebra da ligação entre as bases adjacentes. Um mecanismo mais comum é o reparo por excisão de base, no qual a base incorreta é removida e, então, substituída (Fig. 7-11). Por exemplo, em muitas espécies uma enzima chamada N-glicosilase remove a base incorreta, deixando um sítio apurínico ou apirimidínico. Em um processo chamado de tradução de cadeias com quebras (*nick translation*), uma segunda enzima, endonuclease AP, reconhece o sítio anormal e faz um corte no lado 5'. A DNA-polimerase remove então o sítio e o substitui por um novo nucleotídeo. A ligase completa a ligação.

O reparo por excisão de nucleotídeo pode corrigir vários tipos diferentes de dano genético pela remoção e substituição de um pequeno segmento da molécula de DNA. Enzimas reconhecem e removem uma série de nucleotídeos na fita malpareada, e nucleotídeos corretos são inseridos usando a sequência complementar. Estas e outras maneiras de identificar e corrigir erros na molécula de DNA ajudam a minimizar o número de alterações hereditárias transmitidas para a próxima geração. Claramente, elas não corrigem todos os erros, mas sua eficiência é um elemento crítico da estabilidade da molécula de DNA de uma geração para a outra.

Elementos transponíveis e repetições de trinucleotídeos

Quando reconhecidos como um elemento comum do genoma, os elementos transponíveis (transposons) foram chamados de "genes saltadores". Porém, os elementos genéticos móveis foram uma adição inquietante para os eventos que influenciam na organização do genoma. Uma das primeiras pessoas a identificar essa atividade genética incomum foi Barbara McClintock, que recebeu o Prêmio Nobel por seu trabalho sobre transposons do milho em 1983. O significado de seu trabalho passou despercebido por muitos anos. Sua história deve

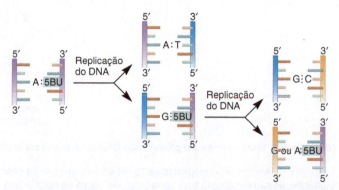

Figura 7-9. A ação da 5-bromouracila (5BRU), um análogo de timina, como um agente mutagênico. (a) Em sua forma ceto, a 5BU pareia com a adenina e nenhuma alteração ocorre. Mas em sua forma enol, a 5BU pareia com a guanina. (b) Quando ela pareia com a guanina, uma mutação pode ser gerada após a próxima rodada de replicação. (Reproduzida, com permissão, de Brooker RJ: *Genetics: Analysis & Principles*, 3rd ed. New York: McGraw-Hill, 2008.)

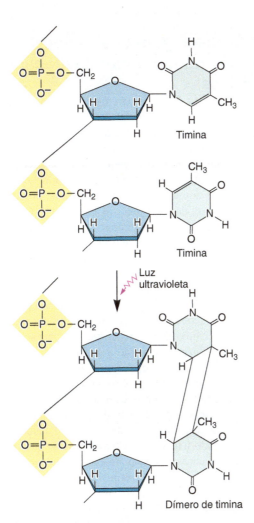

Figura 7-10. Em um dímero de timina, a energia absorvida por nucleotídeos adjacentes de timina causa a ligação entre eles, em vez de ligarem-se às adeninas na fita complementar. (Reproduzida, com permissão, de Brooker RJ: *Genetics: Analysis & Principles*, 3rd ed. New York: McGraw-Hill, 2008.)

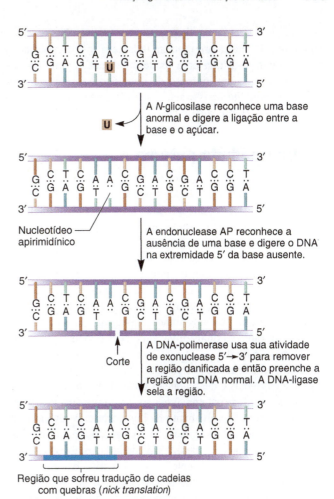

Figura 7-11. O reparo por excisão ocorre quando a enzima N-glicosilase reconhece uma base incorreta e a remove de seu açúcar. Neste exemplo, a uracila é removida, deixando um sítio apurínico. A endonuclease AP atua nesse sítio pela quebra da conexão 5' do esqueleto de açúcar-fosfato do DNA. A DNA-polimerase remove os nucleotídeos da região e os substitui, seguida pela formação da ligação final pela DNA-ligase. (Reproduzida, com permissão, de Brooker RJ: *Genetics: Analysis & Principles*, 3rd ed. New York: McGraw-Hill, 2008.)

ressoar com todos aqueles que buscam novos conhecimentos. Os transposons mudaram nosso entendimento acerca da estabilidade do genoma. Elementos humanos como a sequência *Alu* foram discutidos no Capítulo 4. Transposons ativos são fatores importantes na geração de mutações em muitas espécies. Nós os trazemos de volta à nossa discussão aqui para enfatizar o papel que elementos genéticos móveis podem desempenhar na geração de novas mutações.

Embora não relacionadas aos transposons, as repetições de trinucleotídeos oferecem outro exemplo de como os elementos da estrutura do genoma podem afetar a estabilidade genética. Várias doenças humanas, como a doença de Huntington (repetição CAG, mais de cerca de 27 vezes), a síndrome do X frágil (repetições CGG ou GCC, mais de cerca de 200 vezes) e a distrofia muscular miotônica (repetição CTG, mais de cerca de 200 vezes), foram rastreadas a variações em número de repetições. Em muitos casos, a sequência repetida aumenta o número de glutaminas na proteína traduzida, o que faz com que estas proteínas se acumulem. Em outros casos, como nas **ilhas CpG** geradas na síndrome do X frágil, a metilação das ilhas pode levar a reduções na transcrição.

Mutação germinativa × mutação somática

O foco deste capítulo foi em alterações hereditárias, **mutações germinativas** (ou de linhagem germinativa), transmitidas nos óvulos e espermatozoides para afetar o desenvolvimento de um descendente. Mas os mecanismos mutacionais que discutimos também podem causar mutações em células do corpo bem depois do nascimento. As **mutações somáticas** podem estar limitadas a uma pequena população de células, mas podem ter tamanho efeito a ponto de mudar a vida do portador. Muitos tumores cancerígenos, por exemplo, apresentam diferenças genéticas quando comparados a outras células do corpo. Outros exemplos incluem fragmentos de tecido, como uma mancha de pelos brancos ou de pele com pigmentação diferente, com um fenótipo distinto do restante do corpo.

Se a mutação somática ocorrer logo no início do desenvolvimento embrionário, as células que ela produzirá poderão incluir o tecido da linhagem germinativa. Nesse caso, uma mutação que se originou em linhagens somáticas iniciais poderá ser transmitida para os descendentes e pode ser indistinguível de uma mutação de linhagem germinativa normalmente hereditária. Isso será discutido com mais detalhe no Capítulo 12, "Herança Atípica".

Efeito da idade paterna

Como as mutações se acumulam nas células somáticas, fica claro que o conteúdo genético do núcleo pode mudar gradualmente à medida que um indivíduo envelhece. Um exemplo especial é o acúmulo de mutações na linhagem pré-meiótica do tecido germinativo, como os testículos nos homens. Conforme mencionado na discussão sobre efeitos da idade parental em um capítulo anterior, mutações pré-meióticas não se acumulam na linhagem germinativa feminina humana, porque as células ficam paradas em prófase I durante o desenvolvimento fetal. Mas nos homens há vários ciclos de divisão mitótica durante os quais novas mutações podem ocorrer antes da meiose final.

Outra possibilidade interessante é a de que a semelhança fenotípica entre pais e descendentes pode, na verdade, aumentar em função da idade paterna. Isso pode ser indiretamente devido à redução do desenvolvimento da homeostase. A lógica é um pouco confusa, mas essencialmente se propõe que, à medida que os mecanismos compensatórios da homeostase são degradados por essas novas mutações, um genótipo extremo pode ser expresso de maneira mais precisa. Elas são tamponadas menos efetivamente em relação ao normal. Assim, fenótipos mais extremos podem aparecer nos descendentes de homens mais velhos. Sem a compensação fenotípica efetiva da homeostase, esses descendentes tardios podem expressar fenótipos extremos compartilhados com seu pai que, de outra maneira, teriam sido mascarados pelo menos em parte. Assim, a herdabilidade medida pela semelhança entre pai e descendentes aumenta. A herdabilidade será discutida em mais detalhe no Capítulo 10, sobre interações gene × ambiente.

Variabilidade genética: o papel da mutação na reposição dos recursos genéticos

A bioquímica do DNA é um tópico complexo. Erros espontâneos na replicação do DNA irão ocorrer por conta de alterações normais na estrutura ou na ligação das bases nucleotídicas. A maioria destes erros é corrigida por enzimas de reparo que atuam durante a fase G_2, antes da divisão nuclear. Porém, a eficiência das enzimas de reparo pode variar, e algumas condições ambientais podem ativar alternativas de enzimas de reparo ainda mais precisas e sensíveis. Qualquer que seja o mecanismo atuando em uma determinada situação, está claro que a mutação é um evento de *background* normal em todos os sistemas vivos, e que as taxas de mutação variam entre os genes e de um sistema biológico para outro.

Acima disso, é claro, está a maior taxa de mutação que ocorre a partir da ação de agentes geradores de mutação em nosso ambiente. Mutagênicos ambientais são uma potente fonte de problemas de saúde como o câncer. Ações tomadas pela sociedade para reconhecer e reduzir a exposição a mutagênicos são pagas com vidas mais seguras, longas e saudáveis. Ainda assim, essa é uma consciência que nunca devemos tomar como certa. As substâncias químicas em nosso ambiente estão mudando constantemente. Além disso, estamos vivendo mais do que vivíamos há 100 anos, portanto o risco de mutação ao longo da vida é maior.

Por outro lado, a mutação, pelo menos na produção de pequenas variações alélicas ou quantitativas, também é um contribuinte fundamental para os mecanismos de desenvolvimento, como a flexibilidade **alostérica** em etapas bioquímicas de controle de taxa. A habilidade de sobreviver de maneira bem sucedida em um ambiente cíclico mutante depende em parte de mecanismos bem conhecidos como este. O sucesso da vida em um ambiente mutante está no equilíbrio entre o bom e o ruim, entre o sutil e o grave. A mutação possui consequências que são ao mesmo tempo danosas e benéficas. Seus efeitos geralmente são tristes para os indivíduos, mas como espécie não podemos viver sem ela. Esta visão multifacetada de um processo central de toda a biologia não deve surpreender ninguém que reconhece a natureza dinâmica da vida.

Parte 2: Genética médica

A aplicação mais comum da genética na prática da medicina é, de longe, na área do diagnóstico. Os pacientes apresentarão sinais e sintomas médicos específicos ou uma história familiar significativa. As questões feitas são "por quê?"; "qual é a causa?"; "quais são as implicações para a família?". A abordagem diagnóstica em genética pode envolver um tipo especial de exame físico, o exame **dismorfológico**, para realizar um diagnóstico específico baseado em características físicas. Pode-se encontrar aí a raiz da genética clínica. Mas com os avanços vistos hoje em técnicas moleculares prontamente disponíveis, os testes genéticos estão se tornando cada vez mais um esteio do diagnóstico genético. O ponto crucial dos testes genéticos clínicos é a identificação das mutações específicas que podem ser ligadas a problemas médicos, confirmando ou realizando o diagnóstico. É crucial, portanto, que todo médico tenha um entendimento sólido sobre mutações – o que são, o que fazem, como ocorrem. Isso é particularmente importante para a interpretação precisa dos resultados dos testes genéticos clínicos. O profissional deve entender os resultados e as interpretações dos testes e ser capaz de decifrar a nomenclatura com a qual eles são fornecidos.

O que é uma mutação? – A perspectiva médica

Como vimos na primeira seção deste capítulo, uma **mutação** em seu sentido mais puro é simplesmente uma alteração hereditária (somática ou germinativa) na sequência genômica que provoca sua variação da sequência "normal" ou "selvagem". O **polimorfismo** se refere à existência de múltiplas formas de um gene. Em genética de populações, esse termo é reservado para aquelas mutações que ocorrem com uma frequência suficientemente alta (em pelo menos 1% da população geral).

Para a medicina, a questão central em relação às mutações é "quais são as consequências clínicas?". A ocorrência de uma alteração genética não significa necessariamente uma anormalidade como resultado. Mais uma vez, os conceitos de genótipo e fenótipo devem ser enfatizados. O genótipo se refere à codificação genética. Uma mutação, como observado anteriormente, é apenas uma alteração genotípica – quando comparada à sequência de referência (normal). O fenótipo é uma característica visível em um indivíduo, que pode ser definido em vários níveis diferentes. Um fenótipo pode ser uma medida bioquímica, um estado fisiológico, a presença de um antígeno ou uma característica física. Um fenótipo anormal, portanto, é qualquer desvio daquele que costuma ser observado na população geral. É importante notar também que é preciso ter cuidado ao designar uma alteração fenotípica como anormal: deve-se levar em consideração a variação normal da população.

Retornando nossa discussão anterior, todas as alterações no DNA codificante que diferem da sequência selvagem (normal) são anormais e seriam chamadas de mutações. A pergunta subsequente mais importante é "que efeito tem a mutação sobre o indivíduo?". Várias alterações nas sequências gênicas produzem alterações fenotípicas pela mudança de função do gene. Estas são simplesmente **mutações patogênicas**.

No entanto, algumas alterações genéticas não produzem efeitos clínicos discerníveis. Como isso acontece? Por que nem todas as mutações causam problemas clínicos? Existem várias explicações possíveis para isso:

1. Certas modificações nucleotídicas não alterarão a sequência de aminoácidos na proteína traduzida por causa da natureza degenerada do código genético. Presume-se que esta não teria qualquer efeito sobre a estrutura ou a função dessa proteína.
2. Alterações na sequência do DNA podem ocorrer em uma região não codificadora do gene, isto é, dentro de um íntron. Teoricamente, essas alterações não causariam problemas. (Estudos recentes, entretanto, mostraram claramente que este nem sempre é o caso. Certas alterações intrônicas, ainda que não alterem a sequência codificadora, podem ter outras consequências secundárias, como a alteração de sítios de *splicing*, e assim apresentar efeitos fenotípicos adversos.)
3. Uma mutação específica pode alterar a função do gene de alguma maneira, mas não o suficiente para exceder o limiar biológico necessário para a balança pender em direção a problemas clinicamente aparentes.
4. Nessa mesma linha, um problema pode não estar prontamente aparente em um determinado período. Mesmo assim, pode haver um efeito que ainda está por vir e ser identificado como um transtorno de "início tardio".

Independentemente do mecanismo, o resultado comum é uma mutação que não produz uma alteração fenotípica. Estas são coletivamente chamadas de **variantes benignas**.

É importante que esses conceitos sejam compreendidos ao revisar relatórios de testes genéticos. À medida que certos genes são repetidamente sequenciados, os laboratórios desenvolverão uma biblioteca ou um inventário de alterações identificadas. Se uma variante for identificada em um teste clínico, o laboratório relatará a alteração específica e fornecer uma interpretação baseada na experiência e na literatura médica existente. Uma variante identificada será tipicamente relatada como:

1. Sequência normal.
2. Variante presente. Se presente, será classificada como:
   - Mutação patogênica (causadora de doença) conhecida;
   - Variante benigna conhecida;
   - Variante de significado desconhecido/incerto.

No vernáculo, o termo "mutação" carrega uma conotação negativa. Mas na realidade, uma mutação é apenas uma alteração perceptível na sequência genômica. Inclusive, algumas alterações podem ser benéficas. De fato, na teoria evolutiva elas precisam ocorrer. Na breve história da prática médica, entretanto, relativamente poucas mutações benéficas foram relatadas. Clinicamente, a maioria dos polimorfismos identificados em uma pessoa não apresenta efeito ou é deletéria. Ainda assim, há exceções dignas de nota. Uma deleção de 32 pares de base no gene do receptor de quimiocina tipo 5 (*chemokine receptor type 5*, CCR5) confere resistência à infecção por HIV em homozigotos e atrasa a progressão de uma infecção por HIV para AIDS em heterozigotos. Da mesma forma, algumas mutações podem ser deletérias em homozigotos afetados por um distúrbio recessivo mas na verdade ser vantajosa em heterozigotos (ver Capítulo 6, "Herança Mendeliana").

Para evitar confusão algumas pessoas têm defendido não usar os termos mutação e polimorfismo, mas em vez disso usar termos neutros como "variante de sequência", "alteração" e "variante alélica". Para nós, "mutação" é um termo válido com forte uso histórico e prático. Para os propósitos deste livro, iremos limitar o termo "mutação" para variantes causadoras de doenças.

Frequência das mutações

A maioria das pessoas pensa intuitivamente em mutações como eventos raros. Isso se deve principalmente às observações históricas de consequências dramáticas e facilmente perceptíveis das mutações. As bases genéticas de condições como anomalias congênitas, síndromes genéticas e distúrbios do desenvolvimento neurológico estão entre as primeiras a serem identificadas. Assim, a associação de condições perceptíveis raras com uma mutação reconhecível correlacionada levou à suposição de que mutações eram eventos raros. Na realidade, nada poderia estar mais distante da verdade. É verdade que um evento específico de mutação será raro. Mas as evidências acumuladas ao longo das últimas quatro décadas levaram a clara conclusão de que as mutações como um grupo ocorrem em uma frequência impressionantemente alta – se simplesmente soubermos onde procurar.

As taxas de mutação variam enormemente entre as espécies. As taxas de mutação espontânea medidas por genoma em cenários experimentais são bastante semelhantes dentro de amplos grupos de organismos, mas diferem notavelmente

Quadro 7-2 — Taxas de mutação para "*hotspots*" selecionados no genoma humano*

Símbolo do gene	Produto do gene	Distúrbio associado	Taxa de mutação
NF1	Neurofibromina	Neurofibromatose	5×10^{-3}
PKD1	Policistina1	Doença do rim policístico	6×10^{-3}
DMD	Distrofina	Distrofia muscular de Duchenne	1×10^{-4}
FGFR3	Fator de crescimento de fibroblasto 3	Acondroplasia	$1,8 \times 10^{-4}$
PAX6	Box pareado 6	Aniridia	$0,5 \times 10^{-5}$
RB1	p105-Rb	Retinoblastoma	$1,5 \times 10^{-5}$
HemA	Fator VIII	Hemofilia A¥	$2,5 \times 10^{-5}$

*Observe a taxa de mutação média de 1×10^{-6} por *locus*.
¥A hemofilia A apresenta uma diferença de gênero em taxas de mutação com a taxa sendo cinco vezes maior em homens.

entre os grupos. Como o DNA desprotegido apresenta uma taxa de mutação maior, os organismos mais complexos apresentam modificações estruturais em seu DNA, como o empacotamento em cromossomos com a proteção adicional de cromatina, histonas e outros fatores, que protegem contra mutações. Em seres humanos, o DNA mitocondrial não é protegido como o DNA cromossômico e, portanto, apresenta uma taxa de mutação muito maior. Isso é discutido em mais detalhe no Capítulo 13, "Distúrbios de Organelas".

Existe um grande conjunto de dados na literatura sobre a frequência de mutações em seres humanos. Para compreender melhor a diversidade genética entre as pessoas, deve-se olhar para essas outras linhas de evidências documentadas. Iremos resumi-las para responder à questão sobre a carga de mutação humana em um contexto clinicamente relevante.

1. *Alterações no DNA transmitidas para a próxima geração.* Estimativas atuais para um genoma humano são de que há $2,5 \times 10^{-8}$ mutações por base por geração e 1×10^{-6} por gene por geração. Toda vez que o DNA humano é transmitido de uma geração à outra, ele acumula de 100 a 200 novas mutações, de acordo com uma análise de sequenciamento do DNA do cromossomo Y. Considerando a estimativa atual de 22.000 genes no genoma humano, isso sugere que pelo menos 1 em cada 20 pessoas herdará uma alteração gênica (mutação germinativa) clinicamente significativa de um de seus genitores.

2. *Prevalência de polimorfismos identificáveis em um indivíduo.* Para 20 milhões de pares de bases, estima-se que haja 60.000 polimorfismos de nucleotídeo único (SNPs) em seres humanos. Estima-se que todo mundo tenha entre 5 a 15 genes em nossa composição gênica de 22.000 genes que são funcionalmente "anormais", isto é, possuem mutações recessivas. James Watson, da dupla Watson e Crick, famosa pela estrutura do DNA, permitiu que seu genoma fosse sequenciado. Ele identificou 12 mutações recessivas, o que está de acordo com as estimativas da carga de mutação de um indivíduo típico. À medida que a base genética das doenças comuns é decifrada, nenhum de nós poderá estar "livre" de doenças genéticas.

3. *Mutações somáticas.* À medida que um indivíduo vive sua vida, sua história natural inclui o acúmulo de mutações. As mutações somáticas ocorrem com uma frequência de "certeza" em cada indivíduo. Elas irão ocorrer. O acúmulo dessas mutações é, então, responsável por grande parte das circunstâncias comuns à experiência humana, incluindo envelhecimento, distúrbios de início na idade adulta e efeitos na longevidade.

Em suma, mutações são eventos comuns. Um olhar mais atento sobre as mutações e como e onde elas ocorrem revela várias observações importantes sobre a natureza das mutações em geral. As mutações novas não estão uniformemente distribuídas ao longo do genoma. Existem distintos **hotspots de mutação**. Certas áreas do genoma claramente apresentam uma taxa de mutação maior do que a taxa basal observada. Exemplos destas são fornecidos no Quadro 7-2. Existem várias razões possíveis pelas quais um gene específico (*locus*) pode apresentar uma taxa de mutação maior. Em geral, não surpreende que genes maiores tenham uma taxa de mutação maior do que genes menores. A hipótese é de que, se há mais nucleotídeos, haverá maior chance de que uma alteração ocorra em um deles. Observações experimentais confirmam essa hipótese.

Várias das outras explicações conhecidas para a ocorrência de *hotspots* de mutação são sequência-específicas. Por exemplo, uma determinada sequência pode estar próxima a um transposon, ser um sítio de reconhecimento para incorporação viral ou estar propensa a alças de recombinação. Na área da imunogenética, um fenômeno mutacional único é observado. Nos genes que codificam imunoglobulinas e suas proteínas associadas, observa-se hipermutação somática na resposta imune. Para gerar a maior diversidade de anticorpos possível, os genes de resposta imune possuem um mecanismo próprio para a geração de alterações genéticas.

Alguns *loci* possuem até mesmo uma taxa de mutação menor do que a média. Por exemplo, a síndrome de von Hippel-Lindau (vHL) é uma síndrome de câncer familial caracterizada pela predisposição a vários tumores malignos e benignos, mais frequentemente nos olhos, no sistema nervoso central (SNC) e no abdome. A taxa de mutação estimada para vHL é de cerca de 1×10^{-7}. Finalmente, alguns *loci* podem apresentar diferenças de gênero para as taxas de mutação. A hemofilia A é um distúrbio ligado ao X do fator VIII da cascata de coagulação. Para este *locus*, a taxa de mutação em homens é significativamente maior do que nas mulheres, estimada em uma razão de 9:1.

Tipos de mutações

Existem várias maneiras de alterar o material genético. Alterações de pequena escala podem ser classificadas por vários esquemas. Um método é classificá-las pelo efeito da alteração na estrutura do gene. Isso foi revisado na primeira seção deste capítulo e resumido no Quadro 7-1. Esquemas alternativos incluem o agrupamento pelo efeito sobre a função, isto é, na patogênese (discutido no Capítulo 16), ou em populações pelo efeito sobre a capacidade reprodutiva (*fitness*).

Alterações genéticas podem ser complexas e podem ocorrer de várias maneiras. Por esse motivo, há uma necessidade clara de convenção para descrever as alterações. Assim sendo, desenvolveu-se uma nomenclatura padrão para descrever uniformemente alterações específicas. É importante notar que a descrição pode ser feita em múltiplos níveis. O primeiro parâmetro é definir que substância bioquímica está sendo descrita. Uma letra única é usada para designar que composto está sendo referenciado:

- "c." para uma sequência de DNA codificadora (cDNA, complementar a uma molécula de mRNA madura);
- "g." para uma sequência genômica;
- "m." ou "mt." para uma sequência mitocondrial;
- "r." para uma sequência de RNA;
- "p." para uma sequência de proteína.

Para alterações no DNA, outra descrições incluem:

1. Qual dos nucleotídeos é alterado [adenina (A), guanina (G), timina (T) e citosina (C)]. A primeira letra representa o nucleotídeo selvagem e a segunda representa o nucleotídeo alterado (p. ex., A > G).
2. A posição ou localização no gene é numerada, começando pelo primeiro nucleotídeo na extremidade 5' da sequência como número 1.
3. Símbolos específicos para designar o tipo de alteração [p. ex., ">" para uma substituição de nucleotídeo ou "Δ" (delta) para uma deleção].

Então, por exemplo, c.74A > T descreveria uma substituição de nucleotídeo na qual a adenina da posição 76 é substituída por uma timina no cDNA. Isso é lido como "setenta e seis A para T". Às vezes, pode haver confusão em torno das diferentes nomenclaturas. Por exemplo, há vezes em que a descrição da alteração na *sequência da proteína* é preferível à descrição da alteração de *nucleotídeo*. Nessas situações, uma convenção diferente, mas semelhante, é utilizada.

1. Os 20 aminoácidos são designados por uma letra do alfabeto. O Quadro 7-3 lista as letras atribuídas a cada aminoácido.
2. O número da posição começa com a metionina (o iniciador da tradução) numerado como +1.
3. Símbolos são usados para descrever os diferentes tipos de alterações:
    - > para substituição;
    - Del ou Δ para deleção;
    - Dup para duplicação;
    - Ins para inserção.

A mutação mais comum observada na fibrose cística é uma deleção de três nucleotídeos que resulta na ausência de uma fenilalanina na posição do aminoácido 508. Isso seria designado como p.ΔF508.

Detalhes das regras para a nomenclatura de variantes de sequência normalmente aceita podem ser encontrados no site da Human Genome Variant Society (http://www.hgvs.org/mutnomen/).

O médico clinicamente focado pode se perguntar por que tanta atenção é dispensada para o tipo de mutação. Não é suficiente saber apenas que há uma mutação no gene de interesse? Conforme será detalhado na seção de "Correlação Clínica" deste capítulo, conhecer o tipo de mutação e o mecanismo pelo qual ela exerce seus efeitos é crítico para o desenvolvimento de potenciais terapias e intervenções.

Causas das mutações

Tradicionalmente, as causas das mutações são espontâneas ou induzidas. Uma mutação espontânea é aquela que surge "naturalmente", em vez de ser o resultado da exposição a mutagênicos. Estas são hipoteticamente equívocos aleatórios geralmente devidos a erros no funcionamento normal de mecanismos celulares como replicação do DNA, isto é, o mau funcionamento do sistema sem influência externa. Podem ser erros em qualquer ponto do curso normal da mitose, meiose ou replicação e reparo do DNA. O pressuposto é de que ao longo do tempo, após replicações suficientes, um erro irá eventualmente ocorrer sem razão aparente. Esse fenômeno pode ser chamado de **decaimento molecular**. Uma questão intrigante permanece. Existe mesmo algo como uma mutação espontânea *ou* elas são apenas ocorrências nas quais o agente ou evento causador não foi descoberto?

As mutações induzidas ocorrem quando um agente causador é diretamente responsável por alterações observadas no DNA. Estes agentes são chamados de **mutagênicos**. Como o nome sugere, mutagênicos são quaisquer agentes que podem induzir ou aumentar a taxa geral de novas mutações. Aqui, vale a pena fazer algumas distinções de definição. Um **carcinógeno** é um agente que pode induzir ou aumentar o risco de câncer. Embora muitos agentes mutagênicos também atuem como agentes cancerígenos, as duas listas não são idênticas. Alguns mutagênicos não levam ao desenvolvimento de câncer e alguns carcinógenos não são mutagênicos. Da mesma forma, os **teratógenos** são agentes externos que podem causar anomalias congênitas se um feto em desenvolvimento receber uma exposição significativa. Embora a exposição a mutagênicos durante a gestação possa prontamente causar defeitos de nascença, muitos dos agentes teratogênicos clinicamente importantes produzem efeitos por mecanismos diferentes da geração de mutações.

Os mutagênicos melhor conhecidos são:

1. Radiação eletromagnética
    - Taxas de mutação aumentadas estão associadas a curtos comprimentos de onda. Comprimentos de onda maiores (luz, rádio, micro-ondas) são menos mutagênicos. Mas, a associação entre ondas ultravioletas da exposição à luz solar e câncer de pele é forte.
    - Raios X e raios gama são altamente mutagênicos.

Quadro 7-3 — Listagem dos códigos usados para descrever variantes de sequências de proteínas

Código de uma letra	Código de três letras	Aminoácido	Códons associados
A	Ala	Alanina	GCA, GCC, GCG, GCT
B	Asx	Asparagina ou ácido aspártico	AAC, AAT, GAC, GAT
C	Cis	Cisteína	TGC, TGT
D	Asp	Ácido aspártico	GAC, GAT
E	Glu	Ácido glutâmico	GAA, GAG
F	Fen	Fenilalanina	TTC, TTT
G	Gli	Glicina	GGA, GGC, GGG, GGT
H	His	Histidina	CAC, CAT
I	Ile	Isoleucina	ATA, ATC, ATT
K	Lis	Lisina	AAA, AAG
L	Leu	Leucina	CTA, CTC, CTG, CTT, TTA, TTG
M	Met	Metionina	ATG
N	Asn	Asparagina	AAC, AAT
P	Pro	Prolina	CCA, CCC, CCG, CCT
Q	Gln	Glutamina	CAA, CAG
R	Arg	Arginina	AGA, AGG, CGA, CGC, CGG, CGT
S	Ser	Serina	AGC, AGT, TCA, TCC, TCG, TCT
T	Tre	Treonina	ACA, ACC, ACG, ACT
V	Val	Valina	GTA, GTC, GTG, GTT
W	Trp	Triptofano	TGG
X	X	Códon de parada	TAA, TAG, TGA
Y	Tir	Tirosina	TAC, TAT
Z	Glx	Glutamina ácido glutâmico	CAA, CAG, GAA, GAG

Reproduzido, com permissão, da Human Genome Variation Society.

- Na medicina clínica, é extremamente importante proteger os pacientes de tanta radiação quanto possível.

2. Substâncias químicas
   - A primeira substância química a ser identificada como mutagênica foi a mostarda nitrogenada, utilizada como arma tóxica na Segunda Guerra Mundial.
   - Substâncias químicas podem ser mutagênicas ao afetar a remontagem do DNA, ao alterar a replicação do DNA em vários estágios ou ao alterar a estrutura do DNA causando quebras ou cruzamentos anormais.
   - Estresse oxidativo.

3. Agentes virais
   - Não surpreende que os vírus de DNA dupla-fita que inserem seu genoma no DNA do hospedeiro humano sejam os mais mutagênicos.

4. Elementos de transposição

Reparo do DNA

O genoma humano possui múltiplos mecanismos complexos para o reparo do DNA. O fato de que as mutações são eventos tão comuns essencialmente torna esses mecanismos necessários para a sobrevivência de organismos complexos. Os primeiros indícios da existência desses mecanismos foram encontrados em um grupo de síndromes genéticas raras. Uma lista com algumas dessas síndromes é fornecida no Quadro 7-4. Essas condições estão ligadas por características clínicas comuns que incluem a predisposição ao câncer, erupções cutâneas ou sensibilidade à luz solar, imunodeficiências, envelhecimento precoce, cabelos quebradiços, fácies dismórfica, anomalias estruturais congênitas, depressão da medula óssea, baixa estatura, disfunção cognitiva e alterações neurossensoriais. Cada uma dessas condições exibe sua própria combinação específica de um subconjunto dessas características, bem como outros aspectos únicos que ajudam a defini-las como entidades separadas (Figs. 7-12 e 7-13). A característica comum a estas condições é a instabilidade genômica. A associação de achados clínicos como a instabilidade genômica no contexto de riscos elevados de câncer, envelhecimento precoce, supressão da medula óssea e imunodeficiências é altamente sugestiva de anormalidades no reparo do DNA. Em última análise, a descoberta do(s) gene(s) associado(s) a estas condições forneceu uma grande visão sobre os mecanismos normais de reparo do DNA.

Quadro 7-4	Síndromes genéticas raras causadas por mutações em genes envolvidos no reparo do DNA		
Gene(s)	Mecanismo de reparo do DNA afetado	Síndrome	Principais características clínicas
ERCC6 ERCC8	Reparo por excisão	Síndrome de Cockayne	Nanismo, envelhecimento precoce, degeneração pigmentar da retina, atrofia ótica, surdez, epífises marmorizadas, sensibilidade à luz solar, deficiência intelectual, contraturas articulares
MLH1 MSH2 MSH6 PMS1 PMS2 TGFB3 MLH3	Reparo de malpareamento	Câncer colorretal não polipoide hereditário (HNPCC), também conhecido como síndrome de Lynch	Surgimento precoce de tumores colorretais; predominantemente tumores do lado direito (proximais)
RecQ3	Desenovelamento do DNA para permitir que o reparo ocorra Atividade de DNA-ligase comprometida (2°)	Síndrome de Bloom	Baixa estatura, face estreita com nariz proeminente, voz estridente, mancha facial em forma de "borboleta", aumento da susceptibilidade a infecções
ATM	Fosforilação de substratos-chave envolvidos no reparo do DNA	Ataxia-telangiectasia, também conhecida como síndrome de Louis-Bar	Quebras cromossômicas, ataxia, telangiectasias, disfunção imune
XPA-XPG ERCC 2,3,4,5	Reparo por excisão	Xeroderma pigmentoso	Resposta anormal ao dano por UV; inclui anormalidades de cabelo e pele
FAA – FAM	Forquilha de replicação	Anemia de Fanconi	Pancitopenia, malformações cardíacas, renais e dos membros, alterações pigmentares

O conhecimento atual acerca dos mecanismos de reparo do DNA mostra que há diferentes tipos de reparo para corrigir diferentes tipos de dano. As formas mais comuns de dano na verdade possuem enzimas de reparo próprias, isto é, pode haver o reparo direto de uma alteração específica. A O^6-metilguanina é a principal lesão mutagênica do DNA induzida por agentes alquilantes. A enzima metilguanina-DNA metiltransferase (MGMT) pode remover o grupo metil da O^6-metilguanina, revertendo diretamente a modificação anormal. Existem mecanismos de reparo mais complexos para anormalidades mais complexas. Os mecanismos de reparo por excisão corrigirão bases ausentes ou alteradas com alterações em apenas uma das fitas. Os sistemas de reparo de malpareamento corrigem a situação em que ambas as bases são "normais", mas a combinação das duas não é. Finalmente, mecanismos de reparo de quebras de dupla-fita são necessários quando ambas as

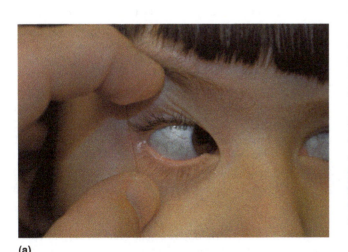
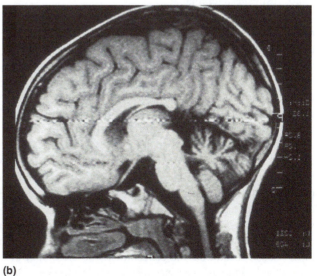

Figura 7-12. Menina com ataxia-telangiectasia. (a) Observe as telangiectasias (pequenos vasos sanguíneos dilatados) na esclera. (b) Observe a atrofia cerebelar na ressonância magnética – esta é a fonte da ataxia. Essa condição é causada por uma mutação no gene ATM, um dos principais componentes do mecanismo de reparo de dupla-fita de DNA.

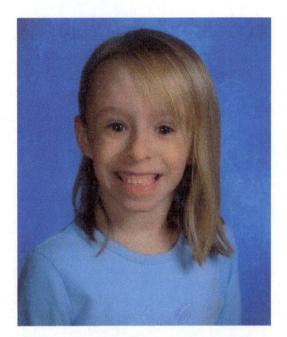

Figura 7-13. Menina com síndrome de Bloom. Essa condição é caracterizada por baixa estatura, sensibilidade ao sol, alterações da pigmentação da pele, instabilidade cromossômica e propensão aumentada para malignidades. Essa criança apresentava uma quebra cromossômica espontânea observada em um cariótipo. Testes subsequentes mostraram heterozigosidade composta para mutações no gene da proteína semelhante à DNA-helicase RecQ 3.

fitas estão danificadas. Essa é uma "correção" particularmente complicada porque se ambas as fitas estão danificadas, não há nenhum molde para o reparo. Os distúrbios específicos foram associados ao mau funcionamento desses diferentes sistemas. Essa informação também está incluída no Quadro 7-4.

Impacto das mutações

Análises políticas e de saúde pública da assistência à saúde muitas vezes falam sobre as estimativas de custo de uma condição específica. É útil saber a magnitude do impacto de um problema no sistema global de saúde. Na realidade, entretanto, é praticamente impossível fazer uma estimativa precisa do escopo do impacto das mutações sobre a saúde humana. Considerando a forma como podem ser classificadas, as mutações potencialmente exercem um papel em todas as condições médicas dos seres humanos. Seu impacto vai muito além dos parâmetros-padrão de doença, perda de produtividade e qualidade de vida. Por outro lado, como discutimos anteriormente, a ausência completa de mutação provavelmente será um prejuízo para a saúde e o bem-estar de uma população a longo prazo. A razão entre benefícios e danos da alteração genética em populações *versus* indivíduos não é a mesma. Por enquanto, porém, o estudo da genética médica continua a centrar-se sobre a ocorrência de mutações prejudiciais e seu papel na doença humana – da melhor forma que puder ser compreendida.

Parte 3: Correlação clínica

Conforme mencionado anteriormente, o conhecimento acerca da natureza subjacente a uma mutação responsável por um distúrbio específico provavelmente terá implicações diretas para a terapia. Diferentes tipos de mutações afetam suas alterações de maneiras diferentes. Isso pode levar, então, a diferentes respostas à terapia.

Para a maioria dos distúrbios comuns, o(s) gene(s) responsável(is) pelo distúrbio foi(ram) identificado(s). O estudo das mutações encontradas nestas condições geralmente identifica uma significativa heterogeneidade genética. Para uma dada condição, podem ser vistos pacientes que têm mutações de qualquer tipo concebível. Duas condições comuns (fibrose cística [FC] e distrofia muscular de Duchenne [DMD]) exibem essas características. A fibrose cística (Fig. 4-21) é um distúrbio autossômico recessivo caracterizado por sintomas clínicos secundários à obstrução das glândulas exócrinas pela excreção mucosa densa e pegajosa. Mostrou-se que o defeito primário está em um gene de tranportador de cloro chamado de receptor transmembrana da fibrose cística (*cystic fibrosis transmembrane receptor*, CFTR) que causa o aumento da concentração de cloro nas secreções exócrinas. Um muco hiperviscoso resulta da alta concentração de cloreto. A obstrução das glândulas exócrinas resulta em insuficiência pancreática e em doença pulmonar obstrutiva crônica progressiva como os sintomas primários. Atualmente, os pacientes com FC possuem expectativa de vida média em torno dos 30 anos com contínuo aumento. A distrofia muscular de Duchenne (Fig. 6-31) é um distúrbio muscular ligado ao X causado por mutações em um gene chamado *distrofina*. A distrofina atua como um "amortecedor" biológico para as contrações musculares ao ancorar as membranas do sarcolema. A ausência ou o mau funcionamento do gene *distrofina* leva a uma doença muscular progressiva devido à destruição mecânica subjacente das fibras musculares. Clinicamente, os pacientes com DMD exibem fraqueza progressiva, miocardiopatia e, finalmente, a morte no final da adolescência ou início dos 20 anos.

As mutações sem sentido alteram a codificação genética ao produzir um códon de parada prematuro. Isso resulta em uma proteína menor (truncada). Essa proteína mais curta é normalmente, parcial ou totalmente não funcional. Testes genéticos para a FC e a DMD de fato mostraram uma acentuada heterogeneidade genética. Interessante para esta discussão, 10 a 15% dos pacientes com DMD e 10% dos pacientes com FC possuem doença causada por mutações sem sentido. Análises de sequência (não apenas análises de deleção/duplicação) são necessárias para identificar mutações que levam a pontos de parada prematuros nestes pacientes.

No estudo de antibióticos e seus efeitos sobre microrganismos, descobriu-se que o antibiótico gentamicina poderia induzir a "leitura" de mutações sem sentido. Em outras palavras, ele poderia permitir que o mecanismo de transcrição pulasse o códon de parada ectopicamente posicionado. O uso de gentamicina como uma medicação para tratar mutações genéticas não é factível, já que as concentrações necessárias para exercer um efeito razoável mostraram ser muito tóxicas. Utilizando essa informação, um medicamento foi subsequentemente desenvolvido com o mesmo efeito sobre mutações sem sentido que a gentamicina, mas sem a toxicidade. Este medicamento foi originalmente chamado de PTC124 durante seu tempo como uma substância de estudo inicial (*Post-Transcriptional Control* = PTC, controle pós-transcricional dos processos regulatórios que ocorrem após a síntese da molécula de mRNA). Posteriormente, o nome comercial Atrulen foi dado a este medicamento, que não apresenta odor ou sabor. Ele é administrado oralmente como um pó que pode ser dissolvido em água ou leite, e seu mecanismo de ação é permitir que os ribossomos leiam códons de parada prematuros. Ao fazer isso, o códon de parada é substituído por um aminoácido aleatório, não necessariamente o correto. Um ponto de cautela é que um medicamento geralmente não é gene-específico. Ele também tem o potencial para ativar algo que não deveria.

Esse medicamento está bem avançado em ensaios clínicos. Ele está sendo estudado como uma potencial terapia para doenças genéticas mediadas por mutações sem sentido, com o primeiro ensaio clínico sendo conduzido em pacientes com DMD e FC. Ainda não se sabe o quão efetivos serão estes estudos. Ainda assim, esse tipo de abordagem está claramente marcando a era atual como o limiar de verdadeiras terapias genéticas – realmente corrigindo erros genéticos. Além disso, este exemplo ressalta a importância de conhecer *que tipo* de mutação está presente. No caso do Atrulen, ele identifica especificamente que subgrupo de pacientes se beneficiaria desse tipo de terapia. Se isso não funcionar para empolgar você, talvez você não esteja pronto para a medicina do século 21!

■ Questões práticas

1. Uma característica comum vista em pessoas afetadas por um distúrbio de reparo do DNA é
   A. Albinismo.
   B. Predisposição ao câncer.
   C. Estabilidade excessiva do genoma.
   D. Hiperprodução de imunoglobulinas.
   E. Retardo do envelhecimento.

2. Suspeita-se que um paciente apresenta uma condição médica específica. Um sequenciamento de DNA é realizado para confirmar o diagnóstico clínico. No laudo, o laboratório diz que foi encontrada uma alteração na sequência do DNA. O laudo também diz que essa determinada alteração foi observada em vários outros indivíduos, nenhum dos quais apresentava a condição suspeita. A melhor interpretação para isso é a de que a alteração genética é um(a)
   A. Sequência normal.
   B. Mutação patogênica conhecida.
   C. Polimorfismo benigno conhecido.
   D. Polimorfismo de significado desconhecido.
   E. Mau alinhamento de códon.

3. Qual é a afirmativa correta em relação a mutações?
   A. Mutações são eventos raros.
   B. Mutações ocorrem com uma taxa uniformemente distribuída ao longo do genoma.
   C. Mutações espontâneas costumam ser mais graves do que mutações induzidas.
   D. Como as mutações ocorrem no DNA, não é possível fazer terapia.
   E. Mutações podem ocorrer na linhagem germinativa ou nas células somáticas.

4. Agentes que induzem mutações (mutagênicos):
   A. Geralmente também são carcinogênicos (i. e., indutores de câncer).
   B. Não podem ser teratogênicos (i. e., indutores de defeitos de nascença).
   C. São em sua maioria produzidos pelo homem (i. e., não ocorrem naturalmente).
   D. Costumam ser inevitáveis.
   E. Costumam produzir um fenótipo mut⁰.

5. Mutações
   A. Ocorrem com menor frequência no DNA desprotegido.
   B. Podem ser induzidas por infecções bacterianas.
   C. Podem ocorrer com a movimentação de transposons.
   D. Designadas com o sinal Δ têm maior probabilidade de ocorrer em torno de rios.
   E. Possuem um grande impacto na saúde da população, que é quantificado pelas pesquisas do órgão Estimativas Nacionais de Custo (National Cost Estimates).

Capítulo 8

Metabolismo

RESUMO DO CAPÍTULO

Mesmo a mais simples das células pode abrigar milhares de reações químicas individuais. Mas o número de diferentes tipos de reações químicas é surpreendentemente pequeno. De fato, vimos o mesmo padrão subjacente em nossa discussão sobre regulação genética. Embora os detalhes específicos da vasta gama de eventos regulatórios possam ser complicados, apenas um número relativamente pequeno de diferentes princípios é necessário para explicar os mecanismos essenciais que atuam em um organismo. Geralmente existe um grau surpreendente de simplicidade subjacente aos eventos aparentemente complexos da vida. Conforme veremos neste capítulo, o controle genético do metabolismo não é diferente. Mas nunca podemos perder de vista o fato de que é a compreensão dos processos específicos, em toda sua complexidade, que realmente faz a diferença para um determinado paciente.

O estudo do metabolismo está centrado na função. O metabolismo é composto por reações bioquímicas por meio das quais um sistema vivo obtém energia do ambiente e a armazena ou a utiliza para seu crescimento e outras atividades biológicas. Como vimos no Capítulo 2, o estudo dos chamados "erros inatos do metabolismo" forneceu a Garrod e a outros pesquisadores sua primeira visão acerca de como nossa composição genética controla os processos vitais. Uma das primeiras doenças metabólicas humanas a ser reconhecida, a fenilcetonúria (PKU; Fig. 8-1), fornece um bom protótipo da forma como nosso conhecimento atual sobre o controle genético do metabolismo é aplicado na prática.

A condição recessiva PKU foi primeiramente descrita, em 1934, por A. Fölling, baseado em seu estudo de dois irmãos que apresentavam deficiência intelectual. Eles também apresentavam um odor almiscarado característico em sua urina, quando Fölling descobriu o ácido fenilpirúvico. Uma dieta especial pobre em fenilalanina, adotada em 1955, foi a primeira terapia efetiva para esta condição. Logo depois, um exame de sangue foi desenvolvido, e os estados norte-americanos passaram a adotar leis exigindo que crianças recém-nascidas fossem testadas antes de serem liberadas dos hospitais. Hoje, cerca de 300 crianças recém-nascidas são diagnosticadas com PKU a cada ano, e a deficiência intelectual é prevenida pela rápida implementação de uma dieta pobre em fenilalanina. À medida que microarranjos e outros ensaios bioquímicos entram em campo, a concepção de regimes de tratamento melhor adaptados pode beneficiar futuros pacientes. Mas poucos provavelmente serão tão diretamente tratáveis como esta abordagem dietética para um distúrbio metabólico relativamente simples.

À medida que aprendemos mais sobre determinados distúrbios metabólicos, as condições que eram antes agrupadas como exemplos do mesmo defeito são frequentemente descritas como funcionalmente relacionadas, porém bioquimicamente distintas. Afinal, o metabolismo é um processo sequencial de etapas de reações em direção a um resultado comum. Mas mesmo quando a bioquímica subjacente é bem compreendida, o regime de tratamento pode não ser tão fácil de implementar. Mesmo no exemplo relativamente direto da PKU, uma dieta pobre em fenilalanina não é algo que indivíduos afetados seguem voluntariamente para o resto de suas vidas. Neste capítulo, iremos focar em exemplos de distúrbios metabólicos e em como pensar a respeito dos mecanismos atuantes. Compreender o impacto dessas condições e suas opções de tratamento sobre o estilo de vida dos indivíduos afetados também é importante.

Parte 1: Conhecimento e integração de sistemas

A química básica do metabolismo

As enzimas são catalisadores proteicos que aceleram as reações químicas. Estas reações definem as mudanças estruturais e os eventos bioquímicos que ocorrem em todos os níveis da atividade biológica. As enzimas atuam reduzindo a energia de ativação necessária para que uma reação química ocorra. Por definição, uma enzima acelera uma reação química sem ser permanentemente alterada pela reação. Em outras palavras, enzimas não são reagentes químicos. Isso significa que uma pequena quantidade de uma determinada enzima pode ter um efeito potencialmente grande nas reações bioquímicas que ela catalisa. Para a maioria das reações biológicas, a enzima é produzida em quantidade excessiva. Isso serve para proteger etapas críticas do desenvolvimento contra os efeitos de alterações ambientais e outras fontes potenciais de variação funcional. Por esse motivo, uma doença clinicamente diagnosticável geralmente não fica aparente até que o nível da enzima-chave seja de 5% ou menos de sua concentração normal.

Geralmente, um cofator auxiliará uma enzima a atuar com maior eficiência. Uma **coenzima** é uma molécula orgânica que atua como doador ou aceptor de grupos moleculares adicionados ou removidos de uma molécula de substrato. Por exemplo, vitaminas solúveis em água como membros do complexo B e vitamina C atuam dessa forma.

O metabolismo é uma rede de reações químicas. Quando observado sob a perspectiva da genética, nosso foco pode estar sobre uma mutação específica, mas não podemos esquecer jamais o contexto de sua função. Tendo isso em mente, há vários padrões recorrentes que podem ajudar a criar o cenário das interações metabólicas. Primeiramente, a atividade da enzima relevante é geralmente mais importante do que o nível de seu substrato. Certas etapas de uma rota bioquímica, especialmente etapas que não são reversíveis, podem servir como pontos de controle regulatório. O **controle alostérico** nestas etapas é chave para sua regulação. O controle alostérico se refere às alterações reversíveis na forma da proteína e, portanto, em sua função, de sítios ativos que podem ser produzidos quando a enzima se liga a uma molécula pequena. A molécula pequena atua então como um efetor alostérico. As interações alostéricas podem aumentar ou inibir a habilidade catalítica da enzima e, assim, induzir ou reprimir temporariamente sua atividade.

Além das interações alostéricas, algumas proteínas também são afetadas por **modificações covalentes**. Exemplos incluem fosforilação e adenilação em etapas-chave de uma rota metabólica. As rotas podem, portanto, ser rapidamente ativadas ou inibidas por pequenas mudanças. Alterações nas quantidades de enzima e nos níveis de atividade também podem afetar o metabolismo, bem como o particionamento de processos metabólicos chave em diferentes compartimentos celulares, como o citosol ou a matriz mitocondrial.

A lógica do mapeamento de rotas bioquímicas

Uma mutação pode causar um problema em uma rota metabólica de pelo menos duas formas. A mutação pode resultar em um produto ausente ou deficiente, ou causar o acúmulo de um precursor anterior. Ambos os mecanismos podem ter consequências fenotípicas sérias. O conhecimento acerca do efeito de cada mutação permitirá, em última análise, que os pesquisadores mapeiem a relação entre as etapas de uma rota bioquímica ou de desenvolvimento e o gene e, portanto, a enzima ativa responsável em cada reação catalítica. George Bedum e Edward Tatum compatilharam um Prêmio Nobel por seu trabalho com o mofo do pão *Neurospora crassa*. Em seus estudos, as mutações se tornaram ferramentas poderosas para dissecar uma rota bioquímica. Uma pequena descrição de sua abordagem ilustrará a lógica aplicada hoje em uma ampla gama de organismos. Embora as técnicas empregadas atualmente sejam bastante diversas, a lógica subjacente apresenta as mesmas raízes.

Como já vimos, uma enzima catalisa a conversão de uma molécula em outra, com uma série de enzimas realizando as etapas sequenciais para formar um produto final. Utilizando *Neurospora*, por exemplo, pode-se cultivar colônias pela réplica do plaqueamento de células em uma série de placas de Petri (Fig. 8-2a). Se o meio de cultivo da placa de Petri for "completo", ele conterá todos os nutrientes básicos necessários para que ambas as células – normal e deficiente – sobrevivam. O meio mínimo, entretanto, possui apenas aqueles nutrientes precursores básicos a partir dos quais todos os outros requisitos nutricionais podem ser produzidos por uma célula normal. Assim, se uma célula consegue sobreviver em meio completo, mas não em meio mínimo, ela deve ter uma mutação em alguma rota bioquímica crítica.

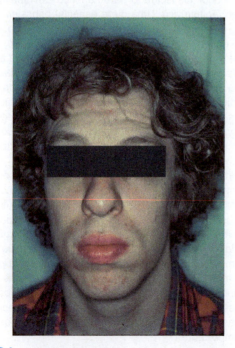

Figura 8-1. Homem adulto com PKU. Este paciente nasceu antes do advento do rastreamento neonatal: seu diagnóstico foi feito apenas aos 23 anos de idade e ele apresenta deficiência cognitiva grave.

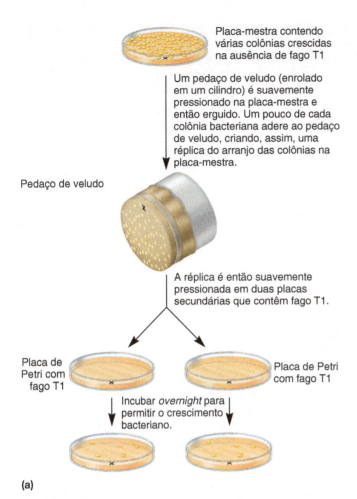

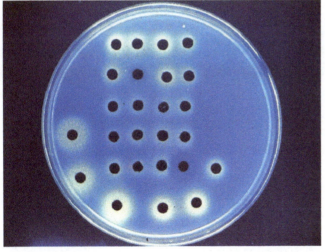

Figura 8-2. Ensaio de inibição microbiana para distúrbios metabólicos. (a) Esquema do processo utilizando o fungo *Neurospora*. (b) Foto de uma placa usada para o teste de Guthrie. Este foi um ensaio de inibição microbiana para fenilcetonúria. Essa metodologia permitiu o rastreamento neonatal para PKU em massa. (Reproduzida, com permissão, de Brooker RJ: *Genetics: Analysis & Principles*, 3rd ed. New York: McGraw-Hill, 2008.)

Em 1963, o Ensaio de Inibição Bacteriana para Fenilcetonúria (PKU) de Robert Guthrie foi a primeira aplicação desta técnica de rastreamento para distúrbios em recém-nascidos (Fig. 8-2b). Em uma década, ele foi adotado como o primeiro rastreamento de recém-nascidos em grandes populações.

Para dissecar a bioquímica de uma rota específica, o primeiro passo é coletar uma série de mutações com uma deficiência nutricional compartilhada. Estas células podem crescer em meio completo e em meio suplementado com um produto final específico, como o aminoácido fenilalanina. Mas elas não conseguem crescer em meio mínimo. Estes mutantes nutricionais são chamados de **auxotróficos**; células geneticamente normais são chamadas de **prototróficas**. O próximo passo é fazer placas-réplica dos auxotróficos em uma série de placas de Petri contendo meio mínimo suplementado com substâncias químicas específicas da rota biossintética. Na amostra de resultados de crescimento mostrada no Quadro 8-1, um sinal de mais indica que as células plaqueadas conseguem crescer e formar uma colônia, enquanto um sinal de menos indica ausência de crescimento. Linhagens e intermediários são apresentados aleatoriamente nesse primeiro quadro, como seria o caso de um conjunto de dados laboratoriais iniciais.

A lógica para interpretar esses dados é direta. Considere uma etapa hipotética. Se uma mutação específica produzir uma enzima deficiente incapaz de converter a molécula intermediária B na molécula C (mostrado pela seta quebrada na sequência a seguir), então a célula não poderá crescer se for suplementada com B ou qualquer outra molécula que ocorre antes na rota. Mas ela poderá crescer se suplementada com C ou com intermediários moleculares que ocorrem posteriormente na sequência de etapas bioquímicas.

$$\text{Precursor inicial} \rightarrow\rightarrow\rightarrow B \dashrightarrow C \rightarrow\rightarrow\rightarrow \text{Produto final}$$

Esses resultados estão refletidos na primeira linha do Quadro 8-1. As células plaqueadas em placas de Petri suplementadas com as substâncias químicas A ou B não conseguem convertê-las na próxima molécula da sequência. Mas a suplementação com qualquer molécula posterior pode permitir que a sequência de reações continue normalmente. Ao arranjar a sequência de moléculas precursoras e as características de crescimento dos mutantes de maneira que os sinais de mais estejam agrupados na extremidade à direita de cada linha e as linhagens mutantes estejam ranqueadas de mais a menos sucedidas em suplementação, a rota poderá ser lida diretamente a partir do quadro. O exemplo de dados coletados aleatoriamente no Quadro 8-1 é seguido por uma sequência organizada de etapas de mutação e moléculas intermediárias no Quadro 8-2. Neste caso hipotético, a sequência de etapas moleculares intermediárias é:

$$\text{Precursor inicial} \rightarrow A \rightarrow B \rightarrow C \rightarrow D \rightarrow E \rightarrow \text{Produto final}$$

No caso da conversão da molécula C em D, há duas etapas moleculares separadas controladas pelas enzimas #3 e #4 com um intermediário desconhecido, ou estes dois mutantes afetam o mesmo gene e são alélicos.

Embora esse exemplo clássico utilizando *Neurospora* esteja centrado em um desenho experimental específico, a lógica pode ser amplamente aplicada. Na próxima seção, vamos

| Quadro 8-1 | Crescimento (+) ou ausência de crescimento (–) de seis diferentes mutações auxotróficas para um "produto final" hipotético em uma rota bioquímica. Ao avaliar a habilidade de cada linhagem mutante de crescer em meio mínimo (Min) ou meio mínimo suplementado com uma molécula intermediária da rota, os mutantes podem ser mapeados em termos de seu papel na rota. |

Linhagem mutante	min	min + C	min + E	min + A	min + D	min + B	+ Produto final
1	–	+	+	–	+	–	+
2	–	–	+	–	–	–	+
3	–	–	+	–	+	–	+
4	–	–	+	–	+	–	+
5	–	+	+	–	+	+	+
6	–	+	+	+	+	+	+

| Quadro 8-2 | Dados do Quadro 8-1 reorganizados em termos de sequência de intermediários funcionais e bloqueios mutantes nesta rota bioquímica (Min = meio mínimo) |

Linhagem mutante	min	min + A	min + B	min + C	min + D	min + E	+ Produto final
1	–	+	+	+	+	+	+
2	–	–	+	+	+	+	+
3	–	–	–	+	+	+	+
4	–	–	–	–	+	+	+
5	–	–	–	–	+	+	+
6	–	–	–	+	–	+	+

Mutações e o nível de discernimento fenotípico

Em estudos clássicos sobre defeitos metabólicos, a atividade enzimática estava completamente ausente. Um **alelo nulo** é aquele no qual a enzima não é funcional. Porém, hoje conhecemos muitos exemplos nos quais a enzima é funcional, mas cineticamente enfraquecida. Tais mutações chamadas de hipomórficas (*"leaky" mutations*) geram uma proteína com reduzida atividade enzimática ou que possui uma atividade condicionalmente afetada por mudança em alguma variável ambiental.

Diferenças no nível da atividade da enzima podem, mas nem sempre irão, causar uma alteração fenotípica. Esta variação é expressa em termos de discernimento fenotípico (Quadro 8-3), isto é, a "habilidade de detecção". Se a mutação não tiver atividade em heterozigotos, espera-se que o fenótipo do indivíduo apresente as consequências dessa ausência. Mas como notado anteriormente, há uma produção excessiva de muitas enzimas, e um mutante "*leaky*" com apenas 5% da atividade da enzima normal pode ser fenotipicamente normal ou apresentar expressão fenotípica de branda a grave.

ter uma visão geral da avaliação de erros inatos do metabolismo em seres humanos, e a **Parte 2: Genética médica**, discutirá importantes exemplos clínicos.

| Quadro 8-3 | Amostras de níveis de discernimento fenotípico |

Genótipo	aa	Aa	AA
1. Mutação nula (alelo "a" sem atividade)			
Atividade da enzima	0%	50%	100%
Fenótipo	afetado	não afetado	não afetado
2. Mutação hipomórfica (*"leaky" mutation*) (alelo "a" tem metade da atividade normal)			
Atividade da enzima			
Fenótipo	50% normal	75% normal	100% normal
3. Mutação hipomórfica (*"leaky" mutation*) (alelo "a" tem 1/40 da atividade normal)			
Atividade da enzima	5%	52,5%	100%
Fenótipo	leve ou normal	normal	normal

Um crescente número de doenças metabólicas pode ser diagnosticado pelo rastreamento de recém-nascidos. Ensaios de cromatografia gasosa ou de espectrometria de massa, microarranjos de DNA e outras técnicas podem ser usadas para o rastreio. Mas os testes que têm sido de uso comum há décadas geralmente chamam a atenção para casos onde estas técnicas mais precisas podem ser empregadas de maneira eficiente. Esta é claramente uma área na qual a genética pediátrica mudará rapidamente à medida que novas técnicas se tornem amplamente disponíveis.

Parte 2: Genética médica

Introdução

Em 1902, Archibald Garrod definiu uma categoria de distúrbios genéticos à qual chamou de "erros inatos do metabolismo". Estas condições se originam na bioquímica humana. Erros inatos do metabolismo (EIMs) ocorrem quando há um bloqueio em uma rota metabólica devido a um defeito hereditário em uma enzima. Eles representam assim as sequelas clínicas das anormalidades em rotas metabólicas normais e têm grande importância clínica por vários motivos:

1. Foram as primeiras condições nas quais uma alteração genética específica pôde ser ligada à uma proteína alterada (i. e., uma enzima) e a alteração na proteína pôde ser ligada a anormalidades fisiopatológicas associadas.
2. Os primeiros esforços para um rastreamento populacional de condições genéticas em larga escala foi o rastreamento de recém-nascidos para EIMs. O rastreamento de recém-nascidos para distúrbios genéticos selecionados continua sendo uma das histórias de grande sucesso em saúde pública. Isso será discutido em detalhe no Capítulo 11, sobre "Rastreamento e Testes Genéticos".
3. Existem terapias efetivas para muitos EIMs. O sucesso da terapia é altamente dependente do reconhecimento e da intervenção precoces do distúrbio.
4. Embora estas condições sejam de certa forma raras individualmente, coletivamente elas são encontradas de forma regular na prática geral da medicina.
5. A faixa de sinais e sintomas clínicos observados nos EIMs é extremamente ampla – tanto que eles devem ser considerados em diagnóstico diferencial de quase toda característica clínica. As apresentações podem variar desde problemas pré-natais (soluços) até problemas psiquiátricos no adulto.

O tópico de erros inatos do metabolismo é extremamente amplo. Vários textos extensos em múltiplos volumes fornecem listas completas das condições com discussão detalhada sobre a bioquímica, fisiopatologia, genética molecular e aspectos clínicos desses distúrbios. Para este capítulo, selecionamos as principais características das condições mais comuns. Fornecemos informações gerais sobre os distúrbios e descrevemos características clinicamente importantes. Para discussões mais detalhadas, o leitor é remetido a qualquer um dos vários excelentes livros listados no final deste capítulo, na seção de Bibliografia.

A fenilcetonúria (PKU) é um erro inato do metabolismo que resulta de um problema na conversão do aminoácido fenilalanina para tirosina. Sabe-se mais a respeito desta condição do que sobre qualquer outro EIM. Sendo assim, vamos utilizar a PKU frequentemente como nosso exemplo ao longo do restante deste capítulo para destacar os princípios unificadores. Além disso, a seção de "Correlação Clínica" deste capítulo está centrada nos problemas médicos e questões terapêuticas em PKU.

Princípios básicos dos erros inatos do metabolismo

O entendimento preliminar dos EIMs requer uma revisão de bioquímica humana. As reações químicas em organismos vivos normalmente são facilitadas por enzimas. As enzimas são simplesmente catalisadores bioquímicos. Estas reações químicas são tais que cineticamente iriam ocorrer de forma espontânea, embora de forma mais lenta (Fig. 8-3a). Enzimas (catalisadores) "empurram" as reações naturais em um ritmo mais acelerado (Fig. 8-3b). Algumas enzimas também podem ter sua atividade aumentada pela presença de **cofatores** (Fig. 8-3c). Cofatores (às vezes chamados de **coenzimas**) atuam em conjunto com uma enzima, e costumam ser compostos não proteicos que se ligam a uma enzima. Eles podem ser compostos orgânicos ou inorgânicos. As vitaminas são tipicamente cofatores orgânicos. A enzima sozinha é chamada de **apoenzima**; a enzima acoplada ao cofator é a **holoenzima**. Para algumas enzimas, uma deficiência de cofator reduzirá sua atividade, para outras, a enzima poderá não funcionar sem ele. Algumas enzimas precisarão de múltiplos cofatores para funcionar de forma efetiva.

Um fenômeno biológico interessante foi mencionado anteriormente, mas é importante enfatizá-lo. Para a maioria dos sistemas enzimáticos humanos há aparentemente uma produção de enzima acima do necessário para o funcionamento normal. De fato, o excesso é tão significativo, que para muitas condições uma anormalidade ou doença pode não ocorrer até que a atividade enzimática caia abaixo dos 5% do "normal". Assim, a maioria dos EIMs são herdados de maneira recessiva com função próxima a alelo nulo para ambas as cópias. A maioria dos EIMs é autossômica recessiva com alguns sendo ligados ao X.

Fisiopatologia dos erros inatos do metabolismo: como bloqueios enzimáticos podem causar doenças?

O conhecimento acerca da fisiopatologia de um distúrbio é central para o desenvolvimento de terapias e intervenções apropriadas. Não é suficiente simplesmente dizer que uma mutação altera uma enzima e provoca seu mau funcionamento. A questão mais importante é o que acontece quando a enzima não funciona? Quais são as consequências metabólicas

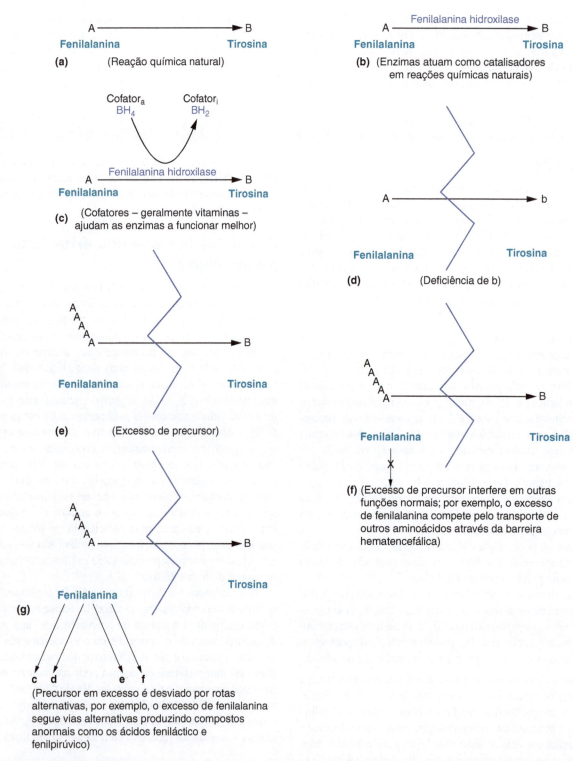

Figura 8-3. (a) Reação química de ocorrência natural. A cinética enzimática favorece a conversão espontânea dado o substrato correto. O exemplo aqui é a conversão de fenilalanina (fen) em tirosina (tir). (b) A enzima fenilalanina hidroxilase atua como um catalisador na conversão de fen a tir. (c) A biopterina (BH4) atua como um cofator que aumenta a atividade da fenilalanina hidroxilase. (d) Deficiência em uma enzima retarda o processo enzimático. Isso resulta na diminuição da produção do produto final da reação (tir). (e) Deficiência em uma enzima retarda o processo enzimático. Outro resultado é o acúmulo do precursor (fen) na reação. (f) Um resultado do excesso de precursor pode ser a interferência em outros processos normais. O excesso de fenilalanina irá interferir no transporte de outros aminoácidos neutros grandes através da barreira hematencefálica. (g) Outro resultado de um excesso de precursor é o desvio por rotas alternativas (não típicas). O resultado final é a geração de compostos geralmente ausentes em quantidades significativas. Estes compostos podem eles mesmos produzir problemas fisiológicos.

desta anormalidade? Como isso se traduz de fato em sintomas para o paciente?

A resposta intuitiva para estas questões é que um bloqueio enzimático resultará em uma *deficiência do produto* da reação enzimática. Esta é uma consideração importante. Em nosso exemplo da PKU, alterações genéticas que incapacitam a enzima fenilalanina hidroxilase rompem a conversão de fenilalanina em seu aminoácido relacionado tirosina. Isso leva a quantidades reduzidas de tirosina, o que por sua vez causa vários problemas (Fig. 8-3d). Na PKU, a deficiência de tirosina pode levar ao comprometimento da síntese de proteínas em geral, devido ao fato de que não há tirosina suficiente para a síntese de qualquer proteína. Além disso, a tirosina é um precursor da síntese dos neurotransmissores L-dopa, dopamina, norepinefrina e epinefrina. Baixos níveis de tirosina resultarão, assim, em produção reduzida dessas importantes substâncias químicas com problemas neurológicos subsequentes. Além disso, a tirosina está na rota metabólica da síntese de melanina. Isso se correlaciona com a observação de longa data de que pessoas com PKU tendem a ter uma pigmentação mais clara (Fig. 8-4).

Igualmente importantes, há outras consequências fisiopatológicas de um bloqueio enzimático. Além de uma deficiência do produto da reação, um bloqueio também levará a um *acúmulo de precursor* (Fig. 8-3e). Intuitivamente, pode-se imaginar que possíveis problemas podem resultar a partir da presença de fenilalanina "extra" no sistema. A resposta é, de fato, "muitos". O transportador de aminoácidos neutros grandes (*large neutral amino acid transporter*, LAT1) é uma proteína transportadora de membrana que transporta preferencialmente aminoácidos de cadeia ramificada (valina, leucina, isoleucina) e aminoácidos aromáticos (triptofano, tirosina) através da barreira hematencefálica. Na PKU, quantidades excessivas de fenilalanina competem com estes outros aminoácidos pelo transporte através da barreira hematencefálica, resultando em deficiência destes outros aminoácidos no cérebro (Fig. 8-3f). É esta deficiência que se acredita ser uma das principais fontes de problemas na PKU não tratada em indivíduos mais velhos. Outro problema de possuir excesso de um precursor é que algo precisa ser feito com o extra. Geralmente, precursores em excesso seguem por vias bioquímicas alternativas de uma forma que naturalmente não ocorreria (Fig. 8-3g). Na PKU, a fenilalanina excedente é desviada para outras vias, resultando no excesso de ácido fenilático, ácido fenilpirúvico e fosfoetanolamina. A secreção destes compostos em excesso na urina é responsável pelas "fenilcetonas", a partir das quais a condição recebe seu nome. A grande quantidade de ácido fenilpirúvico é a fonte do odor almiscarado associado a pacientes não tratados. Finalmente, o excesso de fosfoetanolamina apresenta uma variedade de efeitos, um dos quais pode ser a excitação do SNC, que foi associada à hiperatividade observada em pessoas com mau controle.

Características apresentadas por EIMs

Como mencionado anteriormente, EIMs podem ter uma pletora de sintomas apresentados – de tal modo que podem ser colocados de forma adequada para o diagnóstico diferencial de quase qualquer doença humana. Por exemplo, há dados sólidos que sugerem que mais de 25% das mortes neonatais atribuídas a infecções generalizadas (septicemia) nas quais o agente infeccioso não pode ser identificado são, na verdade, devidas aos EIMs não diagnosticados. Com os avanços do rastreamento neonatal (ver Capítulo 11), espera-se que esse número diminua. Na outra extremidade do espectro, há muitos adultos com diagnósticos psiquiátricos primários que, na realidade, possuem um distúr-

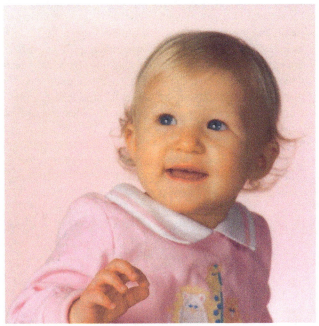
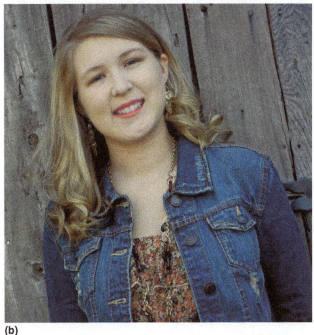

Figura 8-4. Menina com fenilcetonúria. (a) Infância (b) Pré-adolescência. Observe a pigmentação mais clara.

190   Capítulo 8   Metabolismo

Quadro 8-4	Sintomas clínicos apresentados por distúrbios metabólicos: pré-natal
Soluço fetal	
Convulsões fetais (podem ser percebidas pela mãe como "chutes fortes" ou "dança" no útero)	
Crescimento fetal anormal	
Ultrassonografia anormal (p. ex., anomalias estruturais, miocardiopatia)	
Síndrome HELLP materna (H: hemólise; EL: enzimas hepáticas elevadas; LP: baixa contagem de plaquetas)	

bio metabólico como a causa de sua doença mental. O mantra é "se você não pensar sobre isso, não irá vê-lo".

É útil pensar sobre as características apresentadas por distúrbios metabólicos em termos de onde, no ciclo de vida, elas poderão se manifestar. Mas também é importante lembrar que estes agrupamentos não são absolutos. A maioria dos distúrbios metabólicos possui um espectro de manifestações que depende da gravidade do defeito metabólico. Dessa forma, muitos EIMs possuem subtipos clínicos definidos (i. e., infantil, juvenil, adulto). Estas designações auxiliam na área clínica ao fornecer à família algumas informações gerais sobre prognóstico. Os Quadros 8-4 a 8-7 fornecem listas de sintomas comuns que poderiam sugerir um EIM listado por períodos da vida nos quais teriam maior probabilidade de ocorrer. Ainda assim, é importante lembrar que estas são, na verdade, designações artificiais do que é de fato um contínuo de manifestações clínicas.

Uma categoria especial de manifestações de EIMs que vale a pena mencionar são as anomalias estruturais congênitas. Existem várias síndromes de anomalias múltiplas descritas que, em última instância, apresentaram um EIM como a etiologia básica. O Quadro 8-8 lista várias destas. Um exemplo

Quadro 8-5	Sintomas clínicos apresentados por distúrbios metabólicos: neonatal

Rastreamento neonatal (às vezes pode identificar EIM materno)
   "Septicemia estéril"
   Hipoglicemia/hiperglicemia
   Acidose metabólica de *anion gap* elevado
   Vômitos recorrentes
   Dificuldade alimentar/baixo ganho pôndero-estatural
   Odor anormal
     Urina com odor doce (acidemias orgânicas)
     Urina com odor de xarope do bordo (distúrbio de cadeia ramificada, MSUD)
     Meias suadas (acidemia isovalérica)	

Disfunção hepática	
Hiperbilirrubinemia conjugada ou não conjugada	
Hepatosplenomegalia	

Sintomas neurológicos
   Atraso no desenvolvimento
   Regressão
   Convulsões
   Nistagmo
   Distonia
   Movimentos anormais
   Letargia / coma
   Acidente vascular encefálico (AVE)	

Quadro 8-6	Sintomas clínicos apresentados por distúrbios metabólicos: bebê mais velho/criança

Miocardiopatia/Miopatia
   Intolerância ao exercício
   Rabdomiólise
   Dor muscular/espasmos	

Síndrome metabólica de Reye com hipoglicemia hipocetótica e/ou hiperamonemia	
Aversão a alimentos/baixo ganho pôndero-estatural/doenças agudas episódicas	

Danificação dos sentidos
   Visão (catarata, retinite pigmentosa)
   Deficiência auditiva	

Deficiência intelectual	
Autismo	
Paralisia cerebral	
Displasia esquelética	
Distúrbios eletrolíticos	
Sintomas renais	
Síndrome RTA/de Fanconi	
Características dismórficas	

é a síndrome de Smith-Lemli-Opitz. A síndrome de Smith-Lemli-Opitz (SLO) é uma síndrome bem descrita de múltiplas anomalias, caracterizada por anormalidades faciais, digitais e genitais (Fig. 8-5).

Estes indivíduos também apresentam acentuada deficiência do desenvolvimento neurológico e comportamento autista (mais da metade deles apresentará os critérios diagnósticos padronizados para o autismo). Anos após a descrição desta síndrome, vários médicos notaram um achado inesperado em exames gerais de laboratório. Eles viram que muitos pacientes com SLO apresentavam níveis de colesterol sérico significativamente mais baixos. Estimuladas por esta descoberta, as investigações subsequentes mostraram que a causa da SLO era um defeito enzimático de uma enzima chamada 7-desidrocolesterol redutase (Fig. 8-6). Hoje, sabe-se que a deficiência dessa enzima resulta em um déficit na produção de colesterol e em um aumento do precursor 7-desidrocolesterol. A fisiopa-

Quadro 8-7	Sintomas clínicos apresentados por distúrbios metabólicos: adulto
Fraqueza (geralmente progressiva)	
Alterações neurológicas/deterioração	
Demência	
Sintomas psiquiátricos	
Psicose, depressão	
Distúrbios paroxísticos	
Convulsões	
Distúrbios de movimento	
Defeitos congênitos (na prole)	

Características apresentadas por EIMs **191**

Quadro 8-8	**Exemplos de distúrbios metabólicos associados a anomalias estruturais congênitas**

Distúrbios de depósito lisossomal
   Disostose múltipla
   Hepatosplenomegalia

Distúrbios de tecido conectivo
   Frouxidão ligamentar
   Pele frágil com distenção insuficiente
   Aneurismas
   Problemas nas válvulas cardíacas
   Escoliose
   Membros desproporcionalmente longos

Distúrbios peroxissomais
   Disgenesia cerebral
   Malformações cardíacas congênitas
   Displasias ósseas
   Hipospádia
   Estenose pilórica
   Cistos renais

Distúrbios congênitos de glicosilação
   Hidropsia fetal não imune
   Mamilos invertidos
   Disgenesia cerebral
   Malformações cardíacas congênitas
   Contraturas articulares
   Hepatosplenomegalia
   Coloboma
   Defeitos palatinos

Distúrbio do metabolismo dos esteróis
   Fendas orofaciais
   Malformações cardíacas congênitas
   Polidactilia/sindactilia
   Anomalias genitais
   Malformações renais
   Estenose pilórica/má rotação intestinal
   Displasias esqueléticas

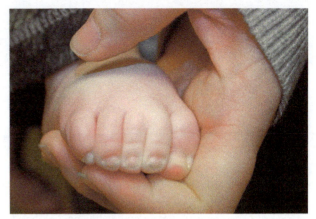
(b)

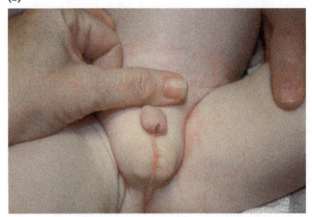
(c)

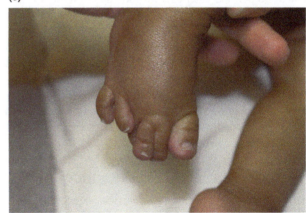
(d)

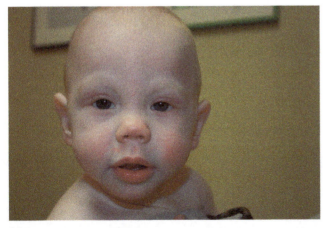
(a)

Figura 8-5. Duas crianças com síndrome de Smith-Lemli-Opitz demonstrando os achados faciais, digitais e genitais principais desta condição.

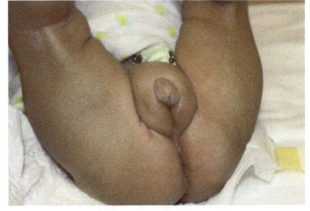
(e)

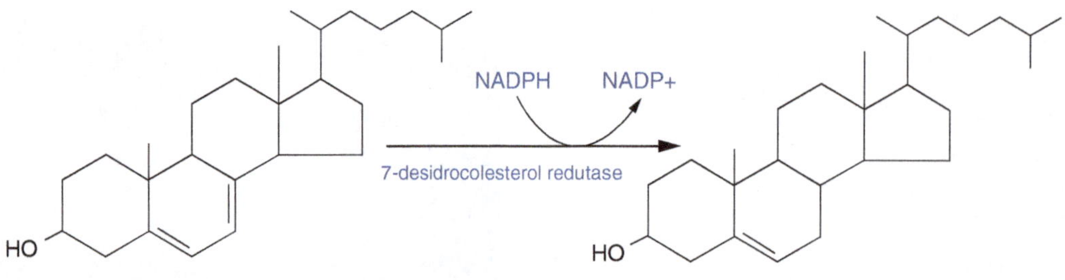

Figura 8-6. O passo final da síntese do colesterol é a conversão de 7-desidrocolesterol em colesterol. O bloqueio desta etapa devido à redução de atividade da enzima 7-desidrocolesterol redutase resulta na síndrome de Smith-Lemli-Opitz.

tologia da SLO se deve em parte a uma deficiência global de colesterol e de todos os seus muitos derivados metabólicos.

Diagnóstico dos EIMs

Na área da medicina clínica, geralmente há um folclore a respeito dos distúrbios metabólicos. Médicos não geneticistas não costumam voltar atrás e rever as suas anotações das aulas de bioquímica. As referências são feitas geralmente com a solicitação "algo não está certo, poderia ser alguma daquelas coisas metabólicas." Embora a grande maioria dos leitores deste texto não vá seguir carreira em genética metabólica, ainda assim é importante que você esteja ciente de tais condições. O reconhecimento e a intervenção – pelo menos em nível geral – de uma condição metabólica podem ser cruciais para um melhor resultado no período anterior à chegada de um consultor metabólico. O médico habilidoso deve estar sempre alerta para a possibilidade de um EIM, particularmente porque há tratamentos efetivos disponíveis para muitos deles. Eles também devem estar bastante familiarizados com os sintomas e as associações listados nos Quadros 8-4 a 8-7. Se houver suspeita de um distúrbio metabólico, exames laboratoriais apropriados podem ser imediatamente obtidos. O Quadro 8-9 lista importantes exames de rotina selecionados e exames metabólicos específicos que serão úteis em uma avaliação diagnóstica.

Principais distúrbios metabólicos

Como observado anteriormente, discussões detalhadas sobre todos os distúrbios metabólicos conhecidos requerem vários volumes de livros bastante grandes (ver a lista de "Leitura Suplementar" no fim deste capítulo), e a informação está crescendo. Ainda assim, há certas "pérolas" clínicas sobre as quais é importante que todos os médicos estejam cientes. Dessa forma, selecionamos várias condições para discussões breves. Aquelas selecionadas a seguir foram escolhidas por uma das seguintes razões: condições que são relativamente comuns, condições que necessitam de reconhecimento e intervenção rápidos para prevenir morbidade e mortalidade, e algumas que simplesmente aparecem com frequência nos exames médicos. Espera-se que grande parte disso tenha sido coberto em um curso prévio de bioquímica médica. O Quadro 8-10 fornece uma estrutura para pensar sobre os EIMs por categoria.

Embora haja muitas formas diferentes para subclassificar estas condições, preferimos pensar em "famílias" químicas.

Organizamos as condições a serem discutidas posteriormente de acordo com estas categorias. Embora estas discussões possam parecer superficiais, elas fornecem pelo menos um quadro de referência para questões extremamente importantes relacionadas aos EIMs. Para discussões mais detalhadas, o leitor é remetido à seção de "Bibliografia" deste capítulo para obter uma lista de textos metabólicos importantes.

1. *Distúrbios do metabolismo de aminoácidos.* Historicamente, os distúrbios do metabolismo de aminoácidos receberam mais atenção do que provavelmente qualquer outra categoria de EIMs.

   A alcaptonúria foi uma das primeiras condições metabólicas a ser descrita – sendo uma das quatro condições originais descritas por Garrod em sua publicação de 1902, *Croonian Lectures*. Ela é causada por um defeito no catabolismo de fenilalanina e tirosina. O resultado é o acúmulo de ácido homogentísico, um metabólito intermediário

Quadro 8-9 | Exames para distúrbios metabólicos

Exames laboratoriais de rotina selecionados
Estudos de função renal
Hemograma completo
Urina (observar a cor e o odor)
Creatinofosfoquinase (CPK)
Audiograma
Exame oftalmológico
Exames de imagem selecionados: raio X de tórax, ressonância magnética do cérebro

Exames laboratoriais metabólicos	Distúrbios
Substâncias redutoras na urina	Galactosemia, frutosemia
Aminoácidos plasmáticos	Aminoacidopatias
Aminoácidos na urina	Acidose tubular renal (RTA), síndrome de Lowe
Ácidos orgânicos na urina	Acidemias orgânicas
Proporção de lactato/piruvato no soro	Deficiência de piruvato carboxilase, deficiência de piruvato desidrogenase, mitocondrial
Amônia sérica	Defeitos do ciclo da ureia
Perfil de acilcarnitinas sérico	Defeitos de beta-oxidação de ácidos graxos
Ácidos graxos de cadeia muito longa/ácido fitânico no soro	Distúrbios peroxissomais

Quadro 8-10 — Principais erros inatos do metabolismo – organizados por categorias

Distúrbios do metabolismo de aminoácidos
- Hiperfenilalanemias (inclui fenilcetonúria)
- Alcaptonúria
- Aminoacidopatia de cadeia ramificada (doença da urina em xarope de bordo)
- Defeitos de transulfuração (homocistinúria)
- Hiperglicinemia não cetótica
- Albinismo

Distúrbios de carboidratos
- Galactosemia
- Frutosemia

Defeitos do ciclo da ureia
- Ornitina transcarbamilase (OTC)
- Carbamil palmitoil sintetase (CPS)
- Arginase
- Ácido arginosuccinato sintetase
- Arginosuccinase

Acidemias orgânicas
- Acidemia propiônica
- Acidemia metilmalônica
- Acidemia isovalérica
- Acidemia glutárica tipo I
- Deficiência de glicerol quinase

Distúrbios do metabolismo energético
- Acidemias lácticas
- Distúrbios mitocondriais
- Defeitos da beta-oxidação de ácidos graxos
- Distúrbios da fosforilação oxidativa ou cadeia respiratória

Distúrbios de depósito lisossomal
- Doenças de depósito de glicogênio
- Mucopolissacaridoses (depósito de glicosaminoglicanos)
- Mucolipidoses
- Distúrbios de glicoproteínas (manosidose, fucosidose, sialidose)
- Deficiência de lipase ácida (Wolman)
- Deficiência de ceramidase (Farber)
- Deficiência de esfingomielinase (Niemann-Pick)
- Deficiência de glucocerebrosidase (Gaucher)
- Deficiência de galactocerebrosidase (Krabbe)
- Leucodistrofia metacromática/deficiência múltipla de sulfatases
- Deficiência de alfa-galactosidase (Fabry)
- Gangliosidoses GM1 e GM2

Distúrbios de lipoproteínas
- Hiperlipidemias
- Distúrbios da biossíntese de ácidos biliares

Distúrbios do metabolismo de grupo heme
- Porfirias
- Hiperbilirrubinemias hereditárias

Distúrbios de metais
- Menkes
- Wilson
- Hemocromatose

Distúrbios peroxissomais
- Zellweger
- Adrenoleucodistrofia/adrenomieloneuropatia
- Doença de Refsum

Distúrbios de ácidos nucleicos
- Síndrome de Lesch-Nyhan
- Deficiência de adenosina desaminase (ADA)
- Gota
- Deficiência de adenilsuccinato liase (ADSL)
- Superatividade de fosforribosil-pirofosfatase (PRibPP) sintetase

Distúrbios de vitaminas/cofatores
- Folato
- Cobalamina
- Biotina
- Vitamina D

Cascata da coagulação
- von Willebrand
- Hemofilias

Sistemas de transporte de membrana
- Cistinúria
- Acidose renal tubular
- Fanconi
- Lowe
- Raquitismo hipofosfatêmico
- Fibrose cística

Distúrbios do metabolismo dos esteróis
- Síndrome de Smith-Lemli-Opitz
- Conradi Hunermann
- CHILD (hemidisplasia congênita com eritrodermia ictiosiforme e defeitos nos membros)
- Desmosterolose

---

na degradação da tirosina. A principal característica deste distúrbio é que o ácido homogentísico na urina escurece ao entrar em contato com o ar. A urina de aparência escura é impressionante e geralmente anuncia o diagnóstico antes do aparecimento de sintomas (i. e., pigmentação do tecido conectivo causando um distúrbio conhecido como **ocronose**, doença arterial coronariana e cálculos renais).

A homocistinúria é um distúrbio de aminoácidos sulfurados (metionina), devido à deficiência de cistationina β-sintase (CBS). Indivíduos afetados apresentam características físicas que sugerem um distúrbio de tecido conectivo. Uma dessas características é o deslocamento espontâneo das lentes dos olhos. É fascinante observar que quando isso acontece, o deslocamento é sempre nas direções inferior e mediana, em contraste com a síndrome de Marfan, na qual o deslocamento é superior e lateral (Fig. 8-7). Este bloqueio metabólico produz um aumento no nível de homocisteína, que possui o efeito de aumentar a coesividade das plaquetas. A tendência para "plaquetas pegajosas" leva a um risco aumentado de eventos trombóticos patológicos. Isso pode contribuir para alterações cognitivas e pode causar problemas médicos significativos e reduzir a longevidade. Embora a homocistinúria seja um distúrbio autossômico recessivo, portadores (heterozigotos) para a condição também parecem apresentar um risco aumentado de oclusão vascular patológica.

Uma deficiência de um complexo enzimático conhecido como desidrogenase dos α-cetoácidos de cadeia ramificada causa o acúmulo dos aminoácidos de cadeia ramificada (leucina, isoleucina e valina) e de seus metabólitos. Os metabólitos em excesso nesse distúrbio são ácidos orgânicos, que possuem um odor específico que pode ser identificado na urina de uma criança afetada. Este odor é verdadeiramente o de xarope de bordo (*maple syrup*), com a condição sendo chamada, então, de doença da urina do xarope de bordo (*maple syrup urine disease*, MSUD).

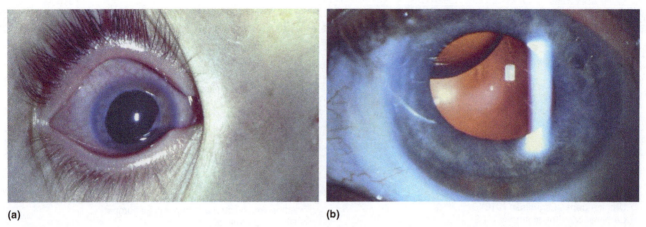

Figura 8-7. (a) Deslocamento de lente (medial e inferior) no olho de um paciente com homocistinúria. (b) Para comparação, observe o deslocamento de lente superior e lateral em um paciente com síndrome de Marfan.

Os pacientes com MSUD normalmente são crianças gravemente doentes com vômitos, letargia, acidose metabólica e comprometimento neurológico.

A perturbação do catabolismo de outros aminoácidos resulta no acúmulo de outros ácidos orgânicos. A acidemia isovalérica se deve ao metabolismo anormal da leucina. As crianças afetadas apresentam sintomas semelhantes àqueles de outras acidemias tais como vômitos, acidose metabólica e comprometimento neurológico (convulsões, letargia e coma). As crianças com acidemia isovalérica possuem um odor que lembra "meias suadas".

2. ***Distúrbios do metabolismo de carboidratos***. A galactosemia e a frutosemia são distúrbios do metabolismo dos açúcares galactose e frutose, respectivamente. As crianças com estas condições apresentam sintomas semelhantes que incluem vômitos, disfunção hepática, insuficiência renal e, se não tratadas, colapso sistêmico global. Crianças com galactosemia apresentam alto risco de septicemia por *E. coli*. Ambas as condições são causadas por defeitos enzimáticos que tornam a pessoa incapaz de metabolizar adequadamente o respectivo açúcar. Os primeiros sintomas das condições diferem com a introdução do açúcar na dieta. A galactose, derivada da lactose, geralmente está presente na dieta infantil nos primeiros dias de vida. A frutose é normalmente introduzida mais tarde (4-6 meses) com a introdução de frutas na dieta ou com a primeira dose de um medicamento contendo sacarose. A atenção especial com a história alimentar e o conhecimento dos momentos de alterações na dieta podem ser inestimáveis para se chegar a um diagnóstico rápido. A base do tratamento para ambas as condições é a eliminação do respectivo açúcar da dieta.

As doenças de depósito de glicogênio (*glycogen storage disorders*, GSDs) constituem um grupo de condições que compartilham alguma perturbação do metabolismo do glicogênio – ou sua síntese, ou sua degradação. As GSDs são principalmente caracterizadas por uma hipoglicemia em jejum. Assim, as crianças tipicamente não manifestam o distúrbio até que sua dieta seja modificada com períodos maiores de jejum. Algumas podem apresentar uma hepatomegalia impressionante (Fig. 8-8). A doença de Pompe é, de certa forma, única neste grupo pois se caracteriza por hipotonia infantil grave precoce e miocardiopatia (Fig. 8-9). A enzima defeituosa, maltase ácida (α-glicosidase ácida), é uma enzima "limpadora" das lisozimas que degrada rapidamente o glicogênio de maneira indireta. Fisiologicamente esta é muito mais parecida com outros distúrbios de depósito lisossomal (ver a seguir).

3. ***Distúrbios do ciclo da ureia***. O catabolismo de proteína resulta, em última instância, na geração de amônia, um composto extremamente tóxico. Níveis excessivos de amônia resultarão em danos neurológicos graves e irreversíveis. Os pacientes podem apresentar convulsões, letargia ou coma. Em casos menos graves, os sintomas podem incluir alterações de sensório e/ou distúrbios psiquiátricos. O ciclo da ureia existe para eliminar a amônia rapidamente do organismo. Erros inatos em qualquer uma das cinco reações do ciclo levarão a graus variados de hiperamonemia e os sintomas resultantes. Como a amônia é muito tóxica e o dano é irreversível, é crucial que os médicos considerem um distúrbio hiperamonêmico em qualquer paciente com alterações neurológicas inexplicadas.

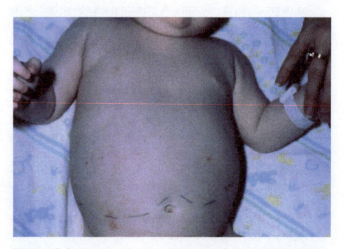

Figura 8-8. Criança de 1 ano de idade com doença de depósito de glicogênio tipo III. A linha desenhada no abdômen demarca a margem inferior do fígado.

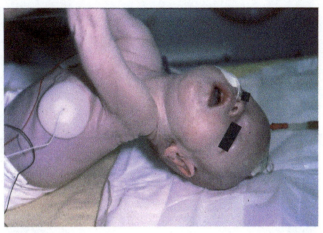
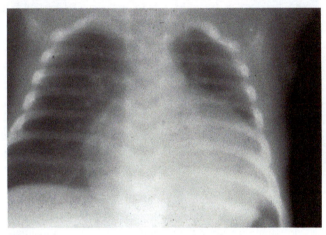
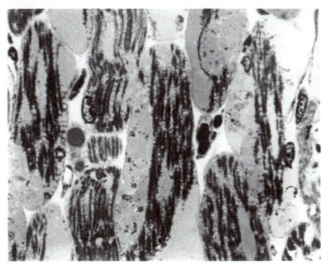

Figura 8-9. Recém-nascido com doença de Pompe. (a) Observe a hipotonia grave. (b) Notável cardiomegalia. (c) Biópsia de músculo aos 2 meses de idade. Observe o enorme depósito de glicogênio rompendo as fibras musculares. (c: Reproduzida, com permissão, de Amalfitano A, Bengur AR, Morse RP, Majure JM, Case LE, Veerling DL, Mackey J, Kishnani P, Smith W, McVie-Wylie A, Sullivan JA, Hoganson GE, Phillips JA 3rd, Schaefer GB, Charrow J, Ware RE, Bossen EH, Chen YT. Recombinant human acid alpha-glucosidase enzyme therapy for infantile glycogen storage disease type II: results of a phase I/II clinical trial. *Genet Med.* 2001 Mar-Apr;3(2):132-138.)

A deficiência de ornitina transcarbamilase (OTC) é um distúrbio ligado ao X. Ela se deve a um erro na segunda reação da desintoxicação da amônia. Homens afetados geralmente apresentam uma encefalopatia neonatal grave. A intervenção rápida é crítica para prevenir morbidade e mortalidade. Mulheres heterozigotas para deficiência de OTC apresentarão uma ampla gama de sintomas dependendo do grau de inativação (Lyonização) do cromossomo X portador da mutação. Os sintomas em mulheres portadoras podem variar desde completamente não afetadas até restrição proteica autoatribuída e alterações de sensório e/ou sintomas psiquiátricos.

4. ***Distúrbios da oxidação dos ácidos graxos.*** A oxidação dos ácidos graxos é um processo complexo de mobilização da gordura estocada para suprir maiores demandas de energia. Os principais componentes desse processo são a mobilização de ácidos graxos livres via lipólise de diacilgliceróis nos adipócitos mediada por lipases, a captação dos ácidos graxos livres pelas células, a ativação dos ácidos graxos em derivados de acil-CoA pela ligase acil-CoA gordurosa, o transporte do complexo de acil-CoA gordurosa para a mitocôndria, facilitado pela carnitina palmitoiltransferase, e a β-oxidação de ácidos graxos na mitocôndria. Diferentes tipos de moléculas de ácidos graxos são processados por diferentes enzimas específicas para o tipo e tamanho das partículas. A interrupção de qualquer fase desse processo resultará em reduções significativas na produção de energia.

A deficiência de acil-CoA desidrogenase de cadeia média (*medium chain acyl-CoA dehydrogenase*, MCAD) é um distúrbio autossômico recessivo que resulta em anormalidades da β-oxidação dos ácidos graxos de tamanho médio. A MCAD é um dos EIMs mais comuns. De fato, essa é a condição metabólica mais comum no painel de rastreamento neonatal típico. O principal sintoma clínico é a hipoglicemia. É importante observar que esta é uma das causas específicas de hipoglicemia hipocetótica. Outros sintomas incluem letargia e convulsões. A manifestação da MCAD varia enormemente desde morte súbita em recém-nascidos (*sudden infant death*, SID), a uma síndrome metabólica *Reye-like* em crianças e fraqueza episódica inexplicável em adultos.

5. ***Distúrbios de depósito lisossomal (lysossomal storage disorders, LSDs).*** Os lisossomos são organelas celulares que realizam uma variedade de processos catabólicos via hidrolases ácidas. Várias hidrolases ácidas são específicas para sua própria categoria de substâncias bioquímicas. A manifestação típica dos LSDs é uma pessoa que é normal quando bebê, mas que em certo ponto posterior da vida começa a apresentar problemas progressivos relacionados com o acúmulo de substâncias bioquímicas não eliminadas. Os LSDs compreendem cerca de 40 distúrbios diferentes, categorizados pelo tipo de substância bioquímica acumulada (p. ex., mucopolissacarídeos, complexos proteolipídeos, mucolipídeos e glicoproteínas). Como observado anteriormente, a GSD tipo II (doença de Pompe) é também um LSD (Fig. 8-9).

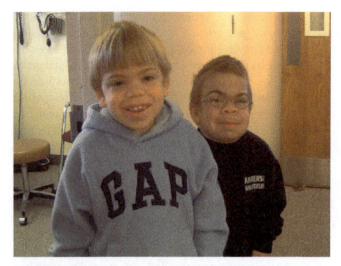

Figura 8-10. Irmãos com síndrome de Hunter (mucopolissacaridose tipo II).

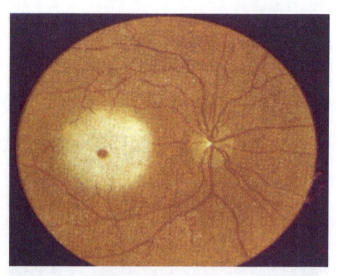

Figura 8-11. Fotografia da retina de um paciente com doença de Tay-Sachs demonstrando o achado descrito como mácula vermelho-cereja. (De Aragão REM, Ramos RMG, Pereira FBA, et al.: "Cherry red spot" in a patient with Tay-Sachs disease: case report. *Arquivos Brasileiros de Oftalmologia*. 2009;72(4):537-539.)

Uma maior consciência acerca dos LSDs e seu reconhecimento precoce ocorreu ao longo dos últimos anos. Isso foi motivado pelo advento das terapias direcionadas. A reposição enzimática por infusão direta ou por células transplantadas foi recentemente desenvolvida para vários LSDs. Existem terapias clinicamente disponíveis para doença de Pompe, síndrome de Hurler, síndrome de Hunter (Fig. 8-10), doença de Fabry, doença de Maroteaux-Lamy e doença de Gaucher. As terapias são muito caras, mas ainda representam a primeira onda de esperança para os pacientes com estas condições progressivas devastadoras. Dada a possibilidade de tratamento, há uma ênfase maior na detecção precoce.

A doença de Tay-Sachs é um distúrbio de depósito lisossomal, caracterizada pelo acúmulo do gangliosídeo GM2. É um distúrbio autossômico recessivo. Clinicamente, crianças com Tay-Sachs são normais quando bebês. Em torno dos 4 a 5 meses de idade, elas começam a apresentar regressão neurológica devido à perda neuronal pelo acúmulo dos gangliosídeos. Os bebês começam a perder suas habilidades e sua audição, começam a ter convulsões e muitos desenvolvem uma exagerada "resposta de sobressalto" característica. O exame de fundo de olho geralmente revela mácula vermelho-cereja (Fig. 8-11), que é típica dessa condição, porém não específica – tendo sido vista em outras doenças de depósito. A doença de Tay-Sachs também é notável por ser uma das várias condições que ocorrem com frequência muito maior em pessoas do Leste Europeu com ascendência judaica (*Ashkenazi*) (isso será mais discutido no Capítulo 15, "Genética de Populações").

6. ***Distúrbios de metais.*** Metais (ferro, cobre, zinco, manganês, cádmio e assim por diante), como o nome sugere, ocorrem em quantidades mínimas (partes por milhão) no organismo, e ainda assim possuem papéis significativos na saúde global do indivíduo. Metais tipicamente atuam como cofatores para enzimas. Déficits nutricionais desses metais produzem complexos de sintomas bem reconhecidos (p. ex., acrodermatite enteropática com deficiência de zinco). Além disso, há EIMs conhecidos do metabolismo de metais que são expressos como sua própria entidade clínica.

A doença de Menkes é um distúrbio do transporte de cobre. A consequência patológica principal é o transporte deficiente de cobre para os compartimentos subcelulares onde ele é necessário (deficiência). É um distúrbio ligado ao X. A condição é caracterizada por disfunção/degeneração neurológica. Por causa da deficiência de cobre, o processamento do tecido conectivo é prejudicado. Assim, pacientes com a doença de Menkes terão achados semelhantes a distúrbios de tecido conectivo, tais como vasos sanguíneos tortuosos, anormalidades ósseas e "flacidez da face" (Fig. 8-12a). As descrições iniciais chamavam a condição de "doença do cabelo encarapinhado de Menkes", descrevendo o cabelo anormal desses pacientes. Por causa da deficiência de cobre, o cabelo é hipopigmentado, quebradiço e bastante encaracolado. Sob o microscópio, os eixos dos pelos têm angulações distintas, chamadas de "*pili torti*" (Fig. 8-12b).

A doença de Wilson (também conhecida como degeneração hepatolenticular) é outro distúrbio do metabolismo do cobre. É uma condição autossômica recessiva. O gene responsável foi identificado, mas o mecanismo fisiopatológico exato ainda precisa ser completamente decifrado. O resultado final observado, entretanto, é a sobrecarga de cobre, que parece ser a responsável pelos sintomas. Uma das características observadas é a presença de anéis circunferenciais na periferia da íris chamados de anéis de Kayser-Fleisher (Fig. 8-13).

A hemocromatose é um distúrbio do metabolismo do ferro. É um dos distúrbios genéticos humanos conhecidos mais comuns. Estima-se que cerca de 1 em 250 pessoas

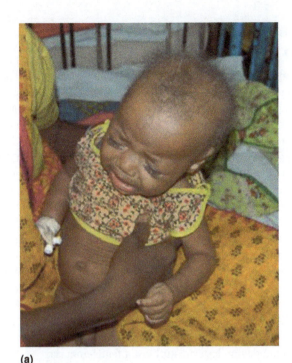

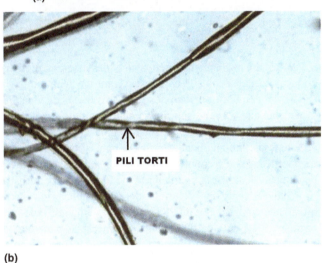

Figura 8-12. (a) Bebê com síndrome de Menkes – um distúrbio do metabolismo de cobre. (b) Fios de cabelo de um paciente com doença de Menkes mostrando a lesão "torcida" no fio (*pili torti*). (Reproduzida, com permissão, de Datta AK, Ghosh T, Nayak K, *et al*.: Menkes kinky hair disease: A case report. *Cases J*. 2008;1:158.)

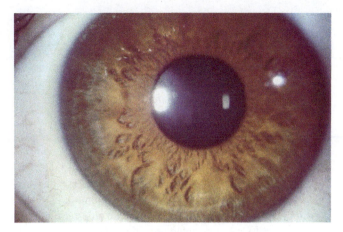

Figura 8-13. Anel de Kayser-Fleischer em um paciente com doença de Wilson.

nos EUA apresentem esta condição autossômica recessiva com heterogeneidade genética. A forma "clássica" de hemocromatose é causada por alterações em um gene chamado *HFE* no *locus* cromossômico 6p21.3. Embora o mecanismo patogênico exato não seja conhecido, está claro que os genes responsáveis possuem papéis críticos no transporte de ferro. Os resultados finais são uma variedade de sintomas devidos à sobrecarga de ferro. Isso inclui problemas hepáticos (cirrose e tumores), diabetes, disfunção gonadal, dores nas articulações e miocardiopatia. O tratamento é projetado para diminuir a ingestão de ferro e para quelar o ferro excessivo do organismo. A hemocromatose é uma condição que demonstra um fenótipo influenciado pelo sexo. Sendo um distúrbio autossômico recessivo, ele ocorre com a mesma frequência em homens e mulheres. Homens, entretanto, são mais gravemente afetados. Presume-se que isso se deva em parte ao ciclo menstrual feminino, que fornece naturalmente um mecanismo para a eliminação do ferro do sistema.

7. ***Distúrbios de ácidos nucleicos.*** Existem vários distúrbios do metabolismo de ácidos nucleicos relatados. A condição mais bem conhecida é a síndrome de Lesch-Nyhan. A síndrome de Lesch-Nyhan é caracterizada por um fenótipo de sintomas neurocomportamentais graves. As características mais marcantes são déficits cognitivos, distúrbios do movimento e comportamentos autodestrutivos dramáticos (mordidas graves com mutilação dos lábios e dedos). É um distúrbio recessivo ligado ao X, causado por alterações na enzima hipoxantina-guanina fosforribosil transferase (HgPRT), que possui um papel central no metabolismo das purinas. Outro defeito do metabolismo de nucleotídeos é a deficiência de adenosina desaminase (ADA), que produz imunodeficiência combinada grave (*severe combined immune deficiency*, SCID). A deficiência de adenilsuccinato liase (ADSL) e a superatividade de fosforribosil pirofosfato sintetase (PRibPP) são defeitos do metabolismo de nucleotídeos que foram observados em pacientes com deficiência intelectual não sindrômica e/ou autismo.

8. ***Vitaminas e cofatores***. Muitos distúrbios metabólicos devidos a anormalidades de vitaminas ou cofatores associados a reações enzimáticas específicas foram relatados. A deficiência de biotinidase é um distúrbio da reciclagem do cofator biotina. Isso resulta em deficiência de biotina. Pacientes com este distúrbio terão sintomas progressivos de distonia, erupção cutânea semelhante a eczema, déficits cognitivos e convulsões. O tratamento é fácil e efetivo – simplesmente suplementar com biotina.

Clinicamente, a anormalidade de cofator frequentemente mimetiza a deficiência da enzima real. Ainda assim, há diferenças tipicamente significativas nas implicações para terapia. Este é o caso dos distúrbios do metabolismo de biopterina, que clinicamente lembram a fenilcetonúria (com BH₄ sendo o cofator para PKU), mas possuem diferenças significativas no resultado e na terapia.

Também é importante notar que alguns cofatores operam com múltiplos sistemas enzimáticos. Assim, um defeito no metabolismo de cobalamina produz anormalidades características de dois defeitos enzimáticos diferentes: acidemia metilmalônica e homocistinúria.

9. *Distúrbios do metabolismo de esteróis.* Apesar de toda a má publicidade que o colesterol recebe, ele é um composto crítico. Ele é um dos principais componentes da membrana celular e um precursor-chave na síntese de substâncias bioquímicas como esteroides, vitamina D, ácidos biliares e assim por diante. A síntese do colesterol começa com acetil-CoA, que então procede através de mais de 15 passos enzimáticos até que o produto final colesterol seja atingido. Bloqueios em vários destes passos foram descritos em associação com síndromes clínicas reconhecidas, como a síndrome de Antley-Bixler e a síndrome CHILD. O distúrbio melhor caracterizado entre estes é a síndrome de Smith-Lemli-Opitz, que é um distúrbio da etapa final da síntese de colesterol, como descrito anteriormente.

Tratamento dos erros inatos do metabolismo

A maioria dos principais avanços em genética médica ao longo das últimas décadas foi nas áreas de diagnóstico e compreensão da patogênese das condições genéticas. Muito se pode dizer a respeito de avanços como estes. Eles fornecem uma visão valiosa sobre as questões centrais dessas condições e o seu valor não deve ser subestimado. Ainda assim, na área da medicina clínica, os pacientes estão muito mais interessados em tratamentos do que em diagnósticos. Em geral, as terapias genéticas estão muito atrás dos diagnósticos genéticos. Esta ideia será abordada em detalhe no Capítulo 14, "Terapêutica genética". Como grupo, os avanços em terapias para erros inatos do metabolismo estão bem à frente da maioria das outras condições genéticas. Isso se deve muito à natureza patogênica desses distúrbios. Processos bioquímicos são contínuos, em contraste a, digamos, processos estruturais. Assim, os EIMs apresentam grande potencial para terapia. Na seção seguinte, "Correlação clínica", discutiremos em detalhe o tratamento de um destes distúrbios, a fenilcetonúria.

Parte 3: Correlação clínica

A fenilcetonúria (PKU) é um EIM do metabolismo da fenilalanina. Este é, de longe, o distúrbio metabólico mais bem compreendido em seres humanos. Geneticistas metabólicos tiveram muitas décadas de experiência em lidar com pacientes com esse distúrbio (Quadro 8-11). Ele é causado por uma deficiência na enzima fenilalanina hidroxilase ou em um dos sistemas de cofatores dessa reação enzimática. O resultado final é o comprometimento da conversão de fenilalanina em tirosina. Com esse bloqueio metabólico, há múltiplas anormalidades metabólicas secundárias (Fig. 8-3a-f).

Quadro 8-11	Principais eventos na história da fenilcetonúria (PKU)

- 1934 – O médico norueguês Asbjorn Fölling relata dois irmãos com PKU. Estas crianças apresentavam déficits cognitivos graves e um odor "almiscarado" característico, observado particularmente em sua urina. O ácido fenilpirúvico foi identificado como a substância bioquímica responsável pelo odor na urina. Este foi o primeiro erro inato do metabolismo a ser descrito como sendo associado à deficiência intelectual.
- 1953 – A terapia dietética para PKU é desenvolvida, envolvendo uma fórmula metabólica deficiente em fenilalanina. A terapia efetiva prevenia a morbidade precoce ou deficiências de desenvolvimento.
- 1963 – Desenvolvimento do teste de Guthrie (ensaio de inibição bacteriana). Ver Figura 8-2. Esta metodologia foi aplicada no primeiro rastreamento em massa de bebês para PKU.
- 1973 – Lançamento do rastreamento populacional de bebês para PKU.
- Década de 1990 – Identificação de questões de longo prazo no tratamento da PKU: efeitos adversos sem a dieta e a teratogenicidade da PKU não tratada.
- A partir de 2012 – Todos os estados dos EUA fazem o rastreamento neonatal para PKU. Grandes avanços em opções terapêuticas tornam a adesão à terapia significativamente mais fácil.

Antes do rastreamento neonatal e das terapias efetivas, crianças nascidas com PKU apresentavam um fenótipo grave (Fig. 8-1), e muitas morriam nos primeiros meses de vida. Para aquelas que sobreviviam, havia sintomas notáveis de deficiência intelectual, convulsões, microcefalia, erupções cutâneas eczematosas, hipopigmentação, urina com odor almiscarado, descoordenação e comportamento autista. Autópsias e estudos de imagens demonstraram mielinização fortemente perturbada.

Com o advento dos programas de saúde pública em rastreamento neonatal, bebês com PKU puderam ser identificados nos primeiros dias de vida. Dessa forma, as terapias puderam ser instituídas antes do início dos sintomas graves. O tratamento da PKU é um exemplo clássico de restabelecimento de um fenótipo normal sem a modificação de um genótipo mutante. A base do tratamento para pessoas com PKU é a modificação da dieta. A dieta prescrita para esses pacientes é semissintética, pobre em fenilalanina, mas adequada em outros nutrientes. Nessa dieta, eles recebem fenilalanina apenas o suficiente para as necessidades de síntese proteica endógena. É notável o quão baixo este nível é de fato. A dieta humana típica (especialmente nos EUA) apresenta acentuado excesso de ingestão de proteínas quando comparada às necessidades metabólicas reais. De fato, um paciente com PKU pode ser mantido em uma dieta com uma ingestão mínima de proteína de cerca de 1,5 g/kg/dia. Esta dieta é iniciada assim que o diagnóstico é feito, preferencialmente nos primeiros 10 dias de vida. Os pacientes são monitorados regularmente quanto aos níveis de fenilalanina e tirosina. Uma equipe interdisciplinar de geneticistas metabólicos, nutricionistas e pediatras acompanha estes pacientes de perto, com a expectativa de crescimento e desenvolvimento neural normais.

A PKU foi o primeiro distúrbio metabólico a ser tratado de forma bem sucedida. Assim sendo, há uma longa história de experiência e novas descobertas ao longo do caminho do tratamento e da intervenção. Ao longo do tempo, muitas sequelas inesperadas de longo prazo foram identificadas. Por exemplo, nos primeiros tempos do tratamento da PKU, foi feita uma suposição de que a terapia poderia ser interrompida depois dos 5 anos de idade, baseada na conclusão de que a maioria das anormalidades neurológicas eram devidas à formação aberrante de mielina. Como a maior parte da mielinização ocorre nos primeiros anos de vida, assumiu-se que a terapia poderia ser interrompida depois que esta janela de tempo tivesse sido concluída. Os resultados a curto prazo foram impressionantes. Crianças que teriam morrido ou tido comprometimento neurológico grave sobreviveram e se desenvolveram normalmente. Claramente, esta foi uma história de sucesso incrível. Felizmente, um grupo comprometido de especialistas metabólicos se reuniu no que ficou conhecido como Estudo Nacional Colaborativo sobre PKU. Muito do esforço neste projeto foi trabalho voluntário sem financiamento fornecido por especialistas que simplesmente queriam saber quais seriam os resultados a longo prazo desta entidade nunca antes vista (pessoas com PKU se desenvolvendo normalmente a longo prazo). Esta colaboração identificou vários fenômenos interessantes nesse grupo.

Primeiramente, embora as crianças tratadas sobrevivessem e tivessem desenvolvimento neural inicial normal, observou-se, ao longo do tempo, uma perda definitiva de pontos no QI. Análises dos dados do estudo demonstraram perdas pequenas, mas definitivas, de pontos de QI para cada ano sem a dieta. Esta perda cognitiva também mostrou ser cumulativa. Demonstrou-se que o mecanismo não era devido a problemas de mielinização, mas a problemas no transporte de aminoácidos através da barreira hematencefálica. A fenilalanina compartilha com outros aminoácidos semelhantes um mecanismo de transporte comum, chamado de transportador de grandes aminoácidos neutros. No caso da PKU, em que o tratamento foi interrompido na infância, os efeitos devastadores da desmielinização são evitados. Mas, as concentrações extremamente altas de fenilalanina circulantes competem com os outros aminoácidos que compartilham o mesmo sistema de transporte. A deficiência relativa do transporte desses aminoácidos para o SNC resulta em problemas com a função geral, daí a perda em QI. Se a PKU continuar sendo não tratada, outros achados são também observados nos adultos. Alterações na substância branca são observadas no cérebro, e mudanças são vistas no cerebelo. Esses indivíduos demonstram uma redução no desempenho em medidas de atenção, coordenação e processamento de informação.

Outra situação nova emergiu com o tratamento bem sucedido de crianças com PKU. À medida que estas crianças cresciam como adultos saudáveis, de desenvolvimento típico, o primeiro grupo atingiu a idade reprodutiva no início da década de 1990. À medida que mulheres com PKU, que enquanto grupo não haviam sido tratadas desde a infância, começaram a ter filhos, outro resultado inesperado foi observado. A hiperfenilalaninemia nas mães era teratogênica para os bebês. Bebês nascidos de mães com PKU não tratada possuem essencialmente uma incidência de 100% de microcefalia e atrasos do desenvolvimento neurológico. Estes bebês geralmente apresentam características dismórficas e cardiopatia congênita. Trabalhos posteriores demonstraram que esses efeitos adversos no desenvolvimento do feto poderiam ser evitados com a reinstituição da dieta. Para obter o benefício máximo, a dieta deve ser rígida e começar antes da concepção.

A conclusão lógica de ambos os resultados de desenvolvimento tardio foi direta: hoje se recomenda dieta para a vida toda. É importante ressaltar que é bastante simples para nós, médicos, recomendar dieta para a vida inteira. Mas o que isso exige do paciente na prática é algo com muito envolvimento. As fórmulas metabólicas que eles precisam consumir para o fornecimento de nutrientes sem fenilalanina possuem gosto desagradável. As fórmulas mais novas são significativamente melhores do que as primeiras, que tinham sabor de quinino; não obstante, não possuem um sabor muito bom. Além disso, a quantidade de proteína que pode ser ingerida é mínima. Carnes não são permitidas. Muitos vegetais, como as batatas, não são "alimentos liberados" já que contêm proteína suficiente para ser significativa. Imagine ter de contar 10 batatas fritas como o total permitido para seu almoço.

Para ajudar os pacientes a manter a dieta, vários avanços emergiram. Como mencionado, as novas fórmulas têm um sabor melhor. A sapropterina (nome comercial: Kuvan) atua exatamente como a BH_4, o cofator da enzima fenilalanina hidroxilase. A adição de sapropterina na terapia dietética da PKU irá reduzir ainda mais os níveis sanguíneos de fenilalanina e permitir a liberalização da dieta. Outra adição à terapia pode ser a suplementação com aminoácidos grandes. Isso irá melhorar a proporção entre fenilalanina e outros aminoácidos que compartilham o mesmo transportador através da barreira hematencefálica. Isso também permite a liberalização da dieta. A fenilalanina amônia liase (PEG-PAL) converte a fenilalanina em um derivado não tóxico. Neste momento, é uma terapia de substituição enzimática em estudo. Outras estratégias terapêuticas estão sendo exploradas. A terapia de reposição enzimática (TRE) deve funcionar em teoria. O principal obstáculo é a administração da enzima no local apropriado. A TRE não está atualmente disponível para PKU. Além disso, sem avanços posteriores em TRE, a proporção entre risco e benefício provavelmente torna esta forma de terapia improvável de ser desenvolvida, dadas outras terapias mais benignas. Colocar um gene de fenilalanina hidroxilase normal no lugar do gene mutante no paciente (i. e., terapia gênica) é uma forma de terapia possível, mas é improvável no futuro próximo por razões técnicas e éticas.

Qual o resultado final? O tratamento dietético é claramente efetivo em melhorar os efeitos graves da PKU. Mas crianças tratadas precocemente possuem escores de QI médios de cerca de metade de um desvio-padrão abaixo dos escores de seus irmãos não afetados e a população normal correspondente. Mulheres com PKU podem ter filhos normais com terapia precoce e rigorosa. Claramente, estudos continuados e avanços na terapia são necessários. Mais importante, a "história da PKU" ressalta a necessidade de avaliação contínua dos pacientes com distúrbios metabólicos identificados precocemente. Análogos ao Estudo Nacional Colaborativo sobre PKU, programas efetivos de acompanhamento a longo prazo são necessários, especialmente devido a rápida expansão dos painéis de rastreamento neonatal recomendados (ver Capítulo 11, "Rastreamento e Testes Genéticos").

Questões práticas

1. Em relação aos erros inatos do metabolismo:
   A. A descrição original foi feita por aborígenes com um teste de sabor da urina.
   B. Estes são mais comumente herdados como distúrbios dominantes.
   C. A doença pode ser causada por uma deficiência de produto a montante (*upstream*) do bloqueio enzimático.
   D. A doença pode ser causada por um excedente de metabólitos a jusante (*downstream*) do bloqueio enzimático.
   E. Deficiência de produto a jusante pode causar a doença.

2. Um bebê com 10 dias de vida apresenta dificuldade alimentar, vômitos e letargia. Suspeita-se de septicemia (grande infecção bacteriana no sangue). Uma olhada na história prévia revela gestação e parto normais. A criança teve alta após 48 horas de vida. Ao longo da semana seguinte, o bebê tornou-se progressivamente mais doente. Se houver suspeita de um erro inato do metabolismo, qual dos seguintes será menos informativo?
   A. História familiar de mortes neonatais.
   B. História familiar de consanguinidade.
   C. Informações sobre o histórico de alimentação/dieta do bebê.
   D. Quaisquer odores incomuns.
   E. Análise cromossômica.

3. Erros inatos do metabolismo podem ter uma pletora de manifestações. Qual dos seguintes é uma dessas manifestações?
   A. Supercrescimento.
   B. Icterícia/níveis de bilirrubina altos.
   C. Formação de tumores.
   D. Músculos dilatados.
   E. Funcionamento intelectual aprimorado.

4. Os erros inatos do metabolismo:
   A. Podem causar anomalias congênitas estruturais.
   B. Têm sido descritos desde o século XVI.
   C. Possuem limitado interesse clínico, porque são raros e não têm terapias efetivas.
   D. Tratamento e intervenção precoces praticamente garantem ausência de problemas a longo prazo.
   E. São diferentes em suas manifestações da maioria das outras condições médicas.

5. Em relação à fenilcetonúria (PKU):
   A. Com o advento do rastreamento neonatal, é bastante raro ver uma criança não tratada nos EUA.
   B. A terapia dietética é efetiva e fácil de implementar.
   C. A terapia efetiva previne todas as complicações do distúrbio.
   D. Altos níveis de fenilalanina em homens com PKU resultam em defeitos de nascença em seus bebês (como microcefalia e cardiopatia congênita).
   E. Tirosina em excesso leva a distúrbios das concentrações de neurotransmissores.

Leituras suplementares

Clarke, Joe T. R. A *Clinical Guide to Inherited Metabolic Diseases*.

Hoffmann, Georg F., Johannes Zschocke, e William L. Nyhan. *Inherited Metabolic Diseases: A Clinical Approach*.

Nyhan, William L., e Pinar T. Ozand. *Atlas of Metabolic Diseases*.

Saudubray, Jean-Marie, Georges van den Berghe, e John H. Walter. *Inborn Metabolic Diseases: Diagnosis and Treatment*.

Scriver, Charles R., William S. Sly, Barton Childs, Arthur L. Beaudet, David Valle, Kenneth W. Kinzler, e Bert Vogelstein. *The Metabolic and Molecular Bases of Inherited Disease*, 4 volumes.

Capítulo 9
História familiar e análise de heredogramas

RESUMO DO CAPÍTULO

A genética trata de histórias familiares. Fazendo cruzamentos experimentais de camundongos ou explorando a diversidade da população humana, os traços genéticos são transmitidos em linhagens familiares. Mas quando o foco é em uma questão molecular ou de desenvolvimento, essa relação é facilmente tomada como certa. Por outro lado, os heredogramas podem ser valiosos quando se tem uma visão mais ampla da expressão gênica, da variabilidade fenotípica e dos padrões de transmissão. Os heredogramas podem gerar percepções que exemplos de cruzamentos individuais não conseguem proporcionar. Isso é especialmente verdadeiro para a genética humana, na qual os cruzamentos experimentais típicos de estudos em organismos-modelo não podem ser realizados.

Heredogramas são uma forma simples de resumir uma grande quantidade de informações sobre relações genéticas. Um dos heredogramas mais famosos é o de hemofilia nas famílias reais da Europa (Fig. 9-1). A forma mais comum desta condição da coagulação sanguínea é a hemofilia A, um traço ligado ao sexo associado a um defeito no fator VIII de coagulação. De fato, este foi o primeiro traço genético humano a ser descrito com um padrão de herança ligado ao sexo. Outras formas de hemofilia incluem a hemofilia B que afeta o fator de coagulação IX, também ligada ao sexo; e a hemofilia C, que afeta o fator XI e é autossômica. Embora a hemofilia A seja a mais comum, esse tipo de heterogeneidade de traço pode obviamente complicar a análise genética de um heredograma se ignorarmos descuidadamente as explicações alternativas.

No caso da hemofilia ligada ao sexo, genética e história estão claramente entrelaçadas. Uma lei no Talmude judaico, datando de cerca de 600 d.C., reconhece implicitamente as associações biológicas para esse traço ao permitir que meninos com familiares apresentando uma doença hemorrágica fossem dispensados do ritual da circuncisão. No caso dos descendentes da rainha Vitória, a hemofilia teve sérias consequências, pelo menos indiretamente, para a estabilidade da família real russa, os Romanov, que terminou com a morte do Czar Nicholas II e de sua família. Seu filho mais novo, Alexei, bisneto da Rainha Victoria, sofria de hemofilia. A história do isolamento dessa família, dos problemas enfrentados pelos camponeses russos e a influência poderosa do monge Rasputin compõem um triste conto de poder, conflito e fraqueza humana. A condição médica de Alexei deu a Rasputin uma influência nas atividades políticas que contribuiu para a derrubada dos Romanov.

A execução da família Romanov gerou rumores famosos, incluindo a suposta sobrevivência da irmã mais nova, Anastasia, retratada em vários livros e filmes. A história foi finalmente resolvida com o estabelecimento das identidades dos membros da família retirados de um túmulo escondido e confirmada utilizando evidências de DNA conclusivas. Na verdade, o estudo genético levou a novas informações. Assumia-se que a forma de hemofilia vista nas famílias reais europeias fosse a forma mais comum, hemofilia A. Mas o sequenciamento recente dos *loci* em amostras de tecido preservado de dois membros da família, Alexei e sua mãe, a imperadora russa Alexandra, indicam que o *locus* era a forma ligada ao sexo menos comum, hemofilia B. Genética e história geralmente estão ligadas de formas complexas e interessantes.

Neste capítulo, começaremos pela introdução da lógica básica de representar as relações genéticas em heredogramas. A seção de "Genética Médica" irá focar em casos reais e algumas das dificuldades encontradas ao avaliar a herança de fenótipos geralmente complexos. A ênfase geral será nos tipos de informações que podem ser obtidas a partir de um grupo de indivíduos relacionados em contraste a nosso foco anterior em um cruzamento ou em um indivíduo sozinho.

Parte 1: Conhecimento e integração de sistemas

Organização de heredogramas

No Capítulo 6, exploramos as relações genéticas entre parentes pela discussão dos padrões de herança mendelianos básicos. Aqui, abordamos a análise da transmissão gênica nas famílias novamente, mas de uma maneira um pouco mais formal. Superficialmente, um **heredograma** não é nada mais do que uma série de cruzamentos genéticos mendelianos envolvendo parentes. Porém, geralmente achamos que ver os padrões de expressão em um heredograma pode gerar pistas importantes sobre uma condição genética que o estudo de uma família ou paciente isolado não consegue.

Várias abordagens podem fornecer informações sobre os padrões de herança. Um dos primeiros estudos desse tipo foi feito por George Darwin, filho de Charles Darwin, que explorou a frequência de casamentos entre primos de primeiro grau

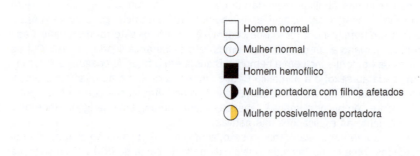

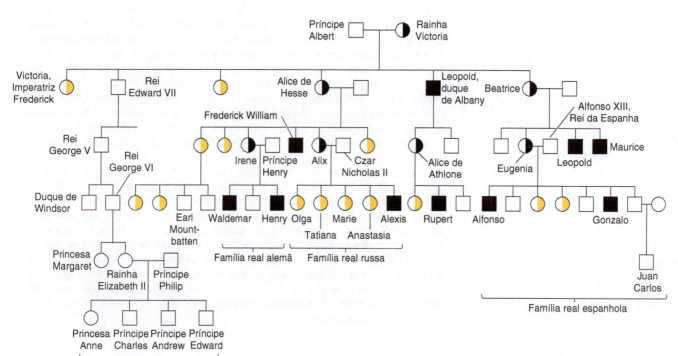

Figura 9-1. Heredograma bem divulgado da hemofilia nas famílias reais europeias.

na Grã-Bretanha. De fato, George Darwin foi o produto de um casamento entre primos de primeiro grau, seu pai e sua mãe, Emma, um membro da família da porcelana Wedgwood. O foco de George Darwin foi em casamentos entre pessoas com o mesmo sobrenome e gerou uma frequência de 2,25% a 4,5%, com as classes ricas britânicas estando na extremidade mais alta do espectro. Hoje, os estudos utilizam marcadores de DNA, especialmente repetições curtas em tandem (*STRs, short tandem repeats*) no cromossomo Y de transmissão paterna e mutações em regiões hipervariáveis no mtDNA transmitido maternalmente.

Os heredogramas são organizados por geração. Os símbolos utilizados para resumir as informações sobre fenótipos e relações biológicas são apresentados na Figura 9-2. Aqui está uma dica útil: para começar a interpretar um padrão de herança, inverta a maneira como normalmente pensa a respeito da transmissão gênica. Em vez de procurar o surgimento de um traço na prole de uma família, olhe a partir da geração da prole para trás em direção aos pais. Em outras palavras, comece procurando por padrões de transmissão movendo sua atenção heredograma acima, não para baixo. Se, por exemplo, uma criança apresentar um traço dominante, então se espera que um dos pais o apresente também. A outra direção não é tão certa. Só porque um genitor possui um traço dominante não significa que um de seus poucos filhos irá necessariamente herdá-lo. Exemplos dessa lógica são explorados na próxima seção.

O **probando** (ou ***propositus*** [homem], ***proposita*** [mulher]) é o primeiro membro em uma família a ser avaliado pelo médico. Se afetado, esse indivíduo será o caso índice para o heredograma. Parentes podem ser de primeiro grau (pais, irmãos, prole do probando), segundo grau (avós, netos, tios, tias, sobrinhas, sobrinhos) ou terceiro grau (primos, e assim por diante).

Finalmente, como em qualquer análise de herança humana, os heredogramas são susceptíveis à confusão devido ao que podemos chamar de envolvimentos extramaritais, ou mesmo pela adoção, nem sempre publicamente reconhecida. Sensibilidade em relação a essas questões é um elemento natural e necessário em todas as análises genéticas humanas. Pode haver um bom equilíbrio quando questões de privacidade e precisão científica estão em jogo. Embora os heredogramas raramente incluam complicações desse tipo, estas possibilidades nunca devem ser esquecidas.

Análise de genealogia básica

Uma das maneiras de se abordar um heredograma é fazer um conjunto simples de perguntas, uma vez que o número de padrões de herança comuns é bastante pequeno. Para delinear uma abordagem lógica, algumas suposições simplificadoras serão feitas. Vamos assumir que o heredograma reflete as relações biológicas precisas entre indivíduos geneticamente relacionados e que o traço é uma característica mendeliana monogênica, em vez de ter uma predisposição de genes múltiplos, ou **poligênica**.

Primeiro, determinamos se o traço é dominante ou recessivo. A dominância é facilmente reconhecida.

- Se o traço for dominante, cada criança afetada terá um genitor afetado. A linhagem da característica poderá ser traçada continuamente para cima no heredograma (Fig. 9-3).
- Além disso, irmãos não afetados terão apenas descendentes normais.

Porém, se o traço geralmente pular gerações de forma que uma criança afetada tenha pais normais, então ele não se enquadra no padrão dominante. A hipótese alternativa, de herança recessiva, é apoiada (Fig. 9-4). Para confirmar a herança recessiva, observe que se dois indivíduos afetados (ambos sendo homozigotos recessivos) tiverem filhos, todos eles terão o traço. Esteja ciente também de que traços recessivos podem surgir com maior frequência em heredogramas envol-

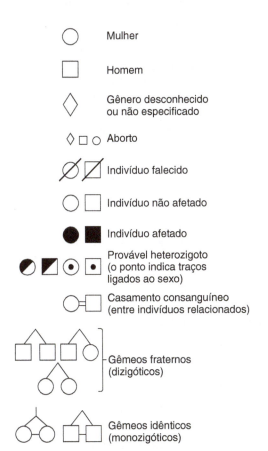

Figura 9-2. Símbolos usados na construção de um heredograma.

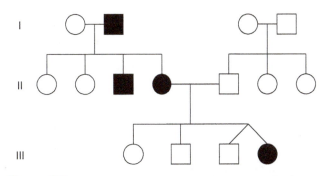

Figura 9-3. Amostra de heredograma para um traço dominante simples.

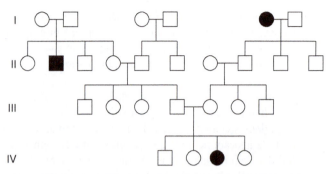

Figura 9-4. Heredograma representativo mostrando um traço autossômico recessivo. O surgimento de prole afetada a partir de pais normais é consistente com herança recessiva. Para os descendentes II-8 a II-10, há evidência de que o traço é autossômico, já que uma mulher homozigota para um traço ligado ao sexo deve transmiti-lo para todos os seus filhos homens. Você consegue encontrar outra evidência que apoie uma ligação autossômica?

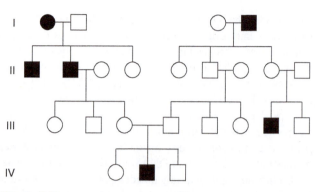

Figura 9-6. Heredograma representativo para um traço ligado ao sexo. A transmissão nunca ocorre de pai para filho homem, mas uma mulher afetada tem apenas filhos homens afetados. Aqui está uma pergunta "teste a si mesmo": os genitores III-3 e III-4 poderiam teoricamente gerar uma filha afetada? A resposta é "não". Por quê?

vendo casamentos **consanguíneos** (casamentos entre parentes próximos).

Se um traço normalmente seguir um desses padrões comuns, mas ocorrer uma exceção, então considere fatores adicionais como **penetrância incompleta** (Fig. 9-5). Um traço dominante que ocasionalmente parece pular uma geração pode simplesmente ser não penetrante em um membro afetado da família e, assim, ser indetectável pela avaliação visual geral.

O próximo passo é determinar as relações de ligação (Fig. 9-6). O traço ou marcador de DNA é ligado ao sexo (i. e., transmitido em um cromossomo X ou, mais raramente, em

um Y) ou é autossômico? Para a ligação ao sexo, limitaremos nossa atenção ao cromossomo X. Uma boa maneira de abordar essa questão é procurar por exceções ao padrão esperado para um traço ligado ao sexo. Se uma exceção à transmissão ligada ao sexo for encontrada, o traço deve ser autossômico.

- Existem exemplos em que tanto o pai quanto o filho expressem um traço dominante? Aqui o foco é na exclusão da ligação ao sexo pelo encontro de exceções. O pai transmite seu cromossomo X apenas para suas filhas. Se um filho herdar o traço do pai, ele não pode ser ligado ao sexo (ver, p. ex., a Fig. 9-5). É claro que se deve ter cuidado quando um traço for comum na população ou quando ambos os lados da família forem portadores. Nesses casos, um filho e um pai podem ser ambos afetados por uma condição ligada ao sexo; mas o filho herdou da mãe, e não do pai.
- Para um traço recessivo ligado ao sexo, todos os filhos homens de uma mãe afetada (i. e., homozigota) irão expressar o traço.
- Quando um traço ligado ao sexo for recessivo, ele aparecerá mais comumente, e talvez exclusivamente, nos homens de um heredograma. Com apenas um cromossomo X, um homem expressará um traço independentemente de ele ser dominante ou recessivo nas mulheres. Mas se o traço ligado ao X for dominante, espera-se que ocorra de alguma maneira com maior frequência nas mulheres se um grande número de indivíduos for rastreado em uma população. Isso se dá simplesmente porque 2/3 de todos os cromossomos X são encontrados em mulheres.

É claro que haverá exceções a estes padrões típicos. Deve-se combinar informações sobre o padrão de herança com o conhecimento acerca do fenótipo. Se o traço for gênero-específico, como a lactação nas mulheres, ou for influenciado pelo sexo, como a estenose pilórica encontrada com maior frequência em homens ou o lúpus eritematoso nas mulheres, então uma análise simples de apenas gêneros afetados em um heredograma poderá ser enganosa. A análise do heredograma é, no fim das contas, um tipo de quebra-cabeças.

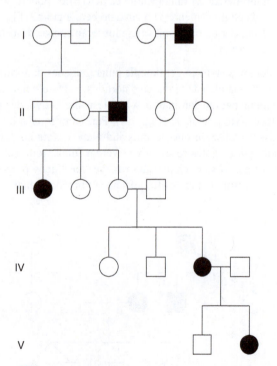

Figura 9-5. Este heredograma é consistente com uma herança dominante, exceto pelo indivíduo III-3, que aparentemente transmite o traço dominante, mas não o expressa. Isso pode ser interpretado como um exemplo de penetrância incompleta.

Exemplo de análise de heredograma: aplicação das regras

Uma das razões para se determinar os modos de transmissão e expressão de um eredograma é permitir predições sobre as crianças que nascerão nessa família. Uma vez que um traço tenha sido caracterizado, é possível atribuir genótipos, ou pelo menos probabilidades de um dado genótipo, aos membros do heredograma e usar esta informação para prever a expressão do traço na geração seguinte.

Considere o heredograma na Figura 9-7. A primeira questão é o tipo de expressão, dominante ou recessiva. Nesse caso, supomos que o traço é recessivo. A filha afetada na segunda geração (II-7) apresenta o traço, mas ambos os pais são normais. Depois, o traço é herdado de maneira autossômica ou no cromossomo X? Se o traço for ligado ao sexo, a filha afetada é homozigota e deverá ter herdado o traço de ambos os genitores. Com apenas um cromossomo X, o pai deve expressá-lo, mas ele não o faz. Assim, podemos concluir que o traço recessivo é herdado de maneira autossômica.

Agora, sabendo a forma de transmissão, podemos começar a atribuir genótipos para alguns indivíduos. Por exemplo, a primeira geração de genitores no lado direito do heredograma (mulher I-3 e homem I-4) devem ser ambos heterozigotos, uma vez que geraram uma filha homozigota recessiva. Por conveniência, vamos atribuir a letra *A* para alelos dominantes e *a* para recessivos (Fig. 9-7b). No lado esquerdo, a mulher fenotipicamente normal *AA* I-1 e o homem afetado *aa* I-2 têm uma filha fenotipicamente normal e, portanto, heterozigota (II-3). Na ausência de qualquer evidência conflitante, sempre assumimos que os indivíduos, como o homem II-4, entrando para o heredograma são geneticamente normais para o traço. O cruzamento que dá origem ao homem III-1 é, portanto, *Aa* x *AA*, e há uma chance de 1/2 de que o homem III-1 seja heterozigoto *Aa*.

Voltando ao lado direito do heredograma, consideremos o genótipo do homem II-5. Para que a criança de interesse (IV-1) seja homozigota para o alelo *a*, o alelo deverá ser transmitido pelo homem II-5. Qual é a probabilidade de que ele seja heterozigoto? A resposta é 2/3. Esse número poderá surpreendê-lo inicialmente (um erro comum é dizer que a probabilidade é de 1/2), mas a lógica é simples. Dos quatro resultados possíveis de um casamento entre dois genitores heterozigotos, um é eliminado pelo heredograma; o homem II-5 não é *aa*, já que ele não expressa o traço recessivo. Assim, entre os três resultados remanescentes possíveis envolvendo prole fenotipicamente normal, dois são heterozigotos *Aa* e o terceiro é homozigoto normal (*AA*). Então, se II-5 for heterozigoto, haverá uma chance de 0,5 de que ele transmita o alelo recessivo para sua filha, III-2. Para que a criança que ainda está por nascer, IV-1, apresente o traço recessivo (uma chance de 1/4 se ambos os genitores forem heterozigotos), então todos estes eventos de transmissão deverão ter ocorrido. A probabilidade geral requer que se aplique a regra do produto.

A **regra do produto** aplicada às probabilidades é simplesmente que a chance de dois ou mais eventos ocorrerem simultaneamente é o produto de suas probabilidades individuais. Por exemplo, a chance de jogar uma moeda duas vezes e obter cara em ambas é de 1/2 (a probabilidade de uma cara na primeira vez) vezes 1/2 (a probabilidade de obter uma cara na segunda vez) = 1/4. Os outros três resultados são: cara + coroa; coroa + coroa; e coroa + cara. Supõe-se, claro, que os eventos em questão sejam independentes.

Cada membro de um heredograma é o produto de um evento de fertilização independente. A probabilidade de herdar o alelo mutante *a* de um heterozigoto *Aa* é, portanto, 1/2. A probabilidade geral de um dado resultado pode ser calculada pela multiplicação das probabilidades de cada passo necessário para chegar ao resultado hipotético. Podemos multiplicar os passos necessários na ordem que quisermos, desde que todos estejam incluídos no cálculo. Ignorando as certezas (uma probabilidade de 1,0) e indo da geração II até a IV, o cálculo é 2/3 x 1/2 x 1/2 x 1/4 = 1/24 de que uma criança IV-1 seja *aa* e apresente esta condição recessiva.

A análise de um heredograma é, portanto, uma combinação da aplicação de informações conhecidas e do cálculo de probabilidades para elementos que são desconhecidos. Ao determinar primeiro o modo de transmissão, pode-se converter fenótipos individuais em genótipos. Então, dividindo o heredograma em famílias individuais, pode-se prever a probabilidade de eventos de transmissão específicos; os fatores de avaliação global nestas probabilidades individuais. Ter uma estrutura lógica como esta a partir da qual trabalhar permite que se aborde até mesmo a mais complexa genealogia de maneira organizada e confiante.

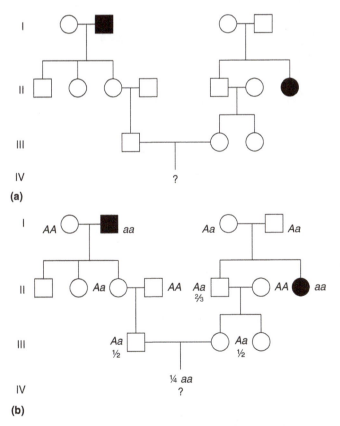

Figura 9-7. Um heredograma para ser avaliado como exemplo de problema (ver texto).

Parte 2: Genética médica

Por que pagar para traçar a sua árvore familiar? Entre para a política e seu oponente fará isso por você.

– Mark Twain

A importância da história familiar

Em um sentido bastante real, este é o capítulo mais importante deste livro. A maioria de vocês, leitores, não seguirá uma carreira em genética médica. Ainda assim, como ressaltamos ao longo dos capítulos anteriores, um conhecimento prático de genética médica é fundamental para todos os profissionais da saúde presentes e futuros. Uma história familiar detalhada deve ser parte do registro médico de todo o paciente. Esta informação é tão crítica para o prontuário quanto os sinais vitais, achados de exames e resultados laboratoriais. Além disso, uma história familiar cuidadosamente construída e adequadamente interpretada é uma ferramenta de diagnóstico incrivelmente poderosa. Ao longo deste livro, enfatizamos todos os incríveis avanços em genética molecular. Novas ferramentas empolgantes estão sendo continuamente desenvolvidas. E no rendimento diagnóstico global (i. e., o que fornecerá uma resposta tangível) a história familiar é igualmente tão efetiva quanto todas as opções de exames genéticos combinadas!

Por séculos, as pessoas interessadas em distúrbios genéticos humanos contaram com a história familiar como uma fonte inestimável de informações. Como os avanços tecnológicos emergiram em uma velocidade impressionante ao longo dos últimos anos, a questão que surge é "Ainda há um papel para a história familiar na 'era da genômica' ?" A resposta é um enfático "sim". Apesar de todos os avanços na tecnologia genética, a história familiar continua sendo uma das ferramentas mais informativas na prática médica – de qualquer tipo.

A educação médica tradicional acerca da história familiar foi extremamente subestimada. Todos os médicos deveriam ter a habilidade de obter e interpretar as informações da história familiar. Todo paciente deve ter informações completas da história familiar como parte de seu registro médico. Estas informações devem ser sistemática e periodicamente atualizadas ao longo de sua vida. Elas devem então ser incorporadas no plano médico global. Elas podem auxiliar no diagnóstico, no tratamento e na prevenção de uma série de doenças.

As agências de saúde dos EUA lançaram uma campanha de saúde pública nacional sobre o uso do histórico familiar em novembro de 2004. Esta iniciativa foi desenvolvida para encorajar todas as famílias americanas a aprender mais a respeito de suas histórias familiares. Todo ano desde então, o Dia de Ação de Graças é declarado como o Dia Nacional da História Familiar. As famílias são encorajadas a discutir e a registrar problemas de saúde que aparentem estar segregando em suas famílias enquanto estão reunidas. Os objetivos desta iniciativa estão listados no Quadro 9-1.

Relações familiares

Os heredogramas são simplesmente representações gráficas de membros aparentados e suas relações entre eles. Todos os provedores de assistência médica devem se sentir confortáveis em construir e interpretar heredogramas médicos. Se o leitor precisar revisar este processo, poderá recorrer à primeira parte deste capítulo.

Um elemento importante no cálculo de riscos para a transmissão de uma condição encontrada em um membro da família para outro é determinar o grau de parentesco da pessoa em questão com o indivíduo afetado. Neste contexto, o parentesco podem ser de:

- Primeiro grau: pais, irmãos, prole do probando;
- Segundo grau: avós, netos, tios, tias, sobrinhas, sobrinhos;
- Terceiro grau: primos, etc.

Estes (e outros) graus de parentesco podem ser definidos matematicamente. Números como o coeficiente de parentesco podem ser usados para descrever essencialmente o número relativo de genes compartilhados por dois indivíduos com base em sua ancestralidade. O leitor é remetido de volta às Figuras 6.27 e 6.28 para uma rápida revisão.

Obtenção de uma história familiar no cenário clínico

Em todos os níveis, as principais organizações e autoridades de saúde têm apoiado o papel central que a saúde familiar desempenha no fornecimento de serviços clínicos. Além da iniciativa das agências de saúde dos EUA, endossos e recursos formais vieram de organizações como a American Medical Association e a American Academy of Family Practitioners. Recomendações atuais de "padrão de prática" são de que *todo paciente* em qualquer clínica médica deve ter a história familiar como parte de seu registro médico. Recomenda-se que um

---

Quadro 9-1 | **Metas da iniciativa de saúde familiar americana**

- Aumentar a consciência da população sobre a importância da história familiar para sua própria saúde.

- Fornecer ferramentas acessíveis ao público para reunir, entender, avaliar e usar as informações da história familiar para indivíduos leigos e profissionais da saúde.

- Aumentar a consciência dos profissionais da saúde acerca da importância da história familiar.

- Aumentar a utilização da história familiar por profissionais da saúde e comunicar isso a seus pacientes.

- Aumentar o grau de instrução acerca de genômica e saúde.

- Preparar tanto a população americana quanto seus profissionais da saúde para a era que se aproxima, na qual a genômica será parte integral da assistência médica regular.

heredograma de três gerações seja obtido e periodicamente atualizada em todas as famílias em uma prática médica. Para pacientes pediátricos, isso inclui o paciente, seus irmãos, pais, tias, tios, primos e avós. Para um adulto, pode incluir também os filhos e netos do paciente. As gerações adicionais devem ser incluídas se o paciente souber de outras histórias familiares relevantes em parentes mais distantes. O tipo de informação típica a ser obtida em uma história familiar está listada no Quadro 9-2.

Apesar do estrondoso endosso das principais organizações médicas, na realidade o uso da história familiar na prática médica geral está muito aquém das recomendações publicadas. Médicos muito ocupados simplesmente sentem que não têm tempo suficiente para obter, organizar e analisar as informações da história familiar. A solução requer abordagens inovadoras para a história familiar que necessitem do mínimo de tempo do médico. Uma das melhores ferramentas neste sentido é utilizar um questionário de história familiar. Este formulário pode ser preenchido na sala de espera, ao mesmo tempo em que o paciente também está preenchendo as informações de coleta de dados demográficos. O questionário pode gerar informações da história familiar a partir das quais um heredograma básico pode ser desenhado por funcionários treinados da clínica. O heredograma completo pode, então, estar disponível no prontuário quando o médico entrar no quarto com as outras informações importantes tipicamente fornecidas como principal queixa, sinais vitais e história médica prévia. Neste ponto, tudo que o médico necessita fazer é revisar a genealogia completa e aplicar o conhecimento obtido nos estudos para interpretar e atuar de acordo com as informações. Existem várias ferramentas boas caso o médico queira utilizar ferramentas já desenvolvidas. A maioria delas está prontamente disponível por meio de fontes da internet. Algumas das ferramentas mais conhecidas incluem:

- Em associação com a iniciativa da história familiar discutida anteriormente, o governo dos EUA criou uma ferramenta computadorizada para obter o histórico de saúde de uma família. Ela foi elaborada para guiar pessoas leigas por meio do processo em um contexto fácil e divertido, e pode ser acessada no *link*: https://familyhistory.hhs.gov/fhh-web/home.action.
- A American Medical Association também possui ferramentas para obter o histórico médico de uma família. Este *website* possui formulários separados para pacientes pediátricos, adultos ou pré-natais, que podem ser acessados no *link*: http://www.ama-assn.org/ama/pub/physician-resources/medical-science/genetics-molecular-medicine/family-history.page.
- O National Human Genome Research Institute também possui vários recursos disponíveis no *link*: http://www.genome.gov/11510372.

Famílias são de fato únicas e complexas. É importante que a pessoa que obtém as informações de história familiar esteja ciente de possíveis questões de confusão. Certas situações familiares podem levar à obtenção de conclusões erradas a partir do heredograma. Por exemplo, estima-se que 10% a 15% das pessoas possuam paternidade mal atribuída. Isto é, a pessoa que se acredita ser o pai não é, na verdade, o ancestral biológico. Além das implicações psicossociais óbvias dessa informação, ela iria obviamente inutilizar grande parte das informações obtidas em um heredograma caso não fosse revelada. Isso também é importante nos testes de DNA, como será discutido em um capítulo posterior. Pela natureza desses testes, a paternidade mal atribuída pode ser revelada de maneira não intencional. Entre outras considerações importantes, isso deve ser discutido durante o processo de consentimento informado antes da obtenção das amostras necessárias.

Consanguinidade é definida como o casamento entre dois indivíduos intimamente relacionados. As implicações biológicas e genéticas dessa situação foram discutidas em um capítulo anterior. Do ponto de vista da obtenção de uma história familiar, há vários pontos importantes. Obviamente, há o estigma e até mesmo ramificações legais, de uma união como esta. Por esse motivo, membros da família geralmente hesitarão em revelar esta informação. Surpreendentemente, alguns indivíduos podem nem mesmo estar cientes de um ancestral comum e podem na verdade identificar esta relação através do processo de obtenção da história familiar. Outras potenciais fontes de confusão incluem relações alternativas como adoção, meios-irmãos e pessoas com filhos de diferentes casamentos. Deve-se tomar cuidado para identificar estas relações se for possível, para que as informações da história familiar representem de forma precisa as relações biológicas e genéticas na família.

A questão da confidencialidade é crucial em todos os aspectos do cuidado clínico. Como as condições genéticas envolvem famílias e não apenas indivíduos, proteger a confidencialidade pode requerer esforços extraordinários por parte do profissional de saúde. Isso é especialmente verdadeiro para médicos de família que atendem vários membros da mesma família. Deve-se fazer todo o esforço para manter as informações de cada indivíduo em confidência estrita. Tais informações só deverão ser compartilhadas com outros familiares no contexto de consentimento explícito e documentado ou quando afetarem a saúde de outra pessoa.

Quadro 9-2	Típicas informações a serem obtidas em um heredograma de três gerações

- Idade ou ano de nascimento
- Idade e causa da morte (para os falecidos)
- Etnia de todos os avós
- Informações relevantes para saúde (p. ex., altura, peso)
- Doenças e idade quando diagnosticadas
- Informações relacionadas a aconselhamento e exames genéticos prévios
- Informações relacionadas a gestações (natimortos, infertilidade, abortos espontâneos, complicações, prematuridade)

Interpretação da história familiar

O padrão de prática, então, é ter um heredograma de três gerações atualizada como parte do registro médico de cada paciente. É claro que este é apenas o primeiro passo. Simplesmente ter um heredograma no prontuário não ajuda por si só no cuidado com o paciente. O propósito de um livro como este é preparar os médicos para a incorporação dos princípios da genética médica em sua prática diária. Assim, o médico deve ser adepto da interpretação das informações do heredograma para cada paciente. O heredograma deve ser examinado em busca de informações relevantes. O médico deve se sentir confiante na identificação do que é significativo em uma história familiar. Toda família terá condições medicamente notáveis em alguns indivíduos. O truque é identificar quando algo é significativo ou não. Claramente, a experiência ajuda neste sentido. Os típicos "sinais de alerta" que devem chamar a atenção do revisor são bastante intuitivos (Quadro 9-3). Fatores como o número de indivíduos afetados, manifestações incomuns e o grau de relação devem ser considerados. O médico deve estar alerta para características do padrão dos indivíduos afetados. Se aparentar ser herança mendeliana simples (Capítulo 6), então uma etiologia monogênica pode ser esperada. Se o padrão for claramente familial, mas não permitir um padrão de gene único, uma explicação mais complexa deverá ser considerada (Capítulo 10). A seção de "Correlação Clínica" deste capítulo fornece um exemplo da forma como isso pode parecer na prática.

Respondendo à história familiar

Finalmente, não é suficiente apenas obter uma história familiar e interpretá-la. O passo final é utilizar as informações para modificar o cuidado com o paciente. Se a revisão do heredograma identificar uma história familiar significativa, o médico deverá responder à altura. No evento de uma história familiar positiva significativa, será necessário que o médico:

- Aconselhe a família – dentro de seu próprio nível de conforto para a determinada condição;
- Peça exames indicados específicos;
- Identifique membros familiares em risco;
- Ofereça estratégias preventivas;
- Utilize consulta conforme for necessário.

No contexto da medicina baseada em evidência, a história familiar pode ser usada para modificar diretrizes de rastreamento e protocolos de manejo recomendados para muitos distúrbios comuns (Quadros 9-4 e 9-5).

Quadro 9-4 Condições nas quais as diretrizes estabelecidas para rastreamento populacional são influenciadas pela história familiar

- Câncer de mama
- Miocardiopatia
- Câncer de cólon
- Doença arterial coronariana
- Diabetes
- Dislipidemia
- Deficiência auditiva
- Displasia do quadril
- Hipertensão
- Anemia ferropriva
- Câncer hepático
- Osteoporose
- Câncer de próstata
- Tromboembolismo
- Doença da tireoide
- Deficiência visual

Dados retirados de Guttmacher AE: *The Importance of Family History in Health*. SACGHS. 11 de outubro de 2004. Disponível em: http://oba.od.nih.gov/oba/SACGHS/meetings/October2004/Guttmacher.pdf. Acessado em 28 de agosto de 2012.

Quadro 9-3 Revisão da história familiar

"Sinais de alerta" em uma história familiar
 Número de parentes afetados
 Grau de relação com o probando
 Idade de surgimento dos sintomas
 Gênero menos afetado
 Distúrbios relacionados

História familiar positiva
 Padrão mendeliano
  Condições monogênicas
 Padrão não mendeliano
  Distúrbios complexos

Quadro 9-5 Condições nas quais as diretrizes estabelecidas para manejo são influenciadas pela história familiar

- Câncer de mama
- Câncer de cólon
- Doença cardíaca coronariana
- Atraso no desenvolvimento
- Diabetes
- Enfisema e DPOC
- Insuficiência cardíaca
- Hipertensão
- Pancreatite
- Síncope
- Tromboembolismo
- Câncer de tireoide
- Urticária

Dados retirados de Guttmacher AE: The Importance of Family History in Health. SACGHS. 11 de outubro de 2004. Disponível em: http://oba.od.nih.gov/oba/SACGHS/meetings/October2004/Guttmacher.pdf. Acessado em 28 de agosto de 2012.

Parte 3: Correlação clínica

Caso 1

No contexto da prática médica regular, a história familiar pode ser usada para modificar o cuidado médico. Por exemplo, digamos que um paciente novo se apresente para um "exame médico de rotina" em seu consultório. Sua secretária o recebe na recepção e entrega a ele os formulários a serem preenchidos. Como parte desse procedimento, ele precisa fornecer informações demográficas e de plano de saúde. Também são coletadas informações sobre seu histórico médico prévio e outros médicos que o atenderam. Sabendo o que foi discutido neste capítulo, seu formulário também possui uma cópia de uma ferramenta de história familiar, a qual ele preenche. Sua funcionária treinada pega essa informação e constrói um heredograma. Quando você entra na sala, observa no prontuário recém-feito que o paciente é um homem hispânico de 52 anos de idade que se apresenta para um exame físico de rotina. No formulário da história familiar ele marcou "Sim" para uma história familiar positiva de diabetes, câncer e doença cardíaca. Que intervenção você deve fazer com base nessa história familiar? Se vocês estiver coçando a cabeça, pensando "Eu não tenho informações suficientes" – é claro que você está correto. Então, você vira a página e revisa o heredograma que sua funcionária construiu para você. Ver Figura 9-8. Seu paciente é o indivíduo IV.1. Neste heredograma, a história familiar não parece muito excepcional, não é mesmo? Existe apenas uma pessoa com câncer. Este foi um câncer pancreático em uma idade avançada. Da mesma forma, ela só registra ocorrências únicas de diabetes e doença cardíaca com nenhuma delas parecendo particularmente extraordinária.

Agora, olhe a Figura 9-9. Achamos que você concordaria que esta é bastante diferente do primeiro heredograma, e ainda assim apresenta os mesmos "sim" marcados no formulário de admissão. Este heredograma é significativo. Existem vários indivíduos afetados com ataques cardíacos e AVEs (acidente vascular encefálico). As idades de aparecimento dos sintomas são bastante precoces. De fato, sob questionamento posterior, você fica sabendo que o indivíduo III-1, que morreu aos 52 anos de um ataque cardíaco, na verdade teve seu primeiro infarto do miocárdio aos 38. Observe também uma prima em primeiro grau (III-3), que morreu de ataque cardíaco aos 36! Finalmente, uma rápida revisão da genealogia sugere herança autossômica dominante. Neste caso, sua resposta é muito diferente. Embora seu paciente seja um indivíduo saudável que simplesmente veio fazer um exame físico, sua história familiar grita: "faça alguma coisa". Aqui está sua chance. Você realmente pode fazer parte da intervenção antes do fato, isto é, prevenção real. O que você faria a seguir? No mínimo, o passo mais fácil e mais barato seria simplesmente reunir mais informações. Pedir registros médicos (com libe-

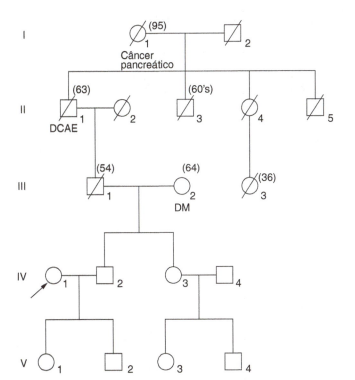

Figura 9-8. Possível heredograma de um novo paciente (IV-1) que se apresenta para um exame físico de rotina. Em seu formulário de admissão, o paciente marcou uma história familiar positiva para doença cardíaca, diabetes e câncer. (DCAE = doença cardíaca aterosclerótica; DM = diabetes melito.)

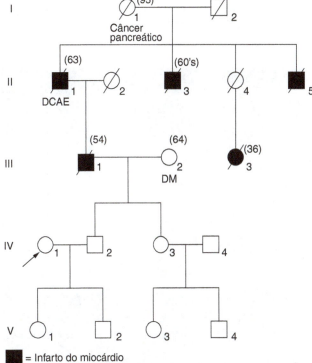

Figura 9-9. Segundo cenário da consulta do novo paciente. O paciente IV-1 marcou a mesma história familiar positiva que na Figura 9-8. Observe as implicações bastante diferentes. (DCAE = doença cardíaca aterosclerótica; DM = diabetes melito.)

rações assinadas) de membros afetados da família seria um ótimo começo. O resto da resposta está além do escopo deste capítulo. Espere pelo Capítulo 10 para ter uma ideia de como seu processo de raciocínio pode ocorrer neste cenário.

Caso 2

Considere o seguinte caso: você faz residência em cirurgia ortopédica e, como parte de seus estágios clínicos, você é encaminhado a uma clínica interdisciplinar de paralisia cerebral. Na clínica, você atende um jovem de 20 anos de idade que tem diagnóstico de "paralisia cerebral". Ele carrega este diagnóstico desde o início de sua infância. Ao examinar seu prontuário, você nota que uma história familiar não faz parte de seu registro médico. Então você faz a pergunta simples: "alguma outra pessoa da família teve paralisia cerebral?" A mãe do paciente fica impressionada com sua pergunta e responde, "sim". Você coleta, então, uma história familiar formal e desenha um heredograma. O produto completo é parecido com a Figura 9-10a. Sendo um jovem médico habilidoso e bem treinado, você olha para esta genealogia e rapidamente conclui que este parece ser um caso de distúrbio recessivo ligado ao X. Seu conhecimento sobre o diagnóstico de paralisia cerebral faz que você questione a precisão do diagnóstico. Por fim, uma ressonância magnética do cérebro é obtida e descobre-se que o paciente apresenta uma atrofia olivopontocerebelar (Fig. 9-10b). Este é um caso real que relatamos em 1989 como um caso raro de atrofia olivopontocerebelar ligada ao X. Ele ressalta o poder de simplesmente perguntar ao paciente sobre sua família.

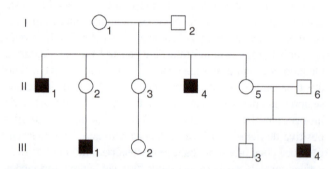

Figura 9-11. Heredogramas: questões práticas. Ver seção de respostas para explicação.

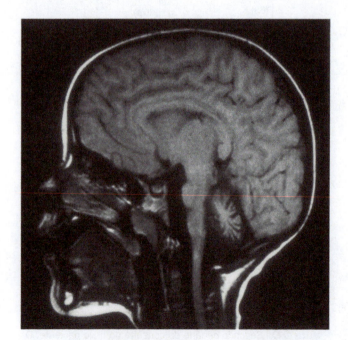

Figura 9-10. (a) Heredograma de um jovem adulto (III-6) com o diagnóstico de paralisia cerebral. Observe o tio e o primo afetados. (b) Ressonância magnética do cérebro do paciente III-6.

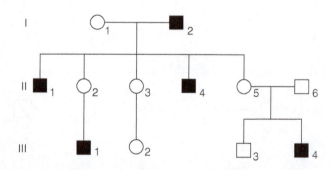

Figura 9-12. Heredogramas: questões práticas. Ver seção de respostas para explicação.

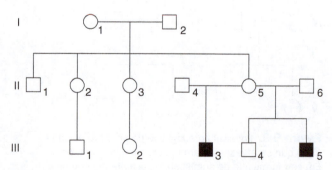

Figura 9-13. Heredogramas: questões práticas. Ver seção de respostas para explicação.

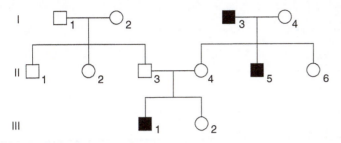

Figura 9-14. Heredogramas: questões práticas. Ver seção de respostas para explicação.

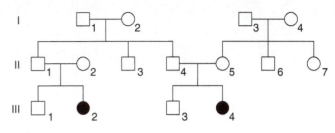

Figura 9-15. Heredogramas: questões práticas. Ver seção de respostas para explicação.

■ Questões práticas

As Questões 1-5 correspondem às Figuras 9-11 a 9-15, respectivamente. Para cada heredograma, identifique o modo de herança mais provável. Para algumas delas pode haver mais de um padrão de herança possível. Em questões práticas como estas e em provas médicas, pede-se que você escolha a *melhor* resposta.

Capítulo 10

Herança multifatorial e interações gene × ambiente

> RESUMO DO CAPÍTULO
>
> O estudo da herança humana geralmente tende a focar em características relativamente simples. Entretanto, como exploramos no Capítulo 2 e em outros, há um amplo caminho de eventos moleculares e de desenvolvimento que conectam o DNA a um fenótipo. Quando o trabalho de Gregor Mendel foi "redescoberto", em 1900, vários pesquisadores tentaram repetir e confirmar suas observações utilizando uma variedade de plantas e animais, incluindo seres humanos. Alguns estudos apoiaram os modelos genéticos mendelianos, mas muitos outros casos foram malsucedidos ou porque os organismos escolhidos apresentavam características diferentes, como o zangão que é haploide, ou porque os traços investigados não tinham a mesma base fenotípica simples que observamos naqueles estudados por Mendel. Algumas pessoas atribuem estes estudos posteriores à má escolha de um sistema experimental, mas na verdade eles abriram caminho para explorar uma dimensão paralela, e muito importante, da complexidade genética.
>
> Isso é historicamente ilustrado pelo trabalho de pessoas como Francis Galton, um primo de Charles Darwin, e Karl Pearson, um dos fundadores da estatística moderna. Hoje se sabe que um traço-chave estudado por eles, a altura humana (Fig. 10-1), é influenciado tanto por um número de genes de segregação independente quanto por muitas variáveis ambientais. Os genótipos não eram simples, portanto a aplicação das regras mendelianas não pôde ser detectada. O trabalho inicial de Galton foi realizado décadas antes da redescoberta dos trabalhos de Mendel, e de fato debateu-se fervorosamente se traços quantitativos teriam a mesma base genética subjacente vista em traços mendelianos mais simples, como cor de flor e forma da semente. Os trabalhos de pioneiros como estes levaram ao estabelecimento de um campo importante da genética, a genética biométrica ou quantitativa, baseada na análise estatística das relações genéticas.
>
> Avanços significativos ao longo das últimas duas décadas viram o surgimento da genética quantitativa como um campo de perspectivas médicas importantes. Ela está levando a um conhecimento mais profundo sobre a forma pela qual os traços são influenciados por *loci* de características quantitativas (*quantitative trait loci*, QTLs). Essa valorização das bases genéticas, da diversidade fenotípica normal e de um grande arranjo de condições médicas significativas reflete a maturidade contínua da genética como uma ciência explicativa. Neste capítulo, discutiremos a base das avaliações fenotípicas e algumas maneiras pelas quais este conhecimento pode ser aplicado em benefício dos pacientes.

Parte 1: Conhecimento e integração de sistemas

Características quantitativas × qualitativas

A maioria dos fenótipos que discutimos até agora são relativamente simples, pois podem ser atribuídos a mutações em um ou dois genes e geralmente seguem regras previsíveis de transmissão e expressão. Por outro lado, vários traços importantes são influenciados não por um gene, mas por diversos genes cujos efeitos são ofuscados por fatores ambientais.

De fato, se analisarmos praticamente todas as características em detalhe, logo perceberemos que todos os genes atuam em uma rede complexa de interações bioquímicas e condições ambientais. Precisa-se apenas lembrar de fenômenos como expressividade variada para ver exemplos. No entanto os mecanismos de herança fundamentais são os mesmos.

Como se pode fazer previsões genéticas sobre características que são tão complicadas? O mais importante, como sempre, é reconhecer que os efeitos genéticos sobre o desen-

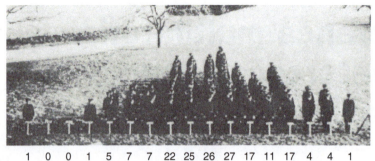

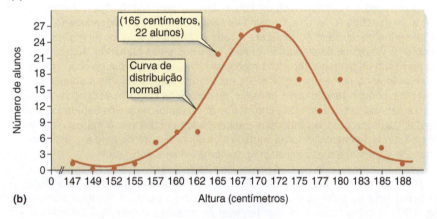

Figura 10-1. A altura humana foi uma das primeiras características quantitativas estudada em detalhe. (a) Distribuição da altura (em centímetros) para 175 alunos da Connecticut Agricultural College em 1914. (b) Apresentação gráfica da altura destes alunos mostrando sua aproximação de uma distribuição normal. (a: Reproduzida, com permissão, de Albert e Blakeslee: Corn and Man. *Journal of Heredity.* 1914;5:51. Oxford University Press. b: Reproduzida, com permissão, de Brooker RJ: *Genetics: Analysis & Principles*, 3rd ed. New York: McGrawHill, 2008.)

volvimento humano são complexos, mas há padrões e relações subjacentes que nos permitem trabalhar efetivamente com traços que no início podem parecer intratáveis.

O limite genético entre "qualitativo" e "quantitativo" é obscuro, porém podemos estabelecer em um contexto definindo característica qualitativa como aquela que pode ser categorizada por uma "qualidade" em um ou mais grupos fenotípicos definidos, como pele pigmentada e albina. Uma característica quantitativa é aquela que deve ser descrita por alguma quantidade ao longo de um espectro de expressões, como o grau de pigmentação da pele de escuro ao claro.

Essa distinção não é simplesmente descritiva. Ela distingue duas formas completamente diferentes pelas quais os fenótipos devem ser analisados. Uma característica quantitativa, por exemplo, distribui os indivíduos em grupos definidos. Quando características como esta são estatisticamente analisadas, são apresentadas em categorias fenotípicas claras (p. ex., sementes verdes *versus* sementes amarelas) e são usados testes estatísticos como o qui-quadrado para avaliar uma relação entre as proporções observadas e aquelas teoricamente esperadas. Para uma característica quantitativa, por outro lado, os fenótipos são definidos por seu posicionamento em alguma escala (p. ex., altura ou grau de pigmentação). Nesse caso, uma comparação entre grupos é dependente de medidas quantitativas como as médias fenotípicas e a faixa de expressão. Os testes estatísticos apropriados são bastante diferentes. Os grupos são comparados por testes-t, análises de variância ou outras abordagens.

Nas seções a seguir discutiremos alguns destes testes estatísticos, entretanto, nossa meta será maior: vamos explorar as maneiras pelas quais se pode pensar a respeito de características quantitativas e suas interações genótipo × ambiente. O objetivo não é somente documentá-los matematicamente, mas esclarecer as incertezas por trás de informações complexas para melhor compreensão dos pacientes e seus familiares.

Descrição quantitativa de distribuições fenotípicas

Pode-se visualizar o arranjo de fenótipos de uma típica característica quantitativa como uma distribuição normal. Esta distribuição pode ser descrita usando estatísticas-padrão. Mesmo exceções como caracteres de limiar (Fig. 10-2), nos quais um certo nível de produto gênico deve ser atingido antes que a carcterística seja fenotipicamente expressa, podem ser interpretados em termos de uma distribuição subjacente de capacidades de desenvolvimento.

A **média** ($\bar{X}$) é o somatório de todas as medidas (ΣX) dividido pelo número de indivíduos da amostra (N). A média omite um elemento importante necessário para previsão. Ela omite a variação observada entre os indivíduos que estão dentro da média na amostra. A **variância** (V) é uma medida de dispersão da característica. Mais especificamente, ela é a média do desvio ao quadrado de cada ponto de dado a partir da média.

$$\text{Variância} = \Sigma N_{i=1} (X_i - \bar{X})^2 / N - 1$$

O valor $N - 1$ é chamado de **graus de liberdade** e é usado para avaliar a força da conclusão em vários testes estatísticos.

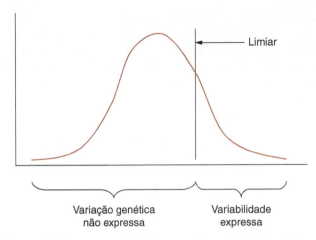

Figura 10-2. Uma distribuição normal de produto bioquímico da atividade gênica pode subjazer uma característica que é expressa apenas quando um limiar é alcançado. Estas características podem parecer descontínuas, embora o mecanismo genético subjacente seja quantitativo.

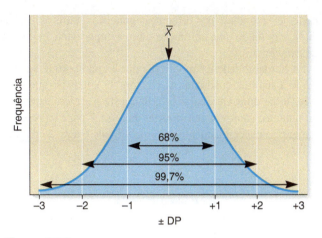

Figura 10-3. Esta regra é que o desvio-padrão subdividirá uma distribuição normal em subgrupos da população previsíveis. (Reproduzida, com permissão, de Brooker RJ: Genetics: *Analysis & Principles*, 3rd ed. New York: McGrawHill, 2008.)

Pode-se pensar a respeito desta medida por um simples experimento mental. Vamos imaginar que reunimos um conjunto de dados, como peso ao nascer. A primeira e a segunda criança têm um peso diferente. Então o peso médio é calculado pela adição dos dois pesos e pela divisão deste valor por dois. Mas ao avaliar a variância em peso, o primeiro bebê não fornece indicação a respeito de quanta variabilidade há em uma medida como essa. A diferença entre os bebês 1 e 2, entretanto, fornece a primeira estimativa de variação, o terceiro bebê fornece uma segunda estimativa, e assim por diante. Dessa forma, há sempre uma menor estimativa de variação da característica do que da média da característica.

$$\text{Desvio-padrão} = s.d. = s. = \sqrt{\text{variância}}$$

A raiz quadrada da variância é chamada de **desvio-padrão**, simbolizado por *s.d.* (*standard deviation*), *s*, ou δ. De maneira semelhante, a variância pode ser simbolizada por V_X (i. e., a variância de x) ou como s^2 ou $δ^2$, já que é o quadrado do desvio-padrão. Normalmente, *s* e s^2 são usados em referência a uma característica medida em uma amostra específica, e δ e $δ^2$ são usados quando nos referimos à população teórica de dados subjacente. Você deverá sempre esperar que a média e o desvio-padrão (ou a variância) sejam apresentados juntos para ter uma descrição completa da expressão fenotípica de uma característica quantitativa.

Uma das aplicações especialmente úteis do desvio-padrão é frequentemente chamada de "regra empírica". Esta regra diz que o desvio-padrão irá subdividir uma distribuição normal em subgrupos previsíveis da população (Fig. 10-3), independentemente da característica considerada. Especificamente, um desvio-padrão acima e abaixo da média de uma distribuição normal conterá aproximadamente 68% dos pontos de dados, enquanto que dois desvios-padrão conterão cerca de 95% e três desvios-padrão irão conter 99,7%. Para um exemplo de sua aplicação, considere a realização de um teste padrão de QI, no qual o escore médio é 100 e o desvio-padrão é 15 pontos de QI. Espera-se que uma população típica tenha 68% de seus membros com um escore de QI entre 85 e 115 pontos e que metade deste número, 34%, tenha um QI entre 100 (a média) e 115. Para uma avaliação mais precisa das diferenças de distribuição, os dados são tipicamente convertidos em unidades de desvio-padrão e comparadas a uma tabela de desvios-padrão normais.

Herança poligênica e herdabilidade

Como o nome sugere, "poligênico" se refere a "vários genes". A base genética dos traços poligênicos é hoje frequentemente encontrada na literatura como *loci* de características quantitativas ou QTLs (*quantitative trait loci*). Técnicas analíticas estão tornando possível identificar alguns dos *loci* que contribuem mais fortemente para certas características quantitativas. Geralmente, é suficiente medir apenas a proporção de variação fenotípica que pode ser atribuída a diferenças genéticas segregando entre os indivíduos, *versus* quanto se deve a fatores ambientais. É o componente genético que tem mais influência na determinação da expressão do traço na próxima geração.

A herdabilidade é uma medida importante, mas frequentemente é mal-entendida. Não se deve igualar alta herdabilidade e alta importância. Ela é uma medida do efeito da variação genética que está segregando, e traços criticamente importantes como aqueles que afetam a sobrevivência ou sucesso reprodutivo [chamados de "traços adaptativos" (*fitness traits*)] raramente toleram altos níveis de variação. A seleção direcional para maximizar a sobrevivência e o sucesso reprodutivo de um indivíduo selecionou contra variações genéticas menos benéficas que pudessem estar presentes no conjunto gênico. Por exemplo, a herdabilidade dos escores de testes de QI em algumas populações é de cerca de 0,60. Isto significa que cerca de 60% da diferença fenotípica entre os indivíduos pode ser explicada por diferenças alélicas. Por outro lado, a herdabilidade de um traço adaptativo importante como a produção de ovos em galinhas ou *Drosophila* é estimada em apenas 0,21 e 0,18, respectivamente. Portanto, a herdabilidade mede simplesmente a proporção de variação fenotípica que pode ser explicada por diferenças genéticas entre os indivíduos, não sendo uma afirmação sobre a importância biológica da característica.

A herdabilidade é simbolizada por h², não porque há algo como a sua raiz quadrada (não há um "h"), mas porque ela é a razão de duas variâncias (s^2). Para esta parte da discussão, no entanto, vamos seguir o estilo que usa V para representar variância. Especificamente, a herdabilidade é a razão da proporção de toda a variância fenotípica (V_P) que pode ser explicada pela segregação genética (V_G), isto é, por diferenças genéticas entre os membros da amostra. Vp por sua vez tem vários componentes, sendo os dois mais importantes a segregação genética e os efeitos ambientais (V_E) (Fig. 10-4). Assim, por razões práticas,

$$h^2 = V_G/(V_G + V_E)$$

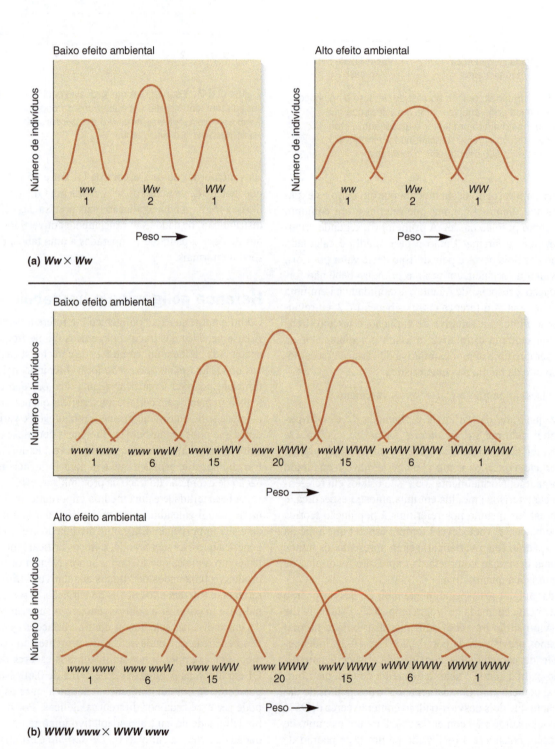

Figura 10-4. Um exemplo (utilizando peso como uma amostra de característica) do efeito do número de alelos e da variação ambiental nas distribuições genéticas quantitativas. (Reproduzida, com permissão, de Brooker RJ: Genetics: *Analysis & Principles*, 3rd ed. New York: McGrawHill, 2008.)

Existe um outro aspecto da herdabilidade que é muito importante lembrar. A herdabilidade é uma medida da proporção de variação fenotípica que pode ser explicada pelas diferenças genéticas entre os membros da amostra. Mas sabemos que os conjuntos gênicos variam de um período de tempo para outro e de uma população para outra. Por este motivo, a herdabilidade é válida apenas para fazer previsões sobre composição genética ou respostas à seleção para a população na qual ela é medida. Ela não pode ser generalizada de maneira válida de uma população para outra. Ignorar este fato populacional genético simples levou a muitas afirmações imprecisas e destrutivas sobre as diferenças genéticas entre as etnias em características como o QI, já que as comparações geralmente generalizavam as herdabilidades de maneiras infundadas.

Interações genótipo × ambiente

As diferenças ambientais podem ser tão importantes quanto as diferenças genéticas na expressão fenotípica. De fato, o mesmo genótipo pode ser expresso de formas bastante diferentes à medida que um fator ambiental relevante muda. Este tipo de relação é chamada de interação genótipo × ambiente (G × A).

Um exemplo clássico de uma interação G × A é a atividade, sensível à temperatura, da produção de melanina em gatos siameses. A enzima é cataliticamente mais ativa em condições mais frias, então mais pigmento é sintetizado nas pontas das orelhas e das patas. Temperatura, componentes nutricionais, comprimento de onda e intensidade da luz, e até mesmo condições internas como idade e gênero podem influenciar a expressão de um dado genótipo.

Heterogeneidade genética

Apontamos anteriormente como um único genótipo pode resultar em diferentes fenótipos por causa de influências ambientais. O oposto também pode ser verdadeiro; o mesmo fenótipo pode ser atribuído a composições geneticamente diferentes. A heterogeneidade genética se refere à situação na qual uma condição ou doença pode ser atribuída a diferentes genótipos subjacentes. Diferentes genes ou diferentes alelos de um único gene podem estar envolvidos em cada caso analisado. Assim, ferramentas como os microarranjos ou o sequenciamento de DNA que revelam a composição individual de cada caso são auxílios importantes para um diagnóstico preciso. Dada a complexidade do desenvolvimento mesmo da mais simples das estruturas anatômicas, casos de heterogeneidade genética deveriam se tornar mais comumente reconhecidos.

Um exemplo de heterogeneidade genética é encontrado na retinite pigmentosa (RP). Nesta condição, mutações em dezenas de genes ou regiões gênicas afetam a estrutura do fotorreceptor do olho. Isso é **heterogeneidade de *locus***. Algumas mutações são mais comuns do que outras. Cerca de 10% dos casos de RP, por exemplo, podem ser atribuídos a mutações no gene da rodopsina no cromossomo 3.

Uma situação relacionada é encontrada na **heterogeneidade alélica**. Nessas situações, diferentes alelos apresentam consequências fenotípicas distintamente diferentes. De fato, em alguns exemplos pensava-se que as condições estivessem ligadas, mas fossem geneticamente independentes até que o sequenciamento e outras técnicas moleculares revelassem sua relação. Existe um número crescente de exemplos desse fenômeno. Um deles está associado com diferentes mutações no gene que codifica a β-globina: uma mutação causa anemia falciforme enquanto outras resultam em várias formas de β-talassemia.

Concordância em gêmeos

Gêmeos fornecem uma oportunidade especial para explorar a repetibilidade da expressão genética. Os gêmeos monozigóticos (MZ) ou idênticos compartilham o mesmo genótipo e, em grande parte, o mesmo ambiente em que se desenvolvem. Os gêmeos dizigóticos (DZ) ou fraternos são provavelmente tão semelhantes quanto qualquer outro par típico de irmãos. Medindo o grau de concordância fenotípica, a **concordância**, entre gêmeos monozigóticos *versus* gêmeos dizigóticos, é possível, portanto, estimar a influência genética sobre uma característica. Alguns exemplos são apresentados no Quadro 10-1.

É importante observar que embora os gêmeos monozigóticos iniciem geneticamente idênticos, isso pode mudar rapidamente. Uma vez que o evento gemelar tenha ocorrido e os dois zigotos retomem/continuem seu desenvolvimento, divergências podem ocorrer. Mutações pós-concepcionais podem ocorrer e frequentemente acontecem. Como estes são eventos amplamente aleatórios, o que ocorre em um gêmeo MZ não é o que ocorrerá no outro. Portanto, embora eles tenham iniciado geneticamente idênticos, é provável que haja múltiplas diferenças genéticas nos gêmeos ao nascer. Conforme foi discutido no Capítulo 7 (Mutações) muitas destas diferenças genéticas podem estar relacionadas com alterações fenotípicas não perceptíveis – e assim os gêmeos ainda parecem ser "idênticos." No entanto, ocasionalmente um gêmeo pode adquirir uma mutação que resulta em uma alteração fenotípi-

Quadro 10-1	Concordâncias de traços em gêmeos mono- (MZ) e dizigóticos (DZ)		
Característica	Concordância MZ	Concordância DZ	h^{2*}
Psicose maníaco depressiva	67	5	~1,0
Asma brônquica	47	24	0,71
Hipertensão	25	7	0,62
Febre reumática	20	6	0,55
Câncer, em qualquer local	16	13	0,15
Morte por infecção aguda	8	9	0

* Observe que a herdabilidade não é um cálculo direto a partir dos valores de concordância de MZ e DZ, então considere sua magnitude independentemente de outros dados; os dados para todas as comparações exceto câncer e morte por infecção aguda, são altamente significativos. (Baseado em Cavalli-Sforza e Bodmer, 1971, *The Genetics of Human Populations*, Freeman and Co., San Francisco.)

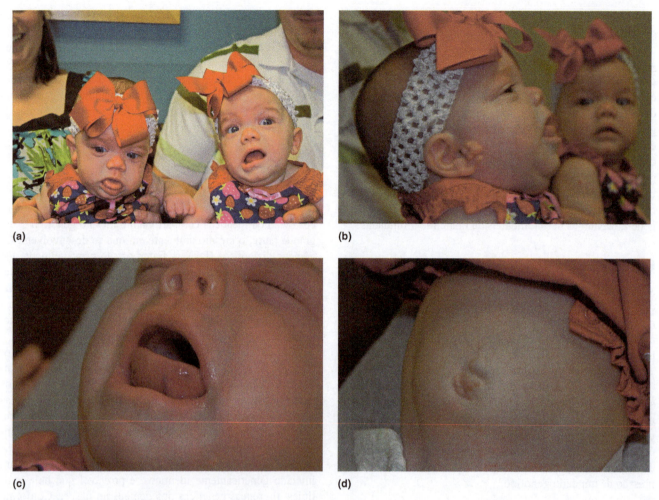

Figura 10-5. (a) Gêmeos monozigóticos discordantes para síndrome de Beckwith Wiedemann (macrossomia, macroglossia, onfalocele). Observe a diferença no fenótipo dos gêmeos. (b, c, d) Gêmeo A mostrando características da síndrome de Beckwith Wiedemann – (b) marcas pré-auriculares, (c) Macroglossia, e (d) Onfalocele (reparada).

ca presente em um gêmeo MZ mas não no outro (Fig. 10-5). Diz-se então que os gêmeos são **discordantes** para este traço.

Uma ressalva em estudos com gêmeos é a de que às vezes é difícil distinguir entre pares mono- e dizigóticos. Testes como o *fingerprinting* de DNA podem ser necessários para estabelecer o grau de similaridade genética. Além disso, gêmeos monozigóticos compartilham o mesmo genótipo, mas também compartilham muitas condições ambientais importantes como nível nutricional e casos de doenças infecciosas. A comparação de gêmeos idênticos criados juntos com os raros exemplos de gêmeos idênticos criados separadamente pode fornecer uma resposta parcial. Mas quando adotados de maneira independente, gêmeos idênticos são frequentemente criados por famílias com ambientes semelhantes, como vida urbana *versus* rural, nível educacional dos pais adotivos, ou número de outras crianças no lar. Dados de gêmeos são, portanto, informativos, mas não sem limitações.

É útil também ter em mente que se pode usar outros exemplos de genótipo compartilhado para quantificar a influência genética sobre um traço, ou seu **risco de recorrência**. O risco de recorrência está relacionado ao grau de genótipo compartilhado esperado entre parentes. Para uma condição atribuída a um único gene, o risco de recorrência para irmãos é de 0,50 e ele diminui pela metade para cada etapa de separação na genealogia (p. ex., tia – sobrinho = 0,25; primos em primeiro grau = 0,125).

Parte 2: Genética médica

Até o momento, discutimos anormalidades citogenéticas (Capítulo 5) e distúrbios monogênicos (Capítulo 6) como grandes categorias de etiologias de distúrbios genéticos humanos. Esses modos de herança seriam mais bem caracterizados como unifatoriais. Isto é, uma única alteração genética chave é responsável pela maior parte do fenótipo. Historicamente, estas condições foram as primeiras a serem descritas e estão entre as condições genéticas melhor compreendidas. Entretanto, elas são também relativamente raras quando se considera todos os distúrbios médicos humanos. Em geral,

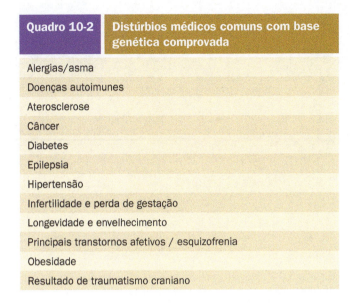

Quadro 10-2	Distúrbios médicos comuns com base genética comprovada
Alergias/asma	
Doenças autoimunes	
Aterosclerose	
Câncer	
Diabetes	
Epilepsia	
Hipertensão	
Infertilidade e perda de gestação	
Longevidade e envelhecimento	
Principais transtornos afetivos / esquizofrenia	
Obesidade	
Resultado de traumatismo craniano	

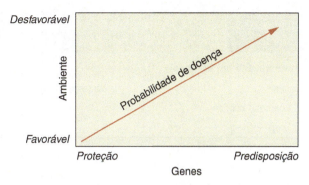

Figura 10-6. Representação gráfica do conceito de tendências cumulativas na herança multifatorial. À medida que o número de fatores genéticos adversos e ambientais se acumula, as chances de expressão da doença aumentam igualmente.

as doenças mais comuns tendem a apresentar modos de herança mais complexos. Ainda assim, elas terão contribuição genética significativa para explicar sua ocorrência (Quadro 10-2). Na primeira parte deste capítulo, os conceitos de interações gene-ambiente foram explicados. Aqui, vamos discutir as aplicações destes conceitos na prática clínica.

Herança multifatorial

"Multifatorial" como o nome sugere significa "muitos fatores". Isso significa simplesmente que tanto os fatores genéticos quanto os ambientais possuem contribuições significativas para o fenótipo. É importante observar que, em um sentido literal, todas as condições médicas são "multifatoriais". É difícil imaginar qualquer condição que não tenha algum grau de base genética bem como algum grau de modificação ambiental do fenótipo (i. e., os distúrbios mendelianos e cromossômicos, conforme discutido, podem ter/têm influências ambientais que podem modificar de alguma maneira o fenótipo). Por convenção, o modelo ou mecanismo mais simples é designado para uma dada condição para se obter as previsões mais precisas de resultados (risco de recorrência/padrão familiar/modo de transmissão). Assim, distúrbios mendelianos e cromossômicos não são classificados de maneira convencional como tendo "herança multifatorial".

Assim sendo, o que então constitui a herança multifatorial? As principais características incluem:

1. Presença de variabilidade genética sem a identificação de um *mecanismo unifatorial* para explicar o padrão de transmissão.
2. Estudos familiares indicam um risco maior de parentes afetados.
3. Fatores ambientais podem exercer uma influência significativa no fenótipo.

Condições que exibem herança multifatorial geralmente envolvem processos fisiopatológicos ou morfogenéticos complicados. Isso significa que a busca por uma etiologia se torna significativamente mais complicada. A busca não é por "um gene" responsável pela condição. Em vez disso, o padrão que melhor descreve o que é observado pode envolver múltiplos genes diferentes interagindo com mais de um fator ambiental. Conforme descrito na primeira parte deste capítulo, a expressão de traços multifatoriais envolve um **limiar** biológico. O conceito é de que cada indivíduo tem um conjunto de **susceptibilidades** para uma dada condição. Essas susceptibilidades são ambos os fatores genéticos e ambientais. Cada indivíduo possui sua combinação única de genes protetores ou de predisposição e influências ambientais favoráveis ou desfavoráveis (Fig. 10-6). Para uma pessoa qualquer, um número crescente de susceptibilidades leva a pessoa para o limiar biológico. Quando as contribuições cumulativas de todas as susceptibilidades genéticas e ambientais excedem um certo limite, a capacidade do organismo de proteger contra as susceptibilidades é ultrapassada, e o traço é observado (Fig. 10-2).

Como os traços multifatoriais são observados em famílias, várias características gerais são observadas em sua transmissão. Os princípios básicos de herança exibidos por traços multifatoriais são:

1. A condição não segrega na família de uma maneira mendeliana reconhecível (gene único) ou outra forma unifatorial.
2. O risco de recorrência da condição é maior em parentes quando comparado à sua ocorrência na população em geral.
3. Existe uma diminuição não linear nos riscos de recorrência com o aumento da distância da relação. Em geral, os riscos de recorrência são mais altos nos parentes de primeiro e segundo graus. Assim que a distância da relação se torna maior que o terceiro grau, o risco cai para o risco basal da população em geral.
4. Existe um risco maior com o aumento do número de indivíduos afetados.
5. Dentro do espectro de condições de expressão variável, há um risco maior visto com uma maior gravidade do distúrbio observado nos indivíduos afetados.
6. Vários traços multifatoriais apresentam um viés de gênero (i. e., ocorrem com maior frequência em um gênero do que no outro) (Quadro 10-3). É interessante notar que um risco de maior recorrência é observado se a pessoa afetada for do gênero normalmente menos afetado.

Quadro 10-3	Condições multifatoriais relatadas com um significativo viés de gênero
Aumentadas em homens	
Condição	Aumento (H:M)
Estenose pilórica	5,0
Legg-Perthes	5,2
Hirschprung	3,7
"Pé torto" (*talipes equinovarus*)	2,0
Fenda labial + fenda palatina	1,6
Aumentadas em mulheres	
Condição	Aumento (M:H)
Escoliose idiopática	6,6
Displasia congênita de quadril	3,3
Anencefalia	1,6
Espinha bífida	1,2
Fenda palatina	1,4

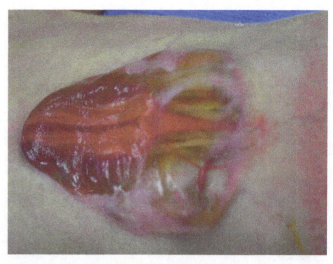

Figura 10-7. Região lombossacra de um bebê com um defeito de tubo neural inferior (i. e., espinha bífida/mielomeningocele).

Quadro 10-4	Riscos de recorrência empíricos para defeitos neurais (DTN)
Fator de risco familial	Risco para uma criança subsequente afetada (%)
Uma criança com DTN	5
Duas crianças com DTN	10
Três crianças com DTN	21
Genitor com DTN	4

Para a maioria dos traços multifatoriais não sabemos o suficiente acerca dos fatores genéticos e ambientais envolvidos para que tenham uso prático clínico. Para a maioria, portanto, não é possível fazer aconselhamento etiológico-específico, e isso é frequentemente confuso e frustrante para os pacientes. Entretanto, ainda há informações úteis que podem ser fornecidas. Se uma condição multifatorial for suficientemente comum para gerar dados populacionais razoáveis, dados empíricos de risco recorrente podem estar disponíveis e ser fornecidos à família. O aconselhamento de **risco empírico** é a aplicação dos dados observados na população quando pouco se sabe sobre os fatores subjacentes. O risco recorrente para uma determinada família é baseado no que se observou em outras famílias semelhantes. Ele envolve a identificação de recorrências em subpopulações definidas que são específicas de cada condição e situação.

Defeitos de tubo neural (DTNs), por exemplo, são malformações congênitas do tubo neural embrionário. A falha do tubo neural em fechar adequadamente levará a anomalias do encéfalo e/ou da espinha dorsal e das estruturas ósseas adjacentes (Fig. 10-7). Existe uma variedade de expressão dependendo de onde/quanto do tubo neural falha em fechar. Estes defeitos são relativamente comuns, ocorrendo em cerca de 1 a 2 por 1.000 nascimentos. Defeitos de tubo neural exibem herança multifatorial. Como eles são suficientemente comuns, dados de risco empírico foram coletados (Quadro 10-4). Estes dados são aplicáveis no cenário clínico que pode acontecer desta forma: um jovem casal atendido tem uma criança que nasceu com um defeito de tubo neural. A gestação não teve complicações. Uma revisão cuidadosa da história familiar não revela nenhum outro membro conhecido da família com um defeito de tubo neural. O exame da criança não demonstra nenhum outro problema além do DTN. O casal agora quer saber "quais são suas chances de ter outra criança com um DTN?" Ao se referir aos dados do Quadro 10-4, pode-se determinar que a resposta à sua pergunta é 5%. Embora isso pareça bastante simples, ainda há muita informação útil dentro dela. Conforme a discussão anterior, várias deduções baseadas no modelo multifatorial podem ser feitas. Primeiro, o risco de 5% claramente não sugere um distúrbio mendeliano (monogênico). Segundo, este risco pode ser comparado ao risco basal (populacional). Isto é, o risco de recorrência é de "apenas" 5% (e para a família isso significa uma chance de 95% de que a criança subsequente não terá um DTN). Ainda assim, um risco de recorrência de 5% quando comparado à incidência na população em geral de 1/1.000 representa um aumento de 50 vezes.

Dependendo da quantidade de dados disponíveis, ainda mais informações podem ser discernidas a partir de dados empíricos. Fenda labial e palatina estão entre as anomalias estruturais congênitas mais comuns em seres humanos (Fig. 10-8). Fendas orofaciais ocorrem em 1 a 2 por 1.000 nascidos vivos. Cerca de metade dos pacientes nascidos com uma fenda apresenta a fenda em conjunção com outras anomalias estruturais (i. e., fendas "complexas"). Os outros pacientes possuem apenas uma fenda; isto é, fendas isoladas ou não sindrômicas. A ocorrência de fendas isoladas pode ser explicada por um modelo multifatorial conforme descrito anteriormente. Embora intensas pesquisas continuem a definir a etiologia das fendas, muito é ainda desconhecido. Em geral, exames genéticos para fendas não sindrômicas não estão prontamente disponíveis. Assim sendo, quando um paciente

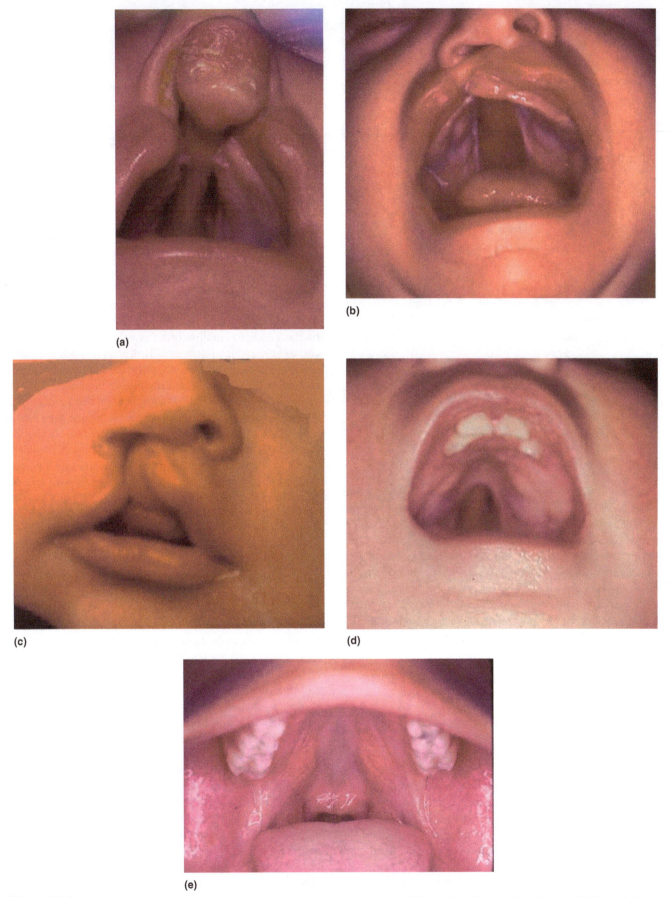

Figura 10-8. Pacientes apresentando o espectro de fendas labiais e palatinas. (a) Fenda labial e palatina bilateral. (b) Fenda labial unilateral com fenda palatina. (c) Fenda labial unilateral envolvendo alvéolo. (d) Fenda palatina. (e) Fenda palatina submucosa (oculta).

Quadro 10-5	Dados de risco de recorrência para fenda labial com/sem fenda palatina
Incidência populacional basal	0,1%
Risco de recorrência por grau de relação com a pessoa afetada	
Primeiro grau	4%
Segundo grau	0,7%
Terceiro grau	0,3%
Risco de recorrência por natureza da relação com a pessoa afetada	
Irmão	4%
Filho	4,3%
Risco de recorrência pelo número de parentes afetados	
1 parente de primeiro grau afetado	4%
2 parentes de primeiro grau afetados	10%
[3 ou mais parentes afetados de primeiro ou segundo grau devem levantar a questão de um distúrbio unifatorial]	
Risco de recorrência por gravidade	
Fenda labial unilateral	2,5%
Fenda labial unilateral e fenda palatina	4,1%
Fenda labial bilateral	5,6%
Risco de recorrência considerando viés de gênero	
Homem afetado, risco de irmã afetada	2,8%
Mulher afetada, risco de irmã afetada	4,4%

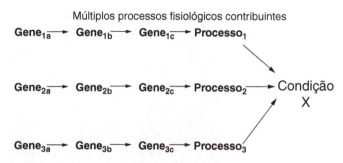

Figura 10-9. Diagrama de múltiplos processos fisiológicos, cada um deles com múltiplas contribuições gênicas para um distúrbio hipotético (condição X) que exibe herança multifatorial.

com uma fenda não sindrômica é atendido, o aconselhamento genético é feito utilizando dados empíricos. Como as fendas são condições relativamente comuns, e porque múltiplas pesquisas populacionais grandes foram publicadas, existem extensos dados empíricos (Quadro 10-5). Os dados deste quadro são regularmente utilizados no aconselhamento de famílias com crianças com fendas, pois ressaltam as principais características da herança multifatorial (relação com a incidência basal, relação com indivíduo afetado, número de pessoas afetadas, gravidade da expressão e desvio de gênero).

Um melhor entendimento da herança multifatorial

Atualmente, para DTNs e várias outras condições, este tipo de informação é ainda a única informação de risco de recorrência disponível clinicamente que pode ser fornecida às famílias. De fato, isso é o que se utiliza rotineiramente na clínica de maneira regular. Embora seja útil ter esta informação, ela é uma *média* populacional. Na realidade, o risco de recorrência de 5% atribuído ao casal anterior não é na verdade seu risco de recorrência real, mas um risco médio para um grupo de casais com circunstâncias semelhantes. O risco individual para um dado casal pode ser bastante baixo (como geralmente o é) ou às vezes pode ser significativamente maior. Entretanto, na ausência de informações etiológicas específicas, não se pode determinar o que é verdadeiro para um caso específico.

Claramente o que se precisa é um melhor entendimento dos fatores genéticos e ambientais subjacentes que contribuem para a expressão de qualquer traço multifatorial. Quanto mais se descobre acerca dos fatores envolvidos, melhores (mais específicas e mais precisas) são as previsões passíveis de serem feitas. Conforme previamente mencionado, a maioria das condições multifatoriais envolve processos fisiológicos complexos que interagem. Tipicamente, cada um desses processos terá múltiplos componentes cada um deles separadamente regulados geneticamente. A Figura 10-9 mostra como isso pode parecer. Portanto, pela maneira antiga de se pensar, a pergunta que poderia ser feita era: "que gene causa a condição X?" Em retrospectiva, a razão para isso era simplesmente a visão simplificada da herança multifatorial prevalente na época. Um rápido exame da figura mostra que a pergunta mais precisa seria: "qual dos vários genes possíveis está atuando em uma determinada família com a condição X?"

Um bom exemplo disso pode ser visto em como o nosso conhecimento acerca do diabetes e da genética subjacente a ele mudou ao longo do tempo. O diabetes melito (DM) é um distúrbio metabólico caracterizado por intolerância a carboidrato (altos níveis séricos sanguíneos de glicose).

Existem vários tipos de diabetes classificados pelo suposto mecanismo fisiológico. O tipo mais comum é o tipo II, que ocorre em quase 10% de todos os adultos nos EUA. A principal alteração patogênica no DM tipo II é a resistência à insulina. O padrão de herança da DM tipo II é mais bem descrito como multifatorial. Na década de 1980, pesquisadores ambiciosos se lançaram na busca do "gene" que causa o DM tipo II. Apesar dos bravos esforços, pouco progresso foi feito. Estudos iniciais identificaram **genes candidatos** com base no conhecimento da fisiologia da condição. Era então lógico suspeitar que mutações em genes como o do receptor de insulina ou o gene da insulina propriamente dito fossem responsáveis pelo DM tipo II. À medida que estas possibilidades eram exploradas, logo ficou evidente que o que poderia ser uma suposição muito lógica estava errada. De fato, a maioria dos genes candidatos deduzidos por pesquisadores provaram ser não significativos (Quadro 10-6).

Ao longo dos últimos 30 anos, muito progresso foi feito para o entendimento da etiologia do DM tipo II. Utilizando técnicas de escaneamento genômico, vários fatores genéticos importantes que predispõem ao DM tipo II foram identifica-

Quadro 10-6	Genes candidatos para diabetes melito tipo II
\multicolumn{2}{l}{Genes hoje excluídos como principais contribuintes para diabetes tipo II}
\multicolumn{2}{l}{   Receptor de insulina}
\multicolumn{2}{l}{   Gene da insulina}
\multicolumn{2}{l}{   Fator de crescimento semelhante à insulina II [IGF 2]}
\multicolumn{2}{l}{   Genes de transporte de glicose [Glut]}
\multicolumn{2}{l}{Genes hoje comprovados como contribuintes significativos para a ocorrência de diabetes tipo II}
Gene	**Função gênica**
KCNJ11	Canal de potássio de ilhotas pancreáticas
SUR1 (ABCC8)	Receptor de sulfonilureia
TCF7L2	Regula a expressão do gene de pró-glucagon
IGF2BP2	Proteína de ligação ao receptor de IGF2
ID1	Principal regulador da formação e diferenciação de células beta
Conexina 32/Conexina 34	Proteínas de junções tipo *gap*
FTO	Influencia massa de gordura e peso
Antígeno FAT/CD36	Metabolismo de ácidos graxos
NR4A1/ NR4A3	Fatores de crescimento
Tomosina-2	Inibidor da secreção de insulina
HMGA1	Diminui produção do receptor de insulina

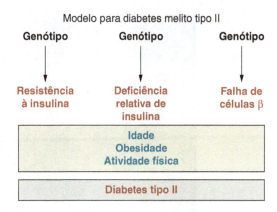

Figura 10-10. Influências na ocorrência de diabetes melito tipo II. Três principais processos fisiológicos fazem interface com fatores ambientais.

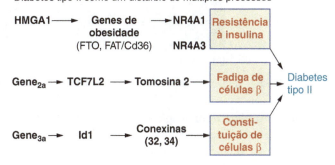

Figura 10-11. Diagrama de múltiplos processos fisiológicos, cada um deles com múltiplos genes contribuintes para o diabetes melito tipo II como um distúrbio multifatorial ilustrativo.

dos (Quadro 10-6). É fascinante olhar para esta lista e perceber que a descoberta destas ligações provavelmente nunca teriam ocorrido sem as análises do genoma inteiro. A lógica simplesmente não teria levado os pesquisadores às respostas. Uma vez que estes fatores tenham sido identificados, eles podem ser ligados aos processos fisiológicos primários envolvidos. Para nosso exemplo de DM tipo II, os principais processos fisiológicos envolvidos parecem ser resistência à:

1. estimulação da insulina (não mediada pelo receptor de insulina);
2. constituição e massa de células β, e;
3. fadiga de células β.

Células β são as células do pâncreas que produzem e secretam insulina. Claro que estas predisposições genéticas devem interagir com modificadores ambientais. Ao longo das décadas, os fatores de risco ambientais para diabetes não mudaram. Obesidade, sedentarismo e idade são modificadores claros da composição genética. A relação de todos estes fatores com a ocorrência geral de DM tipo II pode ser visualizada como nas Figuras 10-10 e 10-11. A etapa final, então, é aplicar este conhecimento na área clínica. Seria necessário realizar exames genéticos para identificar que gene(s) contribui(em) para um dado fator. O aconselhamento sobre risco de recorrência poderia ser dado como informação etiológica específica. Terapias seriam projetadas para lidar com o mecanismo patogênico específico que foi rompido. Para o diabetes e vários outros dos chamados distúrbios comuns, este ponto final está à vista.

Herança poligênica (oligogênica)

A herança poligênica, como o nome sugere, significa "vários genes", mas influências ambientais também são importantes na determinação do fenótipo final. Embora muitos geneticistas utilizem os termos "multifatorial" e "poligênico" como sinônimos, aqui queremos focar no componente genético. O conceito de herança poligênica é o de que há múltiplos genes que contribuem individualmente para o fenótipo de maneira cumulativa. O efeito aditivo da contribuição genética geral determina então um "tamanho" relativo ou grau de expressão. Tradicionalmente, herança poligênica tem sido utilizada para descrever a expressão de características quantitativas (p. ex., altura, peso, circunferência do crânio, pressão arterial, e assim por diante). Observações clínicas de traços poligênicos geralmente identificam relações matemáticas dos traços nas famílias. A altura, por exemplo, é um dos traços poligênicos melhor compreendidos. Observações simples das pessoas rapidamente identificaram a natureza hereditária da altura. É intuitivo que pessoas mais altas tenham tendência a ter filhos mais altos (Fig. 10-12). No evento de um genitor alto e outro genitor baixo, os filhos geralmente têm alturas intermediárias

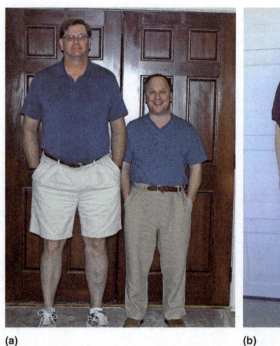
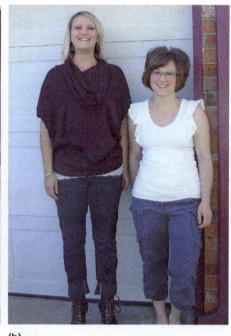

Figura 10-12. (a) Dois homens adultos, cada um deles pai de uma filha. (b) Não deve ser difícil adivinhar qual é a filha de qual pai.

Múltiplos estudos **auxológicos** grandes escaneando muitas décadas identificaram várias características importantes da herança da altura. Primeiro, há um claro dimorfismo sexual. Simplesmente, homens tendem a ser mais altos do que as mulheres. Nas famílias com os mesmos genitores, os filhos homens em geral são mais altos do que as filhas mulheres. Segundo, o determinante primário da altura de uma criança é a altura dos genitores. As alturas de outros parentes mais distantes têm pouca influência ou previsibilidade sobre a altura de uma dada criança.

Clinicamente, esta relação pode ser representada pela fórmula a seguir:

Altura (cm) de menino
$$= \frac{\text{altura do pai (cm)} + \text{altura da mãe (cm)} + 13 \text{ cm}}{2}$$

Altura (cm) de menina
$$= \frac{\text{altura do pai (cm)} + \text{altura da mãe (cm)} - 13 \text{ cm}}{2}$$

Embora simples, estas duas fórmulas fornecem uma estimativa precisa da altura adulta final de uma criança dadas as alturas parentais. A altura esperada então é simplesmente uma média da altura dos genitores com um ajuste para o gênero da criança. A primeira pergunta que geralmente se segue é: "então como é que todos os irmãos homens com os mesmos genitores não têm a mesma altura?" A resposta é simplesmente que este número é uma altura *média* calculada para as crianças. O resto da equação é um desvio-padrão de 5 cm em torno desta média.

Então, vamos aplicar isso. Uma mãe tem 162,5 cm de altura e um pai, 185,4 cm. Utilizando a fórmula mencionada previamente, a altura-alvo (média esperada) de seus filhos homens seria de 180,5 cm. Se um desvio-padrão (DP) for 5 cm, então 95% de seus filhos homens terão a previsão de estar entre 170,5 cm e 190,5 cm. Estas informações possuem grande utilidade clínica. Quando crianças são atendidas para avaliação de baixa estatura, há duas perguntas principais e complementares que precisam ser respondidas:

1. Qual a altura-alvo da criança (i. e., quão alta achamos que ela *deverá* ser quando o crescimento estiver completo), e
2. Qual a altura prevista (i. e., quão alta achamos que ela *será* quando o crescimento estiver completo).

A comparação destas duas respostas permite determinar que paciente possui uma estatura baixa "normal" *versus* patológica.

Relações semelhantes também existem para outras características quantitativas nas pessoas. A inteligência estimada pelo teste de QI é outro destes exemplos. A relação do QI de uma criança também é próxima a uma média dos QIis dos pais. Notavelmente, entretanto, o dimorfismo sexual observado para altura não se aplica ao QI (i. e., mulheres têm previsões de QI que são as mesmas de seus irmãos homens).

O pensamento inicial sobre a herança poligênica visualizava numerosos genes (talvez centenas), cada um deles com um pequeno efeito aditivo sobre o fenótipo. A expressão final seria então o "escore" cumulativo de todas as somas e subtrações em relação ao fenótipo. Isto é, uma pessoa com 80 genes positivos e 20 genes negativos para altura teria altura acima da média. Evidências atuais sugerem uma situação um tanto diferente. Para a maioria das condições poligênicas, há na verdade um pequeno número de (talvez 3-5) influências gênicas principais responsáveis pela maior parte do fenótipo. Apenas alguns genes segregando independentemente podem gerar uma distribuição normal do traço (Fig. 10-13). O restante do fenótipo (e uma distribuição mais homogênea) pode ser

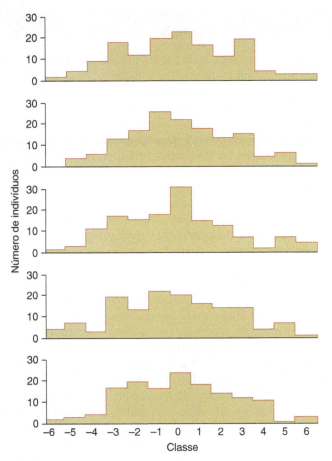

Figura 10-13. Distribuições fenotípicas produzidas em uma característica quantitativa representativa no qual apenas dois genes segregantes são responsáveis por 90% do efeito genético. (Reproduzida, com permissão, de Thoday JM e Thompson JN: The number of segregating genes implied by continuous variation. *Genetica*. 1976;46:335-344.)

atribuída ao tamponamento ambiental e às contribuições relativamente menores de um número qualquer de "pequenas" alterações genéticas.

Susceptibilidade genética de fatores ambientais

Um aspecto particularmente importante das interações gene-ambiente é o conceito de susceptibilidade genética. Susceptibilidade genética se refere às alterações genéticas que um indivíduo possui que alteram sua resposta a exposições ambientais específicas. Entender como o genoma de uma pessoa influencia em sua resposta ao ambiente possui muitas implicações para tratamentos direcionados e, mais importante, para a prevenção. O Quadro 10-7 lista apenas alguns exemplos de

Quadro 10-7	Exemplos de genes relatados nos quais mutações produzem uma maior susceptibilidade a fatores ambientais
Gene	**Susceptibilidade aumentada**
Mutação do Fator V de Leiden	Coágulos sanguíneos com contraceptivos orais, fumo
GSTM1 (glutationa transferase, classe mu 1)	Câncer pulmonar e fumo
EPHX1 (epóxido hidrolase)	Cirrose alcoólica, síndrome da hidantoína fetal
NRAMP1 (proteína natural de macrófago associada à resistência 1)	Tuberculose
CCR5 (receptor de quimiocina tipo C-C 5)	Infecções por HIV
APOE (apolipoproteína E)	Doença de Alzheimer, resultado em traumatismo craniano

susceptibilidades genéticas conhecidas. Ao revisar esta lista, esperamos que você se impressione com o quão significativas estas susceptibilidades podem ser.

Vamos usar a primeira da lista, fator V de Leiden, para realçar este conceito. Um polimorfismo de nucleotídeo único no gene do fator de coagulação V, chamado de mutação de Leiden, ocorre em cerca de 7% da população em geral. Esta determinada mutação torna o fator V mais resistente à degradação, portanto, ele permanece na circulação por mais tempo do que o normal. A consequência disso é uma tendência maior para formar coágulos sanguíneos patológicos. Pessoas que são heterozigotas para a mutação de Leiden possuem risco significativamente maior de trombos espontâneos, coagulação anormal em associação com eventos de precipitação como cirurgia ou trauma e mesmo com o uso de contraceptivo oral. De fato, algumas estimativas sugerem que esta mutação é potencialmente responsável por 40% de todos os trombos patológicos. Como a mutação de Leiden ocorre em 7% da população em geral, é fácil extrapolar que cerca de 0,1% da população será homozigota para a mutação. Homozigotos para a mutação de Leiden possuem risco de trombos aumentado em uma ordem de magnitude. Considere, então, qual seria o risco em uma mulher de meia-idade, homozigota para a mutação do fator V de Leiden e que também fuma e inicia o uso de contraceptivos orais! A esperança é de que este tipo de conhecimento possa ser usado em estratégias preventivas utilizando rastreamentos genéticos para identificar susceptibilidades genéticas, identificar e evitar exposições de alto risco, e prevenir morbidade e mortalidade.

Parte 3: Correlação clínica

No Capítulo 3, os teratógenos foram brevemente introduzidos. Aqui é um bom lugar para olhá-los com um pouco mais de detalhe. Os **teratógenos** são exposições ambientais que uma mulher pode encontrar durante a gestação e que podem afetar de forma adversa o desenvolvimento fetal. Em um passado não muito distante, o conhecimento prevalente era de que o útero era uma barreira quase impenetrável que protegia o bebê em desenvolvimento de forma segura dentro da mãe. No começo da década de 1960, a ciência da teratologia emergiu e se expandiu rapidamente. Entende-se que o feto não está protegido de muitas exposições ambientais que a mãe pode encontrar. O Quadro 10-8 lista apenas alguns dos mais importantes teratógenos humanos. Como um grupo, os teratógenos são extremamente importantes, pois representam uma causa de anomalias congênitas (defeitos de nascença) que são completamente evitáveis.

A exposição ao álcool (etanol) deve ser facilmente a exposição teratogênica mais comum em nossa sociedade. É impressionante que a síndrome alcoólica fetal (SAF) não tenha sido medicamente definida até meados dos anos 70. Desde então, uma grande quantidade de literatura emergiu sobre os efeitos da exposição fetal ao álcool no útero. Como se vê, há uma grande faixa de resultados nas exposições do feto ao álcool. Na extremidade grave do espectro está a SAF. As características da SAF incluem alterações faciais características (mais notavelmente filtro apagado, lábio superior fino e fissuras palpebrais curtas), microcefalia, crescimento linear diminuído e vários tipos de anomalias estruturais (Fig. 3-31). As crianças com SAF também apresentam problemas cognitivos e comportamentais. Entretanto, nem todas as crianças expostas a quantidades significativas de álcool no útero terão SAF. De fato, o que se observa em crianças com exposições significativas ao álcool *in utero* é que cerca de um terço terá SAF, um terço terá problemas de desenvolvimento neuronal e comportamental que podem ser atribuídos à exposição, e um terço não terá efeitos aparentes da exposição. Como um todo, estes podem ser chamados de *espectro de defeitos congênitos relacionados ao álcool*.

Saliente ao tema deste capítulo (interações gene-ambiente), pesquisas sugerem que a explicação para a ampla faixa de resultados após a exposição ao álcool *in utero* é de fato a susceptibilidade genética. Diferenças nos genomas fetal e materno parecem afetar o resultado final. Algumas destas diferenças genéticas mostraram ser alterações genéticas que influenciam o metabolismo e a eliminação do álcool. No momento, não se pode simplesmente prever que feto terá qual resultado. De longe, o ponto mais importante a levar disso é: atualmente não há quantidade segura conhecida de exposição ao álcool para um dado feto. É preocupante saber que ainda há médicos que "prescrevem" álcool para mulheres grávidas "acalmarem seus nervos" ou que dizem às mulheres ser permitido beber após o primeiro trimestre de gestação. É necessário que todos os profissionais de assistência médica compreendam a postura adequada sobre esta questão, pois a única recomendação que deve ser feita é *evitar completamente o álcool durante toda a gestação para todas as mulheres*. Também é importante ressaltar que a maioria das gestações nos EUA não são identificadas antes das 6 a 8 semanas de gestação. Se forem tomadas providências para evitar tais exposições, são necessárias medidas de educação e saúde pública para alcançar todas as mulheres em idade reprodutiva. A importância disso não pode ser subestimada. Estimou-se que um terço de todas as deficiências de desenvolvimento neuronal e neurocomportamentais poderiam ser eliminadas simplesmente evitando as exposições fetais ao álcool!

Embora permaneça muito a ser aprendido sobre as reais alterações genéticas que alteram a susceptibilidade do feto ao álcool, há outros exemplos para os quais existem informações mais detalhadas. Por exemplo, a síndrome da hidantoína fetal (SHF) é outra síndrome teratogênica análoga à SAF. A SFH é observada em crianças expostas, durante a gestação, à medicação anticonvulsivante hidantoína ou seus derivados. As crianças com SFH possuem traços craniofaciais característicos, distúrbio de crescimento, atraso do desenvolvimen-

Quadro 10-8	Principais teratógenos humanos
Etanol (síndrome alcoólica fetal)	
Fármacos antiepilépticos (síndrome da hidantoína fetal)	
Infecções (infecções "TRCH")	
Cigarros / outros produtos contendo nicotina	
Tolueno (inalantes)	
Substâncias de abuso	
Medicamentos prescritos	
Medicamentos de venda livre, vitaminas, ervas e "naturais"	
Quimioterápicos	
Condições médicas maternas (p. ex., diabetes, fenilcetonúria)	

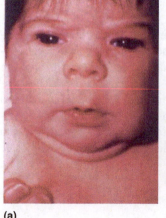 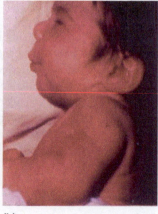

(a) (b)

Figura 10-14. Bebê com síndrome da hidantoína fetal.
(Reproduzida, com permissão, de Buehler BA, Bick D, Delimont D: Prenatal prediction of risk of the fetal hydantoin syndrome. *N Engl J Med*. 1993.)

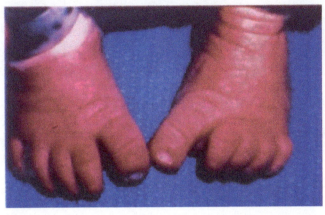

(c)

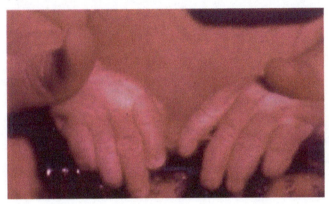

(d)

Figura 10-14. (*continuação*)

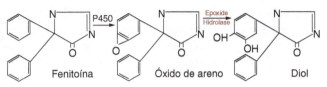

Figura 10-15. As duas primeiras etapas da degradação da fenitoína. (© Dilantin).

to neuronal, anomalias nos membros, hipoplasia das unhas e hirsutismo (Fig. 10-14). Semelhante ao que foi observado na SAF, nem toda criança exposta a derivados de hidantoína durante a gestação terá SFH; de fato, apenas cerca de um terço terá. Ao tentar responder a pergunta: "por que apenas algumas das crianças com esta exposição terão SFH?", os pesquisadores focaram no metabolismo do fármaco (Fig. 10-15). Em última análise, a susceptibilidade genética para SFH provou ser devida a mutações no gene da enzima epóxido hidrolase (a segunda etapa do metabolismo do fármaco). Com quase 100% de previsibilidade, pode-se determinar quais crianças terão SFH quando expostas à hidantoína no útero – aquelas com defeito na epóxido hidrolase. Portanto para SFH, a susceptibilidade para a teratogenicidade do fármaco demonstra ser uma condição autossômica recessiva que opera em nível fetal. Esta descoberta entusiasmante foi relatada em 1990 e foi um dos primeiros exemplos em que a base molecular da susceptibilidade a uma exposição ambiental foi comprovada.

■ Questões práticas

1. Suponha que uma condição, o *azulzismo*, ocorre normalmente em uma população de indivíduos. Após cuidadosa análise genética de centenas de pessoas da população, você descobre três genes diferentes localizados em três diferentes cromossomos (*azulzismo* 1, *azulzismo* 2 e *azulzismo* 3). Uma mutação em qualquer um destes genes pode causar esta condição. A partir destas informações, você pode concluir que:
   A. O *azulzismo* exibe herança multifatorial.
   B. O *azulzismo* exibe herança poligênica.
   C. Há acentuadas influências ambientais no *azulzismo*.
   D. Não há influências ambientais no *azulzismo*.
   E. O *azulzismo* exibe heterogeneidade genética.

2. Qual dos seguintes é verdadeiro sobre as condições que apresentam um padrão de herança multifatorial?
   A. O risco de recorrência é menor se mais de um membro da família for afetado.
   B. Se a expressão da doença no probando for mais grave, o risco de recorrência é mais baixo.
   C. O risco de recorrência é maior se o probando for do gênero menos afetado.
   D. O risco de recorrência para a doença é bastante alto mesmo em parentes distantes.
   E. Influências ambientais não são importantes.

3. Assuma que o tamanho do nariz seja herdado de maneira poligênica. Baseado nisso, você poderia prever que:
   A. Pelo menos 50 genes diferentes contribuem para o tamanho do nariz.
   B. Uma pessoa com um nariz grande que se casa com uma pessoa de nariz pequeno teria maior probabilidade de ter filhos com nariz de tamanho normal.
   C. Haveria um alto efeito de limiar para pessoas com pouca tendência para um nariz grande.
   D. Uma pesquisa populacional provavelmente mostraria uma curva bimodal com a maioria das pessoas tendo um nariz grande ou pequeno.
   E. Mulheres teriam tendência a ter nariz menor do que homens.

4. Estenose pilórica (EP) é uma condição associada com hipertrofia (aumento) do músculo do piloro (saída do estômago). Bebês com EP geralmente apresentam vômitos

graves, começando em torno de 2 a 6 meses de vida. A EP é herdada de maneira multifatorial e é mais comum em meninos. O primeiro bebê de um casal (um menino) nasceu com EP. Começou quando ele tinha 2 meses de idade. Os pais vêm consultá-lo com perguntas sobre risco de recorrência. As informações corretas a serem transmitidas a eles incluem:
A. Seu risco de recorrência seria menor se o primeiro filho (afetado) tivesse sido uma menina.
B. Se a EP fosse menos grave (início aos 6 meses), o risco de recorrência seria maior.
C. Se houver qualquer outro parente afetado, o risco seria menor.
D. O risco de recorrência é de cerca de 20% a 25%.
E. A herança da estenose pilórica também poderia ser chamada de monogênica.

5. Em relação à exposição ao álcool *in utero*:
A. É uma ocorrência rara.
B. Não apresenta importância clínica real.
C. Todas as crianças expostas ao álcool no útero terão SAF.
D. A melhor recomendação médica é evitar completamente o álcool em todos os estágios da gestação.
E. Não há efeitos genéticos no impacto destas exposições.

Capítulo 11

Rastreamento e testes genéticos

RESUMO DO CAPÍTULO

Provavelmente seja óbvio que para a maioria das pessoas a qualidade do conhecimento é limitada pela qualidade da informação. Se nossas informações forem falhas, também o será nosso conhecimento. Ao contrário, quanto mais aprendemos, melhor será nosso conhecimento sobre processos e eventos. O advento dos bancos de dados compartilhados, da internet e de outras ferramentas de comunicação nos deu uma visão sem precedentes sobre os eventos que se desenrolam ao redor do mundo. De forma semelhante, avanços em tecnologias de diagnóstico molecular, bioquímico e outros estão mudando os limites dos testes e rastreamentos genéticos. Mas precisamos colocar isso em perspectiva histórica. Descobertas moleculares definiram as bases para as mudanças recentes na história relativamente curta do avanço tecnológico. Há pouco tempo, recursos como bancos de dados personalizados de DNA e testes genéticos direcionados sequer eram imagináveis. Hoje, a única previsão correta sobre o futuro dos dados genômicos individualizados é a de que as informações vão aumentar.

Ao considerar os testes genéticos disponíveis, uma pergunta bastante razoável é: "por que não simplesmente obter as informações mais detalhadas em primeiro lugar? Faça um sequenciamento de DNA". Esta é, afinal de contas, a era da genômica (Fig. 11-1). O sequenciamento do DNA vem sendo aplicado para identificar variações genéticas entre indivíduos, em grupos populacionais, e em centenas de espécies dos reinos animal e vegetal. Mas o sequenciamento pode ser comparativamente caro e demorado. Além disso, pode fornecer mais informações do que realmente é necessário para responder à maioria das questões clínicas. De fato, às vezes a massa de informações pode na verdade ocultar o resultado-chave.

Neste capítulo, iremos explorar alguns dos crescentes arranjos de testes genéticos que estão disponíveis atualmente, embora devamos reconhecer que este campo avançará rapidamente à medida que novas técnicas são descobertas e aplicadas. Isso cria um desafio constante para médicos e conselheiros genéticos. Mas isso não é ruim. Uma bateria crescente de ferramentas analíticas e recursos de dados – em outras palavras, o "desafio da informação" – significa boas notícias para a profissão médica e para os pacientes. Ainda, significa que todos nós precisamos estar atualizados sobre os novos avanços. Este capítulo irá focar em alguns dos aspectos práticos dos testes e avaliações de condições genéticas nos pacientes. Quais são as ferramentas disponíveis para analisar a condição de um paciente? Que princípios guiam o rastreamento e a interpretação? Não surpreendentemente, o tópico deste capítulo provavelmente mudará quase que diariamente no mundo da prática médica.

Mas por trás deste avanço em tecnologia se esconde uma antiga questão: o que tudo isso significa? Não é incomum que os resultados de um rastreamento de DNA relatem "achado de significado clínico desconhecido". O aviso deve ser claro: mais informação não o torna necessariamente mais inteligente.

Parte 1: Conhecimento prévio e integração de sistemas

Desequilíbrio de ligação

Os padrões de segregação foram discutidos no Capítulo 5, "Citogenética". Vimos que, se dois genes estão em cromossomos diferentes ou a mais de 50 unidades de mapa de distância no mesmo cromossomo, irão segregar de maneira independente. No cruzamento mendeliano de *A a B b* × *a a b b*, por exemplo, os quatro tipos segregando a partir do genitor di-híbrido terão cada um uma frequência esperada de 1/4: *AB*,

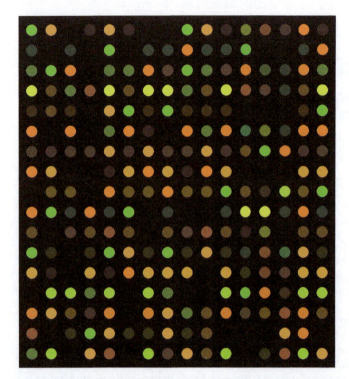

Figura 11-1. Uma pequena porção de um grande microarranjo de DNA ou *"chip* gênico". Cada um dos pontos coloridos mostra a ligação de cDNA sintetizado a partir de RNA isolado de uma amostra de tecido e marcado com fluorescência. A cor do ponto indica a quantidade de ligação e portanto a quantidade relativa de RNA na amostra original.

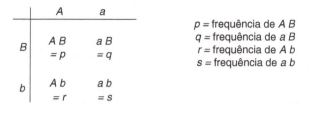

$$D = \begin{vmatrix} p & q \\ r & s \end{vmatrix} = \begin{vmatrix} p & q \\ r & s \end{vmatrix} = ps - qr$$

Figura 11-2. O desequilíbrio de ligação é medido pelo determinante gamético, D, que quantifica o desvio da associação ao acaso (ou *equilíbrio* de ligação) entre pares de alelos. É o determinante de uma matriz composta pelas quatro formas nas quais os alelos de dois genes podem estar ligados. O produto das duas ligações em *cis*, p e s, deve ser igual ao produto das duas ligações em *trans*, q e r, a menos que haja alguma associação não aleatória entre os alelos.

Ab, *aB*, e *ab*. Mas se os dois genes estiverem próximos um do outro no mesmo cromossomo, haverá uma tendência de que os dois alelos sejam herdados juntos, de forma que os quatro tipos irão desviar dos valores de equilíbrio esperados. Dependendo do arranjo dos alelos no genitor di-híbrido, duas dessas quatro combinações (digamos, *AB* e *ab*) ocorrerão com maior frequência do que a esperada ao acaso.

Quando generalizamos a partir desse cruzamento mendeliano familiar para ver o comportamento dos genes na população, a mesma expectativa básica ainda se aplica. Alelos se combinam em função de sua frequência no cruzamento. Em uma população, entretanto, as frequências dos alelos *A* e *a* (e dos alelos *B* e *b*) são geralmente muito diferentes. Ainda assim, prevê-se que os alelos segreguem em função de suas frequências individuais, uma aplicação da regra do produto da probabilidade. Mas se houver alguma associação entre esses dois genes na população, como estarem próximos um do outro no mesmo cromossomo, as combinações alélicas não serão aleatórias (i. e., elas não estarão em equilíbrio). Em outras palavras, haverá **desequilíbrio de ligação**.

O desequilíbrio de ligação é geralmente expresso em termos das expectativas de álgebra matricial, como apresentado na Figura 11-2. O determinante de uma matriz (D) é a diferença entre os produtos de duas associações de gametas em *cis* e duas em *trans*, (*A B* × *a b*) − (*A b* × *a B*). Portanto, D é formalmente o "determinante gamético", o determinante de uma matriz composta pelas quatro combinações de alelos em dois *loci*. No contexto genético, é a diferença entre as ligações em *cis* e em *trans* na amostra populacional e é simplesmente uma medida de associação. Se não houver preferência de associação entre as duas variáveis, elas são "des-associadas", e os arranjos em *cis* possuem a mesma frequência que os arranjos em *trans*. Nesse caso, o valor de D é igual a zero. Mas se os alelos nos *loci A* e *B* estiverem ligados, em *cis* ou em *trans*, o valor de D será significativamente positivo ou negativo, dependendo de qual das ligações *cis* ou *trans* for favorecida. Esta ideia é amplamente aplicada na medida de associação entre marcadores de DNA segregantes e características de interesse genético.

Tal como acontece com a maioria dos indicadores, no entanto, é preciso tomar cuidado. Por exemplo, pode haver associação estatística sem associação funcional se, por exemplo, a população tiver recentemente passado por um gargalo e a recombinação ainda não tiver tido tempo para alcançar o equilíbrio de ligação. Além disso, uma associação funcional entre alelos geralmente é forte evidência de ligação entre estes genes, mas as funções gênicas relacionadas mostrando desequilíbrio de ligação nem sempre necessitam estar cromossomicamente ligadas. Elas podem simplesmente estar ligadas pela função.

Tipos de testes genéticos

A habilidade para detectar marcadores de relevância diagnóstica no genoma humano depende de várias camadas de informação. Alguns marcos importantes na história dos testes genéticos são apresentados no Quadro 11-1. Não há dúvidas de que novas técnicas continuarão a melhorar a qualidade do diagnóstico. Técnicas disponíveis diferem em seu custo, em sua facilidade de disponibilidade e em sua habilidade para esclarecer condições genéticas subjacentes específicas. Não há uma técnica adequada para todas as situações. Além disso, conhecer a fonte genética de uma condição é apenas a primeira etapa do processo. Opções de tratamento, se houver, são uma questão a parte.

Em uma extremidade do espectro das conexões genéticas, um cariótipo nos permite identificar alterações em larga escala

Quadro 11-1	Linha do tempo observando marcos importantes em testes genéticos
1953	Identificação da estrutura de dupla-hélice do DNA
1956	Estabelecimento do número cromossômico modal de seres humanos em 46
1959	A síndrome de Down é o primeiro distúrbio genético a ter sua etiologia identificada por teste genético
1970	Hibridização *in situ*
1970s	Desenvolvimento de técnicas de bandeamento cromossômico
1973	Tecnologia de DNA recombinante, endonucleases de restrição
1975	Rastreamento sérico materno para anomalias fetais
1985	Reação em cadeia da polimerase (PCR)
1987	Hibridização fluorescente *in situ* (FISH)
1992	Hibridização genômica comparativa (CGH)
1997	Isolamento de DNA fetal no sangue materno
2001	Sequenciamento genômico humano
2004	Identificação de polimorfismos em larga escala (CNVs) no genoma humano
2006	Disponibilização de análises de SNPs no genoma inteiro diretamente ao consumidor
2007	Sequenciamento de nova geração

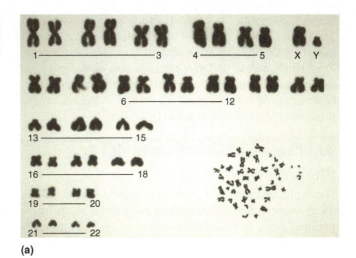

(a)

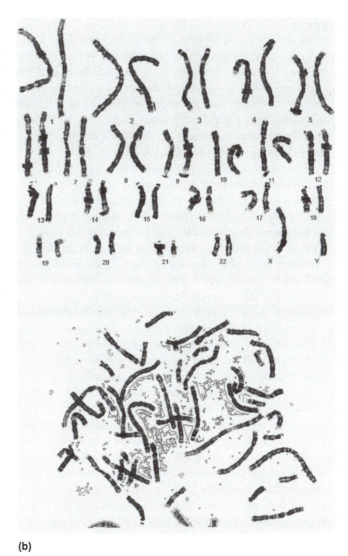

(b)

Figura 11-3. (a) Cariótipo de baixa resolução. Disposição aleatória no canto inferior direito. Nenhum padrão de bandas observado. (b) Cariótipo de pró-metáfase (de alta resolução). O painel inferior é uma disposição aleatória. O painel superior mostra os cromossomos arranjados por tamanho e número (cariótipo). Observe o bandeamento estendido; este é um estudo de cerca de 600 bandas.

em número e estrutura cromossômicos. Alguns exemplos disso foram discutidos no Capítulo 5. Utilizando imagens de alta resolução de cariótipos de cromossomos pró-metafásicos, que não estão completamente condensados, cerca de 800 a 1.000 bandas cromossômicas podem ser detectadas (Fig. 11-3). Assim, cada banda contém em média 25 genes. Alterações cromossômicas estruturais que envolvem perdas ou duplicações de grandes seções podem ser diagnosticadas dessa forma, assim como qualquer alteração em número cromossômico.

Nas próximas seções, vamos explorar algumas técnicas amplamente empregadas que fornecem informações de alta resolução sobre o genoma de um paciente. Não há dúvidas de que estas abordagens mudarão rapidamente à medida que as técnicas existentes forem refinadas e novas forem projetadas e implementadas.

Hibridização fluorescente *in situ* (FISH)

Qualquer *locus* clonado pode ser mapeado em sua posição em um cromossomo metafásico por hibridização fluorescente *in situ* (*fluorescent* in situ *hybridization*, FISH). Uma amostra de células em processo de divisão interrompido é colocada em uma lâmina de microscópio, os cromossomos são fixados e o DNA é cuidadosamente desnaturado, mantendo ainda sua organização cromossômica fundamental. Uma sonda marcada preparada a partir de um fragmento de DNA clonado é então colocada na lâmina e incubada para permitir que a hibridização ocorra no cromossomo *in situ*. Após a remoção da sonda não hibridizada, o cromossomo pode ser visualizado sob luz UV com um microscópio, de forma que as regiões fluorescentes e os marcos de bandeamento cromossômico possam ser correlacionados (Fig. 5-24). A resolução desta técnica, entretanto, é tão boa quanto a resolução das bandas do cariótipo. Fragmentos-padrão de DNA clonados com cerca de 100 kb cada para uso como sondas de FISH estão disponíveis em vários centros de recursos genéticos no mundo todo como cromossomos artificiais de bactérias (BACs).

Análise de polimorfismos de nucleotídeo único (SNP)

Uma aplicação crescente do desequilíbrio de ligação associado ao sequenciamento genômico é encontrado na análise de polimorfismos de nucleotídeo único (SNP). SNPs (normalmente pronuncia-se "*snips*") são diferenças de um único nucleotídeo que se enquadram na definição de polimorfismo, isto é, onde a forma mais comum é encontrada com uma frequência menor do que 99% em uma população. Um dos líderes na descoberta de SNPs é o *The SNP Consortium* (TSC), um grupo de companhias farmacêuticas e o Wellcome Trust do Reino Unido que descobriu mais de 1,8 milhões de SNPs no genoma humano. Alguns dos laboratórios estão hoje caracterizando SNPs representativos por sua frequência alélica em várias populações mundiais. Estima-se que haja 10 milhões de SNPs no genoma humano e o objetivo é desenvolver um banco de dados de SNP para estudos de associação.

A importância dos SNPs é principalmente por seu papel como marcador de *locus* de DNA. Embora seja verdade que alguns SNPs podem ser a base de um fenótipo mutante em uma região codificante, outros servem como marcos neutros para o mapeamento de associação. Isso permite que sua cossegregação com um traço de interesse seja acompanhada para determinar a localização genética do traço. Dessa maneira, eles são usados para aplicações que vão desde o mapeamento dos componentes mais importantes de um traço poligênico até a comparação de amostras de DNA em investigações forenses ou de paternidade. À medida que a eficiência do sequenciamento direcionado se expande, os marcadores SNP podem auxiliar em decisões individuais como a identificação de medicamentos que podem ser adequados para genótipos específicos.

Uma abordagem relacionada é a base do Projeto Internacional HapMap, que visa identificar regiões cromossômicas. Seria extremamente dispendioso investigar todos os 10 milhões de SNPs para mapear um traço, então o Projeto HapMap concentra-se em grupos de ligação, ou haplótipos. Cada haplótipo pode ser representado por um único SNP, chamado de *tag* SNP; portanto, o número que necessita ser rastreado para mapear um dado gene-alvo é reduzido para cerca de 500.000. Isso será mais discutido no Capítulo 15 ("Genética de Populações").

Hibridização genômica comparativa baseada em arranjos (aCGH)

A **hibridização genômica comparativa** (*comparative genomic hybridization*, CGH) é uma técnica para medir alterações no número de cópias do DNA. Ela é aplicada, por exemplo, no rastreamento de células tumorais para deleções, duplicações e aneuploidia com grande eficiência. Para CGH baseada em arranjos, o DNA-controle é marcado com um corante fluorescente (amarelo), e o DNA teste é marcado de maneira contrastante (vermelho). As duas amostras são misturadas, gerando um ponto laranja no microarranjo para cada seção na qual as amostras-controle e teste estão na mesma concentração genômica. Mas se a região genômica na amostra-teste diferir do controle, o ponto no microarranjo irá fluorescer de forma diferente. Vermelho indica uma duplicação e, portanto, um excesso relativo de marcação vermelha da amostra teste, enquanto um ponto fluorescente amarelo indica uma deleção no DNA-teste e, assim, um excesso relativo de marcação da amostra-controle. Em geral essa técnica fornece informações específicas de mapa genômico e pode detectar qualquer alteração maior do que cerca de 50 kb, embora algumas aplicações da técnica possam ter uma resolução de 100 pb ou menos.

Estratégias de sequenciamento de DNA

As técnicas para determinar a sequência de DNA de um gene foram primeiramente desenvolvidas no início da década de 1970, e o método de terminação de cadeia desenvolvido por Frederick Sanger logo se tornou a abordagem preferida. O **sequenciamento dideóxi** (ou **sequenciamento de Sanger**) usa uma reação de replicação de DNA modificada na qual uma proporção de um dado didesoxirribonucleotídeo (ddNTP, Fig. 11-4) é adicionada à mistura. Como o nome sugere, um didesoxirribonucleotídeo tem dois oxigênios ausentes ("di"-"desoxi"; -H em vez de -OH em ambas as posições 2' e 3') em comparação aos desoxirribonucleotídeos do DNA normal, que não possui uma hidroxila apenas na posição 2'. A enzima de replicação responsável pela extensão da nova cadeia de DNA precisa de uma 3'-OH para a adição de um novo nucleotídeo. Quando ela encontra o 3'-H de um didesoxirribonucleotídeo, o alongamento da cadeia é interrompido. Quatro reações de sequenciamento complementares são montadas, cada uma delas com um dos didesoxinucleotídeos (ddATP, ddTTP, ddCTP ou ddGTP) incluído na reação (Fig. 11-5). O tamanho dos fragmentos é comparado pela corrida dessas quatro reações lado a lado; assim, o nucleotídeo que causou a terminação pode ser determinado para cada tamanho de fragmento. A lista resultante é a sequência de nucleotídeos que compõem a fita complementar (recém-sintetizada).

Modificações dessa abordagem utilizam nucleotídeos marcados radioativamente ou iniciadores (*primers*) marcados

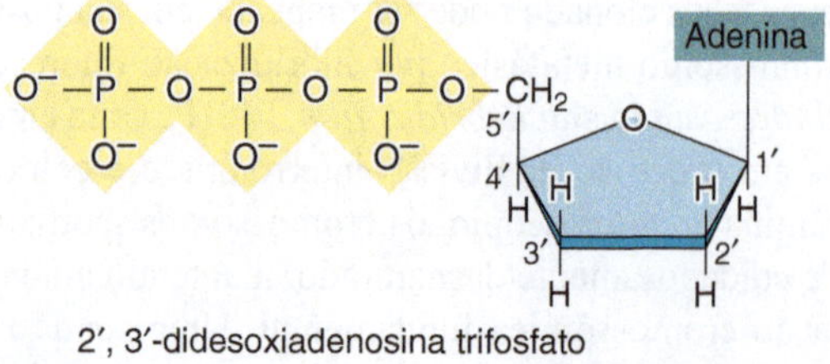

2', 3'-didesoxiadenosina trifosfato

Figura 11-4. Um didesoxinucleotídeo, ddATP. O grupo 3' não possui uma molécula de oxigênio; portanto, a DNA-polimerase não consegue ligar um novo nucleotídeo nesta posição. O alongamento da cadeia é interrompido. (Reproduzida, com permissão, de Brooker RJ: *Genetics: Analysis and Principles*, 3rd ed. New York: McGraw-Hill, 2008.)

Estratégias de sequenciamento de DNA **233**

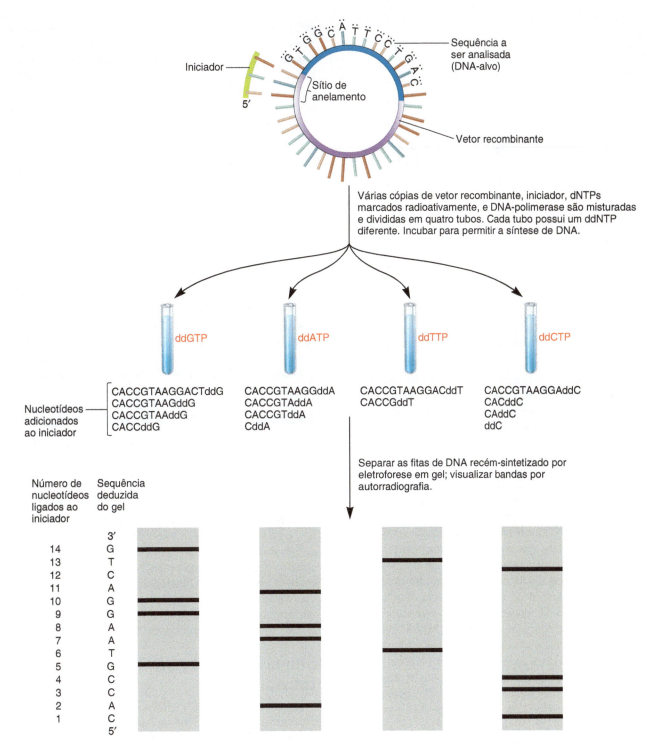

Figura 11-5. Um exemplo de sequenciamento de DNA pelo método didesóxi de Sanger. Começando com um molde de DNA de fita simples, as reações são realizadas com um iniciador (*primer*), os quatro dNTPs e a polimerase. Em cada uma das quatro reações, no entanto, uma pequena proporção de um dos didesoxinucleotídeos (ddNTPs) é incluída. Quando um destes é incorporado na fita crescente, o alongamento da cadeia para. Os comprimentos de todas as fitas terminando com um dado ddNTP podem ser lidos por suas distâncias de migração em um gel. Comparando todos os quatro tipos de géis, pode-se ler os nucleotídeos terminais e deduzir as sequências. (Reproduzida, com permissão, de Brooker RJ: *Genetics: Analysis and Principles*, 3rd ed. New York: McGraw-Hill, 2008.)

fluorescentemente que suportam a automação do processo de sequenciamento. O sequenciamento com corante terminador (*dye-terminator sequencing*), por exemplo, envolve quatro corantes fluorescentes separados, um para cada ddNTP. As fitas resultantes passam através de finos tubos capilares por um detector de fluorescência a *laser* que determina o ddNTP incorporado por seu comprimento de onda emitido (Fig. 11-6). Uma limitação comum do sequenciamento automatizado é o tamanho dos fragmentos, de até cerca de 1.000 bases, que podem ser processados de maneira eficiente. Esta limita-

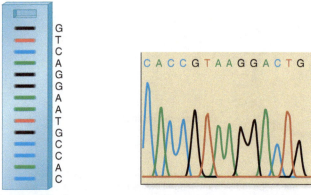

(a) Gel de sequenciamento automatizado **(b) Resultado do sequenciamento automatizado**

Figura 11-6. O sequenciamento automatizado é baseado na leitura dos nucleotídeos incorporados em cada posição terminal (ddNTP) por sua fluorescência. À medida que cada fragmento é passado através de um tubo capilar, um detector de fluorescência lê e grava seu comprimento de onda. Essa leitura é complementar ao molde de DNA original sendo testado. (Reproduzida, com permissão, de Brooker RJ: Genetics: *Analysis and Principles*, 3rd ed. New York: McGraw-Hill, 2008.)

ção se deve, pelo menos em parte, à reduzida habilidade para distinguir fragmentos longos que diferem em apenas um nucleotídeo. As técnicas que sequenciam moléculas de DNA individuais também estão sendo desenvolvidas.

Sequenciamento de alta performance

A aplicação de rastreamento genético avançado para o diagnóstico de pacientes e em pesquisa requer tecnologias de sequenciamento rápidas e baratas. Esta é uma área da genética médica que deverá continuar a crescer rapidamente. Dentro desta área, e em pleno desenvolvimento, estão as tecnologias de alta performance nas quais milhares, ou até mesmo milhões, de sequências são processadas ao mesmo tempo.

Um exemplo inicial de uma abordagem de alta performance é o sequenciamento massivo de assinatura paralela (*massively parallel signature sequencing*, MPSS), ou sequenciamento paralelo em massa, um sistema baseado em esferas. Embora tenha sido realizado apenas pela empresa original, Lynx Therapeutics, antes de se tornar obsoleto, muitas de suas propriedades são encontradas nos produtos de sistemas de sequenciamento posteriores, de nova geração ("*next-gen*"). Estes geram centenas de milhares de pequenas sequências de DNA por cDNAs ou produtos de PCR.

Sequenciamento de nova geração

Um dos primeiros sistemas de nova geração foi o sequenciamento Polony, utilizado para sequenciar um genoma completo de *Escherichia coli* em 2005, com alta precisão e a um custo significativamente reduzido. Ele empregava uma abordagem de sequenciamentos múltiplos para ler milhões de fitas de DNA imobilizadas a uma fração do custo do tradicional sequenciamento de Sanger.

O **pirossequenciamento** é um processo de sequenciamento durante a síntese. Fragmentos de DNA fita simples com 300 a 800 pb são ligados a esferas em uma emulsão de água em óleo antes de serem amplificados por PCR. Cada esfera é então colocada em um pequeno poço em um *chip* de fibra óptica. Após adicionar os reagentes de sequenciamento, os quatro nucleotídeos do DNA são adicionados em uma ordem fixa a todos os poços da placa. Cada vez que o nucleotídeo adequado é adicionado à fita crescente, ele gera um sinal de luz que é registrado por uma câmera. O pirossequenciamento 454 depende do sequenciamento paralelo em larga escala que pode gerar cerca de 500 Mb de dados por 10 horas de corrida. Em 2006, a 454 Life Sciences, uma empresa de biotecnologia especializada em abordagens de alta performance, relatou o sequenciamento do primeiro milhão de pares de bases do genoma do Neandertal. Em 2007, como resultado do seu Projeto Jim, relatou a finalização da primeira sequência completa de um indivíduo, James Watson, codescobridor da estrutura do DNA.

Em contraste ao pirossequenciamento, o sequenciamento Illumina estende o DNA apenas um nucleotídeo por vez. Ele usa corantes terminadores reversíveis e quatro tipos de ddNTPs marcados fluorescentemente que são incorporados e fotografados, antes que o corante e o bloqueador terminal 3' sejam removidos e o próximo ciclo seja iniciado. Em 2010, o genoma completo do Neandertal foi publicado usando uma combinação das tecnologias de sequenciamento 454 e Illumina.

Sequenciamento de exoma completo

Como você lembra, o éxon é uma parte da sequência de DNA que codifica uma molécula de mRNA madura, isto é, a parte de um gene que codifica uma proteína. Isso vale para a maioria, mas não para todos os genes do genoma humano. Utilizando microarranjos para capturar segmentos de DNA que correspondem a um conjunto definido de éxons codificadores, o sequenciamento se concentra na porção codificadora do genoma. Isso pode ser chamado de "captura de exoma". Quando aplicado clinicamente, entretanto, é importante ter em mente que o defeito funcional pode não estar em um éxon, mas em vez disso pode estar à montante, em um íntron, ou em um gene que não codifica uma proteína. Nesses casos, essa técnica não vai identificar o local do problema.

Sequenciamento de RNA ou transcriptoma

O sequenciamento de RNA foca em um alvo mais limitado, especificamente nos RNAs que são expressos em um tecido em um determinado tempo. Por essa razão, ele é especialmente valioso para o estudo de doenças como o câncer. Isso suporta o desenvolvimento de um campo de estudo totalmente novo, a transcriptômica, que explora os resultados da regulação gênica em vez do conteúdo do genoma.

Embora existam diferentes sistemas técnicos para realizar o sequenciamento do RNA, eles geralmente são direcionados para o mRNA com sua cauda 3' poliadenilada (poli-A) para separar o mRNA codificante do não codificante (apenas o mRNA codificante possui cauda de poli-A). Isso pode ser feito utilizando esferas magnéticas com oligonucleotídeos poli-T ligados. Após a transcrição reversa, o cDNA resultante pode ser sequenciado por uma das técnicas descritas aqui.

Um outro benefício desta abordagem é a separação do RNA sem a cauda de poli-A. A grande fração de RNA ribossomal também pode ser removida, usando hibridização com sonda. A fração resultante é um rico recurso para a descoberta de genes de RNA não codificantes.

Estudos de associação do genoma inteiro (GWAS)

Os estudos de associação gênica datam do início da genética experimental. Afinal, mesmo o mapeamento gênico clássico é feito pela medida de associações. Mas o poder das análises computacionais aplicado a grandes conjuntos de dados trouxe esta abordagem para outro nível de sofisticação. Estudos de associação do genoma inteiro (*genome-wide association studies*, GWAS) focam em como um traço de interesse aparece em combinação a marcadores genéticos como SNPs espalhados em todos os cromossomos. Em contraste aos estudos de ligação mais direcionados, os GWAS procuram simplesmente por conexões. Essa é, de fato, uma abordagem que combina associações de desequilíbrio de ligação com marcadores de alta resolução fornecidos pelos SNPs.

Associações já foram identificadas para mais de uma centena de doenças e caracteres fenotípicos humanos. Mas a força da abordagem de GWAS também é o seu ponto fraco. Eles buscam simplesmente por associações. As associações podem levar à descoberta de uma conexão causal entre um marcador e um traço, mas nem todas elas são funcionais. Uma bebida feita com rum e refrigerante de cola pode ser inebriante. Assim como uísque e refrigerante de cola. Mas isso não significa que o refrigerante é o elemento inebriante, embora ele seja superficialmente o fator comum. Os grandes números de testes realizados se prestam a associações acidentais ou falso-positivas que podem ser enganosas.

Outras abordagens

Outras técnicas em desenvolvimento incluem o sequenciamento de moléculas individuais à medida que passam através de nanoporos, sequenciamento com microchips e sequenciamento microfluídico no qual a amplificação por termociclador e a separação eletroforética dos fragmentos são feitas em uma pequena pastilha de vidro. A criatividade dessas tecnologias de DNA sem dúvida terá uma grande influência sobre as abordagens diagnósticas e sobre o nosso conhecimento acerca do controle genético normal do desenvolvimento em sistemas biológicos complexos.

Rastreamento genético

Os **rastreamento genético** é a busca, em uma população definida, por indivíduos com:

1. uma determinada doença;
2. uma predisposição para uma doença;
3. alterações que podem levar a uma doença em seus descendentes, ou;
4. alterações que podem produzir outras variantes não associadas com doenças.

Um **teste genético** é feito com o propósito direcionado de alcançar um diagnóstico, isto é, detectar se um problema está presente ou não. O rastreamento é realizado para comparar resultados individuais em relação ao padrão populacional para tentar definir quem possui um risco maior para uma condição. Testes diagnósticos são então oferecidos para, ou realizados em, pessoas para as quais o rastreamento mostra que estão sob maior risco. Geralmente, os procedimentos laboratoriais para rastreamento e teste são exatamente os mesmos – como espectrometria de massa em tandem usada em rastreamentos de recém-nascidos – mas as definições de "normal" são diferentes. Da mesma forma, a razão para realizar o estudo em primeiro lugar é diferente.

O rastreamento genético deve ser projetado para maximizar a sensibilidade e a especificidade. Um rastreamento perfeito teria 100% de sensibilidade e especificidade. Como uma rápida revisão, a sensibilidade de um teste diagnóstico se refere a quão bem a técnica identifica a presença de uma condição. Se o teste mostrar a presença da condição em 19 das 20 vezes em que ela ocorre, a sensibilidade do teste é de 95%. Os indivíduos corretamente sinalizados pelo rastreamento seriam chamados de "verdadeiro-positivos." Aqueles não detectados seriam os "falso-negativos".

A especificidade de um teste, por outro lado, refere-se àqueles exemplos em que a condição é "detectada", mas na verdade está ausente. Esses erros são chamados de "falso-positivos," e 100% de especificidade se refere à ausência de falso-positivos. É claro que aqueles corretamente identificados como não tendo a condição seriam os "verdadeiro-negativos." Todos os tipos de rastreamento devem então ser projetados para maximizar a detecção da condição-alvo (verdadeiro-positivos) e minimizar os falso-positivos. Embora, em teoria, isso pareça simples, na prática pode não ser fácil de fazer. Muitos fatores como custo, limites de metodologia e obtenção de amostra podem limitar esses parâmetros em um dado rastreamento.

Tradicionalmente, o rastreamento genético foi baseado em vários princípios-chave:

1. A condição deve ser suficientemente frequente na população rastreada para que as associações sejam estatisticamente identificadas;
2. A condição deve ser grave ou fatal sem intervenção;
3. Deve ser, também, tratável ou evitável;
4. Um programa de acompanhamento efetivo deve ser factível;
5. O rastreamento e o manejo necessários devem ter custo razoável;
6. As amostras devem ser de fácil coleta;
7. A análise dos resultados deve se prestar ao rastreamento em massa e ser simples, confiável e reprodutível.

Embora esses sejam os princípios classicamente definidos, na prática eles nem sempre se aplicam bem. Por exemplo, as alterações em rastreamentos neonatais ao longo da última década afetaram significativamente esta lista. Existem condições hoje identificadas em recém-nascidos que se enquadram no critério #2, mas não no #3. A hiperglicemia não cetótica é um desses exemplos. Para essas condições, nós mudamos de rastreamento porque podemos tratar, e para rastreamento porque podemos testar. A lógica da última situação seria a de que os tratamentos podem ser encontrados em condições previamente "não tratáveis" se os casos puderem ser identificados precocemente.

Uma situação similar acontece na análise do soro materno para detecção de aneuploidias cromossômicas no feto. A trissomia do cromossomo 18 é fatal com ou sem intervenção, e não é nem tratável nem evitável de forma a aumentar a capacidade de sobrevivência.

Parte 2: Genética médica

Testes genéticos

A finalização do Projeto Genoma Humano (PGH) estimulou muitos avanços notáveis em genética humana. Sem dúvidas, uma das novidades mais significativas foi o avanço nos testes de diagnóstico genético. A última década viu uma verdadeira explosão de novas tecnologias que podem ser diretamente aplicadas no campo clínico. No Capítulo 1, uma linha do tempo de eventos tecnológicos e marcos em genética médica foi apresentada. A "novidade" global da genética médica por si só é aparente. Ainda mais impressionantes são os avanços específicos em testes de diagnóstico.

É impressionante ver que o número cromossômico modal de 46 foi estabelecido para seres humanos apenas em 1956. Logo após, em 1959, o desequilíbrio cromossômico da trissomia do 21 foi identificado, tornando esta a primeira condição a ter uma anormalidade genética associada passível de ser usada no diagnóstico da condição (i. e., síndrome de Down). Depois disso, a análise cromossômica se manteve como base do teste genético clínico pelas próximas décadas. As técnicas de citogenética (como os métodos de bandeamento estendidos) melhoraram ao longo desse período, mas relativamente poucas "novas" modalidades de testes estavam disponíveis. Em torno da metade da década de 1980, as coisas começaram a mudar. Os avanços em técnicas moleculares foram refinados e então aplicados em diagnóstico clínico. Desde 2001, com a finalização do Projeto Genoma Humano, outros avanços têm sido desenvolvidos com uma velocidade alucinante. Novas tecnologias são introduzidas na clínica, apenas para se tornarem obsoletas em um par de anos. A última década viu numerosas modalidades de diagnóstico irem e virem mesmo antes que sua utilidade completa tivesse se tornado conhecida. O Quadro 11-1 mostra uma linha do tempo para alguns dos principais avanços no diagnóstico genético ao longo dos últimos 60 anos.

As discussões sobre **testes genéticos** provavelmente deveriam começar com a pergunta: "o que é um teste genético?" No sentido mais estrito, um teste genético seria definido como uma investigação diagnóstica que envolve a análise de DNA. Isso poderia incluir análise cromossômica, estudos de ligação, hibridização *in situ* ou sequenciamento gênico. Em um sentido mais amplo, os testes genéticos poderiam incluir testes não baseados em DNA para distúrbios genéticos, como a realização de análises enzimáticas ou medidas de metabólitos para um erro inato do metabolismo. Sendo assim, há vários "tipos" de testes genéticos.

Na primeira seção deste capítulo, as principais categorias de tipos de testes genéticos são discutidas à luz da tecnologia envolvida. Outra forma de organizar o conhecimento sobre os testes genéticos seria por indicação, isto é, pela razão pela qual eles são realizados. Em geral, as metodologias são as mesmas, com a diferença sendo o "Por quê?" *Testes de diagnóstico* são realizados para identificar uma causa genética específica (etiologia) para uma condição médica. *Testes de portador* são utilizados para identificar uma pessoa que não é afetada por uma determinada condição, mas que pode ter uma alteração genética que pode ser hereditária. *Testes pré-natais* envolvem a identificação de alterações genéticas no feto. Esse tipo de teste necessita, é claro, da obtenção de células fetais. Isso pode ser feito por vários mecanismos, incluindo a amostragem de vilosidade coriônica, amniocentese, cordocentese e até mesmo o isolamento de células fetais ou de DNA fetal nu a partir da circulação materna. Hoje também é possível fazer *testes pré-implantação*. Isso envolve a realização do teste em células de um embrião em desenvolvimento antes de sua implantação durante a reprodução assistida. A parte impressionante desta tecnologia é que as células podem ser removidas do embrião durante o estágio pluripotente de desenvolvimento sem perturbação aparente do desenvolvimento embrionário normal.

Às vezes o teste genético pode ser realizado em um indivíduo assintomático que está sob risco de desenvolver um distúrbio no futuro. Isso foi chamado de *teste preditivo* ou *pré-sintomático*. Novamente, as metodologias são praticamente as mesmas usadas para qualquer outra indicação genética. Entretanto, as questões éticas envolvidas nesse tipo de teste podem ser bastante complexas – especialmente se forem feitos testes para condições que podem se desenvolver tardiamente na vida do paciente e para as quais não há tratamento efetivo ou prevenção. Como frequentemente demonstrado pela indústria do entretenimento, os testes genéticos podem ser usados em investigações forenses. *Testes forenses*, portanto, são a aplicação das tecnologias de testes genéticos na investigação de questões legais ou criminais.

Avanços em testes genéticos

A aplicação de novas tecnologias genéticas na medicina clínica normalmente não fica muito atrás do desenvolvimento original das técnicas. À medida que novos métodos são desenvolvidos em laboratórios de pesquisa, há um forte ímpeto para traduzi-los em testes clinicamente aplicáveis (diagnóstico).

Citogenética

Os estudos citogenéticos se tornaram prontamente disponíveis na década de 1970. Os cariótipos iniciais apresentavam cromossomos no estágio de metáfase do ciclo celular. Estes cromossomos eram altamente compactados e não apresentavam muitas bandas discerníveis (quando apresentavam) (Fig. 11-3a). Neste nível de resolução, as

Avanços em testes genéticos 237

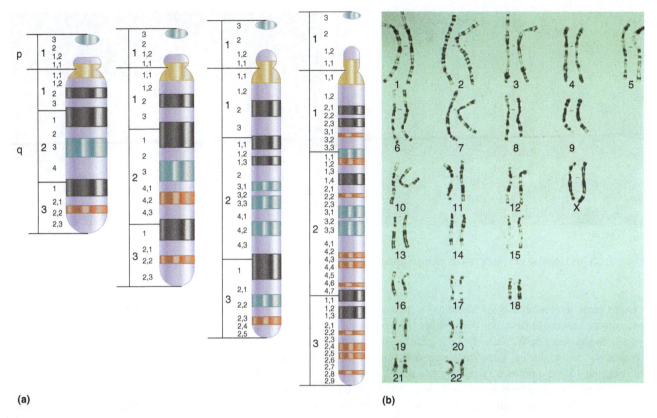

(a) (b)

Figura 11-7. (a) Esquema demonstrando o aumento dos níveis de resolução observado com o aumento do bandeamento dos cromossomos. (b) Cariótipo de alta resolução (de pró-metáfase) mostrando resolução em cerca de 750 bandas observáveis.
(b: Reproduzida, com permissão, de Warren G. Sanger, PhD, University of Nebraska Medical Center, Omaha, Nebrasca.)

únicas alterações que podiam ser identificadas eram alterações cromossômicas numéricas (aneuploidias) ou grandes duplicações/deleções. Ao longo das últimas quatro décadas, melhoras nas técnicas citogenéticas produziram estudos que são muito menos compactos e exibem um número muito maior de bandas discerníveis (Fig. 11-7a). No momento da redação deste texto, o padrão aceito para um cariótipo clínico é um estudo de pró-metáfase que apresenta de 650 a 700 bandas (Fig. 11-7b). Neste nível de resolução, uma banda corresponde a aproximadamente 4 a 5 Mb de nucleotídeos. Assim, ao nível do que o olho pode ver pelo microscópio, alterações envolvendo um pequeno número de genes podem ser vistas. Embora estudos cromossômicos ainda sejam uma importante ferramenta na caixa de ferramentas do geneticista, sua utilidade global está diminuindo à medida que técnicas mais novas são introduzidas.

Hibridização fluorescente *in situ*

A hibridização fluorescente *in situ* (FISH), conforme descrito na primeira seção deste capítulo, utiliza sondas fluorescentes ligadas a segmentos conhecidos de DNA para identificar alterações submicroscópicas nos cromossomos (Fig. 5-24). Na década de 1980, alterações cromossômicas detectáveis por FISH eram relatadas em associação com síndromes genéticas bem descritas, as quais não possuíam etiologia previamente definida. Utilizando essa tecnologia, a confirmação genética de uma condição clinicamente suspeita foi possível para várias condições assim.

A síndrome de Williams é caracterizada por baixa estatura, hipercalcemia infantil, déficits cognitivos, malformações cardíacas congênitas, outras anomalias vasculares e um tipo de personalidade distinta descrita como loquacidade (uma "personalidade coquetel"). Os pacientes com síndrome de Williams possuem uma aparência facial distinta: nariz arrebitado pequeno, filtro longo (comprimento entre o nariz e o lábio superior), boca grande, lábios carnudos, queixo pequeno e inchaço ao redor dos olhos. Para aqueles pacientes com síndrome de Williams que possuem olhos azuis ou verdes, um padrão "estrelado" pode ser observado na íris (Fig. 11-8). Como ocorre na maioria das síndromes genéticas, as características podem variar enormemente de pessoa para pessoa, indo desde notáveis a pouco perceptíveis.

Antes do advento do teste de FISH, o diagnóstico da síndrome de Williams era feito apenas com critérios clínicos. Para muitos casos, os parâmetros clínicos eram claros e um diagnóstico clínico podia ser feito com convicção. Nos casos mais sutis, geralmente era difícil chegar a um diagnóstico com qualquer grau de confiança. Isso frequentemente levava a muitas fortes discussões entre geneticistas para estes pacientes: eles apresentavam síndrome de Williams ou outra coisa? Por fim, uma deleção detectável por FISH foi descoberta no cromossomo 7q11.23 em pacientes com síndrome de Williams (Fig. 11-9). Essa deleção mostrou estar presente em mais de 95% dos pacientes afetados. No período de seu desenvolvimento, o teste de FISH era, de fato, empolgante e revolucionário. Finalmente, havia um teste molecular que poderia confirmar ou excluir o diagnóstico, o que era muito satisfatório tanto para os médicos quanto para os pacientes e suas famílias.

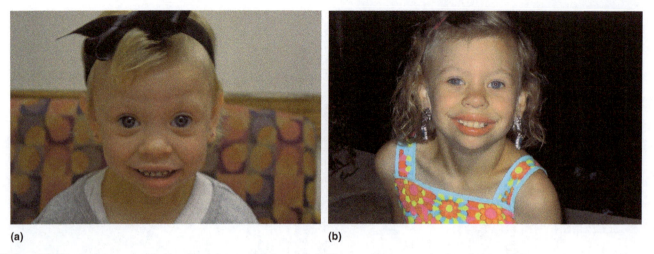

Figura 11-8. (a) Menina em idade pré-escolar com síndrome de Williams no momento do diagnóstico. (b) Mesma menina, em idade escolar.

Outra parte interessante dessa história é a percepção que uma maior compreensão dessa deleção proporcionou para a patogênese da síndrome de Williams. Um dos genes sabidamente deletados na "região crítica" da síndrome de Williams é o gene da elastina. Como o nome sugere, a elastina é uma proteína do tecido conectivo com propriedades elásticas. A deleção na síndrome de Williams normalmente envolve apenas uma cópia da região. Assim, pacientes com a síndrome de Williams terão haploinsuficiência dos genes – e de seus produtos – dessa região. Muitas das alterações físicas e cardiovasculares podem ser atribuídas à presença de apenas metade da quantidade normal de elastina nos tecidos. Como mencionado, há várias outras síndromes além da síndrome de Williams que também podem ter seu diagnóstico confirmado pelo teste de "FISH de *locus* único". A identificação dessas condições levou à designação de uma nova categoria de condições: **síndromes de microduplicação/microdeleção** (Quadro 11-2).

Ao longo das últimas duas décadas, a tecnologia de FISH foi utilizada em muitos outros tipos diferentes de diagnóstico clínico. Painéis de sondas que fazem a cobertura de cromossomos inteiros podem ser utilizados para **pintura cromossômica** (*chromosome painting*) (Fig. 5-26a). Esse tipo de tecnologia é particularmente útil para identificar segmentos desconhecidos de cromossomos anormais, como **cromossomos marcadores**. Além disso, sondas de diferentes cores correspondendo a diferentes regiões cromossômicas podem ser aplicadas como um estudo de **FISH multicolorido** (Fig. 11-10b).

Uma vantagem prática dos estudos de FISH sobre testes cromossômicos convencionais é que o primeiro pode ser feito em células que não estão em divisão (estágio de interfase). Na célula interfásica, o DNA dos cromossomos está "desenrolado". Isto é, o DNA ainda não foi compactado em estruturas cromossômicas visíveis distintas. Nesse formato, os cromossomos não podem ser visualizados e, portanto, o estudo não pode ser interpretado. Para se conseguir um cariótipo útil, células vivas precisam ser obtidas e então cultivadas. Qualquer célula capaz de se dividir pode ser usada. O tipo celular mais comumente utilizado são os leucócitos (neutrófilos), porque são relativamente fáceis de obter e se dividem prontamente com um pouco de estímulo no laboratório. Outros tipos ce-

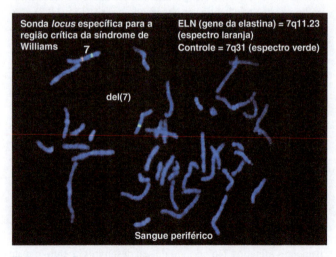

Figura 11-9. Teste de FISH de *locus* único demonstrando uma deleção em 7q11.23 observada em pacientes com síndrome de Williams. Observe a ausência da sonda laranja em um dos cromossomos 7. (Cortesia do Dr. Warren G. Sanger, University of Nebraska Medical Center.)

Quadro 11-2	Síndromes de microdeleções que podem ser diagnosticadas utilizando FISH (hibridização fluorescente *in situ*) de *locus* único
Síndrome de Alagille	deleção 20p11.2
Síndrome de Angelman	deleção 15q11q13
Síndrome de DiGeorge/Velo-cardio-facial	deleção 22q11.2
Síndrome de Langer-Gideon	deleção 8q24.11
Síndrome de Miller-Dieker	deleção 17p13.3
Síndrome de Prader-Willi	deleção 15q11q13
Síndrome de Smith-Magenis	deleção 17p11.2
Síndrome de Williams	deleção 7q11.23

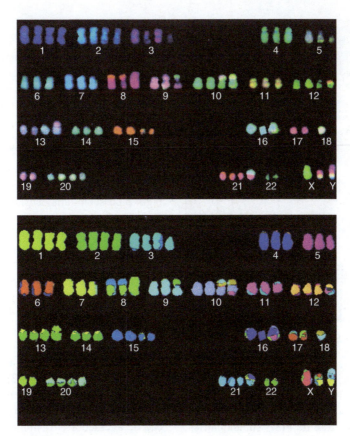

Figura 11-10. Estudo de FISH multicolorida. (Reproduzida, com permissão, de MacLeod RAF, Nagel S, Kaufmann M, et al.: Multicolor-FISH analysis of a natural killer cell line (NK-92). *Leukemia Research.* 2002 Nov;26(11):1027-1033.)

lulares utilizados para estudos clínicos incluem fibroblastos obtidos a partir de uma biópsia de pele ou amniócitos obtidos durante amniocentese para estudos pré-natais.

As células cultivadas são então estimuladas para crescer e se dividir ainda mais. No meio da divisão celular, as células são tratadas com uma substância chamada de colchicina, que interfere na formação dos microtúbulos e, portanto, das fibras do fuso da divisão celular. Isso paralisa as células no meio da mitose no período de metáfase ou pró-metáfase. Nesses estágios, os cromossomos são distintos e prontamente visualizados, podendo ser analisados quanto a alterações estruturais. Normalmente, os resultados citogenéticos podem estar disponíveis em 72 horas utilizando esse processo. Entretanto, há situações clínicas nas quais saber o número modal de cromossomos antes disso pode ser extremamente útil. Exemplos dessas situações incluem o diagnóstico pré-natal, ou uma criança nascida com um distúrbio de diferenciação sexual, ou uma criança com suspeita de aneuploidia cromossômica (como a trissomia do 13) em que questões críticas de gestão de casos dependem do conhecimento das informações do cariótipo. A tecnologia de FISH não necessita de células em divisão e, assim, pode permitir diagnósticos mais rápidos nessas situações (Fig. 11-11).

O próximo grande avanço na tecnologia de testes genéticos se tornou disponível no fim da década de 1990 com o advento do painel de FISH subtelomérica. Por causa de sua biologia, as regiões teloméricas dos cromossomos sofrem um grande número de rearranjos. Assim sendo, essas são regiões dos cromossomos que têm grande chance de gerar desequilíbrios. Esse painel foi desenvolvido como um conjunto de 41 sondas de FISH que hibridizam às regiões subteloméricas de cada cromossomo (Fig. 11-12). Uma observação: há 41 sondas em vez de 46, porque os cinco cromossomos acrocêntricos (13, 14, 15, 21 e 22) não possuem um braço "p". O uso do painel de FISH subtelomérica em diagnóstico clínico foi revolucionário. Um exemplo é a avaliação genética da deficiência intelectual. O **rendimento diagnóstico** (taxa de identificação de um resultado positivo) para FISH subtelomérica mostrou ser de 7,5% para deficiência intelectual de casos graves a profundos e de 0,5% para casos brandos a moderados. Embora para muitos estes números possam parecer nada impressionantes, este foi um grande salto em rendimento de testes para

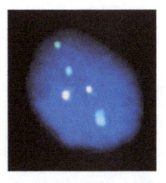

Figura 11-11. FISH de interfase em uma amostra de amniocentese. Este estudo demonstra a identificação pré-natal da trissomia do 13.

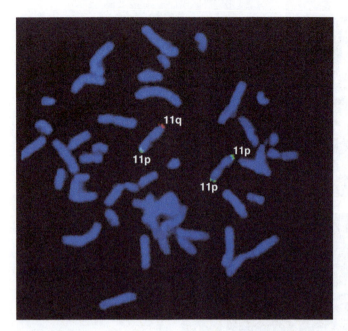

Figura 11-12. Células em metáfase hibridizadas com a sonda subtelomérica para 11p (verde) e 11q (vermelho). (Reproduzida, com permissão, de Clarkson B, Pavenski K, Dupuis L, et al.: Detecting Rearrangements in Children Using Subtelomeric FISH and SKY. *American Journal of Medical Genetics*, 2002, 107:267-274.)

geneticistas clínicos. Antes do teste de FISH subtelomérica, o teste cromossômico era a principal ferramenta de diagnóstico. A síndrome de Down, com uma incidência de 1 em cada 800 nascidos vivos, era a causa mais comumente identificada de deficiência intelectual. Avanços posteriores em tecnologia tornaram a FISH subtelomérica atualmente obsoleta.

Microarranjo cromossômico

Um microarranjo consiste em grandes números de moléculas distribuídas em um espaço muito pequeno – geralmente arranjadas em fileiras de poços embutidos em uma lâmina de microscópio. O **microarranjo cromossômico** (*chromosomal microarray*, CMA) se refere à aplicação da tecnologia de microarranjo para escanear o genoma inteiro utilizando um número qualquer de diferentes plataformas. Essa modalidade de teste identifica microduplicações ou microdeleções no genoma do paciente.

No Capítulo 5, introduzimos a técnica de **hibridização genômica comparativa em arranjo** (aCGH). Essa técnica utiliza lâminas com centenas de milhares de pequenos poços incrustados com sondas compostas de pequenos segmentos de sequências conhecidas de DNA (Fig. 5-28). O DNA do paciente é hibridizado a estas sondas acopladas a marcadores fluorescentes (i. e., sondas de FISH), que são lidas por *lasers* de detecção automatizada de cores. A velocidade com qual a tecnologia de aCGH avançou nos últimos 10 anos é atordoante. O *chip* de aCGH original que estava disponível para uso clínico tinha cerca de 400 sondas de DNA obtidas a partir de construtos de DNA chamados de **cromossomos artificiais bacterianos** (*bacterial artificial chromosomes*, BACs). Ao longo dos últimos 10 anos, as plataformas de aCGH fizeram a transição para sondas derivadas de oligonucleotídeos, o que permitiu a adição de muito mais sondas. No momento da redação deste texto, o *chip* padrão de oligonucleotídeos de aCGH utilizado no cenário clínico tinha entre 180.000 e 205.000 sondas. Com essa tecnologia, hoje há análises do genoma inteiro com alta resolução prontamente disponíveis em uma única tecnologia. A resolução dessa plataforma atual é a cobertura do genoma em intervalos de cerca de 1 Mb. Para colocar isso em perspectiva, um dos maiores genes humanos conhecidos, o gene da distrofina, tem cerca de 1,8 Mb, portanto um arranjo-padrão de oligonucleotídeos terá duas ou mais sondas no gene da distrofina. Vale a pena notar que as sondas utilizadas nesses estudos não estão distribuídas de maneira uniforme ao longo do genoma. Certas regiões possuem uma densidade maior de cobertura devido ao maior conhecimento de, ou maior interesse em, determinadas regiões. Refinamentos posteriores e diferentes abordagens para aCGH estão sendo constantemente desenvolvidos.

Outra plataforma de CMA utiliza SNPs como os padrões de comparação. "*Chips* de SNPs" utilizam literalmente milhões de SNPs conhecidos para comparar ao genoma do paciente. Em geral as informações acumuladas das análises de SNPs são comparáveis àquelas obtidas de *chips* de aCGH. Entretanto, os *chips* de SNP possuem a vantagem adicional de fornecer informações como a identificação de áreas de dissomia parental (ver Capítulo 12) e a homozigose por descendência (regiões comuns do genoma devido à consanguinidade).

Os resultados dos estudos de CMA relatam a identificação de alterações em "número de cópias". Na situação normal, deve haver duas cópias de cada sonda (com exceção dos genes ligados ao X em homens). Os resultados dos estudos de CMA, portanto, relatam **variantes de número de cópias** (*copy number variants*, CNVs) – isto é, desvios do número de cópias normal (modal) esperado em um *locus* genético que são encontrados no paciente. Quando uma CNV é identificada em um paciente, o próximo passo é determinar seu significado. Atualmente, os rápidos avanços na tecnologia de testes ultrapassaram o conhecimento clínico. O significado atual para muitas CNVs identificadas é simplesmente desconhecido. Dada a base de conhecimento e a experiência coletiva dos geneticistas laboratoriais, uma CNV identificada será classificada e relatada pelo laboratório como benigna (sabidamente não causadora de doença), patogênica (sabidamente causadora de doença), ou com significado clínico desconhecido.

O impacto clínico dos estudos de microarranjos cromossômicos não pode ser subestimado. A aplicação dos estudos de CMA aumentou tremendamente a habilidade para identificar diagnósticos genéticos específicos. De fato, as diretrizes clínicas atuais listam o CMA como um teste de diagnóstico de "primeiro nível" para a investigação de anomalias congênitas múltiplas, déficits cognitivos e autismo. É extremamente gratificante para os geneticistas (e para os pacientes e suas famílias) poder identificar a causa de seus problemas após décadas de buscas. É interessante observar, no entanto, que o aumento no rendimento diagnóstico não se deu em proporção direta ao número de sondas adicionadas. Por exemplo, o rendimento diagnóstico observado em deficiência intelectual usando aCGH aumentou de 5% com o *chip* do painel de 400 sondas para 15% com o *chip* de 180.000.

Não é de surpreender que a introdução de um teste que escaneia o genoma em 180.000 locais tenha produzido vários resultados inesperados, além do diagnóstico direto. Embora os estudos de CGH atualmente forneçam respostas diagnósticas em casos anteriormente não diagnosticáveis, eles também identificam CNVs para as quais existe pouca ou nenhuma informação clínica. Esses achados foram designados como "variantes de número de cópias de significado clínico desconhecido". A identificação de tais alterações durante o curso de uma avaliação diagnóstica pode ser difícil tanto para a família quanto para o médico. Mas, como foi anteriormente observado, o aumento no número de sondas não levou a um aumento equivalente no rendimento diagnóstico. Por exemplo, o salto de um *chip* com 44.000 sondas para um *chip* de 180.000 sondas aumentou o rendimento de diagnósticos verdadeiros em apenas cerca de 3%.

Um fenômeno interessante associado com a aplicação do diagnóstico por CMA foi a identificação de novas "síndromes sem nome". Tradicionalmente, as síndromes genéticas eram associadas com uma designação eponímica (p. ex., síndrome de Down, síndrome de Turner e assim por diante). Nos primórdios da genética médica, as síndromes eram clinicamente descritas e então combinadas ao nome da pessoa que a descreveu. Então, por exemplo, em 1866, John Langdon Down fez a descrição-chave da síndrome com a qual seu nome está eternamente ligado. Mais tarde, em 1959, a análise citogenética identificou a correlação genotípica – trissomia do cromossomo 21 – com a síndrome.

Com a introdução da análise do genoma completo (como os estudos de CMA), foram identificados indivíduos com alterações cromossômicas específicas que alteraram a ordem desses eventos. Isto é, nesses casos, a anormalidade genotípica é identificada *antes* que qualquer descrição clínica da condição tenha sido feita. Como padrão, a condição é, na realidade, conhecida por sua descrição genética. Por exemplo, microdeleções do cromossomo 1q21.1 foram identificadas em um grande número de pacientes com problemas de desenvolvimento neural e neurocomportamentais. Essa condição apresenta uma grande faixa de variabilidade e pode também envolver anomalias estruturais congênitas (Fig. 11-13). A identificação dessa CNV precedeu qualquer descrição fenotípica e, assim, não possui epônimo associado. A condição é simplesmente chamada de "a síndrome da microdeleção 1q21.1". É interessante observar que muitas famílias não se sentem confortáveis com essa situação. Elas gostariam de saber: "qual é o 'nome' da condição que o paciente tem?"

Finalmente, por mais empolgantes e revolucionários que esses avanços em testes sejam, sua utilidade a longo prazo está em discussão. Assim como os painéis de FISH subtelomérica vieram e se foram em questão de poucos anos, é provável que novos desenvolvimentos na tecnologia de testes genéticos os tornem obsoletos em um período de tempo igualmente curto. Tememos que, até mesmo quando da publicação deste, o que escrevemos aqui possa necessitar ser atualizado. Mas para os pacientes futuros, o avanço em conhecimento é algo maravilhoso.

Determinação de sequências nucleotídicas

Outra abordagem dos testes genéticos envolve a determinação dos nucleotídeos presentes em um gene específico. Os testes clínicos iniciais utilizavam **endonucleases de restrição** que

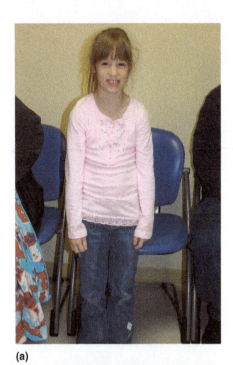

(a)

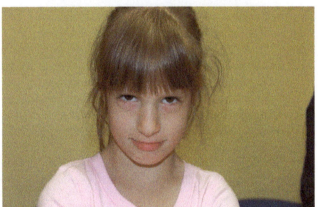

(b)

Figura 11-13. Paciente com deleção 1q21.1. A criança apresenta atrasos leves de desenvolvimento e problemas neurocomportamentais.

podiam identificar polimorfismos específicos em posições nucleotídicas de genes específicos. Embora precisa, essa metodologia era limitada em relação aos genes e polimorfismos específicos que podiam ser testados. O **sequenciamento de DNA** utiliza uma variedade de métodos para identificar a ordem e o tipo (A, G, T ou C) das bases nucleotídicas para um gene específico (Fig. 11-14). Avanços na tecnologia do sequenciamento permitiram que os médicos solicitassem o sequenciamento de genes inteiros. Assim como para a maioria das novas tecnologias, os estudos iniciais de sequenciamento gênico levavam um longo período de tempo e custavam uma soma considerável de dinheiro. Melhorias contínuas incluíram o desenvolvimento de técnicas mais novas de sequenciamento, que utilizam métodos para analisar numerosas sequências ao mesmo tempo. Isso aumentou muito a velocidade da realização do **sequenciamento linear** (sequenciamento do gene do início ao fim). O **sequenciamento de**

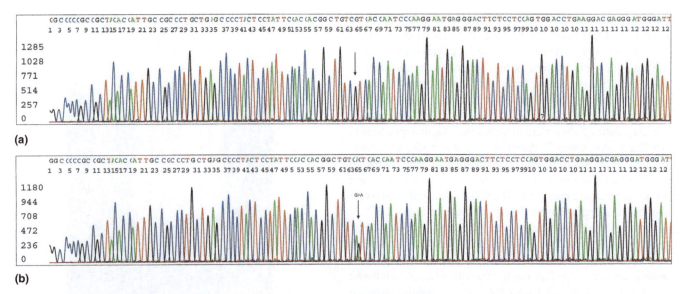

Figura 11-14. Método de Sanger de sequenciamento de DNA. Este é o resultado do sequenciamento do éxon 4 do gene da transtirretina (TTR). As mutações nesta região foram associadas com amiloidose hereditária. (a) Resultado de um sequenciamento normal. (b) Observe a mutação (alteração G>A) na posição 64 nesta leitura. (Cortesia do Dr. Charles Sailey, Arkansas Children's Hospital.)

alta performance foi desenvolvido utilizando esse princípio e era significativamente mais rápido do que o sequenciamento linear por causa de avanços em automação e no processamento de múltiplas amostras. Embora esse processo envolvesse corridas de sequenciamento mais longas, o sequenciamento de cada sequência era feito apenas uma vez. O sequenciamento de alta performance pode ser usado para identificar mutações em genes conhecidos por estarem associados com um distúrbio específico que é suspeito em um determinado paciente (Fig. 11-15).

O avanço mais recente foi o advento do sequenciamento paralelo em massa, geralmente chamado de **sequenciamento de nova geração** (*Next Gen sequencing*). Existem múltiplas aplicações clínicas para esta técnica agora à disposição dos médicos. Atualmente, existem dois tipos principais de estudos. O **sequenciamento de exoma completo** fornece informações genômicas de todas as regiões codificantes (exomas) conhecidas do genoma humano. O sequenciamento de exoma completo é realizado pela "captura de exoma", que captura um conjunto definido de éxons codificadores correspondentes a partir da sequência de DNA genômico completa utilizando microarranjos e então sequenciando as sequências identificadas. Como as sequências exômicas são responsáveis por

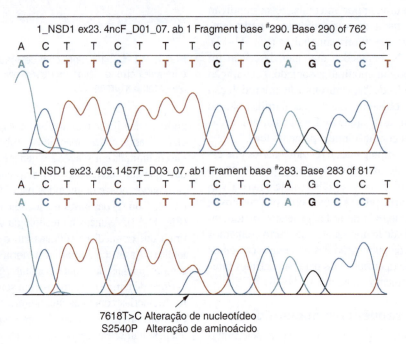

Figura 11-15. Diagrama demonstrando um polimorfismo de nucleotídeo único (mutação) no gene NSD1 associado com a síndrome de Sotos. (Cortesia do Dr. Darrel Waggoner, University of Chicago.)

apenas 1% a 2% do genoma humano inteiro, isso possibilita o manuseio de muito menos dados do que o sequenciamento do genoma completo. Como os éxons são as porções codificantes do material genômico, prevê-se que a maioria das mutações realmente patogênicas ocorram nestas sequências. Um pequeno número de mutações patogênicas em regiões não codificantes podem causar doenças pela alteração de sítios de *splicing* ou pela alteração da regulação gênica, mas estas representam uma pequena fração dos polimorfismos causadores de doenças conhecidos. O **sequenciamento do genoma completo**, portanto, é simplesmente o sequenciamento de todos os 3 bilhões de pares de bases do genoma humano.

É difícil expressar o quão incríveis estes avanços têm sido. No fim da década de 1970, utilizando os métodos de sequenciamento por degradação química desenvolvidos por Maxam e Gilbert, o sequenciamento gênico podia proceder a uma velocidade de 1,5 kb (1.500 pb) de DNA por pessoa/ano de trabalho. No momento da redação deste texto, o DNA pode ser sequenciado com uma taxa de 3 Gb de DNA por pessoa/ano de trabalho. Por conta da alta velocidade com a qual esta ciência avança, é muito provável que este número já estará ultrapassado quando este livro for publicado. O Projeto Genoma Humano, que foi finalizado em 2001, levou mais de 12 anos e custou US$ 15 bilhões para sequenciar o genoma humano. Muitos avanços em técnicas aconteceram durante o andamento do projeto e ajudaram a acelerar sua realização. No final, era possível sequenciar os 3 bilhões de pares de bases do genoma humano em três anos por cerca de US$ 4 bilhões. Utilizando a tecnologia atual, isso pode ser feito em um mês por cerca de US$25.000,00. No momento da redação deste texto, há vários laboratórios comerciais que oferecem testes clínicos (pagos) de sequenciamento genômico completo. O sequenciamento de exoma completo pode ser atualmente obtido por US$ 7.000,00 a US$ 9.000,00. Da mesma forma, o sequenciamento de genoma inteiro pode ser solicitado por cerca de US$ 20.000,00. Se você não estiver surpreso com estas informações, você assistiu a muitos filmes de ficção científica em sua vida!

Claro que a tecnologia não vai ficar parada. Já estão sendo feitas previsões de avanços posteriores que devem produzir taxas de sequenciamento de 60 Gb por hora nos próximos 2 a 3 anos a um custo de cerca de US$ 1.000,00, e sendo realizados do início ao fim em poucas horas. Como já ressaltado anteriormente nas discussões sobre CGH, a "força bruta" da genética que acontece no laboratório deve ser interpretável antes que as técnicas sejam levadas para o campo clínico. Como mencionado no Capítulo 7 ("Mutações"), prevê-se que todas as pessoas possuam cerca de 30.000 polimorfismos identificáveis em seu genoma. Assim, se alguém realizasse o sequenciamento do genoma inteiro de uma pessoa, esperar-se-ia que o teste identificasse 30.000 resultados positivos. Pense em como seria o laudo do laboratório! Obviamente, um laudo de todos os polimorfismos identificáveis não seria útil para ninguém. O ponto-chave para a introdução do sequenciamento de genoma completo no cenário clínico estará em sua interpretação. As informações terão de ser selecionadas, classificadas e priorizadas em algum formato significativo, útil. Isso levou vários geneticistas a falarem sobre "o genoma de mil dólares com a interpretação de um milhão de dólares"!

Questões práticas dos testes genéticos

Por mais empolgantes que possam ser os avanços em testes genéticos, essa empolgação deve ser temperada com a compreensão das muitas questões práticas envolvidas em um progresso tão rápido. Muitas das questões envolvem fatores de custos, considerações éticas e detalhes pragmáticos de realização dos testes. Além disso, não há tratamento para a maioria das condições diagnosticáveis: atualmente, não há como corrigir um defeito genético. Uma discussão completa sobre estas questões necessitaria mais espaço do que podemos incluir neste livro. Apenas questões éticas poderiam preencher alguns volumes. Entretanto, devemos mencionar várias das questões mais urgentes relacionadas aos testes genéticos.

A primeira consideração é simplesmente "o teste deve ser realizado?" O velho ditado de que "só porque você tem um martelo não significa que você deva acertar tudo com ele" aplica-se aos testes genéticos. Embora a ciência possa ser empolgante, é sempre importante que o melhor interesse do paciente seja o fator primordial na tomada de decisões sobre os seus cuidados. Ao requisitar um teste genético, vários fatores importantes devem ser considerados. É indispensável o **consentimento informado, por parte do paciente,** neste processo. Embora isso seja válido para todos os exames médicos, a natureza altamente sensível e pessoal do teste genético torna

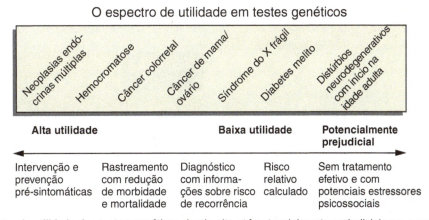

Figura 11-16. Espectro de utilidade dos testes genéticos desde alta até potencialmente prejudicial para o paciente.

isso ainda mais crítico. Antes de requisitar qualquer teste genético, o paciente deve ser informado sobre os principais pontos incluindo o que o teste irá revelar/não revelar. A utilidade do teste também deve ser revisada. Para algumas condições, ter um diagnóstico genético pode não ser a melhor escolha. Atenção especial deve ser dada às condições que são avaliadas por razões preditivas/pré-sintomáticas (ou seja, testes para ver se o paciente desenvolverá a doença no futuro). Isso pode ser especialmente importante se a condição for progressiva de manifestação tardia, e para a qual não há prevenção ou tratamento. A Figura 11-16 representa um contínuo de utilidade dos testes, desde muito útil até potencialmente prejudicial.

Existem muitos outros elementos-chave em um consentimento informado completo para testes genéticos. A razão mais comum pela qual os pacientes desistem de um teste genético é o medo de **discriminação genética**. A preocupação é: "minhas informações genéticas podem ser usadas contra mim?" Levantam-se questões sobre como essas informações podem afetar aspectos de suas vidas, como confidencialidade, seguros ou emprego. Os últimos anos viram grandes melhorias na proteção dos direitos dos pacientes em relação aos testes genéticos. Um marco da legislação foi aprovado em 2008. A **Lei de não Discriminação da Informação Genética** (*Genetic Information Non-Discrimination Act*, GINA) fornece garantias fundamentais para pacientes submetidos a testes genéticos. Aspectos importantes dessa lei incluem a proteção contra a perda de seguro de saúde e a discriminação no emprego. Embora essa lei tenha sido uma grande fonte de proteção e conforto para os pacientes pensando em fazer testes genéticos, ela ainda não é abrangente. Por exemplo, o seguro de vida (comparado ao seguro de saúde) não é um elemento protegido. Essas informações devem ser amplamente discutidas com os pacientes antes de fazer testes genéticos. O Quadro 11-3 fornece uma lista com alguns dos elementos-chave que devem fazer parte de um consentimento informado completo. Outra lei importante que será útil para assegurar que os pacientes tenham acesso aos testes genéticos é a **Lei do Cuidado Acessível** (*Affordable Care Act*). A legislação como construída dita que a partir de 2011 crianças não podem ser discriminadas pelo seguro como tendo uma "condição preexistente" e, em 2014, isso vai se aplicar a todos. Assim, uma pessoa diagnosticada com uma condição genética aos 2, 12 ou 25 anos de idade não poderá ser rejeitada pelo seguro.

Os pacientes também devem ser informados sobre os custos potenciais e os investimentos não monetários que os testes podem ter. Isso deve ser revisado sob a luz dos potenciais benefícios e do balanço entre eles (i. e., a relação custo-benefício). Os custos do teste, claro, incluem o valor para sua realização. Para alguns testes genéticos, o custo pode ser relativamente modesto (menos de US$ 200,00), mas para outros ele pode ser de vários milhares de dólares. É importante observar que o "custo" do teste para o paciente inclui muito mais do que apenas a quantidade de dinheiro da conta. Outros custos para o paciente incluem a perda de tempo, de trabalho ou de escola, a ansiedade pelo teste e mesmo o desconforto físico se o teste necessitar de um procedimento invasivo como uma punção lombar ou sedação para o procedimento. Outra preocupação real é a cobertura dos testes por terceiros. Em todos os níveis, governos, agências e corporações estão tentando reduzir os custos da assistência médica de todas as maneiras possíveis. Testes genéticos são particularmente vulneráveis nesse ambiente, já que são pouco compreendidos e mudam constantemente. Sendo assim, muitos planos de saúde tomaram a posição de que "novo" é sinônimo de "investigativo". Infelizmente, muito tempo e esforço são necessários por parte do paciente e do médico para determinar se os planos de saúde irão ou não cobrir um determinado exame. Esperamos que o auxílio em forma de legislação adicional esteja próximo. Podemos apenas esperar.

Outro aspecto importante a ser discutido com os pacientes a serem submetidos a testes genéticos é o **rendimento diagnóstico do teste**. Isto é, se o teste for realizado, qual é a chance de que ele realmente venha a dar uma resposta? Embora todos os avanços tecnológicos que descrevemos sejam realmente empolgantes, é importante reconhecer que nem sempre eles fornecem uma resposta. Atualmente, rendimentos diagnósticos são relatados por categorias de diagnóstico. Essas categorias incluem condições como anomalias congênitas múltiplas, deficiências cognitivas (deficiência intelectual, dificuldades de aprendizagem), paralisia cerebral ou autismo. O Quadro 11-4 lista os relatos de rendimento mais recentes do diagnóstico de algumas dessas principais categorias hoje, comparadas a 30 anos atrás. Novamente, é empolgante observar os ganhos impressionantes, mas é preciso também reconhecer o quanto ainda é desconhecido. Mais uma vez, enfatizamos a necessidade de discutir esse aspecto dos exames com o paciente antes de prosseguir. Sob a luz do fato de que uma resposta nem sempre é encontrada, os pacientes devem ser informados sobre opções para a extração e o armazenamento de DNA para

Quadro 11-3	Elementos importantes do consentimento informado em testes genéticos
Natureza do teste	
Propósito do teste	
Efetividade do teste	
Limitações do teste	
Implicações da realização do teste incluindo riscos e benefícios médicos	
Usos futuros de amostras e informações genéticas	
Significado dos resultados dos testes e planos para transmiti-los	
Quem terá acesso às amostras e informações genéticas?	
Direito à confidencialidade	

Quadro 11-4	Rendimentos de diagnóstico relatados para condições selecionadas	
	1970s(%)	2012(%)
Anomalias únicas	20	25-30
Anomalias congênitas múltiplas/síndromes	20	30-50
Deficiência intelectual branda	10-15	30-40
Deficiência intelectual grave	40-50	80
Autismo	6-8	30

uso futuro. Esta opção pode ser particularmente importante para os familiares se o paciente a ser testado estiver muito doente e puder potencialmente não sobreviver para que o teste seja realizado no futuro quando mais avanços são esperados.

Os métodos de abordagem dos testes genéticos podem ser bastante simples, como no teste para anemia falciforme, na qual apenas uma mutação em um único gene é responsável por causar a doença. Por outro lado, o diagnóstico diferencial pode ser bastante amplo e inclui opções de teste para diversas etiologias bastante diferentes. Em geral, a abordagem de solicitar vários testes ao mesmo tempo é desencorajada, sendo preferível uma abordagem passo a passo. Para a maioria das principais categorias de diagnóstico, diretrizes nacionais foram desenvolvidas delineando tais abordagens sugeridas para cada uma delas. Uma questão significativa que surge é como um médico pode estar ciente de todos os possíveis testes de diagnósticos genéticos (cujo número está na casa dos milhares) e algoritmos de teste publicados por aí? Felizmente, existem fontes *online* (baseadas na internet) para ajudar. Uma dessas fontes é uma página financiada pelo governo americano que funciona como um canal de informações sobre testes genéticos. Este é um recurso maravilhoso continuamente atualizado para esse tipo de informação. Encorajamos você a adicionar http:\genetests.org à sua pasta de Favoritos no navegador da rede.

Vale a pena mencionar aqui um tópico final sobre testes genéticos. Nos últimos anos, várias empresas comerciais começaram a anunciar uma variedade de diferentes testes genéticos diretamente aos indivíduos, ignorando o médico do paciente. Alguns dos tipos mais populares oferecidos dessa maneira incluem testes de paternidade, de linhagem/etnia/genealogia e de nutrigenômica. Esse assim chamado "*marketing* direto ao consumidor" certamente levantou uma série de preocupações e incitou fortes debates em ambos os lados. Questões debatidas nessa arena incluem preocupações expressas sobre o paternalismo da elite médica *versus* a imprudência descontrolada do capitalismo. Algumas das principais questões nesse diálogo incluem:

1. Como a privacidade será controlada?
2. O que constitui um "exame médico"?
3. Quem deveria regular tudo isso?
4. Como o consentimento informado será assegurado?
5. Quem irá garantir o valor dessas informações?

Será fascinante ver como tudo isso irá se desenrolar ao longo dos próximos muitos anos!

Rastreamento genético

O rastreamento genético, conforme observado na primeira seção deste capítulo, não é a mesma coisa que teste ou exame genético. Em geral, a metodologia é a mesma, a diferença está no "por quê". O teste é um esforço de diagnóstico para identificar a causa da doença ou distúrbio de uma pessoa. Rastreamento é a busca, em uma população, por pessoas "saudáveis" que possuem um genótipo que:

1. está associado com uma predisposição a uma doença;
2. pode levar a uma doença em seus descendentes, ou;
3. produz outras variantes cuja associação com doenças é desconhecida.

Quadro 11-5	Período e tipos de rastreamento

Rastreamentos pré-concepção
  Revisão nutricional/ácido fólico
  Investigação de teratógenos
  Rastreamento de portador etnia-específica
Gestação
  Identificação de idade materna avançada
  Rastreamento de primeiro trimestre combinado
  Rastreamento sérico materno de segundo trimestre para distúrbios fetais ("rastreamento quad")
  Rastreamento integrado (rastreamentos de primeiro e segundo trimestres)
  Rastreamento parental de portador de fibrose cística
Recém-nascido
  Painel genético/metabólico (Quadro 11-7)
Adulto
  Investigação de história familiar/análise de genealogia (ver Capítulo 9)
  Rastreamento pré-sintomático para distúrbios de início na vida adulta

O rastreamento genético pode ser conduzido em vários níveis diferentes. Uma forma de separar seus diferentes tipos é pelo período (i. e., em que ponto da vida do indivíduo ele é realizado). O Quadro 11-5 lista vários tipos de rastreamento agrupados pelo período em que é normalmente realizado. Outra maneira de analisá-lo é pelo tipo de pessoa(s) a ser(em) rastreada(s). O **rastreamento individual** envolve a investigação de indivíduos únicos para uma condição específica. A pessoa está sendo avaliada não por causa de um sintoma ou problema, mas por conta de seu potencial *relativo* para ter um problema. Exemplos de rastreamento individual incluem a detecção de chumbo em um paciente pediátrico, teste de heterozigoto (portador) dos genitores de uma criança com fibrose cística ou também o teste de mães de meninos com a síndrome do X frágil.

Alternativamente, o **rastreamento populacional selecionado** pode ser utilizado para rastrear certos subgrupos da população para condições que sabidamente ocorrem com maior frequência naquele grupo. Um destes critérios de seleção é com base em etnia. Certos grupos étnicos apresentam tamanho risco para uma determinada condição que o rastreamento selecionado é justificado (com a condição tendo uma baixa frequência

Quadro 11-6	Condições genéticas selecionadas que ocorrem com maior frequência em subgrupos étnicos específicos da população geral
Grupo étnico	**Condição genética**
Leste europeu (Judeus Askhenazi)	Várias condições (ver Quadro 11-7)
Africano	Anemia falciforme
Africano, Mediterrâneo	Hemoglobinopatias
Franco-canadense	Doença de Tay-Sachs, várias outras
Nativos do Alasca	Hiperplasia suprarrenal congênita
Acadianos/Cajun	Síndrome de Usher tipo III, várias outras
Norte europeu	Fibrose cística
Irlandês	Defeitos de tubo neural

Quadro 11-7	Condições com alta taxa de frequência de portador em judeus do leste europeu (Ashkenazi)
Condição	**Frequência de portador**
Doença de Gaucher Tipo 1	(1:15)
Doença de Tay-Sachs	(1:29)
Disautonomia familial (síndrome de Riley-Day)	(1:30)
Doença de Canavan	(1:40)
Doença de von Gierke (GSD 1A)	(1:60)
Anemia de Fanconi tipo C	(1:90)
Niemann-Pick Tipo A	(1:100)
Mucolipidose IV	
Doença de Crohn	
Distonia de torção (DYT1)	
Perda auditiva não sindrômica (Conexina 26/30)	
Câncer de mama e de ovário devidos a BRCA 1 e 2	
Hemofilia C (deficiência de fator XI)	
Febre mediterrânea familial	
Síndrome de Bloom	

na população em geral). O Quadro 11-6 lista algumas das condições associadas à etnia mais bem conhecidas para as quais o rastreamento populacional selecionado pode ser apropriado. Um grupo que tem mais destaque é o de pessoas de ascendência do Leste Europeu (população de judeus Ashkenazi). Esse grupo étnico específico apresenta uma maior frequência de portadores de vários distúrbios monogênicos (Quadro 11-7). Como anteriormente observado no Capítulo 9 ("História familiar e análise de genealogias"), os médicos devem ter informações sobre a história familar – incluindo a etnia – como parte do prontuário de todo o paciente. Se um paciente relatar ancestralidade judaica Ashkenazi, o médico deverá estar ciente dos potenciais distúrbios que estão associados a ela e fornecer rastreamento direcionado quando solicitado. É particularmente importante verificar isto antes da gestação, pois algumas das metodologias de rastreamento são muito mais complicadas durante a gravidez. Em geral, no entanto, as pessoas de ascendência judaica Ashkenazi são bem cientes desses fatores de risco, e como comunidade são bem organizadas e pró-ativas no apoio à sua comunidade em tais esforços.

A abordagem mais ampla em rastreamento genético seria logicamente o **rastreamento populacional geral**. Esse tipo de rastreamento envolve o teste de populações inteiras não selecionadas para condições específicas que podem estar presentes em qualquer pessoa. Ao decidir que condições são as corretas para o rastreamento de toda a população, todos os princípios básicos de rastreamento populacional discutidos na primeira parte deste capítulo devem ser cuidadosamente considerados. O protótipo para o rastreamento populacional é a prática do rastreamento neonatal nos EUA e em muitos outros países desenvolvidos. A premissa do rastreamento neonatal é identificar bebês com distúrbios específicos que, se detectados, podem ser tratados precocemente, resultando na prevenção da morte ou da incapacitação. O rastreamento neonatal começou nos EUA na década de 1970. Desde então, ele evoluiu e se expandiu em um dos esforços mais bem sucedidos entre todas as iniciativas de saúde pública. Nos primórdios do programa, os estados americanos testavam para poucas doenças. Hoje, a maioria dos estados já faz o rastreamento para a maior parte das 29 condições sugeridas pelo American College of Medical Genetics e pelo Genomics Recommended Core Screening Panel (Quadro 11-8). À medida que a tecnologia avança e o melhor entendimento acerca de outras condições evolui, este painel central deve continuar a se expandir. Aliás, recentemente, a imunodeficiência combinada grave (*severe combined immune deficiency*, SCID) e a cardiopatia congênita cianótica crítica (*critical cyanotic congenital heart disease*, CCHD) foram adicionadas ao painel recomendado. Várias outras condições estão atualmente sendo consideradas e provavelmente serão adicionadas ao painel recomendado em um futuro próximo.

Quadro 11-8	Painel de rastreamento neonatal uniforme recomendado
Deficiência de 3-metilcrotonil-CoA carboxilase (3MCC)	
Acidúria 3-hidroxi-3-metilglutárica	
Acidúria Arginino-Succínica	
Deficiência de biotinidase	
Defeito de absorção de carnitina/defeito de transporte de carnitina	
Citrulinemia tipo I	
Hiperplasia suprarrenal congênita (CAH)	
Hipotireoidismo congênito	
Cardiopatia congênita crítica (CCHD)*	
Fibrose cística (FC)	
Galactosemia	
Acidemia glutárica tipo I	
Perda auditiva	
Deficiência de holocarboxilase sintase	
Homocistinúria	
Acidemia isovalérica	
Deficiência de β-cetotiolase sintase	
Deficiência de L-3-hidroxiacil-CoA desidrogenase de cadeia longa (LCHAD)	
Doença da urina do xarope de bordo (MSUD)	
Deficiência de acil-CoA desidrogenase de cadeia média (MCAD)	
Acidemia metilmalônica (distúrbios de metilmalonil-CoA mutase e cobalamina)	
Fenilcetonúria	
Hipotireoidismo congênito primário	
Acidemia propiônica	
Anemia falciforme; β-talassemia; doença SC	
Imunodeficiência combinada grave (SCID)*	
Deficiência de proteína trifuncional	
Tirosinemia tipo I	
Deficiência de acil-CoA desidrogenase de cadeia muito longa (VLCAD)	

* Condições em itálico foram recém-adicionadas ao painel recomendado (2012).

Como seria facilmente previsto, o rastreamento genético tem várias controvérsias. Enquanto seus proponentes apontam o grande sucesso da prevenção de doenças e incapacidades, outras pessoas levantaram várias preocupações reais que merecem forte consideração na implementação de tais programas. Algumas das questões mais importantes em rastreamento genético incluem:

- Rastreamento obrigatório – para quase todos os estados americanos, o rastreamento neonatal é obrigatório por lei. O raciocínio por trás disso é tomar o melhor interesse do bebê como uma prioridade em um momento em que eles não podem se defender. Entretanto, a maioria dos estados possui a opção de "não participar" na declaração parental de objeções conflitantes religiosas ou morais.
- Direito de não saber – amarrada à questão do rastreamento obrigatório está o princípio básico das liberdades pessoais. E se eu não quiser saber destes resultados?
- Confidencialidade – quem tem acesso a essas informações, e elas podem ser compartilhadas sem a minha autorização?
- Discriminação genética – assim como nas discussões sobre os testes genéticos, a questão da confidencialidade é fundamental no rastreamento. Uma vez que essa informação pode ser parte de um mandato legislado, está a lei me colocando em risco de ter minha informação genética usada contra mim? Obviamente todas estas questões estão inter-relacionadas, e, assim, a confidencialidade também entra em jogo aqui.
- Uso/descarte de amostras – muitos pesquisadores reconhecem a potencial riqueza de informações que poderiam estar disponíveis a partir de esforços de rastreamento populacional. Eles são da opinião de que tais amostras devem ser disponibilizadas para a pesquisa "para o bem de todos". Entretanto, há os que já se mostram preocupados com a obrigatoriedade da coleta de amostras, e veem a permissão para a distribuição e uso futuro destas amostras como uma forma de perda das liberdades pessoais dos doadores.

Obviamente, as curtas reflexões acima não são suficientes para debater as questões extremamente complexas e profundamente emocionais discutidas aqui. As discussões sobre os aspectos éticos e legais de tais temas poderiam encher bibliotecas. No momento, vamos apenas mencioná-los para que o leitor tenha conhecimento de alguns dos principais pontos de discussão nessa área.

Parte 3: Correlação clínica

A síndrome de Kabuki (também conhecida como síndrome de Niikawa-Kuroki) foi descrita por dois médicos japoneses em 1981. O distúrbio recebeu esse nome por conta de um conjunto característico de traços faciais que inclui fissuras palpebrais longas, uma ponta nasal larga e deprimida, orelhas grandes e proeminentes e eversão das pálpebras inferiores (Fig. 11-17). A aparência lembrava a maquiagem dos atores de Kabuki, uma forma de teatro tradicional japonesa. A síndrome de Kabuki era originalmente conhecida como síndrome da maquiagem de Kabuki, mas o termo "maquiagem" foi removido por ser considerado ofensivo por algumas famílias.

Além das alterações faciais características, pacientes com a síndrome de Kabuki podem apresentar uma variedade de outros sinais e sintomas incluindo déficits cognitivos, crescimento pós-natal lento, fendas orofaciais, malformações cardíacas congênitas, escoliose e outras alterações esqueléticas, dedo mínimo curto e persistência das proeminências digitais fetais.

Desde a sua descrição original, a etiologia da síndrome de Kabuki era desconhecida. A maioria dos casos era geralmente isolada (não familial). Alguns casos familiais foram descritos, sugerindo uma etiologia genética. Testes genéticos padrão, como estudos cromossômicos e estudos de microarranjos falharam na identificação de uma etiologia específica. Por um período de tempo bastante longo, portanto, o diagnóstico era feito somente por parâmetros clínicos sem qualquer teste confirmatório disponível. Isso era geralmente adequado, mas dada a natureza altamente variável dessa condição, muitos casos representavam um dilema diagnóstico significativo.

Em 2010, um grupo de pesquisa usou a tecnologia de sequenciamento de exoma, como descrita anteriormente, em um pequeno grupo de pacientes com síndrome de Kabuki. Utilizando essa técnica eficaz, eles conseguiram identificar um gene, o MLL2, na região cromossômica 12q12 a 12q14, como a causa da síndrome de Kabuki em cerca de três quartos dos pacientes testados. Além de identificar o gene, o teste mostrou que todos os casos eram devidos à uma mutação heterozigota, estabelecendo esta como uma condição autossômica dominante. Estudos subsequentes confirmaram a suspeita de heterogeneidade genética dessa condição. Análises de vários pacientes com a síndrome de Kabuki que não apresentavam mutações em MLL2 provaram que eles tinham mutações no gene KDM6A no cromossomo Xp11.3 por uma combinação de técnicas cromossômicas, de microarranjos e de sequenciamento.

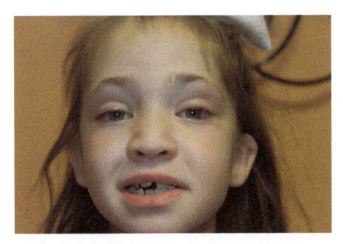

Figura 11-17. Menina com síndrome de Kabuki. Aparência facial característica que foi comparada às máscaras utilizadas pelos atores do Kabuki japonês. Esta paciente possui uma mutação conhecida no gene MLL2.

Questões práticas

1. A condição A é adequada para rastreamento populacional. A condição B não é. Que possíveis motivos poderiam explicar isso?
   A. A condição A é um distúrbio muito mais raro do que a condição B.
   B. A condição B é fácil de ser rastreada; a condição A não é.
   C. A condição B é uma condição grave; a condição A não é clinicamente muito problemática.
   D. Não há tratamento efetivo para a condição B; há tratamento para a condição A.
   E. Os testes de rastreamento para as condições A e B são ambos muito caros.

2. O rastreamento genético:
   A. Pode identificar indivíduos sob risco.
   B. É altamente dispendioso.
   C. É politicamente incorreto fazer rastreamento em grupos étnicos.
   D. Não tem probabilidade de afetar a prática médica em geral.
   E. É geralmente limitado aos exames de DNA.

3. A realização de qual das seguintes alternativas seria considerada rastreamento genético em vez de teste genético?
   A. Estudos bioquímicos selecionados em um recém-nascido para uma suspeita de distúrbio metabólico.
   B. Marcadores séricos em mulheres grávidas para identificar fetos com distúrbios cromossômicos.
   C. Testes de DNA em um indivíduo para um distúrbio genético de início na vida adulta.
   D. Exames neurológicos em pessoas com tremores.
   E. Um teste de suor em uma criança com pneumonia para verificar se ela tem fibrose cística.

4. Qual a diferença entre teste genético e rastreamento genético?
   A. Os tipos de metodologia utilizados em cada um deles.
   B. Os custos de se fazer um ou outro.
   C. O motivo para fazer um ou outro.
   D. Os laboratórios que fazem um ou outro.
   E. A idade do paciente.

5. Cerca de quantas condições são testadas em rastreamentos neonatais na maioria dos estados americanos?
   A. 5
   B. 10
   C. 30
   D. 75
   E. 150

Capítulo 12

Modos atípicos de herança

RESUMO DO CAPÍTULO

Para haver um capítulo intitulado "Herança Atípica" em um livro centrado em genética humana, nós estamos na verdade ressaltando um fato importante. Por um lado, apesar da nossa complexidade de desenvolvimento e de funcionamento, o número de regras genéticas é surpreendentemente pequeno. Os mecanismos de herança são geralmente tão diretos que a maioria dos exemplos é "típico", mas este nem sempre é o caso. O caminho desde uma sequência de DNA herdada até um fenótipo expresso pode ser, às vezes, tortuoso e complexo. Na maioria das vezes, essa complexidade é observada na forma como os processos genéticos e seus produtos interagem uns com os outros e com o ambiente, mas nem sempre.

Alguns exemplos ilustrarão como nossas suposições normais podem levar a surpresas. Após a fertilização, as divisões nucleares regulares da mitose geram uma população de células geneticamente idênticas que se diferenciam em tecidos do adulto. Verdade? Sim, mas não necessariamente. Mutação somática ou outros eventos genéticos podem gerar mosaicos genéticos (Fig. 12-1), nos quais subpopulações de células do indivíduo diferem umas das outras. Mas em outras situações, o genoma propriamente dito não é alterado. Apenas a capacidade dos genes em funcionar é que está afetada. Isso é chamado de **imprinting** genômico e é um fenômeno normal. Esse fenômeno é semelhante à inativação de um dos cromossomos X nas mulheres quando algumas porções do cromossomo são inativadas.

Um exemplo disso é um tipo de nanismo em camundongos causado pelo *imprinting* do gene do fator de crescimento semelhante à insulina tipo 2 (*Igf2*). Considere que *Igf2*$^+$ representa o alelo normal e *Igf2*$^-$ representa o alelo do nanismo. Normalmente, o *imprinting* resulta na inativação do alelo *Igf2* que os filhotes herdam da mãe. Se um filhote heterozigoto (*Igf2*$^+$/*Igf2*$^-$) herdar o alelo normal do pai, ele terá tamanho médio. Porém, se ele herdar o alelo normal da mãe, o alelo normal será inativado (*Igf2*$^+$/*Igf2*$^-$) e o filhote será anão. Às vezes, o genoma nem mesmo está envolvido. A *Drosophila* pode herdar a sensibilidade ao dióxido de carbono de sua mãe devido a um rabdovírus transmitido citoplasmaticamente, assim como ocorre com as mitocôndrias maternalmente herdadas.

Quanto mais aprendemos sobre o genoma, mais percebemos o quão diversas podem ser as vias de informação do organismo. Influências no desenvolvimento vão muito além do tradicional papel dos genes controlando a síntese de enzimas e de proteínas estruturais. Alguns casos especiais têm sido mencionados em outros contextos. Neste capítulo, iremos focar em alguns desses mecanismos para explorar seu significado médico de uma forma mais aplicada.

Parte 1: Conhecimento e integração de sistemas

Mosaicismo

É comum assumir que as células de um mesmo indivíduo compartilham o mesmo genótipo. Mas este não é necessariamente o caso. O mosaicismo refere-se à situação na qual diferentes células do mesmo organismo possuem genótipos diferentes. Considerando a baixa taxa de reparo genético observada em células somáticas quando comparada à linhagem germinativa, é provável que todos os indivíduos sejam mosaicos para algumas diferenças genéticas. Quanto mais cedo ocorrer uma mutação somática durante o processo de desenvolvimento, maior será o número de células portadoras dessa alteração que potencialmente irão expressá-la. Geralmente isso não é notado porque os genes mutados são inativados no

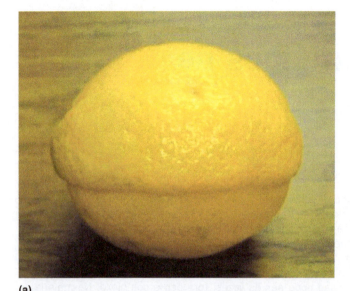

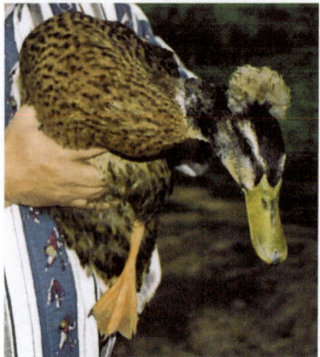

Figura 12-1. O mosaicismo pode ocorrer em qualquer espécie multicelular. Mutações específicas podem causar diferenças fenotípicas que se correlacionam com a distribuição das células afetadas. (a) Mosaicismo segmentar em uma laranja mostrando hipertrofia (supercrescimento) de uma seção. (b) Mosaicismo clonal visto nas penas de um pato. A pequena mancha de penas anormais na cabeça é, na verdade, uma coleção de penas abdominais.

tecido afetado ou porque o defeito patogênico pode ser compensado pelas células normais das proximidades. Assim, um indivíduo pode ser geneticamente, mas não fenotipicamente, um mosaico. No entanto, dependendo da natureza de uma determinada mutação, do nível de mosaicismo e da distribuição das células portadoras da mutação, diferenças fenotípicas podem ser observadas.

A inativação do cromossomo X nas mulheres representa um mecanismo único de mosaicismo. Como uma forma de compensação de dose em mamíferos, um dos dois cromossomos X femininos é inativado bem no início da embriogênese, resultando no **mosaicismo funcional** para qualquer gene heterozigoto ligado ao X. Embora a inativação seja na maioria das vezes aleatória, com cerca de metade das células inativadas para cada alelo, pode haver uma **inativação enviesada** em relação a um dos cromossomos, de forma que um alelo seja fenotipicamente expresso com maior frequência do que o outro. Isso geralmente é um sinal de que há uma mutação deletéria ligada ao X: as células inativam preferencialmente o cromossomo X com a mutação. Outro exemplo de mosaicismo genético é visto na maioria dos cânceres, nos quais o tumor é geneticamente diferente das células normais que encontram-se ao redor.

Dissomia uniparental

Em uma situação normal, um indivíduo herda uma cópia de cada cromossomo de cada um dos seus genitores. Como o nome sugere, a **dissomia uniparental** ("um genitor – ambos os corpos", DUP) é uma condição excepcional na qual ambas as cópias de um determinado gene, região gênica ou cromossomo se originam do mesmo genitor. No caso de isodissomia, ambos alelos são iguais, enquanto que na heterodissomia os alelos diferem entre si, mas se originam do mesmo genitor (Fig. 12-2). Vários mecanismos têm sido propostos para explicar esse fenômeno. A maioria dos mecanismos propostos envolve um erro genético com um segundo erro que, por acaso, corrige o primeiro. Por exemplo, considere os eventos que afetam um indivíduo trissômico. Dois dos cromossomos vêm de um dos genitores e o terceiro cromossomo vem do outro genitor. Mas se esta última cópia for subsequentemente perdida, o resultado será um retorno à dissomia normal, porém com ambas as cópias originadas do mesmo genitor. A situação inversa seria uma concepção inicialmente monossômica com um segundo erro de divisão resultando em um ganho subsequente de dois cromossomos do original. Um terceiro mecanismo possível tem sido chamado de **complementação gamética**. Nessa situação, dois gametas anormais com erros recíprocos (um com ausência de um cromossomo e o outro com duas cópias do mesmo) corrigem um ao outro durante a concepção.

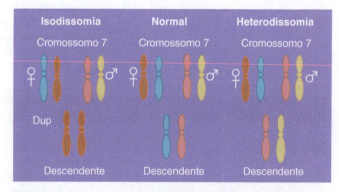

Figura 12-2. Esquema demonstrando a DUP. O padrão de segregação normal está no centro. O painel à esquerda mostra a isodissomia materna. O painel à direita mostra a heterodissomia paterna.

Imprinting

O *imprinting* foi brevemente discutido no Capítulo 5 ("Citogenética"). Esse fenômeno epigenético de origem parental é reintroduzido aqui para colocá-lo em contexto com outros exemplos de expressão gênica atípica. Antes de sua transmissão, os genes podem ser marcados por metilação diferencial ou por alterações nas histonas que afetam seus níveis posteriores de expressão gênica. Essas alterações epigenéticas são mantidas em todas as células somáticas e serão apagadas apenas quando as células germinativas para a próxima geração forem produzidas. Baixos níveis de expressão gênica geralmente resultam de alelos metilados, enquanto altos níveis de expressão gênica são frequentemente encontrados em alelos que não estão metilados. Mas a metilação nem sempre significa inativação; o efeito depende do gene. Para *loci* que sofrem *imprinting*, portanto, o fenótipo dos descendentes é determinado pelo alelo específico que eles herdam e por qual genitor transmite cada um deles. O resultado é essencialmente a expressão **monoalélica** para o gene. Como alguns genes são imprintados no genitor feminino e outros no masculino, é necessário que o *imprinting* seja apagado e então reestabelecido a cada geração.

Nos mamíferos, apenas uma pequena proporção de genes (talvez apenas 1% ou menos) sofre *imprinting*. Em seres humanos, menos de 100 genes imprintados foram identificados até o momento, sendo que a maioria deles atua durante as fases embrionária e placentária do desenvolvimento. Por causa desses genes imprintados, casos naturais de **partenogênese** não podem ocorrer em seres humanos.

A fim de explorar experimentalmente esse fenômeno, uma série de embriões murinos foi produzida portando pequenas regiões cromossômicas apenas do pai ou apenas da mãe. Essa série de **DUPs**, explorada em mais detalhes na próxima seção, foi usada para definir um mapa de *imprinting*. Muitas seções cromossômicas contendo vários genes imprintados foram encontradas. De fato, cerca de 80% dos genes reconhecidamente imprintados estão localizados em conjuntos (*clusters*), conhecidos como domínios imprintados, sugerindo que eles podem ser regulados como um grupo.

É importante observar que o *imprinting* é um fenômeno *normal*. Para os cerca de 80 genes humanos reconhecidamente imprintados, a expressão monoalélica é o esperado para aquele *locus*. Como na maioria das características em sistemas biológicos, qualquer desvio da norma esperada (super ou subexpressão) geralmente resulta em um fenótipo anormal. A Figura 12-3 representa um gene imprintado hipotético e vários cenários possíveis de como alterações genéticas específicas podem alterar o nível normal de expressão gênica. Sabendo-se que o *imprinting* é uma ocorrência natural, é interessante especular por que um mecanismo como esse é necessário. As possíveis razões que têm sido sugeridas incluem a regulação da placentação, a anulação da partenogênese, o fornecimento de flexibilidade durante o desenvolvimento, a atuação na evasão imunológica do feto e a "modificação de dominância".

Outros tipos de gene × interações gênicas

No Capítulo 6, descrevemos a heterogeneidade genética, na qual um grande número de diferentes mutações pode dar origem ao mesmo fenótipo. Um exemplo disso foi a retinite pigmentosa, um fenótipo que pode ser produzido por defeitos em uma variedade de processos gênicos contribuintes. Um deles é justamente a **herança digênica**, isto é, a condição é produzida quando mutações ocorrem juntas em dois genes diferentes.

Um exemplo clássico de herança digênica é o formato da crista nos galos (Fig. 12-4). Aqui, a crista rosa (*R-*) é dominante sobre *rr* e a crista ervilha (*P-*) é dominante sobre *pp*. *R* e *P* são codominantes e produzem uma crista noz. O duplo recessivo (*rrpp*) gera uma crista simples. Nesses exemplos, o fenótipo produzido pela ação combinada dos dois genes não é simplesmente previsível pelo conhecimento do efeito de cada gene sozinho.

Os fenótipos podem geralmente ser explicados em termos de genótipos diploides simples. Mas ocasionalmente é necessário postular o envolvimento de um terceiro alelo, isto é, postular **herança trialélica**. Embora seja difícil identificar estas situações, algumas estimativas as colocam como menos de 10% dos casos conhecidos. Nestas poucas situações, entretanto, estimativas de risco mendeliano tradicional, usadas por conselheiros genéticos, podem não ser completamente precisas.

Utilizando o termo **herança multi-*locus***, pretendemos dizer que o fenótipo observado é influenciado por genes de mais de um *locus*. A essa altura, isso não deveria surpreender o leitor. Já discutimos vários exemplos de herança multi-*locus*. No Capítulo 10 ("Herança Multifatorial e Interações Gene × Ambiente"), discutimos a herança poligênica. A herança poligênica se enquadra claramente na definição de "multi-*locus*", visto que representa os efeitos cumulativos (frequentemente aditivos) de múltiplos *loci* em uma característica quantitativa. Da mesma forma, os padrões de herança digênico e trialélico descritos anteriormente são também exemplos de múltiplos *loci* influenciando um fenótipo específico.

Outro exemplo de interações de múltiplos *loci* é o de **genes modificadores**. Um estudo de genes modificadores reflete mais uma perspectiva específica do que um único tipo de interação gênica. Genes modificadores são simplesmente genes que influenciam a expressão de outros genes. O contexto geralmente se refere à expressão variável do gene ou da mutação de interesse primário. Genes modificadores são *loci* de importância secundária ou de menor efeito que influenciam o grau de gravidade do gene primário.

Um exemplo de *Drosophila* ilustrará o fenômeno. As asas da mosca são mantidas por veias longitudinais e transversais que as estabilizam durante o voo (Fig. 12-5a). Uma série de mutações isoladas reduzem o comprimento da veia ou aumentam a quantidade de venação formada na asa (Fig. 12-5b, c). Mas quanto a outras características quantificáveis como esta, todas as populações amostradas possuem genes que estendem ou encurtam a lacuna de uma veia ou que adicionam ou removem venação extra. Em outras palavras, todas as populações naturais aparentemente segregam alelos que modificam a expressão de mutações que afetam o comprimento das veias da asa de *Drosophila*. Isso pode não parecer muito surpreendente até que você volte atrás e considere: em uma mosca normal, as veias se estendem até a borda da asa e elas têm sido assim por milhões de anos. Por que todas as populações de *Drosophila* testadas possuem modificadores de uma característica que não varia há milhares de gerações?

252 Capítulo 12 Modos atípicos de herança

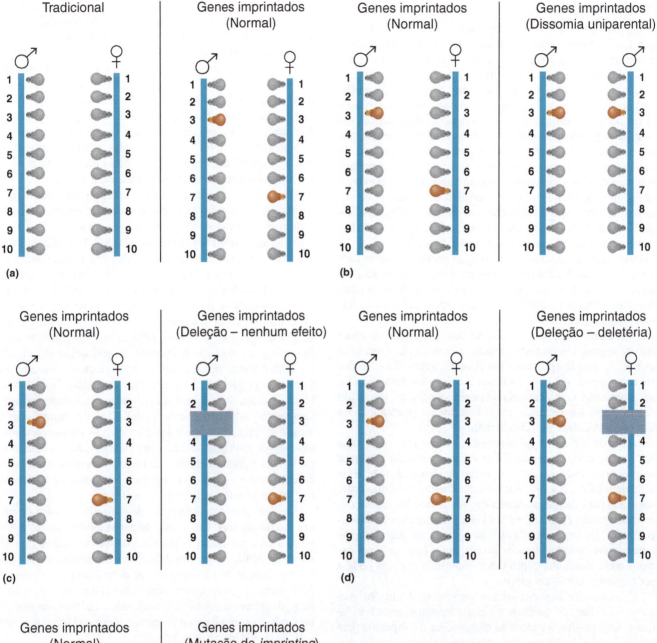

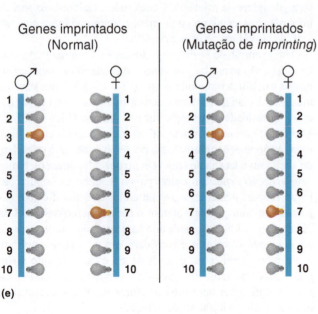

Figura 12-3. Representação gráfica de um gene imprintado hipotético. (a) O painel à direita representa os alelos maternos e paternos de um segmento de DNA. Todos os 10 genes apresentam expressão bialélica. O painel à esquerda mostra dois genes imprintados. O gene 3 na fita paterna é imprintado. O gene 7 na fita materna é imprintado. (b) No caso de DUP paterna dessa região, duas anormalidades resultam: expressão bialélica do gene 7 e nenhuma expressão do gene 3. (c) Uma deleção do gene 3 paterno não terá efeito, já que esse gene está normalmente imprintado. (d) Uma deleção do gene 3 materno produzirá uma anormalidade – nenhuma expressão do gene 3. (e) "Genes de *imprinting*" são responsáveis por realmente alterar a expressão gênica. Uma mutação no gene de *imprinting* responsável pelo *imprinting* do gene 3 impediria que o gene 3 fosse "desligado". Isso também seria anormal, já que agora haveria expressão bialélica do gene 3. Qualquer desvio da configuração normal tem o potencial de produzir um fenótipo anormal.

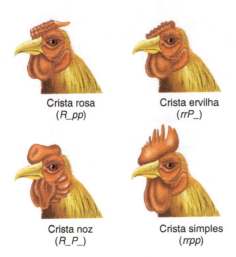

Figura 12-4. A aparência da crista em um galo depende de dois genes, rosa (*R*) e ervilha (*P*). Diferentes combinações de genótipos dominantes e recessivos nestes dois *loci* determinam quatro tipos comuns de crista. (Reproduzida, com permissão, de Brooker RJ: Genetics: *Analysis & Principles*, 3rd ed. New York: McGraw-Hill, 2008.)

A resposta é sutil, mas importante. Só porque detectamos a ação de um gene pela forma como ele modifica algo que escolhemos medir, isto não significa que estamos vendo o papel real desse gene modificador no desenvolvimento. Em relação ao comprimento das veias nas asas de *Drosophila*, os genes modificadores não estão lá para influenciar a expressão de uma veia mais curta. Na natureza, as veias nunca são curtas. Em vez disso, os genes modificadores parecem ser parte de um sistema de tamponamento de desenvolvimento para a organização da lâmina da asa. A lição desse exemplo é que uma associação fenotípica nem sempre indica a relação funcional primária entre um gene e seu papel no desenvolvimento.

Transcritos opostos (antissenso)

O entendimento tradicional do processo de transcrição em seres humanos é o de que a fita codificadora de DNA é copiada como um RNA mensageiro. Nesse processo, uma fita, a **fita codificadora**, é lida na direção 3' para 5'. Entretanto, em um lugar qualquer do genoma, qualquer uma das fitas tem o potencial para atuar como molde. Em outras palavras, alguns genes funcionam em uma direção, alguns em outra. Em alguns poucos casos notáveis, em um determinado *locus*, o mesmo segmento de DNA dupla-fita contém informação genética em ambas as fitas. Os produtos de tal "leitura dupla" têm sido chamados de transcritos opostos (ou antissenso). É importante notar, no entanto, que em qualquer uma das situações a RNA-polimerase ainda transcreve a fita de DNA na direção 3' a 5'. Transcritos antissenso naturais (*natural antisense transcripts*, NATs) foram identificados na maioria dos eucariotos, incluindo seres humanos, e os RNAs produzidos incluem exemplos tanto de codificadores como de não codificadores de proteínas.

Elementos transponíveis

Os **elementos transponíveis** ("genes saltadores") são segmentos móveis de material genético que estão presentes em

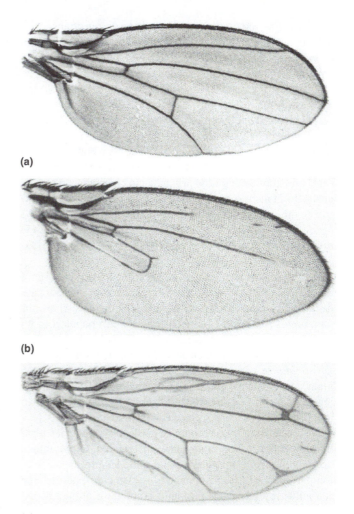

Figura 12-5. Asas de *Drosophila* fornecem um sistema modelo para o estudo de genes principais e da variação quantitativa que afeta a expressão. (a) Asa normal. (b) A mutação *veinlet* reduz a venação. (c) *Plexus* aumenta os fragmentos de veias da asa. Modificadores poligênicos da expressão de *veinlet* e de *plexus* podem tornar as asas mutantes indistinguíveis da normal.

todos os eucariotos. Eles estão distribuídos de forma não aleatória ao longo do genoma. Por uma série de mecanismos, eles podem transportar a si mesmos ou uma cópia sua de um *locus* cromossômico para outro. No processo de movimentação, eles podem aumentar (ou diminuir) a quantidade de DNA do genoma de uma célula. Se essas alterações ocorrerem em células precursoras de gametas, a alteração será potencialmente hereditária. Um terço do genoma humano inteiro é potencialmente constituído por sequências repetitivas que representam cópias degeneradas de elementos transponíveis.

Os elementos transponíveis (também chamados de **transposons**) são classificados pelo tipo e tamanho dos ácidos nucleicos envolvidos e pelo mecanismo de movimentação. Transposons de classe I (**retrotransposons**) transcrevem DNA em RNA e então utilizam a transcriptase reversa para refazer uma cópia de DNA a partir do RNA para se inserir em uma nova localização. Existem vários tipos diferentes de retrotransposons. Os tipos e as características variam entre as espécies. Em seres humanos, dois tipos de retrotransposons devem ser mencionados. **Elementos intercalados longos** (*Long Interspersed Elements*, LINEs ou L1) são encontrados em grande número na maioria dos genomas eucarióticos. Eles são transcritos em um RNA usando um promotor de RNA-polimerase II que está dentro do próprio LINE. **Elementos intercalados curtos** (*Short Interspersed Elements*, SINEs) são segmentos de DNA mais curtos. Os SINEs não possuem sua própria enzima transcriptase reversa e contam com outros elementos móveis para se deslocar. Os SINEs mais comuns em seres humanos e em outros primatas são chamados de sequências Alu. Transposons de classe II consistem apenas de DNA que se move diretamente de *locus* para *locus*. Transposons de classe III são também conhecidos como **miniatura de elementos transponíveis com repetições invertidas** ou MITEs (*Miniature Inverted-repeats Transposable Elements*).

As principais implicações clínicas dos transposons são as de que eles atuam como mecanismos para a geração espontânea de mutações (i. e., eles são **mutagênicos**). Isso representa então uma fonte "natural" de variação genética. Em populações migratórias, tal como *Drosophila*, há um fenômeno bem descrito de disgenesia do híbrido. Quando duas linhagens diferentes de *Drosophila* se encontram, misturam-se e acasalam, a taxa de mutação espontânea aumenta fenomenalmente. Esse aumento repentino na taxa de mutação mostrou ser devido a um elemento transponível das moscas conhecido como elemento P.

O mecanismo mais comum da geração de mutações a partir de transposons é a mutagênese insercional. O movimento do elemento para um gene normal pode simplesmente interromper o gene. Alternativamente, o elemento pode exercer sua influência em genes próximos ao afetar o promotor ou o ativador (*enhancer*).

Antecipação genética

Antecipação, como um termo genético, refere-se a um fenótipo de uma condição que se torna mais grave (fenotipicamente pior) à medida que é transmitida de uma geração para a outra. Como os médicos têm observado famílias ao longo do tempo, a **antecipação genética** tem sido frequentemente postulada.

Até pouco tempo atrás, existiam discordâncias significativas em relação à antecipação genética ser ou não ser um fenômeno real. Céticos tinham a opinião de que o que estava sendo observado era apenas um viés de apuração: quando uma condição genética era diagnosticada em um único membro da família, tornava-se então mais fácil identificar a condição em gerações subsequentes (ou prévias). Assim, a condição pareceria estar ficando pior com o passar das gerações, embora na realidade não estivesse.

O debate foi finalmente resolvido quando a antecipação genética foi identificada em marcadores genéticos específicos de associação – expansões de repetições trinucleotídicas. Repetições de trinucleotídeos, também conhecidas como **microssatélites**, podem causar doenças devido a expansão do número de cópias repetidas em um *locus*. Um indivíduo com um baixo número de unidades repetidas é tipicamente normal, mas o número de repetições tem o potencial de mudar a cada geração. Se o tamanho da repetição aumentar, poderá em última análise interromper a função gênica por uma variedade de mecanismos até o ponto de o indivíduo se tornar sintomático.

Epigenética

A herança epigenética é a transmissão de informações de uma célula ou organismo multicelular para seus descendentes sem que estas informações estejam codificadas na sequência nucleotídica dos genes. Ela ocorre por meio de interações entre os processos de desenvolvimento acima do nível de ação gênica primária. A variação epigenética não segue as regras da herança mendeliana, sendo muitas vezes o resultado da expressão gênica alterada e pode ser reversível. Ela pode ser somaticamente herdada, mas não é transmitida através da meiose.

Todos esses exemplos mostram quanta informação potencial o genoma possui além de seu papel tradicionalmente reconhecido na regulação gênica e na codificação de proteínas. A interpretação da causalidade genética deve, portanto, sempre ser feita com uma mente aberta. A maioria dos pacientes pode se enquadrar em padrões de herança e expressão bem conhecidos. Contudo, deve-se sempre estar aberto para o significado do inesperado ou do complexo.

Parte 2: Genética médica

Os mecanismos de "herança atípica" descritos na primeira seção deste capítulo são, de fato, fascinantes. Simplesmente saber que tais mecanismos existem é válido apenas por sua curiosidade intelectual. Entretanto, a importância para o profissional da saúde é que todos esses mecanismos possuem aplicabilidade clínica na "vida real". Nesta seção do capítulo, não descreveremos novamente os mecanismos. Em vez disso, forneceremos exemplos clínicos de cada um deles e discutir como eles podem aparecer nos pacientes encontrados.

Mosaicismo

Mosaicismo somático

O mosaicismo pode se tornar clinicamente reconhecível dependendo da natureza da mutação e de quais células abrigam tal mutação. Mutações somáticas podem ocorrer no embrião precocemente logo após a concepção. Se for assim, um grande número de células poderá ser "afetado" e as características clínicas poderão ser reconhecidas refletindo a distribuição das células portadoras da mutação. A síndrome de Marfan é uma doença do tecido conjuntivo caracterizada por membros e dígitos excepcionalmente longos, articulações hiperflexíveis, pele elástica e frágil, alterações oculares e anormalidades cardíacas, tais como aneurismas dissecantes da aorta e prolapso valvular. A maioria dos casos de síndrome de Marfan mostrou ser devido a mutações em uma proteína do tecido conjuntivo chamada *fibrilina*. A menina apresentada na Figura 12-6 possui uma assimetria corporal distinta. Do ponto de vista clínico, seus médicos acharam que ela apresentava as características da síndrome de Marfan em um lado de seu corpo

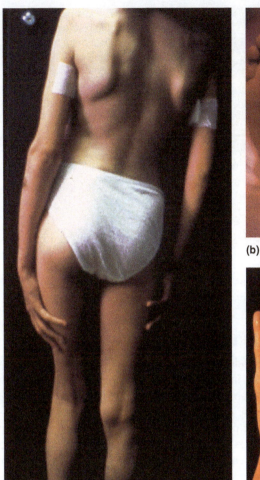
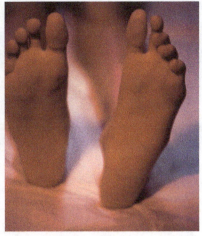
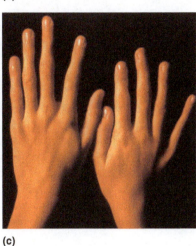

(a)   (b)   (c)

Figura 12-6. Menina adolescente com características clínicas da síndrome de Marfan no lado esquerdo de seu corpo. (a) Observe a inclinação do quadril devido à discrepância no comprimento das pernas. (b, c) Observe o comprimento excessivo da mão e do pé esquerdos. (Reproduzida, com permissão, de *Am J Hum Genet*. 1990;46:661-671.)

e não no outro (i. e., ela tinha "síndrome de hemi-Marfan"). Biópsias de pele realizadas em cada um dos lados de seu corpo confirmaram que um lado tinha deficiência de *fibrilina*, enquanto o outro lado tinha quantidades normais (Fig. 12-7). A explicação para isso seria o mosaicismo somático com uma mutação na *fibrilina* nas células do lado esquerdo de seu corpo. Claro que mutações somáticas podem ocorrer em qualquer período desde a embriogênese até a vida pós-natal inteira. Pequenas manchas clonais de células portadoras de uma mutação podem ser completamente assintomáticas ou evidentes como algo tão sutil quanto uma sarda.

Mosaicismo gonadal

O mosaicismo somático localizado nas células germinativas (mosaicismo gonadal) tem implicações especiais, visto que mutações em células germinativas são potencialmente hereditárias. Se a mutação estiver apenas nas células germinativas, é provável que não haverá manifestações físicas nos genitores, já que as células germinativas não estão realizando uma "função" específica no organismo além da reprodução. Entretanto, uma mutação dessas pode produzir problemas na próxima geração. Por exemplo, a osteogênese imperfeita (OI) é uma doença esquelética autossômica dominante caracterizada por uma tendência a sofrer fraturas facilmente. Assim como a maioria das condições, há uma acentuada variabilidade que estende-se desde uma forma grave, que é letal ao nascer, até formas mais brandas, que estão associadas à tendência em apresentar uma fratura apenas com um trauma leve. A Figura 12-8a, b apresenta dois irmãos com uma forma moderadamente grave de OI. Ambas as crianças tiveram mais de 20 fraturas cada, simplesmente como resultado do processo de parto. Conforme observado na Figura 12-8c, estes são os únicos filhos desse casal. Nenhum dos genitores tem OI. Dada esta informação, fica-se tentado a predizer que, nesta família, a OI é uma doença autossômica recessiva. Entretanto, análises moleculares revelaram que este não era o caso. A maioria dos casos de osteogênese imperfeita é causada por anormalidades no colágeno tipo I. O colágeno tipo I é uma proteína multimérica composta por duas cadeias polipeptídicas alfa-1 (COL1A1) e uma cadeia alfa-2 (COL1A2). A análise de mutação nesses dois irmãos mostrou que cada um deles era portador de uma mutação idêntica de apenas uma cópia em seu gene COL1A1. Como apenas um dos alelos do gene COL1A1 possuía uma mutação, isso significa que para essas crianças a doença era autossômica dominante (o gene *COL1A1* está localizado no cromossomo 17).

Então, qual é a explicação para ambas as crianças terem uma mutação idêntica? As probabilidades de duas mutações espontâneas idênticas acontecerem são astronomicamente pe-

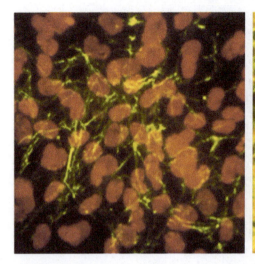
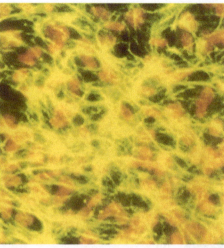

Figura 12-7. Dois painéis de coloração imuno-histoquímica da proteína *fibrilina* em biópsias de pele dos lados esquerdo e direito da paciente da Figura 12-6. A ausência quase completa de *fibrilina* é observada no painel do lado esquerdo da paciente, o que corresponde ao quadro clínico de "síndrome de hemi-Marfan" da paciente.

quenas. A resposta então está no título desta seção – **mosaicismo gonadal**. Um dos genitores possui esta mutação em algumas de suas células germinativas. Como a mutação não está presente em outros tecidos, o genitor não é afetado. O mosaicismo gonadal pode estar presente em qualquer um dos genitores, mas nessa família em específico, a análise genética de espermatozoides individuais confirmou que o pai era o portador da mesma mutação encontrada em seus filhos. Testes adicionais demonstraram que esta mutação estava presente em cerca de 40% de seu esperma. Assim, uma suposição plausível de herança autossômica recessiva estaria errada. Para esta família, essa é uma condição autossômica dominante. Sendo assim, o risco de recorrência para filhos futuros não seria de 25%, mas na verdade seria de 40%, refletindo o grau de mosaicismo nos espermatozoides do pai.

Dissomia uniparental

Como observado anteriormente, a DUP é uma situação única na qual um indivíduo herdou ambas as cópias de um alelo ou cromossomo de um dos genitores, em vez da situação típica em que se recebe uma cópia de cada genitor. A primeira questão que pode surgir é: "então o que? Que mal pode ter em herdar ambas as cópias do mesmo genitor?" Acontece que há várias consequências fascinantes de tais eventos. Veja, por exemplo, a fibrose cística (FC) (Fig. 4-21). A fibrose cística é

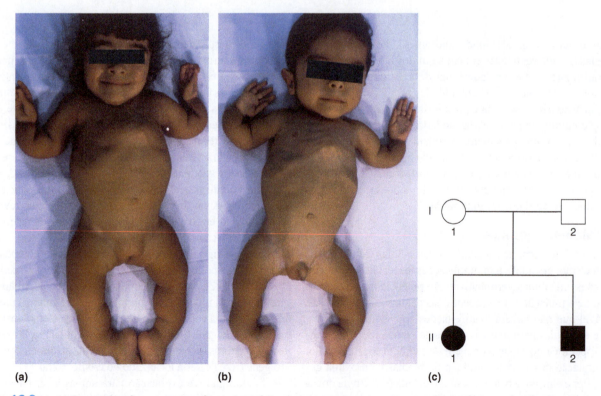

Figura 12-8. (a, b) Casal de irmãos com osteogênese imperfeita. Ambas as crianças possuem múltiplas fraturas cicatrizadas de maneira anormal. (c) Genealogia desta família. Uma inspeção inicial pode sugerir herança autossômica recessiva. Ver texto para explicações.

uma doença autossômica recessiva causada por mutações em um gene chamado *CFTR* – um transportador de íons cloro da membrana. Uma vez que testes de DNA se tornaram disponíveis, crianças puderam ser testadas para identificar as mutações específicas causadoras da doença. Da mesma forma, seus pais puderam ser testados para identificar qual dos genitores é portador de qual mutação – informação essa que pode ser útil para outros membros da família que estão tentando determinar seus riscos particulares. À medida em que as famílias foram testadas, uma observação interessante foi, às vezes, encontrada. Uma criança com FC foi testada e duas mutações idênticas foram identificadas em seus dois alelos. Quando os genitores foram analisados, um deles foi identificado como tendo uma das duas mutações, mas o outro não tinha nenhuma mutação. Estudos adicionais foram conduzidos para verificar a paternidade e para excluir a ocorrência de mutações novas. Finalmente, esses estudos identificaram a DUP como sendo a explicação! A Figura 12-2 fornece um esquema demonstrando a DUP. Estudos populacionais têm sugerido que a DUP materna pode estar presente em 1 a cada 500 crianças com FC. (Observe que para que a criança seja afetada por FC, deverá haver *isodissomia* uniparental.) Um aspecto muito importante dessa ocorrência seria no aconselhamento de risco de recorrência. Na situação típica de herança autossômica recessiva, o risco de recorrência para um casal que teve uma criança com FC seria de 25%. No caso de DUP, o mesmo evento anormal raro teria de acontecer uma segunda vez, tornando a recorrência essencialmente zero.

Imprinting

Como observado anteriormente, menos de 100 genes em seres humanos são atualmente conhecidos por serem imprintados. Portanto, especificamente para este pequeno número de alelos, a situação normal é a expressão monoalélica. A perturbação do padrão de *imprinting* normal pode resultar em um fenótipo anormal. No momento, vários distúrbios humanos são conhecidos por ocorrerem devido ao *imprinting* anormal. Incentivamos você a revisar a seção anterior sobre *imprinting* e a entender completamente a Figura 12-3 antes de continuar a leitura.

Os primeiros "distúrbios de *imprinting*" a serem descritos, e provavelmente melhor compreendidos, são as síndromes de Prader-Willi (SPW) e de Angelman. A síndrome de Prader-Willi (Fig. 12-9) é caracterizada por hipotonia, déficit cognitivo, alterações faciais típicas, obesidade e mãos e pés pequenos. Os pacientes com SPW apresentam muitas características e comportamentos que são devido à disfunção hipotalâmica

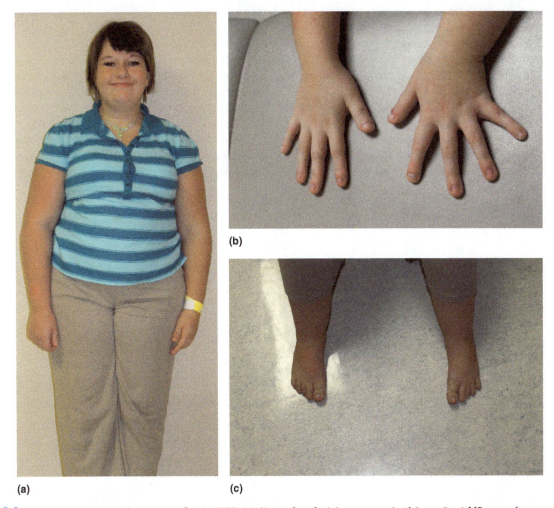

Figura 12-9. Mulher jovem com síndrome de Prader-Willi. (a) Alterações faciais e corporais típicas. (b, c) Mãos e pés pequenos.

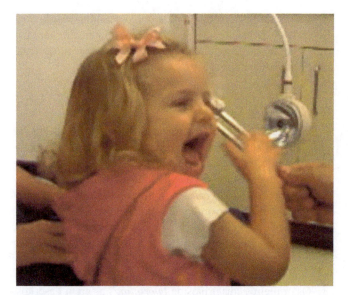

Figura 12-10. Menina com síndrome de Angelman mostrando um "sinal de diapasão" positivo.

(mau controle da saciedade, taxa metabólica hipereficiente e hipogonadismo hipogonadotrófico). Os pacientes com síndrome de Angelman também possuem uma aparência característica (Fig. 12-10), a qual é diferente daquela da SPW. Esses pacientes geralmente têm convulsões e uma marcha anormal que é um pouco espástica/hipertônica em natureza. Além disso, eles geralmente apresentam um comportamento "feliz" sob circunstâncias em que não se espera uma reação de felicidade.

Estudos citogenéticos de alta resolução e microarranjos citogenéticos mostraram que uma deleção específica na região cromossômica 15p11-13 é encontrada em 70% a 80% dos pacientes com um desses distúrbios (Fig. 12-11). A questão óbvia que surge dessa observação, claro, é como pode a mesma deleção produzir dois fenótipos tão diferentes? Pesquisas revelaram uma resposta de origem parental. Para aqueles pacientes nos quais a deleção estava no cromossomo 15 paternalmente herdado, o fenótipo era a SPW. Ao contrário, se o cromossomo 15 com a deleção era maternalmente herdado, o fenótipo era a síndrome de Angelman. Estudos adicionais têm mostrado que para os 20% dos pacientes com SPW que não possuem a deleção no cromossomo 15, uma DUP materna do cromossomo 15 está presente. Se considerarmos essas duas observações, uma rápida conclusão torna-se aparente. O tema comum é que a SPW ocorre se o componente paternal dessa região do cromossomo 15 estiver ausente – ou porque está deletado ou porque a pessoa herdou ambas as cópias do cromossomo 15 da mãe. Por fim, mostrou-se que essas diferenças são devido a genes imprintados nesta região.

Como observado anteriormente, genes imprintados são frequentemente encontrados em conjuntos chamados de **domínios de *imprinting***, que provavelmente têm funções ligadas aos genes da região. Claramente essa região do cromossomo 15 é uma região com vários genes imprintados conhecidos. Dois desses genes são particularmente notáveis: o gene do polipeptídeo N da pequena ribonucleoproteína nuclear (*small nuclear ribonucleoprotein polypeptide N, SNRPN*) que parece estar altamente associado com a SPW e o gene da proteína ubiquitina ligase E3A (*UBE3A*), com a síndrome de Angelman.

A etiologia genética da síndrome de Angelman é um pouco mais complicada do que a da SPW. Como a SPW, aproximadamente 70% dos pacientes com a síndrome de Angelman terão uma deleção na região 15q11-13, a qual será de origem *materna*. Entretanto, apenas cerca de 5% dos pacientes com síndrome de Angelman terão DUP. Mas conforme previsto, quando este for o caso, será dissomia uniparental paterna. Os casos restantes de síndrome de Angelman são amplamente devido a mutações no gene imprintado *UBE3A*.

Além dessas duas condições, existem várias outras doenças humanas conhecidas que são causadas por distúrbios de *imprinting*. Uma lista com algumas delas está no Quadro 12-1.

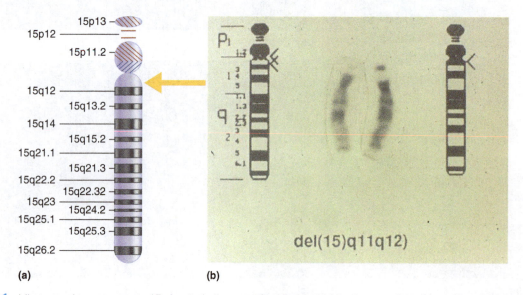

Figura 12-11. Idiograma do cromossomo 15. A seta indica a região 15q11. (b) Idiogramas e fotomicrografias de dois cromossomos 15 diferentes demonstrando uma deleção no 15q11.

Quadro 11-1	Distúrbios causados por anormalidades de *imprinting*
Osteodistrofia hereditária de Albright/Síndrome de McCune-Albright
Síndrome de Beckwith-Wiedemann/Síndrome de Russel-Silver
Paraganglioma não cromafina familial
Síndromes da dissomia uniparental do 14 materna/paterna
Diabetes melito neonatal transiente

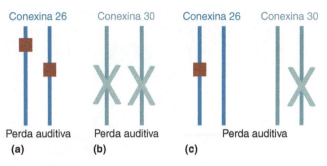

Figura 12-13. Heterozigosidade composta em dois *loci* diferentes na perda auditiva hereditária. (a) Perda auditiva autossômica recessiva devido a mutações no gene da conexina 26. (b) Perda auditiva autossômica recessiva devido a deleções no gene da conexina 30. (c) Heterozigosidade composta de uma mutação na conexina 26 e uma deleção na conexina 30 também produz perda auditiva. Isso poderia ser chamado de herança "digênica".

É interessante observar que muitas dessas são **distúrbios inversos** como as síndromes de Prader-Willi e de Angelman. Embora as condições listadas sejam síndromes e condições amplamente reconhecíveis, é provável que erros de *imprinting* desempenhem um papel em condições mais complexas. Diversos estudos têm sugerido um papel para defeitos de *imprinting* em condições como doença de Alzheimer, autismo, esquizofrenia e até mesmo em alguns tipos de cânceres.

Mais exemplos de interações gene-gene

A definição tradicional de **heterozigosidade composta** é a presença de dois alelos mutantes diferentes em um determinado *locus* gênico, um em cada alelo do par (Fig. 12-12). Em uma doença monogênica autossômica recessiva, isso simplesmente significa que cada alelo é portador de sua mutação única. Isso é, na verdade, bastante comum dado o grau de heterogeneidade genética tipicamente presente nas doenças genéticas humanas.

Devido ao maior acesso às informações de diagnóstico molecular, mecanismos mais complexos de herança têm sido identificados. A **herança digênica**, conforme referido anteriormente, ocorre quando há mutações em dois *loci* diferentes. Por exemplo, a maioria dos Estados americanos atualmente realiza o rastreamento neonatal para perda auditiva. A perda auditiva em recém-nascidos é relativamente comum, ocorrendo em cerca de 1 recém-nascido a cada 1.000 nascimentos. Se uma perda auditiva congênita for identificada, uma avaliação genética é indicada para identificar a causa. As duas causas mais comuns de perda auditiva identificadas em bebês são teratogênica (citomegalovírus congênito) e mutações no gene conhecido como conexina 26 ou *GJB2*. A conexina 26 é uma

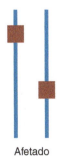

Figura 12-12. Representação gráfica de heterozigosidade composta para uma doença autossômica recessiva simples em um *locus* único.

das chamadas "proteínas de junções *gap*" que permitem o rápido transporte de íons que envolve osmose por conectar diretamente as regiões citoplasmáticas das células em contato. Esse gene está localizado no cromossomo 13. De fato, mutações na conexina 26 são responsáveis por quase 15% de todas as perdas auditivas em recém-nascidos.

Normalmente, a perda auditiva em bebês devido a mutações na conexina 26 é herdada como uma condição autossômica recessiva (Fig. 12-13a). Dada a elevada frequência de perda auditiva relacionada à conexina 26, não é surpreendente que a frequência de portadores de mutações na conexina 26 seja relativamente alta, podendo chegar a 1 em 30 indivíduos descendentes do Norte europeu. A conexina 30 é outra proteína de junções *gap*. Ela também está localizada no cromossomo 13, estando situada à montante e próxima à conexina 26. Cerca de 1 em 100.000 indivíduos na população em geral são portadores de uma deleção no gene da conexina 30. Embora exista uma baixa frequência de portadores da deleção (sendo portanto, rara), ocasionalmente há indivíduos que são homozigotos para essa deleção (Fig. 12-13b). Esses indivíduos, portanto, também possuem uma perda auditiva autossômica recessiva. Quando testes genéticos para os genes se tornaram disponíveis, um fenômeno interessante foi detectado. Identificou-se um número significativo de recém-nascidos que tinha apenas uma única mutação na conexina 26. As suposições iniciais eram de que isso se devia simplesmente ao acaso e que era improvável que fosse a causa da perda auditiva. Entretanto, essa ocorrência foi logo reconhecida como sendo significativamente mais frequente do que poderia ser previsto pelo acaso e pela frequência de portadores.

Por fim, mostrou-se que 20% dos indivíduos heterozigotos para conexina 26 com perda auditiva neurossensorial também apresentam uma deleção na conexina 30 (Fig. 12-13c). Essa heterozigosidade composta em dois *loci* diferentes é, portanto, a causa da perda auditiva. A herança pode ser descrita como herança digênica.

A síndrome de Bardet-Biedel (*Bardet-Biedel Syndrome*, BBS) é uma condição cujas características clínicas principais são deficiência intelectual, retinopatia pigmentar, polidactilia e outras anomalias digitais, obesidade central e hipogenitalis-

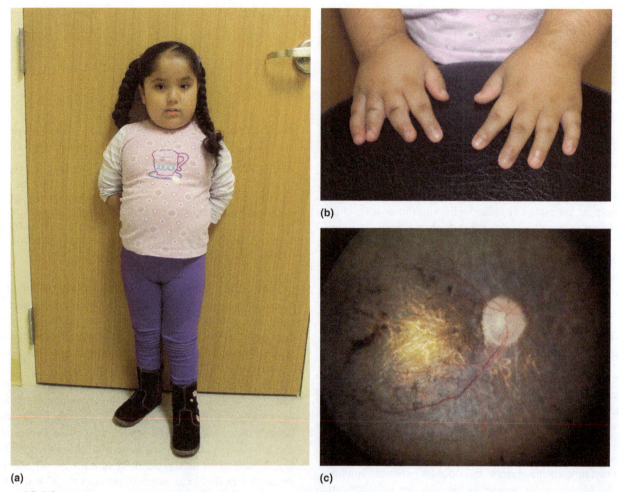

(a) (b) (c)

Figura 12-14. Menina com a síndrome de Bardet-Biedel. Essa criança apresenta déficit cognitivo, baixa estatura, obesidade branda e anormalidades pigmentares da retina.

mo (Fig. 12-14). Como originalmente descrito, acreditava-se que a BBS fosse uma doença autossômica recessiva. Pesquisas sobre a genética da BBS revelaram heterogeneidade genética com pelo menos 15 genes descritos, até o momento, associados a essa condição. A maioria dos casos de BBS tipicamente apresenta herança autossômica recessiva simples devido a mutações no gene *BBS1* (Fig. 12-15a). Notavelmente, mutações em ambos os alelos do gene *BBS2* não causam nenhuma doença aparente (Fig. 12-15b). Entretanto, pacientes que são homozigotos para mutações em *BBS2*, que também possuem uma única mutação em *BBS6*, serão afetados pela síndrome de Bardet-Biedel (Fig. 12-15c). Esse tipo de heterozigosidade composta envolvendo três alelos em dois *loci* diferentes tem sido chamada de herança "trialélica".

Herança multi-*locus*

A **herança multi-*locus***, conforme definido na primeira seção deste capítulo, significa que o fenótipo observado é influenciado por genes em mais de um *locus*. Para muitas das condições médicas humanas mais comuns (se não todas), este é o caso. Os exemplos anteriores de padrões de herança digênica e trialélica claramente se enquadram nesta definição.

Os **genes modificadores** são simplesmente genes que influenciam a expressão de outros genes. Geralmente, são genes que possuem pequenos efeitos quantitativos sobre o nível de expressão de outro gene. Pode-se perfeitamente perguntar: "não foi isso que foi definido como herança poligênica?" Em muitas maneiras, isso está correto. A distinção aqui é sutil,

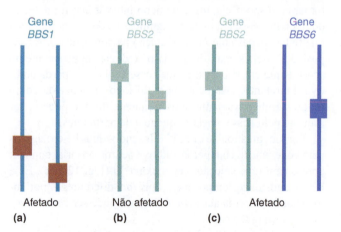

Figura 12-15. Heterozigosidade composta envolvendo três alelos em dois *loci* diferentes para a síndrome de Bardet-Biedel. Isso poderia ser chamado de "herança trialélica". Ver texto para descrições detalhadas.

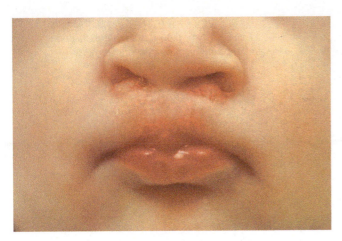

Figura 12-16. Síndrome de van der Woude. Esta criança possui fendas labial e palatina corrigidas. Observe a fenda no lábio inferior emparelhada e corrigida.

e talvez nem sempre completamente delineada. Pode-se modelar a herança poligênica como tendo vários genes, cada um deles influenciando mais ou menos igualmente uma única característica quantitativa. Genes modificadores, por sua vez, exercem influência sobre os efeitos de um gene principal. Considere o exemplo da síndrome de van der Woude. A síndrome de van der Woude é uma condição autossômica dominante causada por mutações no gene *IRF6*, localizado no cromossomo 1q32. A principal característica fenotípica que pode ser identificada em uma família é a presença de fendas bilaterais no lábio inferior (Fig. 12-16). Lábio leporino e/ou fenda palatina são variavelmente expressos em associação com as fendas labiais (Fig. 12-17). Obviamente se trata do mesmo gene com a mesma mutação em uma família, então por que apenas alguns exibem fendas? Estudos de ligação identificaram um *locus* em 17p11.2 contendo um gene (ainda não identificado) que influencia a expressão de fendas em pacientes com a síndrome de van der Woude.

Interações multi-*locus* são particularmente notáveis no câncer. Sabe-se hoje que todos os tipos de cânceres são genéticos (lembre-se de que isso não é sinônimo de hereditário, já que as mutações podem ocorrer no tecido somático apenas). O entendimento atual sobre a etiologia da patogênese do câncer é um modelo de mutações sequencialmente acumuladas (Fig. 12-18). Isto é, múltiplos genes estão envolvidos no início e na progressão da neoplasia. Todas as evidências apontam para a natureza clonal do câncer. Isso significa que todas as células-filhas cancerosas compartilham uma origem comum a partir de uma linhagem celular que acumulou mutações em todos os genes necessários para alterar as características de crescimento das células, indo de crescimento benigno para maligno.

Transcritos opostos (antissenso)

O uso de uma região de DNA para mais de um transcrito não é incomum para os vírus, nos quais a compactação de informações é um prêmio. Mas quando apenas uma pequena porcentagem de todo o genoma humano é realmente usada para codificar todos os produtos proteicos necessários, parecia improvável que houvesse sobreposição de porções na função de codificação. Era improvável até que fossem descobertas. Na verdade, a geração de produtos é uma função de sua utilidade, não uma probabilidade de sua distribuição espacial. Estimativas atuais sugerem que haja pelo menos 1.600 pares de transcritos assim espalhados ao longo do genoma humano.

A interleucina-14 (*IL14*) é um exemplo disso nos seres humanos. Dois transcritos diferentes são criados a partir das fitas opostas do gene *IL14*: *IL14α* e *IL14β*. Outro exemplo é o gene *Lit1* na síndrome de Beckwith-Wiedemann (ver correlação clínica na Parte 3 deste capítulo). O processamento anormal de transcritos antissenso naturais tem implicado em grupos diversos de condições humanas, tais como câncer, doença de Alzheimer e hemoglobinopatias.

Elementos transponíveis

Como observado na Parte 1 deste capítulo, elementos transponíveis (transposons) são segmentos migratórios do genoma. Existem vários tipos de transposons que diferem em tamanho, tipo de ácido nucleico e mecanismo de movimentação. A principal implicação clínica dos transposons está em seu potencial mutagênico. Em algumas situações, isso é realmente um efeito normal e desejado. Transposons exercem um papel-chave na geração de anticorpos em uma resposta imune normal. Nos processos de recombinação e "hipermutação somática" necessários para gerar uma grande diversidade de anticorpos, a presença de uma fonte natural de "embaralhamento das cartas" é vantajosa. Transposons também mostraram exercer um papel na origem e na perpetuação de várias doenças genéticas. No Capítulo 7 ("Mutações"), observou-se que alguns *loci* possuem uma taxa de mutação maior do que a média. Para muitos desses "*hotspots* de mutação", a maior taxa de mutação mostrou estar relacionada à presença de transposons próximos ou internos. Uma lista com alguns desses é fornecida no Quadro 12-2. Transposons estão implicados na patogênese do câncer e no envelhecimento. É interessante notar que o vírus HIV-1 e outros retrovírus humanos semelhantes demonstram padrões de replicação que são muito parecidos aos dos retrotransposons.

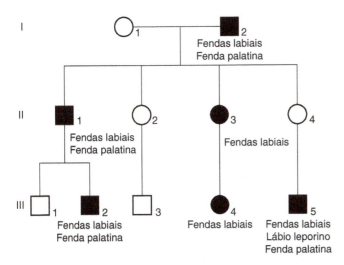

Figura 12-17. Genealogia de uma família com síndrome de van der Woude.

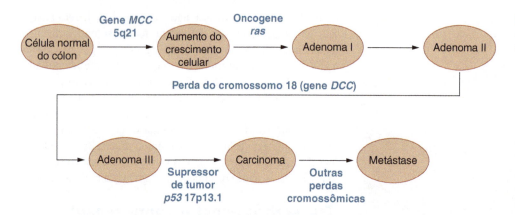

Figura 12-18. Modelo conceitual da etiologia multi-*locus* do câncer colorretal.

Quadro 12-2	Doenças relacionadas a mutações geradas por transposons
Porfiria intermitente aguda (gene da hidroximetilbilano sintase)
Distrofia muscular de Duchenne (gene da distrofina)
Polipose adenomatosa familiar (gene *APC*)
Hemofilia A (gene do fator VIII)
Hemofilia B (gene do fator IX)
Imunodeficiência combinada grave ligada ao X (gene do receptor de IL-2)

Antecipação genética

A **antecipação** genética é definida como a piora aparente de uma doença em gerações subsequentes. O assunto foi debatido por décadas. A antecipação era real ou simplesmente um viés de averiguação? Se fosse real, qual o possível mecanismo que poderia explicá-la? A questão foi finalmente resolvida com a identificação da patogênese subjacente à síndrome do X frágil. (Antes da descoberta da base genética da síndrome do X frágil, o fenótipo associado era descrito como síndrome de "Martin-Bell".) A síndrome do X frágil é hoje sabidamente uma condição ligada ao X associada à deficiência intelectual e a comportamentos semelhantes ao autismo. Meninos com a síndrome do X frágil apresentam face levemente dismórfica (um pouco fina e alongada com orelhas grandes), macrocefalia, hipotonia, frouxidão ligamentar e macro-orquidismo pós-puberdade (Fig. 4-27). Na metade da década de 1970, vários laboratórios estavam estudando famílias com deficiência intelectual ligada ao X. Como parte desses estudos, encontrou-se um marcador em algumas famílias. Nessas famílias, um "sítio frágil" poderia ser expresso no cromossomo X na localização Xq28 se as células fossem cultivadas em meio deficiente em folato (Fig. 12-19).

Utilizando esse marcador, os pesquisadores foram capazes de estudar separadamente esse subgrupo de famílias com deficiência intelectual ligada ao X. Dessa forma, eles identificaram um novo padrão de herança nestas famílias. A transmissão da síndrome do X frágil nas famílias mostrou herança semidominante ligada ao X com antecipação – mas apenas quando transmitida através da mãe. Esse padrão único foi designado de "paradoxo de Sherman", em referência à Stephanie Sherman que o descreveu. A Figura 4-28 mostra uma genealogia hipotética de uma família com síndrome do X frágil. Nessa representação, todas as características mencionadas podem ser vistas. A condição é ligada ao X; por isso, não se vê transmissão de homem para homem. A condição é semidominante com expressão parcial (mais branda) em mulheres. A antecipação observada é representada pelos riscos de recorrência estatísticos. Observe o risco de recorrência crescente a cada geração – mas apenas quando a transmissão for materna. Essa foi a primeira evidência objetiva de antecipação genética!

Pesquisas adicionais finalmente identificaram um mecanismo fascinante de patogênese na síndrome do X frágil. Demonstrou-se que a condição ocorre devido a um "gene expandido." Mais especificamente, o gene normal (designado de *FMR1*) foi identificado em um *locus* que foi melhor definido como Xq27.3. Uma série de repetições de trinucleotídeos (CGG) foi encontrada na região 5' não traduzida do gene. Indivíduos normais tipicamente possuem de 35 a 40 repetições CGG nessa região. Sabe-se que a síndrome do X frágil é causada pela expansão do número de repetições do tipo CGG no gene *FMR1*. Quando

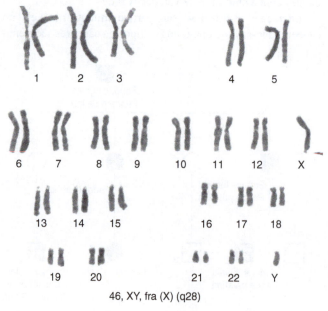

Figura 12-19. Cariótipo mostrando o "sítio frágil" no cromossomo X na região Xq28.

Quadro 12-3	Correlação entre o número de repetições trinucleotídicas e o fenótipo na síndrome do X frágil
Estado clínico	**Número de repetições CGG**
Normal	6-46
Homem transmissor	52-200
Mulher portadora	52-200
Homens afetados	> 200
Mulheres afetadas	> 200

o número de repetições excede 200, ocorre metilação anormal com a resultante supressão da transcrição do *FMR1* e, consequentemente, diminuição da produção da proteína normal. O produto proteico normal desse gene é a proteína do X frágil da deficiência intelectual (*fragile X mental retardation protein*, FMRP). Essa proteína é encontrada na maioria dos tecidos, mas apresenta concentrações aumentadas no cérebro e nos testículos. A proteína é essencial na formação e na organização das sinapses. Assim, a síndrome do X frágil é causada pela deficiência de FMRP. Estudos adicionais têm mostrado que o espectro clínico dos problemas detectados em famílias com a síndrome do X frágil correlaciona com o número de repetições, que se expande à medida que a mutação é transmitida para as próximas gerações (Quadro 12-3). Deste modo, o argumento pôde ser definitivamente resolvido. A antecipação genética é um fenômeno real e um mecanismo específico, que explicaria como a antecipação ocorre, foi descoberto. A tecnologia atual permite o rápido diagnóstico da síndrome do X frágil por meio da utilização de qualquer uma entre várias técnicas, as quais possibilitam a quantificação do número de repetições trinucleotídicas a fim de estabelecer ou excluir o diagnóstico (Fig. 12-20).

A distrofia miotônica (Fig. 12-21) é uma doença muscular caracterizada por miotonia (incapacidade de relaxar adequadamente os músculos após uma contração sustentada). Indivíduos afetados podem apresentar uma variedade de outras complicações médicas incluindo cataratas, arritmias cardíacas, hipogonadismo e padrão de calvície masculino. Há muito tempo, os médicos têm suspeitado que a distrofia miotônica apresentava antecipação genética. Assim, logo depois da descoberta das repetições trinucleotídicas expandidas na síndrome do X frágil, um mecanismo semelhante foi descoberto na distrofia miotônica. De forma semelhante, a distrofia miotônica mostrou ter antecipação genética devido à expansão de uma repetição trinucleotídica. Contudo, existem várias diferenças significativas. A repetição trinucleotídica na síndrome do X frágil é CGG, mas na distrofia miotônica é GAA. A localização das repetições no X frágil é a região 5' não traduzida. Na distrofia miotônica, as repetições estão na região 3' não traduzida do gene da proteína quinase da distrofia miotônica (*dystrophia myotonica protein kinase*, DMPK). Na síndrome do X frágil, a repetição apenas aumenta quando é transmitida pela meiose materna. Na distrofia miotônica, a repetição pode aumentar se for transmitida por qualquer um dos gêneros; entretanto, a expansão tende a ser maior quando transmitida pela mãe.

Desde a descoberta das expansões trinucleotídicas na síndrome do X frágil e na distrofia miotônica, várias outras **doenças de repetições trinucleotídicas** têm sido descritas (Quadro 12-4). É interessante notar que muitas dessas condições são doenças neuromotoras. Assim como na síndrome do X frágil e na distrofia miotônica, esses distúrbios diferem na repetição trinucleotídica, tamanho e estabilidade, localização do gene, e se a repetição é ou não traduzida ou transcrita (Fig. 12-22). Categorias foram estabelecidas a fim de agrupar as condições que possuem propriedades semelhantes de repetições. A categoria I inclui condições causadas por repetições que afetam a região codificante do gene. Dois exemplos bem conhecidos são a doença de Huntington e as ataxias espinocerebelares (devido a repetições CAG). As expansões de categoria II são também encontradas nos éxons dos genes, mas tendem a ser fenotipicamente diversas e geralmente pequenas. As expansões de categoria III tendem a ser as maiores e estão localizadas fora da região codificadora de proteína de um gene. A síndrome do X frágil e a distrofia miotônica estão incluídas neste terceiro grupo.

Embora iremos discutir a patogênese em maior detalhe no Capítulo 16, é válido fazer uma breve discussão aqui. A questão específica é: "como as expansões de repetições trinucleotídicas causam doença?" Até o momento, pelo menos três mecanismos foram identificados:

1. Perda de função. Conforme descrito anteriormente, a síndrome do X frágil é causada pela perda de uma proteína funcional devido à metilação anormal. A ataxia de Friedreich, a única doença de repetições trinucleotídicas conhecida que apresenta herança autossômica recessiva (não surpreendentemente), também é causada devido à insuficiência de uma proteína.
2. Ganho de função. Em algumas condições, o mecanismo da doença não é a deficiência de um produto proteico, mas uma toxicidade direta causada pelo excesso de metabólitos, que inibem outra enzima e/ou sistemas regulatórios. A doença de Huntington é um exemplo disso. Normalmente, a enzima GAPDH se liga a regiões de glutamina. Um excesso de glutamina (> 760 repetições CAG) inibirá a enzima, resultando em morte celular cumulativa. Como ocorre na doença de Huntington, a maioria dessas condições apresenta um fenótipo degenerativo de início na vida adulta.
3. Efeito dominante negativo. Às vezes, a alteração trinucleotídica resulta em um produto anormal que interfere na sua função fisiológica normal. Esse é o mecanismo proposto na distrofia miotônica.

Uma forma de olhar para esses três mecanismos é considerar uma corrida. Lembre-se sempre que o estado fisiológico normal é o equilíbrio. Pense em duas pessoas em faixas de corrida com o *objetivo de correr em uma mesma velocidade*. Uma mutação de perda de função faria um dos competidores correr mais lentamente do que o outro. Uma mutação de ganho de função faria com que um deles corresse mais rapidamente do que o outro. Um efeito dominante negativo seria se um dos competidores tivesse uma lesão na perna que o fizesse ultrapassar para a outra faixa e bater no outro competidor, de forma a atrapalhar ambos os competidores.

Mulher normal

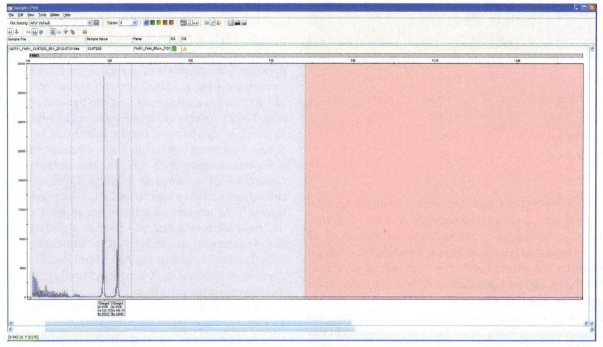

(a)

Homem normal

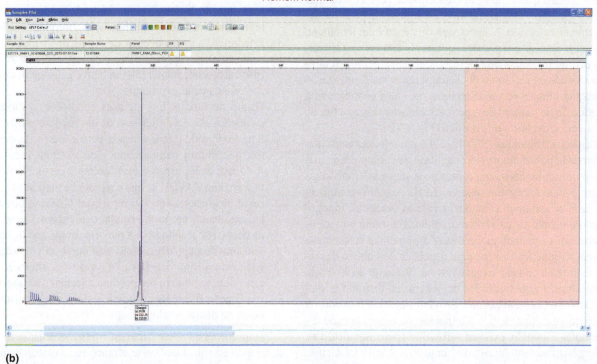

(b)

Figura 12-20. Teste molecular para repetições trinucleotídicas na síndrome do X frágil. Há representação de três cromatogramas, os quais mostram o número de repetições. (a) Mulher normal. Observe os dois picos, sendo cada um deles representativos de cada cromossomo X. (b) Homem normal. Um pico, um cromossomo X. (c) Homem com expansão completa. Este indivíduo possui mais de 200 repetições CGG, que são observadas pelo grande pico deslocado. (Os cromatogramas foram cortesia da Dra. Jennifer Wei, Ambry Genetics). (*Continua*)

Mutação completa

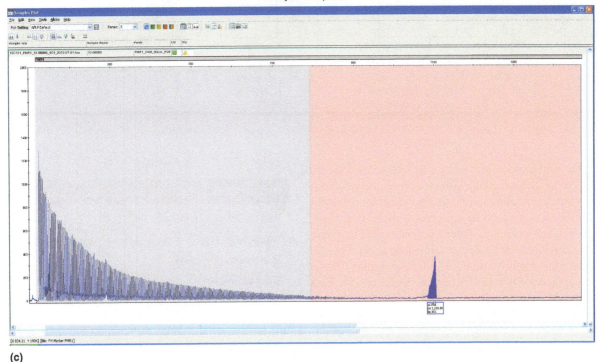

(c)

Figura 12-20. (Continuação)

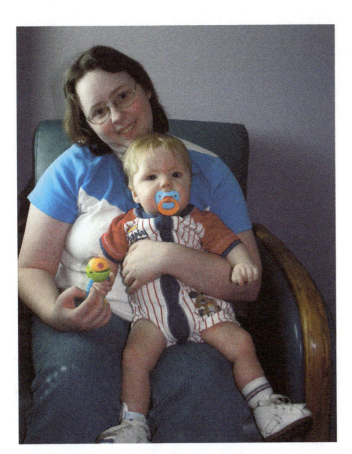

Figura 12-21. Mãe e filho com distrofia miotônica. A mãe é mais levemente afetada, tendo apenas miotonia branda. Observe a hipotonia na criança.

Quadro 12-4	Doenças causadas por expansões de repetições trinucleotídicas
Atrofia dentatorrubro-palidoluisiana (DRPLA)	
Síndrome do X frágil (FRAXA) Outras síndromes "frágeis" de deficiência intelectual – X frágil tipo E (FRAXE), e assim por diante	
Ataxia de Friedreich	
Doença de Huntington	
Doença de Kennedy (atrofia muscular espinobulbar ligada ao X, SBMA)	
Distrofia miotônica	
Distrofia oculofaríngea	
Ataxias espinocerebelares	

Epigenética

Um campo muito importante e rapidamente emergente da genética se refere à epigenética. Uma das várias razões pelas quais os seres humanos têm um número relativamente pequeno de genes quando comparados a organismos bem mais simples é o fato de que podemos fazer muito mais com os genes que temos. Como discutido em capítulos anteriores, isso inclui mecanismos como transcritos com múltiplos sítios de *splicing* ou modificações pós-traducionais nas proteínas. Outro mecanismo para obter respostas variadas a partir de um único código genético específico é a modificação epigenética.

Mecanismos **epigenéticos** são aqueles que podem alterar a expressão gênica sem modificar o código genético propria-

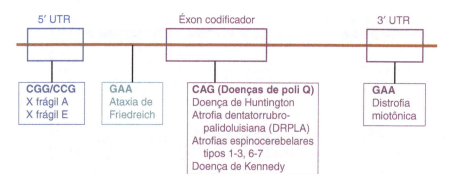

Figura 12-22. Esquema mostrando os diferentes tipos de anormalidades de trinucleotídeos que podem ser vistos em diferentes doenças.

mente dito. Embora o leitor possa não tê-los reconhecido como tal, os mecanismos epigenéticos já foram introduzidos em partes anteriores deste livro e foram discutidos sob diferentes títulos. A inativação de um cromossomo X na lionização é um desses exemplos. Alterações na metilação, como discutido anteriormente neste capítulo sobre o papel de genes imprintados, é outro exemplo. Outros exemplos de mecanismos epigenéticos estão listados no Quadro 12-5. Está além do escopo deste texto discutir esse tópico tão complexo e expansivo em detalhe. A maior importância em compreender o conceito de mecanismos epigenéticos está em seu potencial terapêutico. O fato de que muitas doenças humanas, incluindo o câncer, possuem uma etiologia epigenética tem estimulado o desenvolvimento de novas opções terapêuticas

Quadro 12-5	Tipos de mecanismos epigenéticos
Modificações da cromatina	
Metilação do DNA	
Modificação de histonas	
Silenciamento associado ao RNA	
Inativação do X por *imprinting*	

que podem ser chamadas de "terapias epigenéticas". Muitos agentes que alteram o padrão de metilação do DNA ou a modificação de histonas têm sido descobertos, e vários desses agentes estão sendo atualmente testados em ensaios clínicos.

Parte 3: Correlação clínica

A síndrome de Beckwith-Wiedmann (SBW) é uma síndrome de anomalias múltiplas (Fig. 12-23 a-c). Ela é caracterizada por macrossomia (grande tamanho corporal), macroglossia (língua grande) e onfalocele. Outras características incluem visceromegalia (órgãos internos aumentados) – especialmente os rins e o pâncreas – frequentemente, hipoglicemia neonatal grave, pregas auriculares anormais, curvaturas helicais posteriores e um aumento do risco de tumores embrionários (tumor de Wilms, hepatoblastoma, neuroblastoma, rabdomiossarcoma). Observações clínicas propiciaram a identificação de uma clara natureza familiar para a SBW sem um padrão de herança mendeliano. Outras observações notáveis incluem uma discordância envolvendo o fenótipo em gêmeos monozigóticos (Fig. 10-5) e uma presença aumentada de SBW após certos tipos de métodos de fertilização *in vitro*.

Por fim, estudos genéticos moleculares de SBW identificaram um padrão de herança extremamente complexo. Os diferentes mecanismos envolvidos aqui unem muito do que já foi discutido neste capítulo. Se após a leitura desta correlação clínica você conseguir entendê-los bem, você aprendeu!

Em resumo, a maioria dos casos de SBW se deve a problemas com genes no *locus* 11p15. Dos casos identificados:

1. Entre 50% e 60% dos casos de SBW são causados devido a um problema no gene *Lit1* localizado nessa região. Em uma situação normal, *Lit1* é um gene imprintado. O alelo materno é geralmente metilado e, portanto, encontra-se "desligado". O alelo paterno é normalmente expresso. Um erro que cause a perda da metilação (hipometilação) de *Lit1* (o alelo materno normalmente imprintado é, portanto, ativado) resultará no aumento da expressão de *Lit1* e uma pessoa com SBW. Também é interessante notar que o gene *Lit1* possui em sua região codificante um gene que tem um transcrito oposto. O gene *KCNQ1* codifica uma proteína de canal de potássio. A sua sequência codificadora é lida na direção oposta à do *Lit1*. Portanto, um nome alternativo para *Lit1* é *KCNQ1OT1* (transcrito oposto de *KCNQ1*).

2. Ao contrário, 2% a 7% de todos os casos de SBW são causados devido a um problema com um gene chamado *H19* nessa mesma região. Na situação normal, *H19* é um gene imprintado. O alelo paterno é geralmente metilado e, portanto, está "desligado". O alelo materno é normalmente expresso. Um erro que cause ganho de metilação (hipermetilação) de *H19* (o alelo materno normalmente não imprintado está desligado) resultará na diminuição da expressão de *H19*. A redução da expressão de *H19* leva ao aumento da expressão de *IgF2* (outro gene dessa região que é um fator de crescimento) e da mesma maneira uma pessoa afetada por SBW.

3. Entre 10% e 20% dos casos de SBW se devem à dissomia uniparental paterna da região 11p15.

4. Entre 5% e 10% dos casos de SBW têm uma mutação identificável no gene *CDKN1C* (outro gene imprintado desta região).

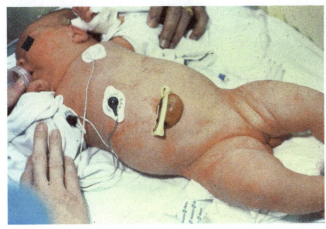
(a)

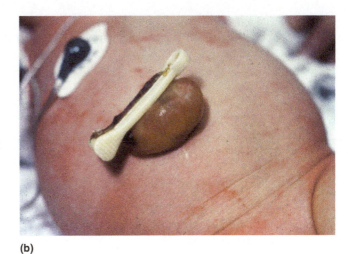
(b)

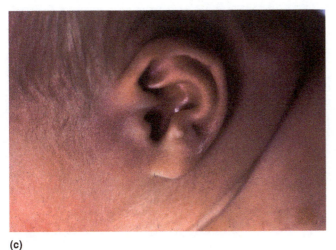
(c)

Figura 12-23. (a) Menina recém-nascida com a síndrome de Beckwith-Wiedemann. (b) Visão mais aproximada da onfalocele da criança. (c) Curvaturas helicais anormais.

5. Finalmente, cerca de 1% dos pacientes com SBW terão um rearranjo do cromossomo 11 na região 11p15 como uma translocação, inversão materna ou uma duplicação paterna.

Assim, quando um paciente nasce com a síndrome de Beckwith-Wiedmann, qualquer uma dessas cinco etiologias é possível. A partir das informações mencionadas, pareceria óbvio que as implicações para coisas como riscos de recorrência diferissem enormemente dependendo da causa. Portanto, testes genéticos direcionados devem ser realizados – geralmente em um conjunto de testes. Quando uma etiologia é definida, esta informação tão complicada precisa ser comunicada à família de maneira compreensível e útil. Esta não é uma tarefa fácil – que se beneficia da habilidade e da experiência de um conselheiro genético.

Questões práticas

1. Suponha que há um importante fator de crescimento durante o desenvolvimento fetal (FC). Assim como a maioria dos hormônios polipeptídicos, ele possui um receptor (RFC). Parece que, durante a vida fetal, apenas o gene *FC* paterno está ativo e apenas o gene *RFC* materno está ativo. Mutações que causam ambas as cópias de cada um desses genes tornarem-se tipicamente ativas resultam no supercrescimento fetal. Este é um exemplo de:
   A. Dissomia uniparental.
   B. *Imprinting* genômico.
   C. DNA instável.
   D. Antecipação genética.
   E. Expressão parcial.

2. Em relação ao *imprinting*, qual das seguintes afirmações é mais provavelmente a verdadeira?
   A. O *imprinting* representa um mecanismo patológico de expressão gênica.
   B. O *imprinting* altera o código do DNA.
   C. O *imprinting* é apagado durante a mitose.
   D. O mecanismo de *imprinting* mais comum é pela glicosilação do DNA.
   E. Todos os *loci* gênicos em seres humanos são normalmente imprintados.

3. Em relação à inativação do X:
   A. Os homens terão normalmente um corpúsculo de Barr em suas células.
   B. Como é aleatória, quase sempre haverá uma distribuição muito próxima à proporção de 50:50 de um ou outro X sendo inativado.
   C. Um cromossomo X estruturalmente anormal é preferencialmente inativado, deixando o X normal ativo.
   D. É permanente em células germinativas.
   E. A sua distribuição clonal sugere que ocorra tardiamente no desenvolvimento fetal.

4. Qual parte do paradoxo de Sherman pode ser explicada pelo fenômeno de expansão de repetições trinucleotídicas?
   A. Herança ligada ao X.
   B. Padrão de transmissão semidominante.
   C. Antecipação genética.
   D. Mulheres sendo mais gravemente afetadas do que homens.
   E. Mosaicismo.

5. Qual dos mecanismos abaixo é um mecanismo epigenético?
   A. Translocação do cromossomo X-autossomo.
   B. *Imprinting* genômico.
   C. Microssatélites.
   D. Mutação espontânea.
   E. Expansões de repetições trinucleotídicas.

6. Qual destes é um mecanismo pelo qual expansões de repetições trinucleotídicas poderiam causar doença (i. e., patogênese)?
   A. Efeito dominante negativo.
   B. Mutações insercionais.
   C. Inativação do X.
   D. Transcrição reversa (oposta).
   E. Genes modificadores.

Capítulo 13

Distúrbios de organelas

RESUMO DO CAPÍTULO

As funções das organelas celulares como núcleo e mitocôndrias são críticas para os processos dos quais depende a vida, mas isso não significa que seja fácil estudá-las. Em um curso de biologia geral, você provavelmente aprendeu fatos como o núcleo controla o crescimento e a reprodução de uma célula e os ribossomos são os locais de síntese de proteínas (Fig. 13-1). Agora, por um momento, volte atrás e faça uma pergunta mais básica: "Como sabemos dessas coisas?" Apenas ver as estruturas microscópicas dentro de uma célula é difícil o suficiente. Como podemos saber a maneira pela qual elas realmente funcionam? Para a genética médica, a próxima questão então é óbvia. Quais são os efeitos clínicos de uma alteração genética na estrutura ou na atividade de uma organela celular? Este conhecimento pode levar a um tratamento adequado?

Perguntar como aprendemos coisas sobre uma estrutura tão pequena quanto uma organela celular nos leva a uma visão importante sobre o modo como a ciência, incluindo a ciência médica, avança. A verdadeira campeã é como a engenhosidade humana consegue desvendar um processo, especialmente um processo pequeno, esquivo e escondido em algum lugar na complexidade do corpo – ou de uma célula. Vamos voltar na história para lembrar-nos das limitações e das revoluções científicas que foram estimuladas pela experimentação em nível celular. Depois, veremos um exemplo específico de descoberta do papel de uma organela celular.

Imagine-se no início do século XVI. Se você fosse um médico, profissão não muito comum naquela época, você trabalharia com uma visão limitada e até mesmo ilusória sobre como o corpo funciona. A explicação prevalente para a vida é mística, mas mudanças estão a caminho. A publicação do *De humani corporis fabrica*, em 1543, por Andreas Vesalius ajudou a introduzir na ciência uma ênfase na observação pessoal em vez de uma dependência da autoridade aceita. Ele substituiu a posição autoritária mantida pelos estudos publicados por Galeno cerca de 1.300 anos antes. A obra *De motu cordis* (1628), de William Harvey, rastreou o fluxo do sangue para e a partir do coração e levou a uma explicação mecanística, em vez de mística, do transporte de nutrientes e oxigênio. A invenção da ótica para ampliação, que começou como uma novidade de entretenimento, abriu o mundo microscópico para os biólogos.

Robert Hooke descreveu a estrutura celular da casca de Micrographia (1665): "... estes poros, ou células, não eram muito profundos, mas consistiam em um grande número de pequenas caixas, separadas de um longo poro contínuo por certos diafragmas..." Este foi o primeiro uso da palavra "células" para descrever uma estrutura biológica, porque as imagens o lembravam das células espartanas nas quais os monges dormiam. Assim, uma dimensão previamente desconhecida estava sendo aberta à visão. Foram Matthias Schleiden e Theodor Schwann (1838 e 1839, respectivamente) que formalizaram a teoria de que todo material vivo é composto por células. O microscópio de luz revelou elementos básicos da organização celular e diferenças teciduais. Mas foi apenas logo após a Segunda Guerra Mundial que o microscópio eletrônico começou a resolver suficientemente a ultraestrutura para ver a organização interna das células com detalhes.

Observar organelas celulares em grande resolução não é o mesmo que entender sua função. De fato, um núcleo em repouso não é uma imagem muito imponente. Olhá-lo revela pouco acerca de seu funcionamento. Imagine, por um momento, que você é um pesquisador interessado na função de uma organela como o núcleo. Como você poderia correlacionar uma partícula celular microscópica com uma função definida? Joachim Hämmerling explorou experimentalmente esta questão, mas não no século XVI, nem mesmo no século XVIII. Sua demonstração experimental de que o núcleo controla o crescimento e a regeneração das células eucarióticas foi feita recentemente, na década de 1940 e início da década de 1950. Esta é uma área da pesquisa biológica que ilustra claramente de forma poderosa a visão criativa da boa ciência. Ela também nos lembra de como são importantes os organismos experimentais para a descoberta de informações valiosas para a medicina e outras áreas aplicadas. Podemos aprender coisas aproveitando as características especiais de um organismo-modelo, em que a mesma questão seria difícil, senão impossível, de ser respondida utilizando células ou tecidos humanos. Hämmerling aproveitou o tamanho muito grande da célula de algas marinhas do gênero *Acetabularia* (Fig. 13-2). Uma célula de *Acetabularia* com uma polegada de comprimento é composta por um chapéu e uma haste. Um rizoide ou radícula contém o núcleo. Uma célula deste tamanho pode ser cirurgicamente dissecada e suas partes podem ser transferidas ou fusionadas. Por exemplo, quando Hämmerling cortou uma célula nestas três seções, o chapéu morreu e o rizoide com seu núcleo regenerou uma nova haste com chapéu. Surpreendentemente, a haste por si só regenerou inicialmente um chapéu, mas quando o novo chapéu foi removido, a haste não conseguiu continuar a regenerar. Ela morreu. Alguma coisa na haste permitiu sua regeneração por um breve período, mas a raiz contendo o núcleo não conseguiu fazê-lo repetidamente. Hoje entendemos que a habilidade temporária da haste isolada para regenerar é devida ao mRNA presente na haste. Mas o mRNA não pode ser substituído se o núcleo estiver ausente. Para confirmar o papel nuclear em um experimento separado, Hämmerling enxertou a haste de uma *A. crenulata* franjada no rizoide da *Acetabularia mediterranea* de chapéu liso. O chapéu regenerado tomou as características associadas ao núcleo, não à haste. Com experimentos como este, Hämmerling confirmou o papel funcional dessa organela nuclear.

A história do crescimento da microscopia mostra como os avanços em tecnologia podem abrir novas perspectivas para a descoberta biomédica e para aplicações que podem beneficiar pacientes. Vimos isso mais recentemente no caso dos microarranjos e opções de tratamento médico personalizado. As questões podem ser antigas. O que é sempre "novo" é a forma criativa que um pesquisador pode inventar para abordá-las. Ser receptivo a novas ferramentas e permanecer com a mente aberta para novas explicações sempre irá definir as bases para o sucesso nas fronteiras do conhecimento biomédico.

Neste capítulo, focamos nas bases microscópicas da função celular e algumas das consequências médicas das anormalidades em organelas celulares chave selecionadas. Para ilustrá-las, escolhemos colocar algumas imagens microscópicas de células normais e anormais juntas para comparação direta. Isso significa que as referências às imagens podem tender a pular um pouco para trás e para frente entre as seções. Mas achamos que as comparações de imagens resultantes terão maior significado desta maneira.

Parte 1: Conhecimento e integração de sistemas

A célula possui dois domínios, o nuclear e o citoplasmático. O citoplasmático é composto pelo componente fluído (o citosol) e os elementos figurados (outras organelas além do núcleo) (Fig. 13-3). As funções destes dois domínios estão intrinsecamente interligadas. O núcleo e a maioria das outras organelas celulares estão delimitados por membranas, embora a composição e os papéis específicos da membrana sejam diferentes de uma organela para outra. A interconexão transitória das membranas por toda a célula assegura um alto grau de comunicação molecular entre os componentes celulares. Outras organelas não membranosas, como os ribossomos e o citoesqueleto, interagem diretamente com moléculas e elementos figurados no citoplasma. Não surpreende, portanto, que defeitos estruturais e funcionais das organelas possam ter vastas consequências para todos os níveis de atividade biológica.

Todas elas são críticas para o funcionamento celular, mas por causa de seu papel no metabolismo de energia as mitocôndrias estão entre as mais importantes para a genética médica. Primeiro, vamos revisar brevemente alguns dos principais tipos de microscópios, porque isso guia o que pode ser visualizado em termos de organização da célula e das organelas. Iremos, então, explorar os funcionamentos normal e defeituoso das organelas, com ênfase primária nas mitocôndrias.

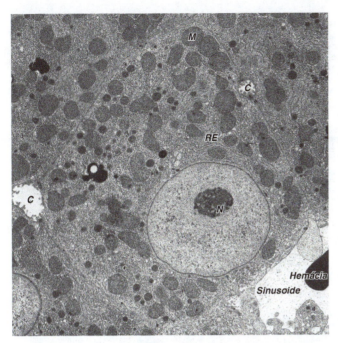

Figura 13-1. A microscopia eletrônica abre a ultraestrutura celular para um mundo de detalhes que não poderia ter sido imaginado pelos primeiros pesquisadores. Porém, ver a estrutura nem sempre explica a função. (Reproduzida, com permissão, de Cheville, N., Ultrastructural Pathology, Iowa State *University Press*, Ames, IA. p 2, 1994.)

Tipos de microscopia

As células são pequenas, mas é um erro pensar que quanto maior o aumento, melhor. Deve-se escolher um aumento que faça sentido para a pergunta que está sendo feita. A microscopia eletrônica pode fornecer resolução fina das estruturas internas em uma célula, mas geralmente a informação diagnóstica mais útil virá de uma imagem com menor aumento. Para o preparo de material para diferentes tipos de microscopia de luz ou eletrônica, o tecido deve ser estabilizado e corado. As estruturas são fixadas com substâncias químicas como o formaldeído para microscopia de luz ou o glutaraldeído para a microscopia eletrônica. A água é então removida e o tecido pode ser embebido em um meio não aquoso como parafina ou plástico. A partir deste bloco, seções finas são cortadas e coradas. A escolha do corante vai controlar quais aspectos da complexa estrutura celular serão ressaltados. Outras técnicas permitem que a superfície de grandes estruturas e mesmo atividades internas nas células vivas sejam estudadas em detalhes.

A microscopia de luz pode resolver a organização tecidual em até um pouco mais de 1.000 X com uma lente de imersão em óleo. Existem três tipos principais de microscopias de luz que permitem a visualização de diferentes tipos de estruturas celulares. A microscopia de campo claro depende da coloração de componentes celulares com corantes que são acidófilos (principalmente proteínas) ou basófilos (primariamente ácidos nucleicos e certos açúcares) (Fig. 13-4). O tetróxido de ósmio liga-se covalentemente aos lipídeos. Alguns protocolos de coloração envolvem coloração dupla, como a definição do núcleo com um corante e a contracoloração do citoplasma com outro. Outros corantes comuns, como a coloração de

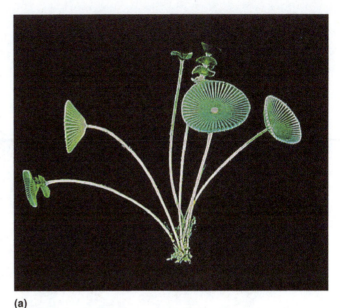

Figura 13-2. Cada *Acetabularia* é uma única célula. (a) Com um núcleo próximo à radícula e um chapéu que regenera quando consumido, as espécies *Acetabularia mediterranea* e *A. crenulata* diferem na forma do chapéu no topo de cada célula. (b) Removendo e transplantando o chapéu, a haste e a radícula com o núcleo, J. Hämmerling confirmou que o controle genético do crescimento e da regeneração reside no núcleo. (a: Reproduzida, com permissão, de Wolfgang Sterrer, publicada originalmente em Sterrer W. Marine Fauna and Flora of Bermuda. New York: John Wiley & Sons, 1986.)

Wright utilizada para leucócitos, são uma mistura de diferentes corantes (i. e., corantes policromáticos).

Um segundo tipo de microscopia de luz é o contraste de fase, uma ferramenta poderosa para visualizar células vivas. Essa abordagem depende da forma como a luz muda sua velocidade ao passar por estruturas que possuem diferentes índices de refração. A ótica do contraste de fase faz com que essas estruturas apareçam mais claras ou mais escuras no campo de visão. Enquanto permite a visualização de células vivas, o contraste de fase pode dar informações detalhadas sobre as respostas das células a estímulos (Fig. 13-5). A interferência diferencial de Nomarski pode até mesmo produzir imagens tridimensionais. Estas são comparadas na Figura 13-6.

Uma terceira abordagem em microscopia de luz utiliza corantes fluorescentes que possuem alta afinidade por certos tipos de moléculas celulares. Essa é uma técnica muito pode-

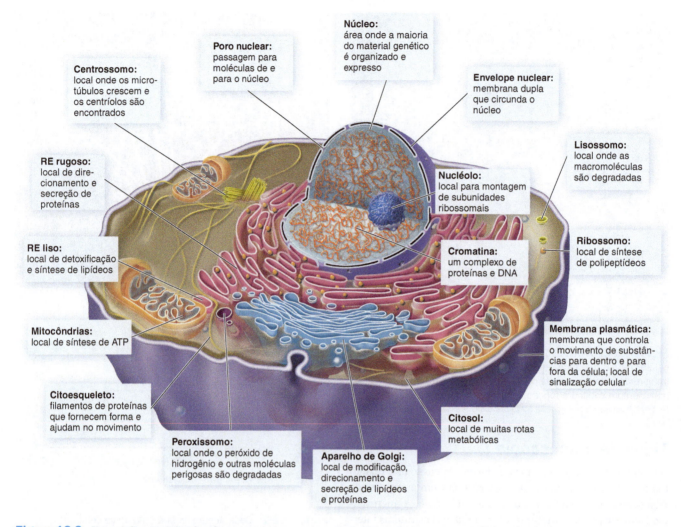

Figura 13-3. Uma visão geral das funções associadas com as principais organelas em uma célula animal. (Reproduzida, com permissão, de Brooker et al., *Biology*, 2nd ed, New York: McGraw-Hill, p 70, 2011.)

rosa, porque é possível acoplar materiais fluorescentes a um grande arranjo de anticorpos contra praticamente qualquer molécula celular. Os materiais podem ser marcados com múltiplas cores para visualizar as relações físicas entre moléculas que estão próximas na célula (Fig. 13-7).

Existem dois tipos fundamentais de microscopia eletrônica, a microscopia eletrônica de transmissão (MET) e a microscopia eletrônica de varredura (MEV). A MET requer seções muito finas (na ordem de 40-90 nm) preparadas a partir de tecido embebido em um bloco de resina e corado com metais pesados como tetróxido de ósmio ou acetato de uranila. Combinando-os com agentes imunológicos, pode-se marcar atividades celulares específicas como o movimento de uma molécula através de uma membrana, como visto na Figura 13-8. O aumento da MET está relacionado à energia disponível para o feixe de elétrons, com capacidade de até 10.000.000 X sendo agora possível.

Para a MEV, uma cobertura muito fina de ouro-paládio ou outro metal é aplicada através de um plasma à superfície de uma estrutura seca. Um feixe de elétrons focalizado produz elétrons refletidos ou emitidos que são capturados por um detector e projetados como uma imagem em um monitor. Embora inicialmente usada para explorar estruturas de superfície, a organização interna também pode ser visualizada após a quebra ou fratura de uma seção do tecido. Na Figura 13-9, por exemplo, a fratura por congelamento da dupla membrana circundando o núcleo mostra claramente os poros nucleares e a membrana interna.

Uma visão geral das membranas celulares

As membranas são compostas por fosfolipídeos e uma gama de proteínas e outros componentes moleculares orgânicos (Fig. 13-10). As membranas fosfolipídicas artificiais podem se formar espontaneamente, até mesmo em um tubo de ensaio, por causa das interações entre suas regiões hidrofílicas e o ambiente aquoso onipresente que as circunda dentro e fora da célula. As caudas dos ácidos graxos hidrofóbicos criam uma barreira entre as duas camadas aquosas. Embora alguns componentes celulares possam estar ancorados em uma membrana, a estrutura de bicamada lipídica é de certa forma fluida permitindo que moléculas como receptores proteicos se movam dentro dela. Interações moleculares com a água definem muitos dos processos da membrana celular.

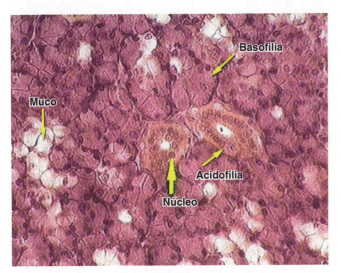

Figura 13-4. Corantes ajudam a explicar as diferenças bioquímicas entre as células e suas organelas. Aqui a hematoxilina, que se comporta como um corante básico, cora o DNA do núcleo e o RNA dos ribossomos citoplasmáticos de roxo, mas a eosina, um corante ácido, cora as proteínas citoplasmáticas de rosa. Esses dois tipos de coloração são chamadas de basofilia e acidofilia, respectivamente. Os carboidratos neutros não são corados. (Cortesia de Paul Bell e Barbara Safiejko-Mroczka, *website* do curso de Histologia, University of Oklahoma.)

A membrana plasmática que envolve a célula serve como uma interface de comunicação com o ambiente, criando o domínio intracelular e o ambiente extracelular circundante. Ela é uma estrutura bastante complexa, com alguns domínios especializados realizando funções como a regulação da secreção ou a captação de nutrientes. As faces laterais de uma célula formam uma variedade de conexões com as células adjacentes que podem influenciar a interação intercelular. Os desmossomos e as junções oclusivas (*tight junctions*) ancoram as células adjacentes umas às outras e as junções comunicantes (*gap junctions*) formam canais de comunicação molecular entre os citoplasmas adjacentes. A matriz extracelular (MEC) das células animais tem função de certa forma semelhante à parede celular das plantas. Seus componentes primários são glicoproteínas, como o colágeno, que sozinho constitui cerca de metade de toda a proteína do corpo humano. Adaptações superficiais, como cílios, flagelos e microvilosidades também exercem papéis-chave na função celular. As microvilosidades são pequenos processos em forma de dedos que aumentam a superfície de absorção de uma membrana exposta em células como aquelas que revestem o trato digestivo. Cílios e flagelos usam dineína, uma das chamadas "moléculas motoras" para mover as células como o espermatozoide através do corpo ou mover materiais como muco através de células que revestem o trato respiratório para interceptar e eliminar poeira e outras partículas.

Cerca de metade da massa molecular de uma membrana é proteína e metade é lipídeo, embora isso possa diferir de um tipo de membrana para outro. Uma proteína de membrana é, no entanto, muito maior do que um fosfolipídeo, assim o número de moléculas de lipídeos em uma membrana típica ultrapassa o de proteínas em 50 × ou mais. As diversas funções associadas com diferentes membranas são principalmente uma função de seu componente proteico.

Uma característica-chave de uma membrana biológica é sua permeabilidade seletiva. Por causa de seu componente fosfolipídico, lipídeos e materiais solúveis em lipídeo podem geralmente atravessá-la com facilidade. Água e algumas moléculas pequenas solúveis em água tendem a difundir ao lado dos elementos proteicos distribuídos na membrana. Nesses casos, uma proteína de transporte especializada não é necessária. No entanto, muitas moléculas maiores e íons carregados possuem permeabilidade muito baixa e necessitam de um me-

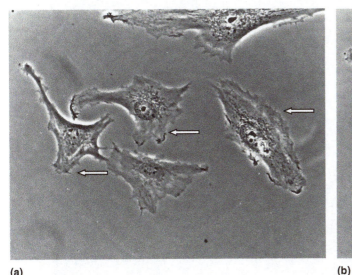

(a)

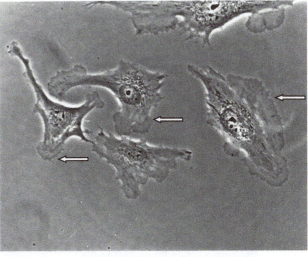

(b)

Figura 13-5. O contraste de fase de células vivas pode permitir a observação do comportamento celular e de medidas de uma resposta à exposição a um composto químico. Aqui, o efeito da neomicina na mobilidade de células de glioma humano é comparado: (a), antes da introdução da neomicina no ambiente celular; (b), dois minutos após a exposição à neomicina. (Cortesia de Barbara Safiejko-Mroczka, University of Oklahoma.)

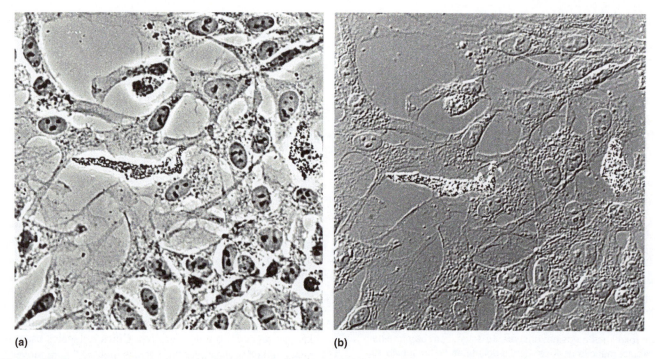

Figura 13-6. Contraste de fase (esquerda) e Nomarski (direita) do mesmo campo de fibroblastos em cultivo mostrando a capacidade tridimensional do Nomarski. As células cultivadas da crista neural nestes campos estão vivas. (Reproduzida, com permissão, de Junqueira, L. e J. Carneiro, *Basic Histology.* New York: McGraw-Hill, p 4, Fig. 1-3 b e c, 2003.)

canismo de transporte de membrana. No transporte facilitado, uma proteína especializada cria uma passagem através da qual a molécula-alvo pode se mover passivamente. O transporte ativo, por sua vez, requer energia de adenosina trifosfato (ATP) para gerar alterações conformacionais na proteína que movem a molécula-alvo através da membrana, geralmente contra o movimento passivo da difusão. Muitas das variações vistas na atividade da membrana celular são, portanto, devidas a diferenças na presença de canais de transporte facilitado e de transporte ativo.

Por causa de seu papel central nos processos vitais, defeitos hereditários de membrana celular não são comuns. A maioria dos defeitos associados com a membrana plasmática é o resultado de toxinas, traumas ou outras influências de doenças. Entre os distúrbios congênitos, no entanto, podemos identificar exemplos de número inadequado ou mesmo ausên-

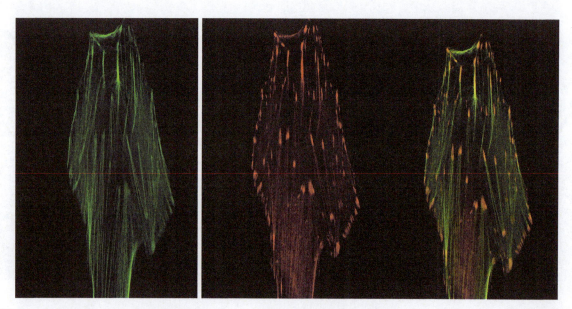

Figura 13-7. Imunofluorescência com múltiplas marcações. O mesmo fibroblasto gengival humano marcado com falacidina conjugada a Bodipy para revelar actina filamentosa (esquerda) e com anticorpo antivinculina e anticorpo secundário conjugado com rodamina para marcar a vinculina presente nos contatos focais (centro). A figura à direita mostra a dupla marcação da distribuição de F-actina e vinculina na mesma célula. (Cortesia de Barbara Safiejko-Mroczka, University of Oklahoma.)

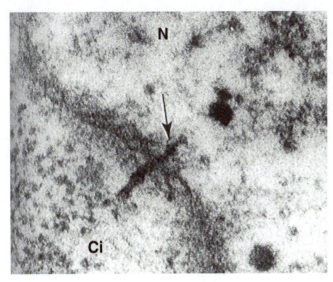

Figura 13-8. Movimento molecular através do envelope nuclear, presumivelmente a passagem de uma subunidade ribossomal através de um poro nuclear (Ci, citoplasma; N, núcleo). (Reproduzida, com permissão, de Stevens, B. e H. Swift. *J. Cell Biol.* 31:72, 1966.)

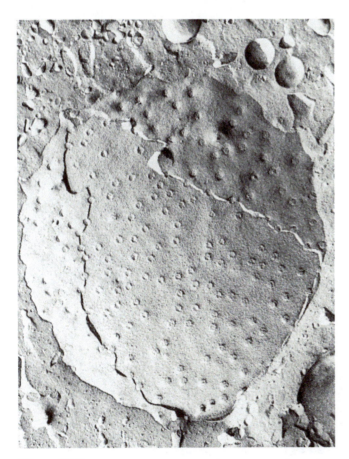

Figura 13-9. Fratura da membrana nuclear por congelamento permite observar a membrana interna e os poros nucleares que conectam o citosol com a região nuclear. (Reproduzida, com permissão, de Junqueira, L. e J. Carneiro, *Basic Histology*. New York: McGraw-Hill, p. 56, Figura 3-7, 2003.)

cia total de um receptor de membrana específico, alterações em adesão celular, anormalidades na comunicação célula-célula e a presença de proteínas excepcionais.

Mitocôndrias

Como organelas, as mitocôndrias são especiais. Elas possuem DNA e sua replicação é independente do núcleo. Elas também exercem papel-chave na transformação de energia – síntese de ATP – que as torna indispensáveis à vida. Estes papéis dão às mitocôndrias um local especialmente importante em uma avaliação de organelas celulares.

Embora uma pequena quantidade de síntese de ATP ocorra no citoplasma, a maior parte se dá nas mitocôndrias (Fig. 13-11). O ATP carrega uma ligação fosfato de alta energia (geralmente simbolizada por ~P). Quando este fosfato é removido deixando adenosina difosfato (ADP) (ATP → ADP + ~P), o fosfato com alta energia pode transferir energia para outras moléculas e reações. Assim não surpreende que distúrbios das mitocôndrias tenham seu maior impacto em tecidos como o cérebro e os músculos que apresentam as maiores demandas de energia através da síntese e do uso de ATP.

Existem dois domínios funcionais em cada mitocôndria, um na matriz interna fluida e outro incorporado nas dobras da membrana interna, as cristas. A digestão da glicose no citoplasma celular gera um pequeno ganho líquido de duas moléculas de ATP mais duas moléculas de piruvato, que entram na mitocôndria como acetil-CoA (Figs. 13-12 e 13-13). Lá, a degradação enzimática pelo **ciclo de Krebs** (ou **do ácido cítrico**) (Fig. 13-14) ocorre na matriz mitocondrial.

Finalmente, reações sequenciais de oxidação-redução pelos citocromos de fosforilação oxidativa (OXPHOS; também chamado de cadeia de transporte de elétrons; Fig. 13-15) produzem a maior parte da geração de ATP da célula. Mas o fato de que as mitocôndrias têm seu próprio DNA é o que as faz sobressair para os médicos geneticistas como um caso especial de biologia de organela. Os princípios-chave da herança de mitocôndrias estão resumidos no Quadro 13-1.

O genoma do DNA mitocondrial humano (mtDNA) está presente em cerca de 5 a 10 cópias por mitocôndria, com até 1.000 ou mais mitocôndrias por célula dependendo do gasto de energia de cada tipo de tecido. Na verdade, em algumas células como o ovo de sapo a vasta maioria do DNA da célula é mtDNA, não DNA nuclear. Na maioria dos tecidos de mamíferos, entretanto, cerca de 1% do DNA celular é de mtDNA. O genoma mitocondrial humano é uma molécula circular de 16.569 pb e não contém íntrons. Seu uso do código genético difere ligeiramente daquele de um núcleo. O triplet UGA codifica triptofano em vez de servir como um "códon de parada", e AGA e AGG atuam como códons de parada em vez de codificar o aminoácido arginina. AUA e AUU atuam às vezes como códons de início, no lugar de AUG.

As espécies diferem amplamente no número de genes codificados em seu genoma de mtDNA. O genoma mitocondrial humano codifica cerca de 13 das 80 ou mais proteínas necessárias para controlar o processo de OXPHOS. O restante é codificado no núcleo e segue padrões mendelianos normais

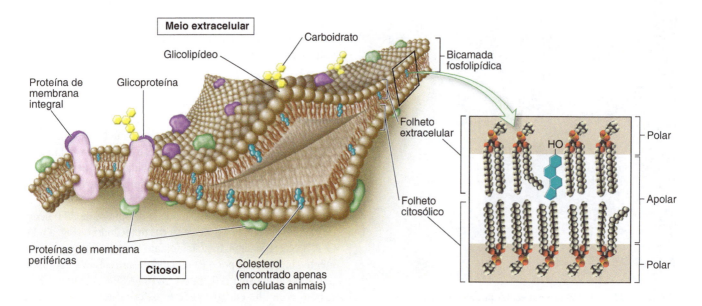

Figura 13-10. O modelo de mosaico fluído da estrutura da membrana é baseado na forma como os fosfolipídeos da membrana, com regiões hidrofóbicas e hidrofílicas, formarão espontaneamente uma bicamada na qual as proteínas e outras macromoléculas podem flutuar. (Reproduzida, com permissão, de Brooker et al., *Biology*, 2nd ed, New York: McGraw-Hill, p 98, 2011.)

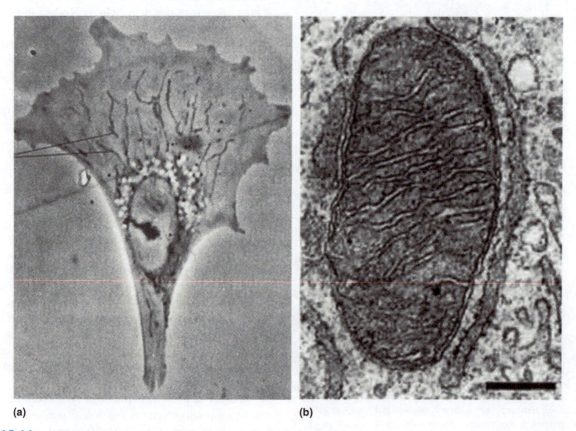

Figura 13-11. (a) Mitocôndrias em uma célula, vistas como corpúsculos alongados escuros. (b) Uma micrografia eletrônica de uma mitocôndria, mostrando a membrana preguada interna (cristas). (Reproduzida, com permissão, de Karp, G., *Cell and Molecular Biology: Concepts and Experiments*, 3rd ed, Wiley, p 184, 2002.)

Mitocôndrias **277**

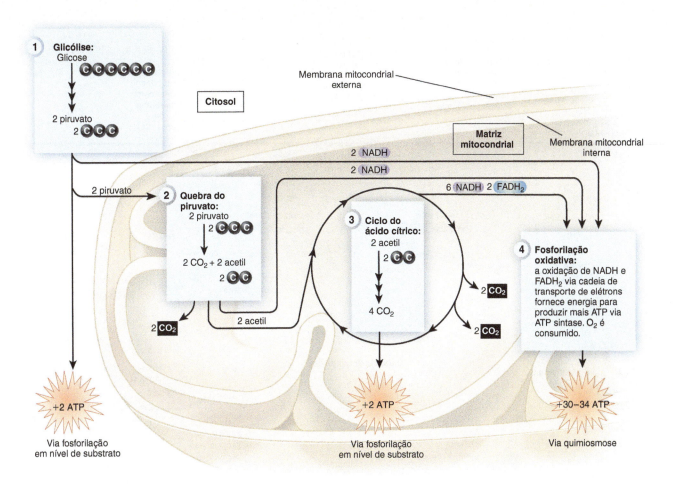

Figura 13-12. Um resumo do metabolismo da glicose: (1) no citoplasma e nas mitocôndrias pela (2) quebra de piruvato, (3) pelo ciclo de Krebs ou do ácido cítrico, e (4) fosforilação oxidativa (OXPHOS). (Reproduzida, com permissão, de Brooker et al., *Biology*, 2nd ed, New York: McGraw-Hill, p 138, 2011.)

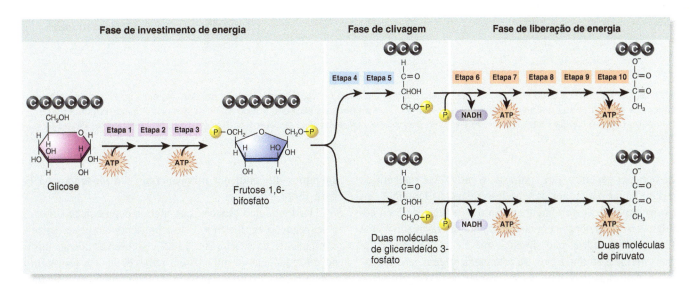

Figura 13-13. Glicólise no citoplasma gera duas moléculas de piruvato para cada molécula de glicose. (Reproduzida, com permissão, de Brooker et al., *Biology*, 2nd ed, New York: McGraw-Hill, p 139, 2011.)

278 Capítulo 13 Distúrbios de organelas

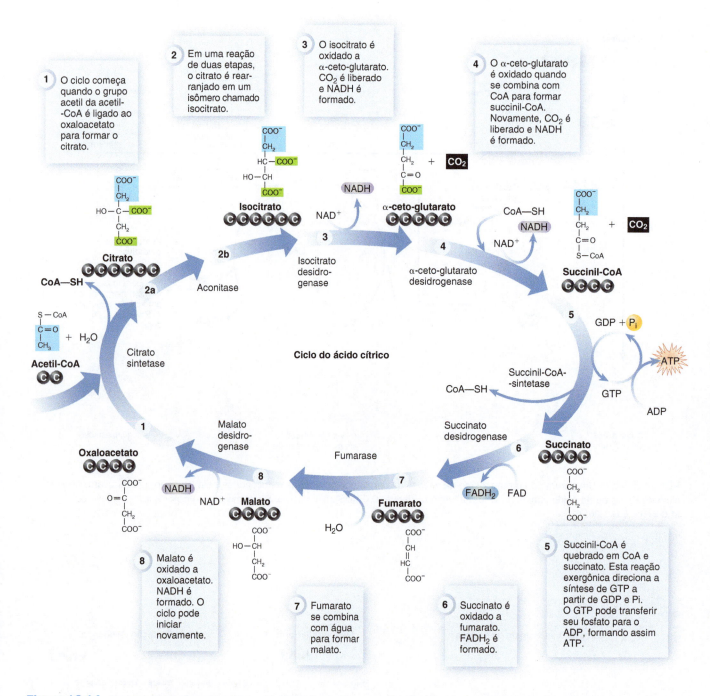

Figura 13-14. Um carbono é removido do piruvato quando ele entra na mitocôndria como acetil-CoA. No ciclo de Krebs ou do ácido cítrico, os dois carbonos restantes são removidos como CO_2, e a energia é passada para o ATP e para moléculas carreadoras que a transferem para a cadeia de transporte de elétrons. (Reproduzida, com permissão, de Brooker et al., Biology, 2nd ed, New York: McGraw-Hill, p 143, 2011.)

de herança genética. Em contraste, o mtDNA é transmitido das mulheres para todos os seus descendentes. O mtDNA dos espermatozoides é geralmente perdido no estágio de 2 a 4 células. Assim, só porque um distúrbio pode ser rastreado a uma função mitocondrial não significa que ele seguirá regras de transmissão materna. É preciso entender a origem genética específica de cada traço para determinar seu padrão de transmissão. Em outras palavras, é importante distinguir claramente entre distúrbio mitocondrial e herança mitocondrial. Alguns exemplos de condições mitocondriais são mostrados na Figura 13-16.

Um fenômeno especial que afeta a composição celular é a **segregação replicativa**. Este é um fenômeno que depende amplamente do acaso (Fig. 13-17). Se houver apenas um tipo de sequência de mtDNA em uma célula, ela será **homoplasmática** ("homo" = mesmo; "plasmático" em referência à constituição do citoplasma). Mas mutações ocorrem em mitocôndrias. Se uma célula tiver mais de uma sequência de

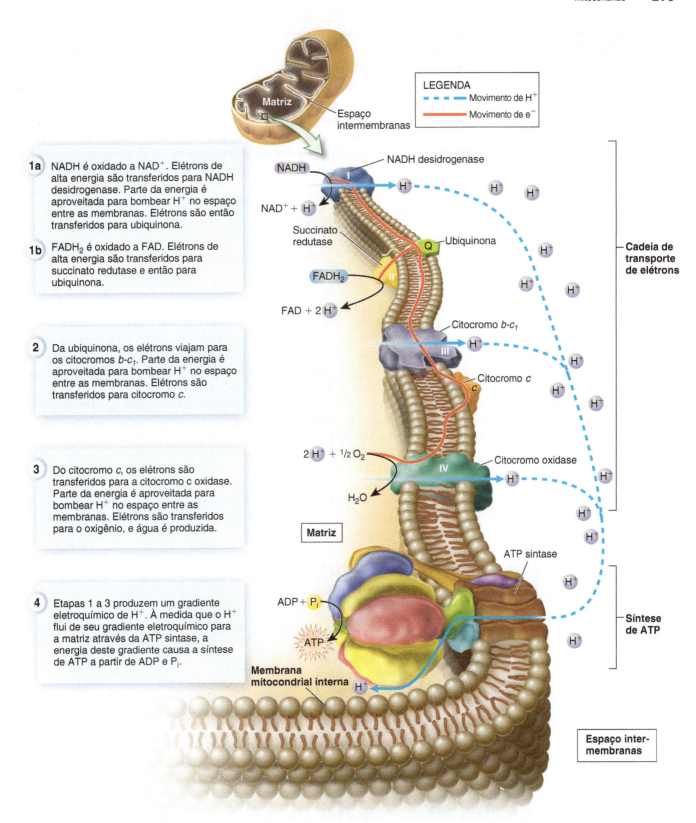

Figura 13-15. A fosforilação oxidativa, ou OXPHOS, passa elétrons ao longo da cadeia de citocromos na membrana interna das mitocôndrias, as cristas. O produto final é a síntese de ATP com água como subproduto. (Reproduzida, com permissão, de Brooker et al., *Biology*, 2nd ed, New York: McGraw-Hill, p 144, 2011.)

Quadro 13-1 — Princípios básicos associados com a herança mitocondrial

Herança semiautônoma	mtDNA é herdado citoplasmaticamente e é distribuído para as células-filhas com a divisão celular
Herança materna	transmitida independentemente do núcleo e, portanto, não segue as proporções mendelianas
Segregação replicativa	se mais de um tipo de mtDNA estiver presente em uma célula, eles poderão ser distribuídos por deriva e podem eventualmente levar ao retorno de um tipo por célula
Fenômeno de "gargalo de garrafa"	número de cópias de mtDNA por mitocôndria diminui, gerando uma restrição que reduz a diversidade do mtDNA
Limiar de expressão de fenótipo	quando a natureza e o efeito de uma mutação excedem a demanda celular de energia, a expressão da mutação inicia
Alta taxa de mutação	taxa de mutação é maior do que para os genes nucleares
Correlação genótipo/fenótipo	mutações no mtDNA são altamente polimórficas e não há associação clara entre uma mutação específica e um dado fenótipo
Acúmulo de mutações	mutações somáticas e de mtDNA se acumulam à medida que a pessoa envelhece

mtDNA, ela será **heteroplasmática**. Mas as organelas não são regularmente distribuídas em cada divisão celular, assim as células-filhas mudarão as proporções com o passar do tempo, apresentando derivação replicativa, e podem até mesmo retornar à homoplasmia.

O DNA fora do núcleo está sob controle de replicação separado. As mitocôndrias se dividem independentemente do núcleo. Não deveria surpreender, portanto, que os processos de replicação diferem entre o núcleo e esta organela. Um exemplo importante é a correção de erro. A taxa de mutação é muito maior – talvez 10 vezes ou mais – no mtDNA do que no DNA nuclear. Uma possível explicação é que uma mutação em uma mitocôndria não afeta necessariamente a função da célula que a contém. Ela é funcionalmente mascarada porque há muitas mitocôndrias não mutantes para compensar por ela. A seleção contra a nova mutação pode ser zero. Além disso, o mtDNA não possui as associações com histonas que podem mediar efeitos mutagênicos. Existe, portanto uma pressão de seleção muito menor para favorecer enzimas de reparo de mtDNA eficientes.

Gargalos de garrafa podem afetar a representação de mtDNA. Um gargalo de garrafa é simplesmente uma redução no número que leva à variação por amostragem aleatória. Neste caso, o número de moléculas de mtDNA na oogônia é reduzido para cerca de 1 a 30 cópias apenas.

Durante a oogênese, o número aumenta novamente em cerca de 100 x. Após a fertilização, há uma rápida replicação do DNA nuclear, mas o número de mitocôndrias e de molécu-

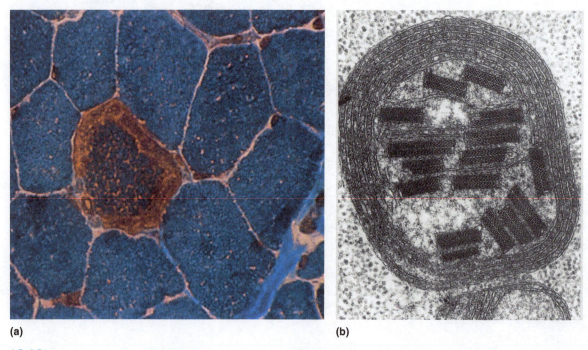

Figura 13-16. Mitocôndrias anormais mostrando: (a) fibras vermelhas rasgadas e (b) inclusões cristalinas na matriz mitocondrial.
(a: De Donald R. Johns em Karp, G., 2002, Cell and Molecular Biology: Concepts and Experiments, 3rd ed, Wiley, p 213, Figura 1; b: De Morgan-Hughes, J. e D. Landon, Engel, A. e C. Franzini-Armstrong, eds *Mycology*, 2nd ed, McGraw-Hill, 1994.)

Mitocôndrias **281**

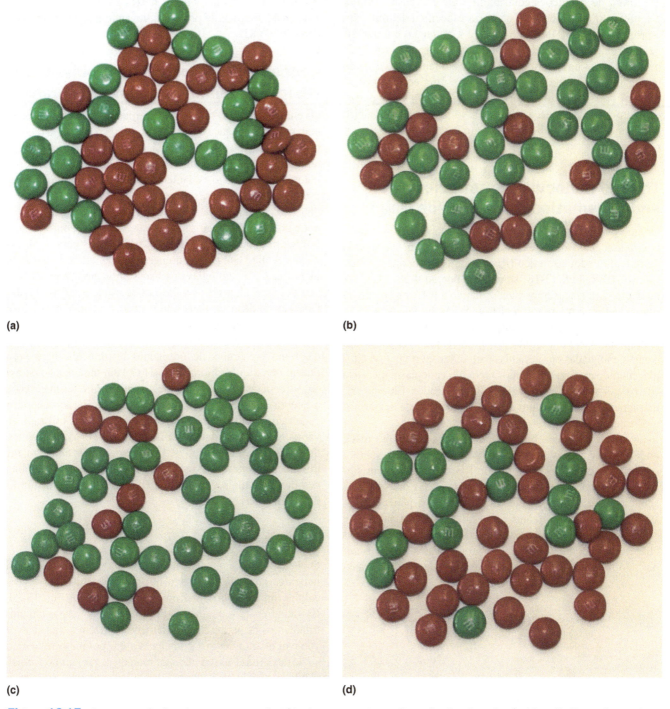

Figura 13-17. As consequências da amostragem aleatória durante a segregação replicativa das mitocôndrias são ilustradas aqui por amostras aleatórias de pastilhas de chocolate vermelhas e verdes. Embora retiradas do mesmo pacote de pastilhas de chocolate, as amostras aleatórias tinham proporções diferentes a cada amostragem.

las de mtDNA não se altera muito. Ele é mais afetado pela especialização tecidual que reflete as demandas funcionais. No Capítulo 15 vamos retornar a essa ideia dos gargalos de garrafa e do erro amostral em um contexto diferente, a população.

Em aplicações científicas, assim como em nossa atividade diária, um gargalo de garrafa significa a mesma coisa. É uma restrição. Em biologia, é geralmente uma restrição em número de indivíduos ou de partes componentes. Embora um fenômeno como um gargalo genético possa parecer um caso especial, não o é. Ele é apenas um dos muitos fatores que normalmente afetam a expressão de doenças hereditárias. Como um todo, podemos ver as influências em um traço biológico como um fenômeno de limiar. Em discussões anteriores, exploramos a variação em penetrância e expressividade. Abaixo de um nível de limiar, o traço não é expresso, mas acima de um limiar de condições contribuintes ele é exposto e altera o fenótipo. Fatores como a natureza específica da mutação, a proporção de mtDNA que carrega a mutação, e a dependência relativa do tecido afetado em ATP e nos processos de OXPHOS irão determinar a expressão fenotípica de uma mutação. Vimos que uma mudança em uma enzima crítica pode alterar muito os fenótipos, mas mutações em outras etapas podem ser mascaradas. Se isso pode ser verdadeiro para uma enzima, também pode sê-lo para uma organela como a mitocôndria.

Tráfego molecular do retículo endoplasmático e aparelho de Golgi

Grande parte da síntese molecular que ocorre em uma célula está associada a uma extensa rede de membranas chamada de retículo endoplasmático (RE). O retículo endoplasmático rugoso (RER; Fig. 13-18) se refere à porção desta membrana que possui ribossomos ligados dando a ela uma aparência rugosa em uma micrografia eletrônica. As proteínas que são sintetizadas lá podem ser transportadas ao longo do RER para o aparelho de Golgi, onde são adicionalmente processadas e então embaladas em vesículas para o transporte para o citoplasma ou para fora da célula. O retículo endoplasmático liso (REL), por sua vez, não tem ribossomos ligados. Ele está primariamente associado com detoxificação e síntese de hormônios esteroides.

Além de abrigar a bioquímica sintética da célula, o RE pode exercer alguns tipos de controle de qualidade sobre a secreção de proteínas. Para sair do RE, proteínas recém-sintetizadas devem estar corretamente enoveladas ou, se forem subunidades de uma proteína mais complexa, podem precisar de montagem. Proteínas enoveladas de forma anormal e outras moléculas defeituosas podem ser destruídas. Proteínas chaperonas ajudam a facilitar este processo ao ancorar proteínas anormais ao lúmen do RE a partir do qual elas são transportadas de volta ao citosol e digeridas. Mas esta reciclagem também significa que defeitos nestes processos podem levar à retenção anormal de proteínas, levando a sérias doenças de depósito do RE.

Endossomos, lisossomos e outras vesículas delimitadas por membrana

Os endossomos são organelas delimitadas por membrana que isolam materiais que são recém-ingeridos pela célula (endocitose). Mas há muitas outras vesículas semelhantes realizando uma gama de funções, tais como o sequestro de vários produtos celulares ou o isolamento de reações químicas no citoplasma. Lisossomos, por exemplo, são o principal local da digestão celular. De fato, esta é uma forma pela qual a célula pode produzir e utilizar seguramente materiais como enzimas proteolíticas que de outra forma seriam fatais para a sobrevivência celular. Um grande número de enzimas lisossomais foi identificado, e patologias dos lisossomos envolvem a liberação destas enzimas na célula ou nos espaços extracelulares. Doenças de depósito lisossomal ocorrem quando elas falham em digerir adequadamente (Fig. 13-19).

Peroxissomos normalmente contêm uma ou mais enzimas que removem átomos de hidrogênio de moléculas-alvo e produzem peróxido de hidrogênio (H_2O_2) em uma reação de oxidação com oxigênio. Um aspecto importante desta reação é a quebra de ácidos graxos, na qual a β-oxidação encurta as cadeias dos ácidos graxos para gerar acetil-CoA utilizado em várias reações biossintéticas. Um exemplo-chave é a síntese de plasmalogênios, o tipo de fosfolipídeo mais abundante na mielina das células nervosas. Não é surpresa que anormalidades peroxissomais estão geralmente associadas a distúrbios do sistema nervoso.

O citoesqueleto

O citoesqueleto é um sistema dinâmico de microtúbulos e filamentos que está envolvido no formato celular, na divisão celular, no transporte interno e no movimento (Fig. 13-20). Existem três tipos de filamentos proteicos em células animais. Filamentos de actina (microfilamentos) fazem a transição reversível de monômeros globulares a um polímero filamentoso de duas fitas e assim efetuam mudanças rápidas no formato celular e movimento. Os microtúbulos, por sua vez, são cilindros ocos mais rígidos compostos pela proteína tubulina. Eles direcionam o transporte de materiais, incluindo organelas, dentro da célula. Finalmente, filamentos intermediários são feitos de um grupo grande e diverso de proteínas que podem criar uma rede que dá força mecânica para a célula. Um exemplo são os filamentos interconectados que fortalecem a estrutura celular alongada dos neurônios.

Ao longo deste sistema dinâmico de corredores proteicos, proteínas acessórias auxiliam na montagem e desmontagem de componentes citoesqueléticos. As proteínas acessórias incluem as proteínas motoras, que utilizam energia do ATP para mudar a forma e se mover (ou "andar") ao longo das vias de filamentos para transportar organelas ou outros componentes

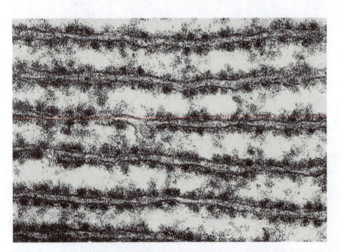

Figura 13-18. O retículo endoplasmático com ribossomos ligados é chamado de retículo endoplasmático rugoso (RER). (Reproduzida, com permissão, de Cheville, N., *Ultrastructural Pathology*, Iowa State University Press, Ames, IA, p 23, 1994.)

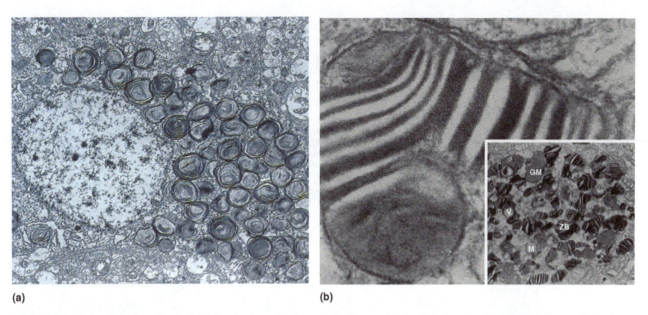

Figura 13-19. A gangliosidose é um distúrbio de depósito lisossomal, Tay Sachs. (b) Corpúsculos zebrados, síndrome de Hurler.
(a: De Karp, G., 2002, Cell and Molecular Biology: Concepts and Experiments, 3rd ed, Wiley, p 315; b: De Cheville, N., *Ultrastructural Pathology*, Iowa State University Press, Ames, p 154, 1994.)

celulares aos quais estejam ligadas. Um exemplo importante do citoesqueleto com função especializada é o fuso mitótico que move os cromossomos durante a divisão celular.

Cílios, flagelos e especializações da superfície celular

A superfície celular é bastante complexa. Várias proteínas funcionais como canais iônicos, proteínas de junções comunicantes e receptores estão distribuídas ao longo da superfície das membranas celulares. Os cílios e os flagelos são outros elementos especializados da superfície celular. Suas estruturas são semelhantes; ambos são compostos por microtúbulos e pela proteína motora dineína (Fig. 13-21). Eles também compartilham muitos dos mesmos genes que codificam pro-

teínas comuns a ambos. Em ambos, o cerne é composto por nove microtúbulos formados por uma dupla fusionada e com dois microtúbulos únicos no centro. Pares de braços de dineína estão ligados a cada dupla de microtúbulos. Quando ativados, estes braços de dineína andam a microtúbulos adjacentes fazendo com que os túbulos deslizem uns sobre os outros, da mesma forma que os filamentos de actina e miosina deslizam uns sobre os outros na contração muscular. Mas no caso dos cílios e flagelos, os túbulos estão conectados em pontos ao longo de seu comprimento de forma que o deslizar causa na verdade a flexão da estrutura. Embora sejam bastante semelhantes, há algumas diferenças entre cílios e flagelos. Os flagelos são mais longos que os cílios e normalmente batem com um movimento em forma de chicote (a palavra em latim para flagelo na verdade significa 'chicote'). Os cílios são mais

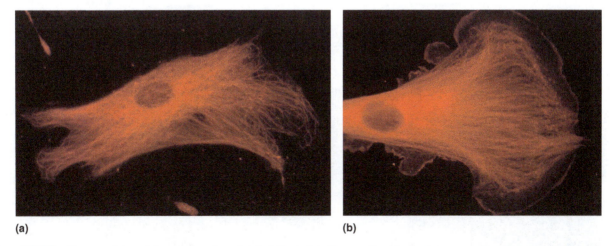

Figura 13-20. Citoesqueleto celular mostrando a distribuição da tubulina em fibroblastos humanos marcados com anticorpo antitubulina e anticorpo secundário conjugado com rodamina. (a), não tratado; (b), tratado com neomicina para induzir a formação de protuberâncias. (Cortesia de Barbara Safiejko-Mroczka, University of Oklahoma.)

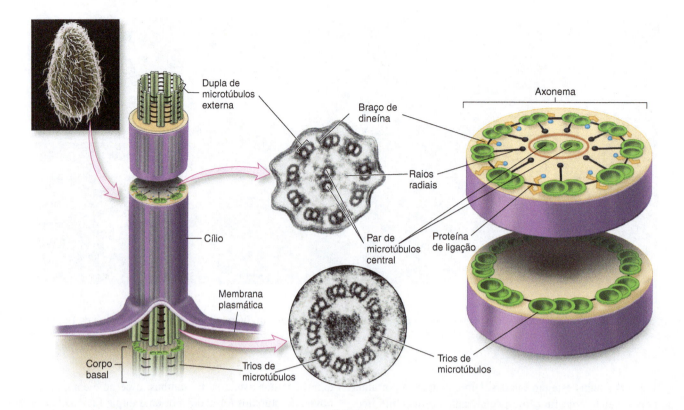

Figura 13-21. A estrutura de cílios e flagelos normais. (Reproduzida, com permissão, de Brooker et al., *Biology*, 2nd ed, New York: McGraw-Hill, p 77, 2011.)

curtos e mais numerosos em uma superfície celular. Seu movimento é descrito como mais coordenado e rítmico, em forma de onda. O movimento dos cílios se dá em duas partes com fases de força e recuperação que foram comparadas ao nado de peito na natação.

Os flagelos atuam principalmente na motilidade celular. Entretanto, eles também podem atuar como órgãos sensoriais – sendo sensíveis a substâncias químicas e à temperatura. Em seres humanos, os exemplos mais conhecidos de flagelos são as caudas dos espermatozoides. Anormalidades nessa estrutura (Fig. 13-22) podem levar à infertilidade por falta de motilidade do esperma.

Existem dois tipos de cílios: imóveis (primários) e móveis. Os cílios imóveis são principalmente sensoriais em função e

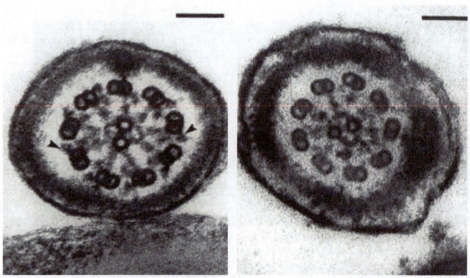

Figura 13-22. Defeito dos braços de dineína internos. A perda dos braços de dineína internos é a alteração ultraestrutural mais frequentemente observada (aumento original × 85.000). (Reproduzida, com permissão, de Theegarten D, Ebsen M. Diagnostic Pathology, 6:115 doi:10.1186/1746-1596-6-115, 2011.)

podem ser encontrados nas superfícies de quase toda célula. Eles atuam essencialmente como "antenas" celulares para enviar e receber sinais químicos. Eles são muito importantes no reconhecimento célula-célula e em outras interações críticas entre as células. Os cílios móveis existem para movimentar líquidos através de superfícies celulares. Eles são normalmente encontrados nas tubas uterinas e no epitélio respiratório.

O núcleo e os centríolos

O foco deste capítulo é em organelas celulares que possuem um papel central em certas condições médicas hereditárias. Pode parecer que tenhamos negligenciado uma das mais importantes delas, o núcleo. Juntamente com os centríolos que geram o fuso para a divisão celular, a região nuclear de uma célula é claramente de importância crítica para a função celular. Mas por um momento, vamos olhar para a organela em geral, em vez da informação codificada em seus cromossomos. Por que mudanças na estrutura dessa organela não aparecem como uma fonte comum de problemas médicos? Embora a resposta possa parecer óbvia, é ainda válido ressaltá-la. É verdade que o núcleo controla o crescimento e a reprodução de uma célula. Por conseguinte, segue-se que, se a estrutura essencial do núcleo for anormal, a célula não será capaz de desempenhar o seu papel mais fundamental e provavelmente morrerá.

Isso também ilustra um fato mais geral sobre a pesquisa genética. A genética pode identificar o papel de um gene ao observar as anormalidades que ocorrem quando um gene sofre mutação. Mas uma mutação que afeta a habilidade de uma célula de se dividir ou de transcrever sua informação codificada não pode sobreviver por muito tempo. Não há fenótipo para rastrear. A perda de uma abordagem experimental tão valiosa ajuda-nos a apreciar o talento dos pesquisadores para lidar com questões acerca da função do núcleo e de outras organelas celulares. Extrapolar a partir de mutações para entender o funcionamento normal de um gene é o que dá à genética seu poder como uma abordagem experimental. Mas quando a mutação causa a perda da célula, essa habilidade desaparece. Apesar dessa limitação, a engenhosidade dos pesquisadores agora está recorrendo a outras abordagens.

O tamanho e a forma do núcleo dão pistas acerca de seu nível de atividade. Um núcleo grande, levemente corado e com nucléolo aumentado provavelmente está ativo transcricionalmente. Um núcleo grande e basófilo pode ter um elevado nível de DNA, mas um núcleo pequeno pode estar menos ativo e com a transcrição reduzida. Certas células como os linfócitos podem ter núcleos irregulares normalmente. Entretanto, formas nucleares incomuns são geralmente encontradas em células de tumores malignos.

Nessa visão geral da ultraestrutura celular, limitamos a nossa atenção a algumas das principais organelas que estão envolvidas em doenças genéticas humanas. Na próxima seção, discutiremos exemplos de como anormalidades na função e estrutura das organelas podem explicar doenças hereditárias.

Parte 2: Genética médica

Introdução

A função e a importância das organelas subcelulares foram detalhadas na primeira seção deste capítulo. Como na maioria dos outros capítulos deste livro, a correlação em Genética Médica é o que acontece quando alguma coisa dá errada. Cada organela possui um conjunto específico de funções. Quando essas funções são comprometidas, geralmente há consequências clínicas. Um dos aspectos mais fascinantes dessas correlações foi a descoberta do que é observado clinicamente nestas situações. Geralmente, os resultados são bastante inesperados. Se alguém tentasse prever os resultados com base nos conhecimentos de estrutura e função, geralmente estaria errado. Por exemplo, como discutido a seguir, ninguém teria previsto que mutações na proteína lamina da membrana nuclear estariam associadas com progéria (síndromes de envelhecimento precoce). Reciprocamente, nesta era da genômica, o cenário típico é começar com o distúrbio e então investigar o genoma inteiro em vez de pensar a respeito da condição e buscar candidatos lógicos.

Nesta seção discutiremos distúrbios mitocondriais em detalhe, já que estes representam um grupo importante, numericamente e em tratamento potencial. Para o resto das organelas a serem discutidas, vamos focar principalmente nas doenças conhecidas associadas com a disfunção de cada tipo.

Mitocôndrias

É extremamente importante discutir distúrbios mitocondriais. Coletivamente eles são bastante comuns. A gama de sintomas associados a estas condições engloba praticamente todos os grupos de sintomas descritos, ou seja, eles estão no diagnóstico diferencial de quase qualquer doença humana. Ainda assim, eles são comumente subdiagnosticados. Se o médico não considerá-los, eles serão simplesmente negligenciados. Além da ocorrência relativamente comum destas condições, há também tratamento potencial para muitas delas.

O ponto-chave para entender distúrbios mitocondriais é considerar seu papel primário como geradoras de energia biológica. As mitocôndrias existem para facilitar a geração de energia aeróbia através de OXPHOS. A dependência de OXPHOS para energia varia durante os estágios de desenvolvimento e entre tecidos. Durante o desenvolvimento embrionário, o estágio de blastocisto é um período de consumo de oxigênio aumentado associado a maiores números de mitocôndrias e de mtDNA. Durante o restante da primeira metade da gestação há baixa tensão de oxigênio com grande dependência de glicólise, isto é, OXPHOS não é altamente utilizado. A partir da última metade da gestação até os primeiros 10 anos pós-natais, a atividade de OXPHOS aumenta com uma diminuição gradual a níveis adultos por volta dos 20 anos de idade.

A expressão gênica de OXPHOS em diferentes tecidos varia com alterações nos níveis de mtDNA, atividade gênica de OXPHOS nuclear, interações nuclear-citoplasmáticas e influências ambientais. A densidade mitocondrial está relacionada ao número total de mitocôndrias por célula bem como ao número de cópias de mtDNA por mitocôndria. Estes fatores variam enormemente entre os tecidos. Aqueles tecidos que possuem funções com altas demandas de energia tendem a ter mais mitocôndrias. Em seres humanos, o conteúdo de mtDNA é mais alto no cérebro, nos olhos, nos músculos, no fígado, nos rins e no coração (em ordem decrescente) com o envolvimento geral destes órgãos refletindo este fato (i. e., disfunções do SNC são os principais problemas apresentados em distúrbios mitocondriais).

A fisiopatologia da disfunção mitocondrial é complexa e envolve interações com vários outros sistemas fisiológicos. Distúrbios mitocondriais incluem condições múltiplas que têm em comum diferenças estruturais e funcionais nas mitocôndrias. Isso inclui defeitos no metabolismo celular aeróbio, na cadeia de transporte de elétrons, no ciclo de Krebs ou em qualquer uma das várias combinações entre estes. Em geral, danos mitocondriais resultam em atividade mitocondrial reduzida (incluindo superóxido dismutase) além de incapacidade para regenerar proteínas. Isso resulta na geração de subprodutos metabólicos incluindo radicais livres que por sua vez irão danificar proteínas (estruturais e enzimáticas) e o próprio mtDNA. Isso leva a uma maior elevação de subprodutos anaeróbios com queda ainda maior nas funções mitocondriais.

A herança mitocondrial foi discutida em detalhe na primeira seção deste capítulo. Se você tem dúvidas a respeito dos detalhes, sugerimos voltar e revisar esta parte. É de importância fundamental que uma distinção clara seja feita entre **distúrbios mitocondriais** e **herança mitocondrial**. O termo "*distúrbio* mitocondrial" se refere a distúrbios clínicos reconhecíveis que se devem à disfunção das mitocôndrias. É importante lembrar que o mtDNA codifica apenas 13 do grande número de proteínas necessárias para o funcionamento metabólico mitocondrial normal. Assim a grande maioria das proteínas mitocondriais são codificadas pelo genoma *nuclear*. Segue-se que vários distúrbios mitocondriais são herdados como traços mendelianos (ver seção de Correlação Clínica). A *herança* mitocondrial, portanto, refere-se ao padrão de transmissão observado naqueles distúrbios mitocondriais nos quais a mutação causadora está localizada no mtDNA. Para estas condições, o padrão único de herança mitocondrial como descrito anteriormente (transmissão materna) se aplica. No momento da redação deste texto, mutações em 13 genes mitocondriais e 228 genes nucleares haviam sido relatadas em associação com distúrbios clínicos humanos.

A complexa interação necessária entre o genoma mitocondrial e o genoma nuclear não deve ser subestimada. Para que as mitocôndrias funcionem de forma adequada, ambos os genomas devem estar funcionando corretamente e estar cuidadosamente sincronizados. Como ambos os genomas podem codificar proteínas envolvidas nas mesmas rotas, certos distúrbios da função mitocondrial podem ser herdados com padrão mendeliano clássico ou de herança mitocondrial. Por exemplo, diabetes insípido, diabetes melito, atrofia óptica e surdez (DIDMOAD) são entidades bem descritas. Reconhece-se há tempo que a fisiopatologia primária desta condição envolve a fisiologia mitocondrial. Hoje se sabe que a DIDMOAD pode ser causada por mutações no genoma mitocondrial ou por mutações em um gene autossômico no *locus* cromossômico 4p16. Obviamente, as implicações familiais destas duas são acentuadamente diferentes. Assim, quando um paciente é diagnosticado com DIDMOAD, a identificação cuidadosa da etiologia genética subjacente é crítica. Não se pode simplesmente inferir um modo de herança baseando-se unicamente nas impressões clínicas.

As características clínicas dos distúrbios mitocondriais estão ligadas a seus papéis no metabolismo de energia. Eles são tipicamente progressivos por natureza. Eles exibem alta variabilidade intra- e interfamilial. O fenótipo global depende de múltiplos fatores como o nível de heteroplasmia, a distribuição da heteroplasmia (i. e., entre quais células, tecidos e órgãos), outros genes modificadores (incluindo aqueles no genoma nuclear), o período do ciclo de vida (o nível de heteroplasmia pode mudar ao longo da vida de um indivíduo) e o limiar biológico específico de uma determinada função.

Como observado anteriormente, distúrbios mitocondriais possuem uma infinidade de manifestações. Eles podem se apresentar como quase qualquer coisa e em qualquer momento da vida de uma pessoa. Se você simplesmente não pensar a respeito deles, irá negligenciá-los. Distúrbios mitocondriais geralmente se manifestam na infância. O Quadro 13-2 lista os sintomas mais comumente apresentados e o período da infância em que eles geralmente se manifestam. Em unidades de tratamento intensivo pediátricas, geralmente se vê crianças com "falência multissistêmica". As causas comumente consideradas para isto são etiologias infecciosas e tóxicas. Entretanto, muitas destas crianças na verdade possuem distúrbios mitocondriais – geralmente não diagnosticados. As manifestações dos distúrbios mitocondriais são um pouco diferentes em adultos quando comparados a crianças. Os sintomas mais comuns em adultos estão listados no Quadro 13-3. Outra consideração importante sobre mitocôndrias na saúde adulta é seu papel como fator contribuinte em outras condições patológicas primárias. As alterações no mtDNA mostraram contribuir para um número de processos de início tardio como doença de Alzheimer, o mal de Parkinson e a esclerose múltipla. O acúmulo de mutações mitocondriais sem dúvida tem papel importante no processo de envelhecimento "normal".

Quadro 13-2	Sintomas de distúrbios mitocondriais na infância
Sintomas neuromusculares (44%)	
Sintomas não neuromusculares (56%)	
Hepáticos, cardíacos, renais, gastrintestinais, endócrinos, hematológicos, dermatológicos	
Idade de início:	
Neonatal (< 1 mês): 36%	
Primeira infância (1-24 meses): 44%	
Infância (> 24 meses): 20%	

Quadro 13-3	Sintomas de distúrbios mitocondriais no adulto
Ataxia	
Surdez	
Diabetes	
Miopatias	
Neuropatia	
Perda de visão	
Monoalélico	
Trialélico	
Dissomia uniparental	

A presbiacusia (perda auditiva associada à idade) está particularmente ligada à disfunção mitocondrial. Também é importante observar que há alguns achados sintomáticos que estão fortemente associados aos distúrbios mitocondriais. O achado de "fibras vermelhas rasgadas" em uma biópsia muscular (Fig. 13-16) é essencialmente patognomônico para distúrbios mitocondriais. Da mesma forma, em qualquer paciente com oftalmoplegia externa crônica progressiva (CPEO) a doença mitocondrial deve ser considerada.

Várias "síndromes" mitocondriais foram descritas. Estas compreendem um pequeno número de distúrbios específicos que foram descritos onde mutações mitocondriais são herdadas ou ocorrem precocemente no desenvolvimento para dominar a maioria das células. Estes distúrbios afetam caracteristicamente os tecidos muscular e nervoso, particularmente os tratos ópticos. Um destes exemplos é a neuropatia óptica hereditária de Leber (Leber hereditary optic neuropathy, LHON) mostrada na Figura 13-23. Os pacientes com LHON exibem uma atrofia de nervo óptico progressiva começando no início da vida adulta. A condição foi relatada com pelo menos 18 mutações diferentes no genoma mitocondrial. O Quadro 13-4 lista vários outros exemplos de síndromes mitocondriais. Na verdade, a descrição das síndromes mitocondriais representa uma distinção clinicamente artificial. Estas descrições refletem a limitação funcional de conhecimento e de tecnologia (para testes). Hoje se sabe que há múltiplos fenótipos associados com a mesma mutação e múltiplas mutações associadas ao mesmo fenótipo. Assim, a melhor conduta atual é descrever o fenótipo cuidadosamente e então pareá-lo com a anormalidade genética específica identificada (genótipo) em um determinado paciente ou família.

Atualmente, avanços na tecnologia de testes genéticos (ver Capítulo 11) aumentaram muito a capacidade para diagnosticar doenças mitocondriais. Hoje é relativamente fácil e não muito caro sequenciar todo o genoma mitocondrial. Os testes para anormalidades genéticas nucleares são significativamente mais caros e mais demorados. Sem dúvidas, isso ficará muito melhor à medida que o sequenciamento de última geração (NextGen) for desenvolvido como uma modalidade de teste clínico. No momento, a abordagem diagnóstica para distúrbios mitocondriais é mais bem realizada como uma abordagem algorítmica utilizando história familiar, sintomas clínicos e a anamnese para direcionar o tipo e a ordem dos testes.

Tráfego molecular do retículo endoplasmático e do aparelho de Golgi

O RE possui uma variedade de funções diferentes. Suas funções podem diferir dependendo do tipo individual, função e necessidades de uma dada célula. O RE pode até mesmo se adaptar com o tempo às necessidades celulares. Uma de suas principais funções está em facilitar o enovelamento e o transporte de proteínas. Ele exerce um papel importante na modificação pós-traducional de proteínas incluindo glicosilação e formação de pontes dissulfeto. O aparelho de Golgi processa e empacota as proteínas do RE.

Várias condições mostraram ser devidas a distúrbios das funções do RE/aparelho de Golgi. Na seção de Correlação Clínica do Capítulo 2, os distúrbios congênitos de glicosilação são discutidos em detalhe. Como observado anteriormente, o processo de glicosilação ocorre no RE. Alguns distúrbios de mielinização (doença de Charcot-Marie-Tooth, doença de Pelizaeus-Merzbacher, síndrome da substância branca evanescente e paraplegia espástica tipo 17) se devem à disfunção do RE. Outros problemas de RE incluem displasia esquelética pseudoacondroplasia, que é um distúrbio de depósito de RE, algumas endocrinopatias (hipotireoidismo congênito com bócio, diabetes insipidus), hipercolesterolemia familiar e lipodistrofia congênita 2. Um distúrbio atribuído a problemas do aparelho de Golgi é o distúrbio de depósito de célula-I (a enzima anormal fosfotransferase é uma enzima do Golgi). A disfunção do Golgi também foi implicada na fisiopatologia da doença de Alzheimer.

Endossomos, lisossomos e outras vesículas delimitadas por membranas

As vesículas delimitadas por membranas exercem múltiplas funções. Elas estão envolvidas na endocitose e em outros transportes de proteínas, estoque de múltiplos compostos e processos enzimáticos complexos. Os endossomos são vacúolos endocíticos que transportam moléculas para os lisossomos. A doença de Niemann Pick C é causada por transporte endocítico anormal de lipídeos, particularmente colesterol.

Os lisossomos são vesículas que contêm enzimas que são hidrolases ácidas. Elas atuam na eliminação de compostos da célula. Em geral as funções das enzimas lisozimas são muito menos específicas do que aquelas envolvidas na síntese de substâncias bioquímicas. Elas atuam essencialmente na "digestão" intracelular de macromoléculas. Além disso, em muitos organismos, os lisossomos podem estar envolvidos em morte celular programada. Perturbações da função lisossomal levam a doenças de depósito lisossômico (DDLs). Como as lisozimas atuam na eliminação de compostos das células, o resultado final da disfunção lisossomal é o acúmulo progressivo destes compostos nas lisozimas. Com o passar do tempo o acúmulo continuado de compostos que deveriam ser eliminados leva a lisozimas engolfadas. À medida que as lisozimas continuam a aumentar elas perturbam todos os aspectos da função celular.

A doença de Pompe é uma doença de depósito lisossômico devida à deficiência da enzima maltase ácida (alfa-glicosidase

288 Capítulo 13 Distúrbios de organelas

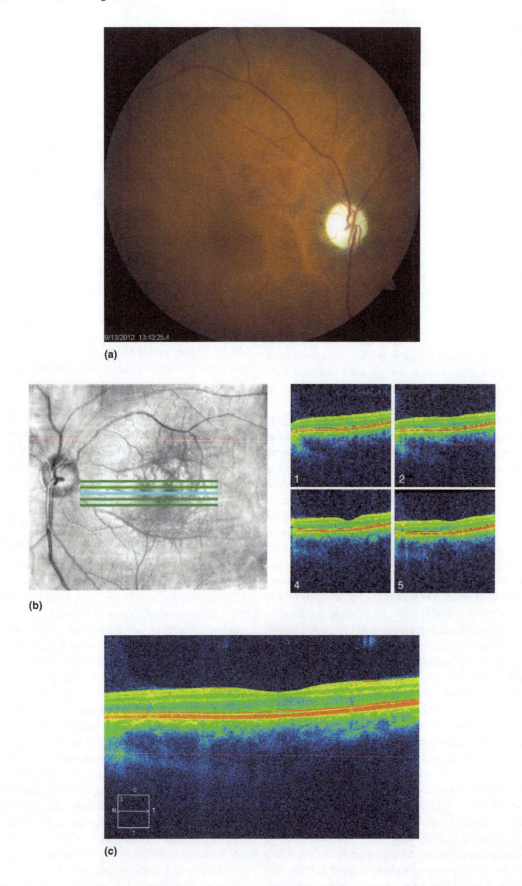

Figura 13-23. Fotografia de retina da neuropatia óptica hereditária de Leber (LHON). A retina deste paciente demonstra tortuosidade vascular central dos vasos da retina e atrofia óptica.

Quadro 13-4 Exemplos de "síndromes" mitocondriais

Nome	Sintomas	Mutações associadas
Síndrome de Kearns-Sayre	Oftalmoplegia Miocardiopatia Retinopatia pigmentar Miopatia com fibras vermelhas rasgadas	Várias deleções mitocondriais
LHON (neuropatia óptica hereditária de Leber)	Atrofia óptica Início no começo da vida adulta	18 diferentes mutações mitocondriais
MELAS	Miopatia mitocondrial Encefalopatia Acidose láctica Episódios semelhantes a AVE Sintomas na infância	Pelo menos 10 mutações mitocondriais diferentes
MERRF	Epilepsia mioclônica Fibras vermelhas rasgadas	Pelo menos seis mutações mitocondriais diferentes
NARP	Neuropatia Ataxia Retinite pigmentosa	Mutações no gene que codifica a subunidade 6 da H(+)-ATPase mitocondrial

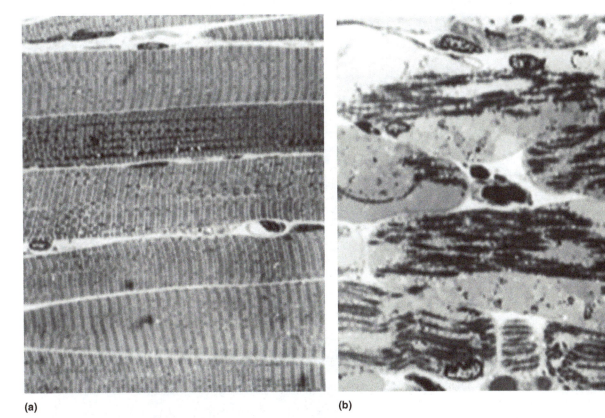

Figura 13-24. (a) Fibras musculares normais em seção microscópica. (b) Biópsia muscular de uma criança com doença de Pompe. Observe os lisossomos massivamente acumulados, que estão cheios de glicogênio e a arquitetura normal distorcida das fibras musculares. (Reproduzida, com permissão, de Amalfitano A, Bengur AR, Morse RP, Majure JM, Case LE, Veerling DL, Mackey J, Kishnani P, Smith W, McVie-Wylie A, Sullivan JA, Hoganson GE, Phillips JA 3°, Schaefer GB, Charrow J, Ware RE, Bossen EH, Chen YT. Recombinant human acid alpha-glucosidase enzyme therapy for infantile glycogen storage disease type II: results of a phase I/II clinical trial. *Genet Med*. 2001 Mar-Apr;3(2):132-138.)

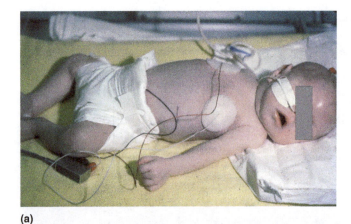

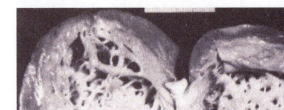

Figura 13-25. (a) Bebê gravemente hipotônico com doença de Pompe (também conhecida como glicogenose tipo II). (b) Necropsia do coração de um paciente com doença de Pompe mostrando uma miocardiopatia grave devida a estoques massivos de glicogênio.

Quadro 13-5	Exemplos de doenças lisossômicas

Deficiências de hidrolase
  Doença de depósito de glicogênio tipo II – Doença de Pompe
  Glicoproteinoses-manosidoses
  Mucopolissacaridoses – Síndrome de Hurler, síndrome de Hunter (Total de sete tipos com vários subtipos)
  Doença de depósito de lipídeo neutro – Doença de Wolman (doença de depósito de éster de colesterol, CESD)
  Picnodisostose – Deficiência de catepsina K
  Esfingolipidoses-Niemann-Pick Tipos A e B

Distúrbios de transporte lisossomal
  Cistinose
  Depósito de ácido siálico

ácida). Essa enzima degrada de maneira inespecífica o glicogênio nos lisossomos para eliminar este composto das células. Como o glicogênio é encontrado em abundância nos músculos, ele se acumula rapidamente nestas células (Fig. 13-24). O acúmulo progressivo de glicogênio nos músculos leva à deterioração e fraqueza muscular e a uma miocardiopatia hipertrófica (Fig. 13-25). Sem tratamento, bebês com doença de Pompe clássica (completa) geralmente morrem no primeiro ano de vida. Existem vários tipos de doenças de depósito lisossômico que compartilham em comum os mecanismos de acúmulo lisossomal, mas diferem nas substâncias químicas acumuladas e nas características clínicas da condição. O Quadro 13-5 fornece uma lista com algumas das doenças de depósito lisossômico conhecidas.

Um interesse significativo nas doenças de depósito lisossômico emergiu ao longo dos últimos anos devido a seu potencial terapêutico. Como anteriormente mencionado, estes são distúrbios progressivos que apresentam potencial para reversão dos sintomas. Ao longo dos anos tentou-se várias estratégias que envolvem múltiplas formas para repor/inserir a enzima normal no paciente para reverter o depósito lisossômico. Atualmente, duas modalidades de tratamento (Fig. 13-26) es-

tão sendo usadas para tratar estas condições: transplante tecidual ou infusão direta de enzima bioprojetada (terapia de reposição enzimática ou TRE). Como o tratamento é mais efetivo quanto mais cedo iniciar, sugeriu-se que o rastreamento neonatal para DDLs deve ser fortemente considerado. Isso será discutido em mais detalhe no Capítulo 14.

Os peroxissomos são organelas impressionantemente complexas. Até o momento mais de 70 funções enzimáticas foram identificadas nos peroxissomos. Algumas de suas funções conhecidas incluem a β-oxidação de ácidos graxos de cadeia longa e muito longa, respiração baseada em peróxido, síntese de plasmalogênio e ácido biliar e transaminação de glioxilato. Existem duas categorias de doenças peroxissomais. As doenças tipo 1 envolvem múltiplas enzimas. Estas são tipicamente distúrbios da formação e montagem das próprias organelas. Doenças peroxissomais tipo 1 incluem síndrome de Zellweger, adrenoleucodistrofia neonatal, doença de Refsum infantil e condrodisplasia punctata rizomélica. As doenças peroxissomais tipo 1 normalmente são condições graves que afetam o

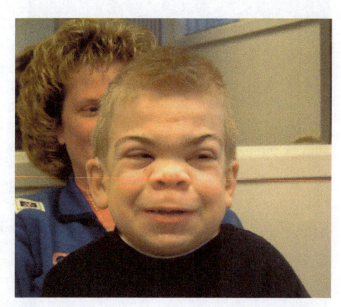

Figura 13-26. Menino adolescente com doença de depósito de mucopolissacarídeos tipo II (síndrome de Hunter). A síndrome de Hunter é ligada ao X. Ele também aparece com seu irmão afetado na Figura 8-10.

funcionamento geral do cérebro. As doenças tipo 2 são aquelas nas quais uma única função enzimática do peroxissomo é afetada. Exemplos destas condições incluem adrenoleucodistrofia ligada ao X (gene ABCD1), síndrome de pseudo-Zellweger (gene PM70), doença de Refsum adulta (ácido fitânico oxidase) e hiperoxalúria (alanina-glioxilato aminotransferase).

O citoesqueleto

O pensamento inicial acerca da organização celular era de que o citoplasma era uma coleção amorfa de fluído delimitado pela membrana celular e separado do núcleo por sua própria membrana. Hoje se sabe que o citoplasma não é meramente uma solução tamponada de enzimas e outras substâncias bioquímicas de circulação livre, mas que contém uma série de proteínas estruturais complexas (filamentosas) que existem para a sustentação da arquitetura e organização celulares. O termo coletivamente dado a estes filamentos é "citoesqueleto". As proteínas do citoesqueleto se apresentam em muitas variedades, incluindo microfilamentos de actina (6 nm), filamentos intermediários (10 nm) e os microtúbulos (23 nm). Os filamentos intermediários são compostos por várias subunidades importantes incluindo vimentina, queratinas e laminas.

As actinas são microfilamentos proteicos do citoesqueleto. Elas são altamente conservadas entre as espécies e são uma das proteínas mais predominantes nas células. Elas possuem várias funções, incluindo sustentação celular, mobilidade celular e tráfego molecular. As mutações na actina mostraram causar uma miopatia congênita conhecida como miopatia nemalínica. Filaminas são proteínas citoesqueléticas que interagem com a actina como uma proteína de ancoragem básica. Vários distúrbios de filamina A foram descritos incluindo displasia fronto-metafisária, síndrome Melnick-Needles, síndrome otopalatodigital 1 e 2 e heterotopia periventricular.

A proteína distrofina é um componente do citoesqueleto subsarcolêmico. Ela é codificada por um dos maiores genes humanos conhecidos (quase 2 Mb). O gene da distrofina está localizado em Xp21. A proteína distrofina atua como um "amortecedor" biológico durante a contração muscular. Anormalidades nesta proteína resultam em contração desenfreada, o que em última análise leva ao rompimento da membrana celular e à perda da célula muscular (Fig. 13-27). As distrofinopatias são um grupo de distúrbios relacionados devidos a anormalidades da distrofina. O fenótipo da distrofia muscular à de Duchenne (DMD) está geralmente associado à disfunção completa da distrofina. A DMD é um distúrbio recessivo ligado ao X que, portanto, afeta principalmente meninos. A apresentação típica é a de um menino normal que começa a desenvolver dificuldades para andar com cerca de 4 a 5 anos de idade. Ao redor deste mesmo período, nota-se hipertrofia das panturrilhas. Depois disso, observa-se perda de massa muscular/fraqueza muscular progressivas. Geralmente, jovens com DMD morrem no início da vida adulta (Fig. 13-28).

A epidermólise bolhosa se refere a um grupo de distúrbios de pele caracterizados pela formação de bolhas na pele associadas a mínima(o) pressão, fricção ou trauma. O distúrbio é geneticamente heterogêneo. Geralmente, apresenta herança au-

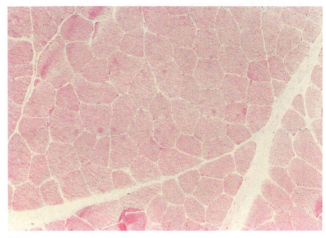

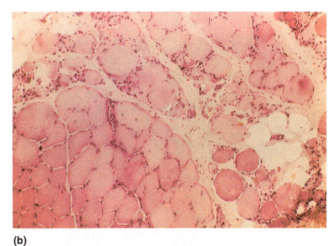

Figura 13-27. (a) Histopatologia de músculo normal. (b) Lâmina de músculo distrófico. Observe o tamanho e a coloração irregulares da fibra e os múltiplos núcleos centrais.

tossômica dominante; alguns tipos apresentam herança autossômica recessiva. A fisiopatologia comum a estas condições é o cisalhamento dentro das células epidérmicas. A epidermólise bolhosa simples (EBS) é um distúrbio autossômico dominante com padrão de bolhas que afetam principalmente as mãos e os pés (Fig. 13-29). A EBS é causada por mutações nas queratinas citoesqueléticas, gene da queratina-5 ou da queratina-14.

Outros distúrbios relatados em associação com mutações em proteínas citoesqueléticas incluem cirrose hepática, pancreatite crônica, fibrose pulmonar, distúrbios da membrana das hemácias (eliptocitose e esferocitose) e perda de audição. Os distúrbios do citoesqueleto também foram implicados na patogênese da neurodegeneração, insuficiência cardíaca e câncer (invasão).

O núcleo e os centríolos

Assim como no citoesqueleto, mutações que levam a proteínas anormais envolvidas na membrana nuclear e nos centríolos foram associadas com distúrbios humanos reconhecíveis. A **lâmina nuclear** é uma densa coleção de filamentos intermediários e proteínas associadas à membrana na porção interna da membrana nuclear. Ela possui várias funções importantes

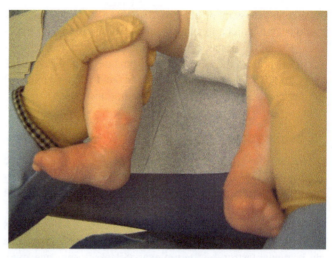

Figura 13-29. Extremidades inferiores de um bebê com epidermólise bolhosa. Estes pacientes apresentam bolhas generalizadas recorrentes especialmente em áreas propensas à pressão. As bolhas geralmente não formam cicatrizes. Dermopatologia mostra clivagem dos queratinócitos basais.

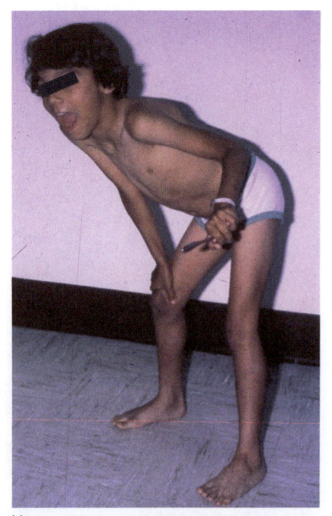

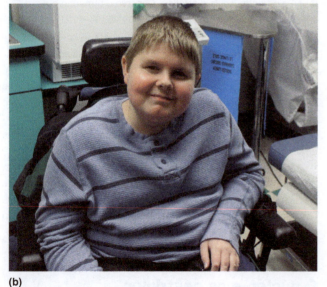

Figura 13-28. (a) Homem jovem com distrofia muscular de Duchenne demonstrando um "sinal de Gower" positivo. Quando solicitado a recolher um martelo de reflexo do chão, ele não consegue voltar à posição ereta sem empurrar suas pernas. Este é um sinal de fraqueza muscular proximal. (b) Menino adolescente com distrofia muscular de Duchenne mais avançada. Ele agora não anda devido à deterioração muscular avançada.

incluindo o fornecimento de sustentação mecânica para a membrana, a regulação da replicação do DNA e da divisão celular, a organização da cromatina e a ancoragem de complexos dos poros nucleares incorporados no envelope nuclear. As lâminas são proteínas filamentosas da lâmina nuclear. Atualmente, três genes de proteínas laminas (*LMNA*, *LMNB2*, *LMNB1*) estão associados a 13 distúrbios conhecidos, incluindo 11 fenótipos distintos causados por mutações em LMNA como a progéria de Hutchinson-Gilford (Fig. 13-30), a distrofia muscular de Emery-Dreifuss, displasia mandibuloacral, lipodistrofia generalizada e dermopatia restritiva.

O centríolo é uma organela relativamente pequena e tubular localizada no citoplasma próximo ao núcleo. Seu principal papel parece estar envolvido com a divisão nuclear. O centríolo é uma organela autorreplicante. A síndrome hidroletal é uma síndrome grave de anomalias múltiplas. Como o nome sugere, o desfecho é muito ruim. Dos casos, 70% são natimortos; os bebês remanescentes morrem logo após o nascimento. A condição está associada com uma longa lista de anomalias congênitas. As mais comuns incluem malformações complexas do sistema nervoso central, canais atrioventriculares, polidactilia, estenose das vias aéreas e lobulações pulmonares anormais. A síndrome hidroletal é causada por mutações em um gene chamado *HYLS1*. O produto proteico deste gene é uma proteína do cerne centriolar que une a arquitetura do núcleo do centríolo aos cílios.

Cílios, flagelos e especializações de superfície

Existem dois tipos principais de cílios encontrados nas superfícies das células humanas. Os cílios imóveis (primários) possuem função principalmente sensorial e ocorrem em quase todo tipo celular. Os cílios móveis são encontrados em células especializadas que possuem demandas específicas de motilidade.

Cílios, flagelos e especializações de superfície **293**

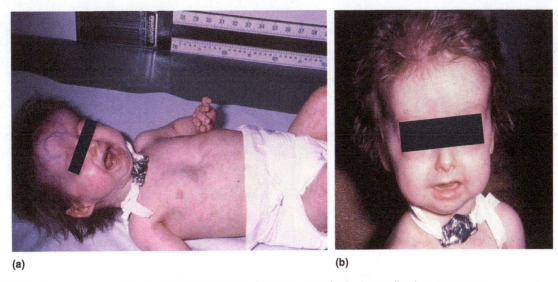

Figura 13-30. Criança com progéria de Hutchinson-Gilford. Observe a aparência de envelhecimento precoce.

Eles são encontrados em altas concentrações nas células que revestem o trato respiratório, a orelha média e as tubas uterinas.

Cílios imóveis (primários)

Como os cílios primários são encontrados na maioria dos tipos celulares, anormalidades destas estruturas foram associadas com uma variedade de problemas clínicos. Distúrbios relatados associados com a perturbação da função ciliar primária incluem doença cística hepática, doença renal policística (Fig. 13-31), distrofias de retina, colobomas oculares, infertilidade, polidactilia e malformações cerebrais (Fig. 13-32). Nos últimos anos, várias condições bem descritas mostraram ser devidas a

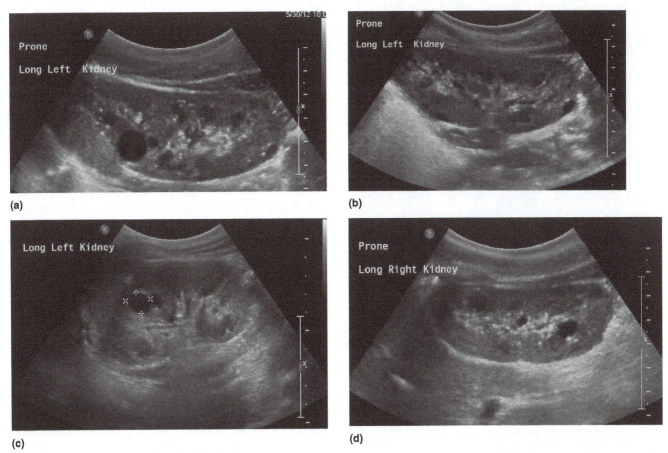

Figura 13-31. Ultrassonografias renais mostrando cistos múltiplos em ambos os rins. A criança apresenta doença renal policística autossômica dominante. (*Continua*)

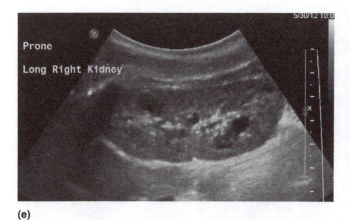
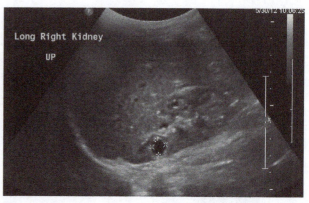

(e) (f)

Figura 13-31. (Continuação)

distúrbios dos cílios. Coletivamente, eles foram chamados de "síndromes ciliopáticas". O Quadro 13-6 lista alguns destes distúrbios. Estas condições têm em comum anormalidades dos cílios primários e múltiplas anomalias congênitas que incluem combinações variadas das anomalias observadas anteriormente, além de outros achados únicos. A síndrome de Bardet-Biedel descrita no Capítulo 12 (Fig. 12-14) é um distúrbio bem conhecido dos cílios primários.

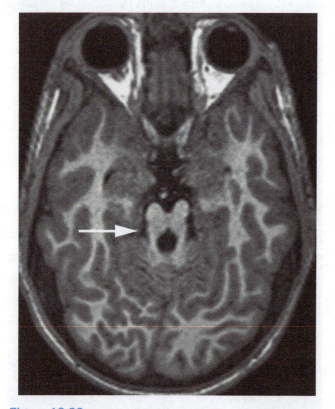

Figura 13-32. Imagem do cérebro axial T1 mostrando o "sinal de dente molar", uma malformação cerebral muito característica vista na síndrome de Joubert. A síndrome de Joubert é um distúrbio "ciliopático" conhecido. (Reproduzida, com permissão, de Macferran KM, Buchmann RF, Ramakrishnaiah R, Griebel ML, Sanger WG, Saronwala A, Schaefer GB. Pontine tegmental cap dysplasia with a 2q13 microdeletion involving the NPHP1 gene: insights into malformations of the mid-hindbrain. *Semin Pediatr Neurol*. 2010 Mar; 17(1):69-74.)

Cílios móveis e flagelos

Os cílios móveis e os flagelos são estruturalmente muito semelhantes. De fato, os flagelos são essencialmente cílios móveis muito longos. A maioria dos genes que codificam ambos os tipos de estruturas é a mesma. Os cílios móveis são importantes para mobilidade celular regional e para o movimento de fluidos através da superfície celular. Os flagelos têm como função primária a locomoção. Distúrbios de cílios móveis e flagelos refletem sua própria distribuição nas células (epitélio do trato respiratório, orelha média e tubas uterinas, bem como as caudas dos espermatozoides).

Um distúrbio primário de flagelos foi descrito. Nos casos de infertilidade masculina, a análise espermática é uma primeira rodada de avaliação. Espermatozoides morfologicamente anormais, chamados de espermatozoides de "cauda curta" foram descritos. Estes espermatozoides são descritos como tendo flagelos curtos, grossos e irregulares. Em exame de microscópio eletrônico observa-se que eles possuem achados de displasia da bainha fibrosa. O problema principal em última análise parece ser o desenvolvimento displásico dos citoesqueletos axonêmico e periaxonêmico dos flagelos espermáticos. Estudos genéticos em indivíduos com esta anomalia identificaram mutações em vários genes relacionados. As proteínas de ancoragem à quinase A (AKAPs) são encontradas nas bainhas fibrosas dos espermatozoides. Sua função é dirigir a atividade da proteína quinase A pela ancoragem da enzima próximo de seus substratos. Vários pacientes com

Quadro 13-6	Exemplos de ciliopatias: distúrbios de cílios primários (imóveis)
Síndrome de Biedel-Bardet	
Síndrome de hipoplasia ou aplasia do verme cerebelar, oligofrenia, ataxia congênita, coloboma ocular e fibrose hepática (COACH)	
Síndrome de Joubert	
Síndrome de Meckel-Gruber	
Nefronoftise	
Síndromes orofaciodigitais I, VI	
Doenças renais policísticas	
Síndrome de Senior-Lokien	

anormalidades espermáticas de cauda curta foram relatados com anormalidades nestes genes. As mutações relatadas incluem deleções parciais nos genes *AKAP3* (12p13) e *AKAP4* (Xp11.22) e deleções completas de *AKAP4*.

Por causa da identidade estrutural compartilhada por cílios móveis e flagelos, mutações nos genes que codificam para qualquer uma de suas proteínas estruturais comuns podem afetar ambas as estruturas.

A síndrome de Kartagener (também chamada de discinesia ciliar primária ou DCP) é uma entidade bem descrita. As principais manifestações da DCP são **anormalidades de *situs***, problemas respiratórios crônicos e infertilidade. É fácil entender estes sintomas sob a luz das disfunções ciliar e flagelar. Uma observação interessante é que apenas 50% dos pacientes com síndrome de Kartagener terão anormalidades de *situs*. A explicação para isso parece ser que a localização correta dos órgãos depende em parte do batimento direcional dos cílios. Se a mobilidade ciliar estiver comprometida, os órgãos poderão essencialmente "cair" de forma aleatória em qualquer direção. Assim por acaso, eles irão cair na posição correta em metade das vezes. A outra metade das vezes eles cairão na direção oposta (anormal). A condição apresenta acentuada heterogeneidade genética. Até o momento pelo menos 16 *loci* foram associados ao distúrbio. Todos os genes associados têm em comum uma função primária no mecanismo ciliar/flagelar. Isso inclui anormalidades em algumas das proteínas estruturais principais (dineínas), componentes dos raios radiais, montagem das unidades e estabilizadores das estruturas montadas.

Parte 3: Correlação clínica

Como observado anteriormente, certos sinais e sintomas clínicos estão fortemente associados com a disfunção mitocondrial. A presença destes achados fornece ao médico pistas importantes sobre a possível origem da doença do paciente. No início da década de 1990, várias famílias foram relatadas com problemas que claramente pareciam ser de origem mitocondrial. Indivíduos afetados apresentavam oftalmoplegia externa progressiva (incapacidade de mover o globo ocular), miopatia com fibras vermelhas rasgadas vistas na biópsia (Fig. 13-16) e perda auditiva neurossensorial: há uma falha nos tecidos com grande demanda de energia causando uma combinação de problemas musculares, visuais e auditivos. Para os médicos geneticistas esse padrão de problemas é um forte indício de disfunção mitocondrial. A revisão de genealogias, entretanto, mostrou transmissão vertical com vários exemplos de transmissão de homem para homem sugerindo herança autossômica dominante. No entanto, investigações adicionais destas famílias revelaram mutações no genoma mitocondrial (geralmente de larga escala e frequentemente deleções múltiplas) dos indivíduos afetados. A outra observação fascinante nestes indivíduos era de que cada um deles tinha mutações mitocondriais *diferentes*! Finalmente, mostrou-se que todas estas informações poderiam ser explicadas por um novo mecanismo genético. Hoje, sabe-se que estes distúrbios se devem a mutações de proteínas codificadas pelo núcleo que perturbam a integridade do genoma mitocondrial. Em outras palavras, as mutações em genes nucleares afetam a replicação normal do DNA mitocondrial. Então, o que se observa nas famílias é um padrão mendeliano de transmissão de mutações mitocondriais geradas aleatoriamente.

Estas famílias ressaltam um fato biológico muito importante. Ter proteínas diferentes de uma mesma organela codificadas por dois ou mais genomas independentes requer um alto nível de coordenação. Sob esta luz, uma nova classe de genes que estão envolvidos neste processo foi descrita. **Reguladores da expressão gênica de organela** (regulators of organelle gene expression, ROGEs) são genes nucleares que – como o nome sugere – regulam os genes mitocondriais. Esta regulação da expressão gênica mitocondrial geralmente ocorre via mecanismos pós-transcricionais (amadurecimento e tradução do transcrito). Os ROGEs possuem múltiplos mecanismos de influência no genoma mitocondrial. Exemplos de alguns destes incluem influências na formação mitocondrial, no nível de atividade de OXPHOS, no equilíbrio entre os metabolismos aeróbio e anaeróbio e na remoção de mitocôndrias comprometidas.

Questões práticas

1. Qual das seguintes alternativas é uma característica da herança mitocondrial?
   A. Transmissão de homem para homem.
   B. Segregação replicativa.
   C. Expressão em homozigotos.
   D. Taxa de mutação espontânea menor do que aquela dos genes nucleares.
   E. Fenômeno de gargalo de garrafa.

2. Uma paciente (mulher de 20 anos de idade) se apresenta em sua clínica querendo ser testada para um distúrbio mitocondrial. Ela lhe diz que seu irmão foi diagnosticado com um distúrbio mitocondrial. Qual das seguintes alternativas você diria a ela?
   A. Como seu irmão é afetado, e a condição é mitocondrial, ela não poderia ser afetada.
   B. Como ela não tem nenhum sintoma agora como uma jovem adulta, ela não poderia ser afetada.
   C. Se ela apresentar a mesma condição de seu irmão, ela deverá ser afetada no mesmo grau que ele é.
   D. A informação mais útil seria saber a mutação que está presente em seu irmão.
   E. Ela não deveria ter nenhum filho e deveria fazer uma esterilização em breve.

3. Você está avaliando uma criança com problemas multissistêmicos. À medida que pondera solicitar alguns testes diagnósticos, você poderia escolher adequadamente qual das seguintes alternativas?
   A. Como a criança apresenta problemas respiratórios crônicos, você deveria testar para doenças peroxissomais.
   B. Realizar uma biópsia renal.
   C. Como a criança está apresentando envelhecimento precoce grave, você deveria testar para genes que codificam proteínas da membrana nuclear.
   D. Você pode assumir com segurança que a condição é autossômica dominante e aconselhar como tal – evitando fazer qualquer teste.
   E. Como vários sistemas orgânicos estão envolvidos, realizar testes não vai lhe dar uma resposta, então você não deveria fazer nenhum teste.

4. Você examina um paciente no berçário de recém-nascidos. A criança apresenta múltiplas anomalias congênitas. Como parte de uma avaliação criteriosa você descobre que a criança tem polidactilia, rins policísticos, retinite pigmentosa e um "sinal de dente molar" na imagem da ressonância magnética do encéfalo. Considerando este padrão de anomalias, você concluiria que a principal patogênese desta criança é provavelmente devida a anormalidades de:
   A. Cílios primários
   B. Mitocôndrias
   C. Peroxissomos
   D. Lisossomos
   E. Endossomos

5. Você examina um novo paciente, um menino com 2 meses de idade. Ele veio consultá-lo porque seu irmão tem síndrome de Hunter (um distúrbio de depósito lisossomal ligado ao X). Em seu exame ele não apresenta características dismórficas e exibe crescimento e desenvolvimento normais. Seus pais têm várias perguntas. Qual das seguintes seria uma afirmação a ser corretamente compartilhada com eles?
   A. Como a síndrome de Hunter é ligada ao X e ele não é uma menina, ele não a desenvolverá.
   B. Como ele parece normal a esta altura, ele provavelmente não tem síndrome de Hunter.
   C. Como ele fez rastreamento neonatal e este foi normal, ele não poderia ter síndrome de Hunter.
   D. A terapia de reposição enzimática está atualmente disponível para a síndrome de Hunter. Confirmação precoce de seu estado seria importante.
   E. O transplante lisossomal deve ser realizado em breve nesta criança.

Capítulo 14

Terapias para doenças genéticas

RESUMO DO CAPÍTULO

A esta altura do livro, temos certeza de que vocês, como leitores, gostaram da ênfase em diagnóstico. De fato, o esteio da genética clínica é ainda a identificação da etiologia e da patogenia de distúrbios específicos. Entretanto, à medida que a prática da genética clínica progrediu, também progrediram os avanços nas terapias. Hoje há várias modalidades de tratamentos genéticos disponíveis. Até pouco tempo atrás, no entanto, a maioria dos tratamentos fornecidos por médicos geneticistas envolvia principalmente o aconselhamento e tratamentos sintomáticos. O tratamento de erros inatos do metabolismo (EIMs) remonta à década de 1960. Esses tratamentos envolviam ajustes na dieta, fórmulas especializadas e suplementação com vitaminas/cofatores. Mais recentemente, tornaram-se disponíveis o transplante de tecido e as terapias de reposição enzimática. Novas modalidades de tratamento foram desenvolvidas para doenças não metabólicas. Biofármacos são hoje mais comuns. Outras opções de tratamento como estratégias de medicina personalizada, clonagem de tecidos, correção gênica e terapia gênica aguardam a transição de ensaios clínicos em cuidados médicos padrão. Na primeira seção deste capítulo, discutiremos os mecanismos dos diferentes modos de terapias genéticas. Na segunda seção, discutiremos a aplicação clínica destas terapias.

Parte 1: Conhecimento e integração de sistemas

O que são terapias genéticas?

Em um sentido mais amplo, as terapias genéticas podem incluir qualquer tratamento ou intervenção médica para distúrbios genéticos. Alternativamente, podem incluir um tratamento que utiliza uma tecnologia de base genética independentemente da etiologia da doença. Assim, poder-se-ia propor que uma cirurgia de substituição aórtica para um paciente com síndrome de Marfan fosse classificada como uma "terapia genética". Da mesma forma, um tratamento com anticorpo monoclonal para câncer ou esclerose múltipla poderia ser considerado uma "terapia genética". Uma definição mais restrita de "terapia gênica" incluiria apenas aqueles tratamentos nos quais há manipulação real do DNA do paciente para produzir uma resposta terapêutica. Para os propósitos deste capítulo, buscaremos um meio termo entre um e outro caminho.

"Terapias" convencionais

A disciplina da genética clínica começou a emergir na década de 1960. O papel do geneticista clínico, naquela época, era principalmente diagnóstico. Os testes genéticos eram altamente limitados aos estudos de bandeamento-G cromossômico de baixa resolução (400 bandas) e a um punhado de testes metabólicos. Da mesma forma, não havia nenhuma terapia molecular. O **geneticista clínico** atuava principalmente realizando diagnósticos. Além do diagnóstico, o geneticista tinha um número limitado de modalidades nas quais "tratar" o paciente era possível. Ao longo do tempo, os tipos de papéis que um geneticista exerce se expandiram muito. Atualmente, a maioria dos geneticistas clínicos trabalha em um ambiente primariamente acadêmico. Ainda assim, há um crescente número de geneticistas clínicos em clínicas privadas ou trabalhando como membros de equipes de especialistas como uma grande clínica pediátrica na qual praticam pediatria, mas manejam os pacientes genéticos para o grupo.

Acompanhamentos específicos

Este sempre foi um papel-chave do geneticista. Os pacientes com distúrbios genéticos geralmente apresentam condições que raramente são encontradas por outros profissionais da saúde. Assim sendo, a questão: "o que fazemos por eles?" é uma pergunta frequente. O geneticista clínico, em colaboração com o médico principal do paciente e outros auxiliares, exerce papel-chave em assegurar que seus pacientes recebam rastreamento, acompanhamento e serviços médicos auxiliares que são únicos e específicos ao seu diagnóstico. Exemplos desse manejo incluem assegurar que todos os pacientes com síndrome de Down façam um ecocardiograma no momento do diagnóstico, ou que os pacientes com síndrome de Beckwith-Wiedemann façam acompanhamento periódico para tumores (níveis séricos de α-fetoproteína e ultrassonografia renais).

Aconselhamento genético

Esta é uma disciplina independente. Um **aconselhador genético** é um profissional da área da saúde especializado em genética e nas ciências sociais da psicologia e do aconselhamento. Eles são responsáveis pelo trabalho com as famílias ao longo de sua experiência com a equipe de genética clínica. Os aconselhadores genéticos são particularmente peritos em explicar os complexos conceitos da genética para pessoas leigas. Eles também possuem excelência na intervenção de crises, na identificação de recursos e na coordenação de serviços. A especialização em aconselhamento genético compreende a realização de um mestrado de dois ou três anos. Aconselhadores genéticos norte-americanos são certificados pelo Conselho Nacional de Aconselhamento Genético (*National Board of Genetic Counseling*). Atualmente, os aconselhadores genéticos podem ser separadamente licenciados em apenas um punhado de estados americanos. Estes profissionais podem trabalhar também com casais grávidos e pacientes de câncer. Outros ainda fornecem cuidados médicos de apoio a pacientes pediátricos e adultos, e em laboratórios genéticos.

Equipes interdisciplinares especializadas

Muitos pacientes com distúrbios genéticos têm necessidades múltiplas e complexas. A gama de especialistas necessários para otimizar os resultados pode ser impressionante. Seria praticamente impossível para uma família fazer consultas independentes a todos estes especialistas. Além da questão prática de fazer múltiplas consultas médicas, a coordenação entre os especialistas pode ser extremamente difícil. Uma solução bem-sucedida para este problema é a formação de equipes interdisciplinares. Estas equipes montam um grupo selecionado de especialistas necessários para fornecer o melhor atendimento para um distúrbio específico. Uma vantagem destas equipes é obviamente o fato de que o paciente pode obter todas as consultas especializadas necessárias de uma só vez. Uma vantagem especialmente importante é a coordenação do atendimento. Os especialistas não só estão todos em um mesmo lugar, como também podem falar diretamente uns com os outros em vez de se comunicarem por cartas, e-mails ou telefone. A lista de equipes de especialistas possíveis é em teoria tão longa quanto a lista de distúrbios conhecidos. O Quadro 14-1 lista algumas das clínicas interdisciplinares mais comuns das quais geneticistas clínicos e aconselhadores genéticos participam.

A terapia convencional a ser finalmente mencionada é a do *tratamento de erros inatos do metabolismo*. Se você quiser revisar estes distúrbios, o Capítulo 8 abrange a fisiologia deles em detalhes. Embora o tratamento da maioria das condições genéticas ainda seja limitado, a terapia para EIMs começou em 1960 e continuou a progredir. Múltiplas abordagens novas

Quadro 14-1 — Exemplos de clínicas interdisciplinares envolvendo genética médica/aconselhamento genético

Autismo
Genética do câncer
Doenças do tecido conectivo
Distúrbios da diferenciação sexual
Síndrome de Down
Endogenética/Distúrbios de crescimento
Síndrome do álcool fetal
Distúrbios metabólicos
Neurogenética
Neuromuscular
Genética neurossensorial
   Perda auditiva hereditária
   Genética ocular/da retina
Fendas orofaciais/craniofaciais
Gestão perinatal

Quadro 14-2 — Modalidades de tratamento possíveis para erros inatos do metabolismo

Modificação dietética
   Evitar a substância tóxica
   Galactosemia
   Restrição da ingestão de elementos específicos da dieta
   Fenilcetonúria
   Distribuição de calorias
   Doenças de depósito de glicogênio
Terapias de reposição enzimática
   Gaucher, Fabry, Pompe
Reposição de cofator
Biotinidase
Agentes desintoxicantes
Hiperamonemias
Transplante de medula óssea
   Alguns distúrbios de depósito
Terapia gênica
Deficiência de ADA (SCID)
Terapias combinadas

para o tratamento de doenças metabólicas foram desenvolvidas. O Quadro 14-2 fornece um resumo de alguns dos principais tipos de abordagens. Parceiros críticos nestas terapias são nutricionistas com conhecimentos especializados em doenças metabólicas (**nutricionistas metabólicos**).

Biofármacos

Em geral, o termo **biofármacos** se refere a medicamentos desenvolvidos com o uso de várias abordagens biotecnológicas. Se a técnica utilizada envolver a manipulação de ácidos nucleicos (DNA ou RNA), estes poderão ser comumente chamados de "medicamentos geneticamente modificados". Estes

Quadro 14-3	Exemplos de medicamentos gerados por engenharia genética
Interferon-alfa	
Azidotimidina (AZT)	
Terapias de reposição enzimática para erros inatos do metabolismo	
α-glicosidase ácida (doença de Pompe) α-galactosidase A (doença de Fabry) α-L iduronidase (síndrome de Hurler) Arilsulfatase B (síndrome de Maroteaux-Lamy) Glicocerebrosidase (doença de Gaucher) Iduronato-2-sulfatase (síndrome de Hunter) Isoenzima de fosfatase alcalina tecido-inespecífica (hipofosfatasia)	
Eritropoietina	
Fator VIII (hemofilia A)	
Vacina contra a Hepatite B	
Hormônio do crescimento humano (hGH)	
Insulina humana	
Ativador do plasminogênio tecidual (TPA)	

Quadro 14-4	Requerimentos para a terapia gênica
Expressão gênica suficientemente entendida	
Possibilidade de transferência de genes para as células-alvo	
Patogênese da doença suficientemente entendida	
Tecnologia de recombinação genética	
Gene relevante clonado	
Gene relevante identificado	
Expressão suficiente e apropriada do gene no momento apropriado	
Expressão suficiente e adequada do gene para o período de tempo adequado	
Célula(s)-alvo conhecidas	

medicamentos podem ser proteínas, ácidos nucleicos ou mesmo micro-organismos. Eles podem ser usados para propósitos terapêuticos ou de diagnóstico *in vivo*. Geralmente, a produção desses medicamentos requer algum tipo de sistema biológico para fabricar o composto a partir do modelo genético montado. Isso pode incluir métodos tão diferentes quanto modificação de secreções biológicas (como leite), células cultivadas (como as de ovários de hamster chinês ou células CHO) ou ativação gênica selecionada em células humanas. Alguns exemplos desses medicamentos são fornecidos no Quadro 14-3. Esta lista oferece apenas uma amostra representativa do número sempre crescente destes medicamentos.

Terapia gênica

O conceito de correção genética foi discutido no Capítulo 7 na seção de "Correlação clínica". Naquela seção, discutimos uma nova classe de medicamentos que tem o potencial para tratar distúrbios genéticos que são mediados por mutações sem sentido. O mecanismo de ação é permitir que os ribossomos leiam além de códons de parada prematuros. Para detalhes, você pode voltar àquela seção. Este novo medicamento experimental está atualmente em estudos clínicos. Se os estudos eventualmente demonstrarem que essa é uma terapia efetiva, isso seria realmente maravilhoso. A medicação é administrada oralmente como um pó insípido que pode ser dissolvido em líquidos como água ou leite. É evidente que este é o primeiro do que provavelmente se tornarão muitos medicamentos relacionados que têm em comum um mecanismo de correção de erros genéticos. Entretanto, só porque uma mutação é corrigida, não significa necessariamente que o problema está resolvido. Isso será melhor abordado na segunda seção deste capítulo.

A correção genética, como anteriormente descrita, poderia representar uma forma de "terapia gênica". Em uma definição mais restrita, a terapia gênica como originalmente proposta significaria o tratamento de um distúrbio pela introdução de um elemento genético. Embora o conceito de introdução de genes em sistemas hospedeiros pareça claro, a mecânica está longe de ser simples. Os requerimentos básicos para terapia gênica efetiva estão listados no Quadro 14-4. Em geral, três tipos básicos de informação precisam estar disponíveis: a natureza da mutação envolvida, o tipo de função que o gene em questão exerce (i. e., patogênese) e um método efetivo de transferência gênica devem ser compreendidos. Um entendimento da mutação incluiria conhecimento do sítio da mutação, a natureza da alteração de aminoácido(s) e o padrão de expressão (dominante *versus* recessivo, e assim por diante). Mais importante ainda, a patogênese da doença deve ser bem compreendida. Por exemplo, uma mutação em um gene que afeta um processo do desenvolvimento embrionário não seria um bom candidato para terapia gênica, ou mesmo corrigir uma mutação em um gene que controla o crescimento de membros não seria útil em uma criança já nascida com um braço malformado ou ausente. Corrigir o gene após o fato não teria utilidade. Em contraste, corrigir a anormalidade em um gene que controla um processo em andamento teria o potencial de efetuar uma cura verdadeira. Assim, corrigir uma mutação em um gene que codifica uma proteína enzimática teria o potencial de produzir uma enzima normal que, daquele ponto em diante, poderia exercer a função biológica normal no paciente.

Clonagem

Existem bem poucas palavras que evocam uma resposta mais gutural da sociedade do que o termo "clonagem." Isso é lamentável – e amplamente devido à desinformação e mal-entendidos. O público leigo geralmente entende a clonagem como a duplicação de um ser humano geneticamente idêntico. Isso está obviamente repleto de todos os tipos de implicações éticas e sociais. Entretanto, a clonagem em um sentido literal se refere ao processo de produzir uma cópia geneticamente idêntica de *algo*, não necessariamente de um organismo inteiro.

A clonagem provou ser uma estratégia bastante efetiva em uma variedade de cenários. Por exemplo, a clonagem é utilizada rotineiramente hoje na agricultura. As plantas cultivadas a partir de estacas são, literalmente, clones da planta-mãe. Além disso, os animais produzidos por separação de embriões na fase de quatro células que podem ser cultivadas como um embrião separado vão melhorar o rendimento global de uma manada. Estas aplicações podem até mesmo ser empregadas para reestabelecer colônias de espécies ameaçadas ou extintas.

A clonagem pode ocorrer em vários níveis diferentes. Clonagem de um segmento específico de DNA pode ser utilizada para obter material para estudos posteriores. As coleções de moléculas de DNA clonadas (copiadas) resultantes são mantidas em bibliotecas de clones. Um segundo tipo de clonagem explora o processo natural da divisão celular para fazer várias cópias de uma célula inteira. A composição genética destas células clonadas, chamadas de linhagem celular, é idêntica à da célula original. A clonagem também pode ocorrer em nível de tecido ou de órgão. Estes esforços possuem grande potencial para tratamentos médicos como descrito na seção a seguir. E, claro, ainda um outro tipo de clonagem produz organismos geneticamente idênticos completos como a Dolly, a famosa ovelha escocesa.

Medicina personalizada

Na seção de "Correlação clínica" do Capítulo 1 introduzimos o conceito de medicina personalizada. Definimos a medicina personalizada como a aplicação de dados genômicos e moleculares nos cuidados médicos de um indivíduo. Os princípios gerais da medicina personalizada são adaptar a prestação de cuidados médicos, facilitar a descoberta e os testes clínicos de novos produtos e ajudar a determinar a predisposição de uma pessoa para uma determinada doença ou condição. A medicina personalizada desenvolve não apenas as ferramentas para auxiliar os médicos a fornecerem a estratégia que funciona melhor "na média", mas ao mesmo tempo desenvolve uma nova classe de ferramentas para identificar e empregar o melhor cuidado médico para cada paciente individual. Em um sentido bastante real, a medicina personalizada é a "terapia genética" final.

Parte 2: Genética médica

A genética clínica é uma disciplina relativamente nova da medicina. Especialistas que atuam exclusivamente como geneticistas começaram a surgir na década de 1960. Lentamente, o número de geneticistas clínicos em atuação aumentou para um pouco mais de 1.000 em 2007. Mas isso ainda representa apenas 0,18% de todos os médicos em atuação nos EUA. Durante a maior parte das últimas cinco décadas, a maioria do trabalho feito por médicos geneticistas centrou-se no diagnóstico. Os geneticistas são hábeis na avaliação de indivíduos e famílias, na tentativa de identificar a etiologia de uma determinada condição ou de um conjunto de sintomas. A identificação de uma etiologia é uma parte crítica do cuidado médico do indivíduo. Para muitas pessoas, simplesmente saber "por que" é importante para sua própria paz de espírito e para lidar com as particularidades da condição. Saber a causa também pode ajudar a família de várias outras formas, como a identificação de comorbidades, a definição de prognóstico e o aconselhamento de risco de recorrência.

No âmbito da genética clínica, a terapia sempre teve a tendência de andar atrás do diagnóstico. Ainda assim, o papel do médico focava tradicionalmente não apenas no diagnóstico, mas nos tratamentos. Existem muitas razões para esta discrepância. No Capítulo 11, discutimos os impressionantes e rápidos avanços nos testes e nos rastreamentos genéticos. Estes avanços continuam a aumentar o rendimento diagnóstico e a quantidade de informações que podem ser dadas às famílias. Para o futuro próximo, os geneticistas clínicos continuarão a desempenhar um papel importante na descoberta das causas das doença, estimulados pelo número cada vez maior de ferramentas moleculares poderosas que são constantemente introduzidas. Nesta seção, iremos ressaltar o segundo aspecto: a terapêutica. Nos últimos 10 anos, houve um aumento dramático no número de opções terapêuticas à disposição de um geneticista. Embora as terapias empregadas pelo geneticista possam não ser tão tangíveis quanto a remoção de um apêndice inflamado, estes são, ainda assim, tratamentos.

É importante observar que os geneticistas não são os únicos médicos que utilizam terapias genéticas. Oncologistas, por exemplo, têm utilizado terapias genéticas há décadas. A informação do genótipo é rotineiramente usada para direcionar terapias específicas, e ferramentas baseadas em DNA/RNA vêm sendo crescentemente empregadas. Com os avanços continuados das tecnologias genéticas, todos os prestadores de assistência médica estarão utilizando "terapias genéticas" em um futuro não muito distante (e, de fato, o futuro pode ser agora).

"Terapias" convencionais
Gestão de casos

Na última década, deu-se grande ênfase ao estabelecimento do *Family Centered Medical Home* (modelo de assistência médica baseado em equipe que fornece assistência médica completa e contínua ao paciente). Médicos de atenção primária são treinados para funcionar como o centro de um sistema médico de atendimento, onde residem todas as informações e cuidados do paciente. Neste sentido, a equipe de genética médica pode atuar como um *Medical Home Neighbor*, um parceiro profissional da equipe médica principal (*medical home*) que trabalha em colaboração para garantir serviços abrangentes e centrados no paciente. Muitos dos pacientes atendidos pelo geneticista possuem problemas complexos e necessitam de acesso a uma pletora de especialistas e serviços. A coordenação do cuidado médico é o ponto-chave. Os geneticistas não estão aqui para assumir o atendimento médico, mas para levar à equipe médica principal experiência e informações sobre distúrbios genéticos que complementarão o trabalho feito no cenário do cuidado médico primário.

Aconselhamento genético

A base das terapias genéticas desde o início tem sido a de fornecer aconselhamento genético. O aconselhamento genético é o processo complexo de fornecer informações críticas sobre condições genéticas para uma família de forma compreensível, relevante e sensível. Os médicos geneticistas trabalham em colaboração com aconselhadores genéticos para fornecer estas informações. Como acontece na maioria das práticas médicas, há diferenças na divisão de trabalho de prática para prática. Independentemente de quem faz o que, o elemento-chave é que as famílias obtenham as informações que necessitam em um formato que seja, ao mesmo tempo, compreensível e útil. Um dos principais desafios do aconselhamento genético está na explicação de conceitos difíceis. Genética não é tipicamente um tópico de conversação diária para a maioria das pessoas. Obviamente, os pacientes variam muito em seu nível de conhecimento. Além disso, o estresse agudo da situação pode ofuscar a interpretação e a retenção da informação. Ainda, como já foi discutido ao longo dos 13 capítulos anteriores, a tecnologia atual pode ser bastante complicada.

Considere este cenário: você tem como paciente um menino de 7 anos de idade que foi recém-diagnosticado com síndrome do X frágil (Fig. 4-27). Para informar à família sobre o tipo de herança observado no X frágil, você gostaria de dizer à família: "o seu filho possui a síndrome do X frágil, que é um traço ligado ao X semidominante que apresenta antecipação genética devido à expansão de uma repetição trinucleotídica no gene FMR-1". Presumivelmente você, o leitor, levou um tempo para compreender esses conceitos à medida que avançou pelo Capítulo 12. Pense, então, em como você poderia explicar essas informações para a mãe da criança que não tem conhecimento médico, não terminou o ensino médio e, como é portadora de uma expansão do X frágil, tem um QI de 75!

Geralmente, os diagnósticos genéticos são feitos e discutidos sob condições extremamente estressantes. Por exemplo, há poucas situações que são mais intensas do que a descoberta de uma anomalia congênita inesperada na sala de parto. O nascimento de uma criança com anomalias congênitas representa uma perda da criança tida como "normal". Pais nestas situações passarão pelos estágios típicos do luto. Da mesma forma, simplesmente ter uma criança com necessidades especiais adiciona outro nível de pressão à tarefa já difícil de criar um filho. Pessoas com necessidade de cuidados médicos especiais (*Persons with Special Health Care Needs*, SHCN) apresentam tensões adicionais aos pais, em muitos aspectos, incluindo financeiro, perda de seguro, tempo fora do trabalho (vários especialistas), medo ou ciúme dos irmãos, necessidade de descanso e o desconforto lamentável associado com curiosidade e interferência públicas. Além disso, o diagnóstico de um distúrbio genético em uma família geralmente exacerba os conflitos e tensões preexistentes. A taxa de divórcio atual nos EUA é um pouco maior de 50%. Para famílias com crianças com necessidades especiais, as estimativas são de 85%! É aqui que o aconselhador genético ou outra pessoa de cuidados auxiliares psicossociais pode ser útil. Trabalhar com famílias nestas situações e ajudá-las a manejar o complexo processo de lidar com circunstâncias geralmente opressivas é o motivo de a disciplina existir.

Serviços interdisciplinares

Pense por um momento no exemplo de uma criança nascida com lábio leporino e fenda palatina (Fig. 10-8). Uma suposição inicial seria a de que a criança com uma fenda necessitaria de um cirurgião para corrigir a fenda, e de que isso praticamente resolveria a situação. Na realidade, há múltiplas complicações

Quadro 14-5 — Lista de especialidades em uma equipe de lábio leporino e fenda palatina

- Membros primários da equipe
- Audiologia
- Odontologia (adulto e infantil)
- Genética Clínica
- Aconselhamento genético
- Otorrinolaringologia
- Ortodontia
- Cirurgia plástica
- Fonoaudiologia
- Especialistas acessíveis
- Psicologia comportamental
- Neuropsicologia
- Oftalmologia
- Cirurgia buco-maxilo-facial
- Prótese

médicas possíveis e condições extenuantes de fendas orofaciais. Os padrões de assistência médica atuais recomendam que todas as crianças com fendas sejam avaliadas e tenham atendimento coordenado por uma equipe de fendas. A equipe ideal que atende crianças com fendas compreende pelo menos 14 especialistas diferentes. Uma lista de especialistas que podem participar de uma equipe de lábio leporino e fenda palatina é fornecida no Quadro 14-5. Admite-se que nem toda criança vai precisar ver todos os especialistas em cada consulta. Ainda assim, para alcançar os melhores resultados, as crianças com fendas e outras malformações craniofaciais precisam ter acesso a uma equipe como esta. Imagine o que significaria para a família se eles tivessem de consultar todos estes especialistas de maneira independente. Serviços interdisciplinares, como uma equipe de fendas, resumem os serviços centrados na família. Os especialistas não estão todos sob um mesmo teto ao mesmo tempo, mas a comunicação também é otimizada. O time pode fazer planos de tratamento coordenados e recomendações que otimizarão os resultados para cada paciente. Como observado na primeira seção deste capítulo, há muitos tipos diferentes de equipes interdisciplinares. O Quadro 14-1 lista alguns dos tipos mais comuns de equipes nas quais a participação do geneticista clínico é particularmente útil.

Tratamento de erros inatos do metabolismo

Os primeiros tratamentos verdadeiros para distúrbios genéticos foram aqueles para distúrbios metabólicos. O desenvolvimento de uma fórmula modificada com baixo teor de fenilalanina que fosse efetiva para o tratamento da fenilcetonúria (PKU) foi relatado pelo Professor Horst Bickel por volta de 1955 (ver Quadro 8-11). Esta terapia prevenia a deficiência intelectual e a alta probabilidade de morte de bebês não tratados para PKU. Desde então, o tratamento da PKU se tornou bastante sofisticado (ver seção de "Correlação clínica" do Capítulo 8). O tratamento da PKU se destaca como o principal exemplo de sucesso do tratamento de erros inatos do metabolismo. Terapias múltiplas, geralmente combinadas, estão disponíveis hoje para muitos distúrbios metabólicos. As opções primárias de tratamento incluem modificações da dieta, reposição de cofator, administração de agentes desintoxicantes, terapias de reposição enzimática e transplante de tecido (ver seção de "Correlação clínica").

Biofármacos

O primeiro medicamento produzido em massa utilizando a engenharia genética foi a insulina humana gerada a partir de bactérias *Escherichia coli* alteradas, em 1982. Ao longo dos últimos 30 anos, muitos medicamentos assim foram desenvolvidos (Quadro 14-3). O desenvolvimento destes medicamentos aumentou enormemente o tratamento para muitos distúrbios. Atualmente, a vasta maioria das pessoas tratadas com insulina usam uma forma produzida por engenharia genética em vez de extraída de fontes bovina ou suína – como era o caso na década de 1970.

Uma história particularmente fascinante neste sentido é aquela da terapia do hormônio de crescimento. A deficiência de hormônio do crescimento humano (*growth hormone deficiency*, GHD) foi descoberta na década de 1920. Pouco tempo depois, começaram as tentativas para tratar a GHD. Estratégias iniciais utilizavam o hormônio de crescimento (GH) extraído de gado – como era o caso da insulina. Na década de 1950, começaram os primeiros tratamentos com GH extraído da pituitária humana (cadáver). Em 1960, o governo federal americano estabeleceu a Agência Pituitária Nacional para centralizar e administrar a distribuição de GH derivado de pituitária. A necessidade de tal agência era porque esta fonte de GH era bastante limitada e necessitava ser racionada e priorizada para disseminação – apenas as crianças com GHD mais grave podiam ser tratadas. O uso de extratos de GH de pituitária humana foi interrompido em 1985, quando várias crianças que recebiam esta terapia foram diagnosticadas com um distúrbio neurodegenerativo letal conhecido como doença de Creutzfeldt-Jakob (a doença de Creutzfeldt-Jakob é parte de uma família de distúrbios conhecidos como encefalopatias espongiformes transmissíveis. Uma destas condições que pode lhe ser familiar é a chamada "doença da vaca louca.") Felizmente, ao mesmo tempo em que a doença de Creutzfeldt-Jakob foi relatada nestes pacientes, o hormônio do crescimento humano produzido por engenharia genética (hGH) estava nos estágios finais de desenvolvimento. Atualmente, há várias companhias que produzem hGH por técnicas de engenharia genética. Esta tecnologia resultou em um suprimento adequado e ininterrupto de GH para todas as pessoas que necessitam do medicamento. Além disso, o risco de contaminação – como na pituitária como fonte de GH – foi eliminado.

A história do desenvolvimento do hGH por engenharia genética é fascinante, e há várias facetas intrigantes se você estiver inclinado a buscar mais informações. Da mesma forma, há outros exemplos de outras condições nas quais o tratamento foi revolucionado pelo desenvolvimento de terapias semelhantes. Entretanto, é importante ressaltar que as coisas não são tão simples como parecem à primeira vista. Embora os medicamentos produzidos por engenharia genética sejam maravilhosamente animadores e úteis, o seu desenvolvimento não está livre de complicações. Várias questões importantes que são clinicamente relevantes surgiram em seu uso.

O custo é uma questão significativa no uso de medicamentos produzidos por engenharia genética. O custo de pesquisa e desenvolvimento para produzir estes medicamentos podem ser impressionantes. No caso da insulina humana, estes custos podem ser compartilhados ao longo de uma grande população – com até 10% da população americana desenvolvendo diabetes melito em algum momento de sua vida. Assim, a maioria das pessoas com diabetes pode tomar insulina humana sintética a um custo bastante acessível. Entretanto, este não é o caso de outros distúrbios menos comuns. Considere, por exemplo, o caso anterior de hGH. Atualmente, o custo anual do tratamento é de cerca de US$ 20.000 a 40.000 por ano, dependendo da idade e do tamanho do paciente. Para condições que são ainda menos comuns, os custos podem ser absurdos. Estimativas de custos anuais para o tratamento de distúrbios de depósito lisossomal são: doença de Gaucher (~ US$ 150.000 por ano), doença de Fabry (~ US$ 250.000 por ano) ou síndrome de Hunter (~ US$ 500.000 por ano). Como se pode imaginar, o pagamento destes medicamentos caros é um problema muito difícil de lidar. Algumas das questões mais críticas neste ponto incluem:

1. Quem irá pagar pelo medicamento?
2. Pagamentos máximos de tempo de vida (tetos) mesmo que haja cobertura de pagamento.
3. Quando o tratamento se torna terapia-padrão em vez de experimental?
4. Existe algo como uma proporção de custo:benefício que pode ser objetivamente aplicada?

Outros problemas que foram encontrados com estas terapias incluíram problemas com o desenvolvimento e a fabricação do produto. Existem também considerações fiscais do lado do fabricante. E se o medicamento não for fiscalmente sólido, isto é, e se não valer a pena produzi-lo? Se for decidido parar a produção, o que será dos pacientes que dependem do medicamento? Na outra extremidade do espectro, há problemas potenciais com o uso/abuso expandido. Voltando ao nosso exemplo do hGH, foram levantadas questões significativas em relação ao seus potenciais usos. Originalmente, o hGH era usado unicamente para tratar pacientes com deficiência completa de hormônio do crescimento (GHD). Ao longo do tempo, com fornecimentos abundantes, seu uso foi expandido para GHD parcial. Além disso, o uso de hGH foi expandido para uma variedade de outras condições (Quadro 14-6). Observe a última indicação listada no Quadro 14-6. O FDA aprovou agora o uso de terapia com hGH para baixa estatura variante normal! Uma longa e intensa discussão

Quadro 14-6	Indicações licenciadas para o uso de terapia com hormônio do crescimento humano
Deficiência de hormônio do crescimento (completa e parcial)
Síndrome de Turner/Mutações no gene SHOX
Insuficiência renal crônica
Síndrome de Prader-Willi
Retardo do crescimento intrauterino (sem a recuperação do crescimento até os 2 anos de idade)
Variante normal (idiopática) SS

ética pode se dar sobre os prós e contras do tratamento de crianças "normalmente baixinhas". Fazê-la está além do escopo deste capítulo. Entretanto, você é incentivado a simplesmente refletir sobre as potenciais questões que tal uso de hGH pode levantar. Uma outra possibilidade é o abuso de hGH como uma substância de aumento de performance. Muitas histórias recentes sobre atletas profissionais e acusações de "*doping*" ressaltam o potencial para abuso destas terapias.

A conclusão de tudo isso é simples. Medicamentos geneticamente modificados são verdadeiramente impressionantes em seu potencial para tratar doenças humanas. Eles geralmente representam o primeiro método desenvolvido para tratar certos distúrbios complexos e raros. Ainda assim, deve-se manter cuidado. Embora a ciência possa ser direta, a aplicação prática (fornecer o medicamento ao paciente) pode ser repleta de muitas complicações imprevistas.

Terapia gênica

A primeira coisa que pensamos para a maioria das pessoas quando se discute tratamentos genéticos é o termo "terapia gênica". A **terapia gênica** pode ser definida de várias formas. A terapia gênica restritamente definida poderia significar o uso de DNA como um agente farmacológico. Alternativamente, poder-se-ia defini-la como aquelas terapias nas quais genes (mais especificamente trechos de ácidos nucleicos) são transportados para o corpo de um paciente para efetuar um resultado terapêutico. O maior obstáculo na implementação da terapia gênica é a dificuldade em transferir a sequência do gene normal para um organismo vivo, sem interromper as funções biológicas normais. Em outras palavras, como colocar o gene correto no lugar correto sem gerar problemas indesejados? Várias técnicas diferentes para transferência gênica foram experimentadas. Algumas das estratégias mais comumente empregadas incluem vetores virais, plasmídeos, métodos químicos e uso de oligonucleotídeos antisenso.

Uma das histórias de sucesso no início de terapia gênica humana foi o tratamento da imunodeficiência combinada grave (*severe combined immunodeficiency*, SCID) na década de 1990. A SCID, como o nome sugere, é uma imunodeficiência com sintomas no início da infância. O distúrbio é autossômico recessivo causado por mutações no gene da adenosina desaminase (ADA). A inatividade dessa enzima torna os leucócitos incapazes de realizar respostas imunológicas normais. A abordagem para tratar SCID com terapia gênica envolvia o uso de uma bactéria carregando um plasmídeo que possuía o gene normal da ADA. O gene da ADA clonado era transferido da bactéria para um retrovírus inativado. Medula óssea do paciente com SCID era então coletada e transduzida com o retrovírus, transferindo assim uma cópia funcional do gene ADA para as células T. As células T geneticamente alteradas eram então transplantadas de volta no paciente (Fig. 14-1). Utilizando esta abordagem, os pacientes com SCID eram efetivamente "curados" de sua doença. À medida que estes pacientes eram acompanhados, limitações nesta modalidade de tratamento foram observadas, incluindo um baixo nível de transdução retroviral (< 1%) e dificuldade em manter as células transformadas na periferia. "Efeitos colaterais" inesperados, como um aumento do risco de desenvolvimento de câncer, também complicaram estas terapias.

Existe, portanto, um equilíbrio entre otimismo e realismo que precisa ser comunicado aos pacientes e ao público em geral. O potencial da terapia gênica para curar literalmente doenças humanas não pode ser subestimado. Entretanto, como observado anteriormente, há questões práticas e técnicas que continuam a impedir a tradução de estudos pré-clínicos em protocolos clínicos efetivos. Existem também questões críticas de segurança e regulação. Ao discutir terapia gênica como uma opção de tratamento possível para os pacientes, o médico deve ser honesto a respeito da realidade prática desse tipo de terapia.

Apesar destas limitações, a ciência da terapia gênica continua a avançar. Nos últimos anos, a terapia gênica emergiu como uma disciplina verdadeiramente independente. Hoje, existem até mesmo médicos que trabalham somente nesta área. De fato, vários ensaios clínicos com terapia gênica estão atualmente em andamento (Quadro 14-7).

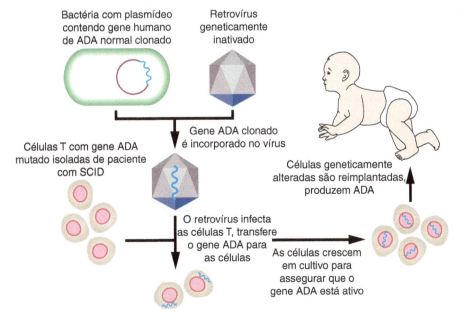

Figura 14-1. Esquema dos ensaios de terapia gênica para imunodeficiência combinada grave (SCID). (Reproduzida de Klug WS, Cummings MR, Spencer CA, et al: *Concepts of Genetics*, 10th ed. Benjamin Cummings, 2011.)

Quadro 14-7	Ensaios clínicos com terapia gênica
Deficiência de adenosina desaminase	
AIDS/HIV	
Câncer	
Doença arterial coronariana	
Fibrose cística	
Distrofia muscular de Duchenne	
Deficiência de hormônio do crescimento	
Hemoglobinopatias	
Hemofilia B	
Hipercolesterolemia	
Erros inatos do metabolismo (múltiplos)	
Doença de Parkinson	

Clonagem

Como observamos anteriormente, as pessoas reagem emocionalmente ao termo "clonagem". Basta a consideração geral de fazer uma cópia de si mesmo para se chegar aos editais mais básicos da humanidade. Infelizmente, estas reações iniciais limitaram enormemente o público de um conhecimento preciso do conceito. **Clonagem** significa simplesmente fazer uma cópia idêntica de alguma coisa. É importante enfatizar que a clonagem na área médica pode ocorrer em qualquer um dos vários diferentes níveis – células, tecidos, órgãos ou organismos. As grandes preocupações éticas que costumam ser levantadas são geralmente centradas no último. Estas preocupações também ofuscaram o enorme potencial que a clonagem possui para o tratamento de doenças humanas. Em nível de células, tecidos e órgãos, os benefícios potenciais são impressionantes – e amplamente não controversos. Alguns exemplos específicos podem incluir:

1. A clonagem das células neuronais de um indivíduo poderia gerar terapias para problemas como danos na coluna vertebral ou condições neurodegenerativas (incluindo potencialmente até mesmo o envelhecimento normal).
2. Clonagem de órgãos para autotransplante. Por exemplo, uma pessoa com 80% a 90% da área total do corpo queimada necessitará de grandes quantidades de tecido para enxerto. Usando técnicas de clonagem a partir das pequenas quantidades de pele não afetada, seria possível gerar suprimentos adequados de pele do próprio paciente (o que também aliviaria questões de rejeição do enxerto). Em condições como falha hepática ou renal, a clonagem de um órgão de reposição completo a partir das células do próprio indivíduo iria novamente aliviar questões de enxerto e também eliminar a necessidade de doadores cadáveres.
3. A clonagem de uma estrutura anatômica específica auxiliaria nas opções reconstrutivas para problemas como dano ou anomalias congênitas. Por exemplo, a clonagem de uma orelha inteira parece ser uma expectativa razoável em um futuro próximo.

Em um sentido bastante real, todos estes exemplos se enquadrariam em nossa definição de "terapias genéticas". Além disso, embora possam parecer um tanto dramáticas e talvez um pouco incríveis demais para ser verdade, elas estão no horizonte. Apesar do potencial ilimitado que tais intervenções prometem, as grandes questões éticas associadas com a clonagem de indivíduos ofuscaram amplamente tais promessas na visão do público. Existem profundas preocupações sobre as questões éticas e morais da clonagem de pessoas – e mesmo de outros animais. Embora a resolução final destas questões necessite de considerações e discussões cuidadosas entre as disciplinas interessadas (ética, política, religião, direito), certos princípios são simples o suficiente para serem discutidos aqui.

Um dos conceitos mais mal-entendidos da clonagem de indivíduos é a ideia de fazer uma duplicata exata de si mesmo. É crítico reconhecer que nosso código genético não é o único determinante do que somos como indivíduos. Como indivíduos, somos o produto não apenas de nossa composição genética, mas também de influências ambientais, da experiência e do acaso. Precisa-se apenas pensar no exemplo prático dos gêmeos monozigóticos (MZ). Quase todo mundo teve a chance de conhecer um par de irmãos gêmeos monozigóticos. Observações simples irão ressaltar rapidamente o fato de que estas duas pessoas, embora semelhantes, não são exatamente a mesma. Em outras palavras, embora elas sejam geneticamente idênticas, não possuem desenvolvimento idêntico. Até mesmo o conceito de ser geneticamente idêntico é uma simplificação. Embora gêmeos monozigóticos iniciem geneticamente idênticos, diferenças genéticas provavelmente ocorrem ao longo da gestação (ver Capítulo 7, "Mutação").

Por causa da taxa de mutações espontâneas, gêmeos MZ quase certamente têm várias diferenças genéticas adquiridas mesmo ao nascer. Da mesma forma, gêmeos MZ não compartilham nem mesmo um ambiente *in utero* idêntico. Gêmeos diferem em sua posição no útero e em fluxo sanguíneo no útero. Geneticistas clínicos observam há muito tempo a ocorrência frequente de fenótipos discordantes em gêmeos MZ (discussões semelhantes podem ser encontradas no Capítulo 10 sobre "Concordância" e na Fig. 10-5).

Hoje, a maior parte do direito e do consenso internacional está no lado do extremo cuidado. Atualmente, existe uma moratória legal nos EUA sobre a clonagem de seres humanos. Antes que isso se torne uma prática sancionada, muitas questões éticas e jurídicas terão de ser resolvidas. Várias questões práticas também terão de ser resolvidas. Por exemplo, a famosa ovelha Dolly (Fig. 14-2) foi concebida pelo transplante do núcleo de uma célula doadora de uma ovelha adulta. Portanto, no momento do nascimento, a Dolly possuía um genoma maduro e na verdade morreu por envelhecimento precoce. Assim, fica claro que uma supervisão cuidadosa é necessária neste campo. Entretanto, tal cuidado não deve frustrar os esforços para intervenções menos controversas que poderiam beneficiar muito nossos pacientes.

Medicina personalizada

O conceito de medicina personalizada foi introduzido na seção de "Correlação clínica" do Capítulo 1 deste livro. Medicina personalizada pode ser definida como a assistência médica direcionada para a biologia e a fisiologia inerentes a um indivíduo, levando a melhorias em seu cuidado médico. Simplesmente,

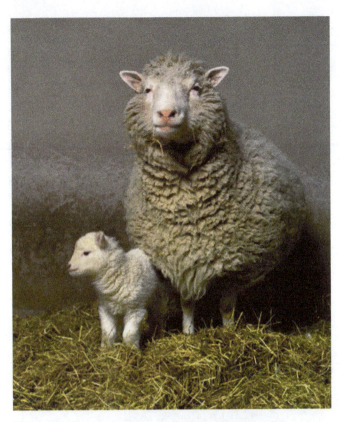

Figura 14-2. Dolly, a famosa ovelha (à direita) que foi "concebida" por transplante nuclear produzindo um clone literal da doadora. (Cortesia do Roslin Institute, The University of Edinburgh.)

esta é a medicina sob medida para o indivíduo com direcionamento vindo da própria situação única da pessoa. Conforme enfatizamos algumas vezes, um grande contribuinte da diversidade individual é a sua própria constituição genômica. Portanto, a "terapia genética" definitiva é aquela na qual o conhecimento do genoma de um indivíduo direciona sua assistência médica. A medicina personalizada pode ocorrer em vários níveis. Em sua forma mais simples ela pode utilizar as informações da história familiar da pessoa para identificar riscos específicos que justificam testes, rastreamentos ou intervenções na esperança de prevenir a doença. No Capítulo 9, enfatizamos a importância de ter as informações da história familiar de cada paciente. O profissional da área da saúde moderno e especializado deve possuir um conhecimento básico de genética para ser capaz de revisar e responder precisamente à história familiar de um paciente. Mesmo nesta área do diagnóstico genético moderno, a história familiar continua sendo igualmente efetiva na identificação e no diagnóstico de condições em uma família. Esta é, de fato, a medicina personalizada em sua melhor forma clássica!

Usando um número qualquer das incríveis ferramentas moleculares discutidas no Capítulo 11, a medicina personalizada pode hoje ser levada ao nível molecular. Os próximos 10 anos verão a inauguração de uma era de medicina personalizada com base molecular. Atualmente, há apenas alguns obstáculos logísticos, tais como reembolso e regulação, que precisam ser abordados. Entretanto, não há dúvidas de que a utilidade clínica direta desta ciência ocorrerá num futuro bem próximo (Quadro 1-5).

Parte 3: Correlação clínica

Uma das muitas áreas nas quais avanços empolgantes foram feitos em terapêutica genética é o tratamento de distúrbios de depósito lisossomal. Os distúrbios de depósito lisossomal (*lysosomal storage disorders*, LSDs) são um grupo de condições que compartilham um mecanismo patogênico comum. Todas estas condições são problemas com processos catabólicos enzimáticos (ver Capítulo 8). Os diferentes LSDs são caracterizados pela substância bioquímica que se acumula de maneira anormal nas células (ver Capítulo 13). O acúmulo progressivo de substâncias nos lisossomos eventualmente perturba a função celular. Assim sendo, o típico paciente com LSD apresenta um fenótipo normal ao nascer. Com o passar do tempo, surge um fenótipo anormal caracterizado pelo tipo e pelo grau de acúmulo de compostos estocados de forma anormal.

A síndrome de Hurler é um exemplo de distúrbio de depósito lisossomal. Ela foi descrita em 1919, por uma médica alemã, Gertrude Hurler. Ela é causada por uma deficiência de uma enzima chamada α-L-iduronidase. Como na maioria dos erros inatos do metabolismo, ela é herdada como um traço autossômico recessivo. A enzima α-L-iduronidase cliva os resíduos de ácido α-L-idurônico dos glicosaminoglicanos (GAGs) dermatan sulfato e heparan sulfato. Outro termo para os GAGs é "mucopolissacarídeos". Assim, a síndrome de Hurler e outras condições relacionadas são coletivamente chamadas de "distúrbios de depósito de mucopolissacarídeos ou mucopolissacaridoses" (MPSs). A síndrome de Hurler foi designada como MPS I.

As crianças com síndrome de Hurler são fenotipicamente normais ao nascer. O crescimento e o desenvolvimento costumam ocorrer normalmente pelos primeiros dois anos de vida. Os primeiros sintomas podem incluir infecções recorrentes na orelha e tonsilas aumentadas. Eventualmente, o acúmulo anormal de GAGs nos ossos levará a um padrão de alterações conhecido como disostose multiplex. Isso pode incluir um crânio alargado com órbitas rasas. O osso craniano é grosso e as suturas cranianas podem inicialmente ser alargadas, mas eventualmente com fechamento prematuro. As costelas são estreitas onde se fixam às vértebras e alargam-se ao se aproximar do esterno – às vezes descritas como tendo "forma de remo". As clavículas são curtas, engrossadas e têm margens irregulares. Os corpos vertebrais apresentam uma configuração em forma de gancho. A pélvis é malformada, com cabeças femorais pequenas e alargamento das asas ilíacas. Os ossos longos têm diáfise afunilada e as epífises são displásicas. As falanges são alargadas e cônicas – descritas como tendo "forma de bala" (Fig. 14-3 a-c). O acúmulo progressivo de GAGs em outros tecidos leva à hepatosplenomegalia, opacificação das córneas, desenvolvimento de hérnias e a um engrossamento progressivo das características faciais (Fig. 14-3d). A complicação mais séria é uma neurodegeneração progressiva devido ao depósito anormal de

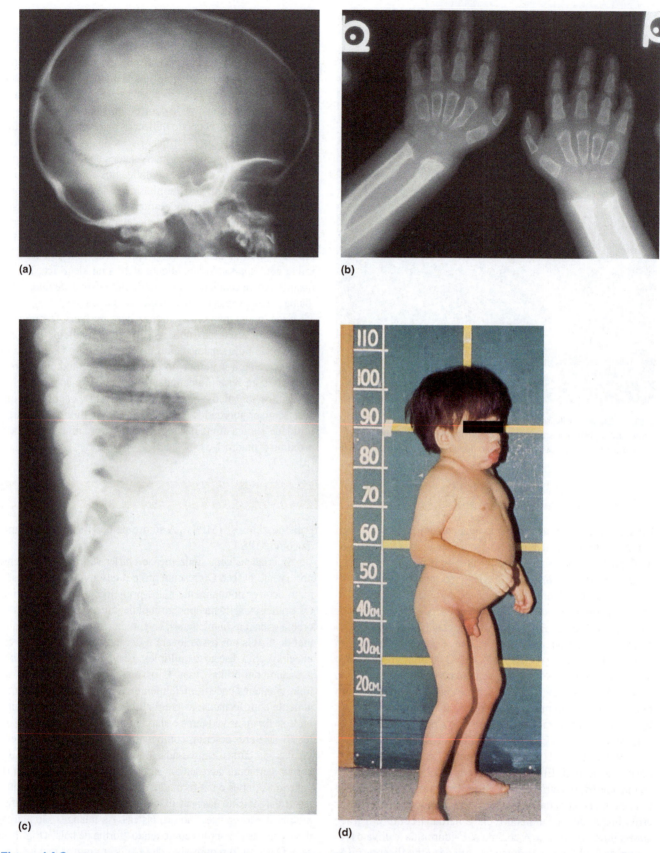

Figura 14-3. Síndrome de Hurler. (a-c) Imagens de raio X demonstrando a disostose multiplex (ver texto para detalhes). (d) Jovem com síndrome de Hurler antes do advento das opções terapêuticas. Este paciente apresenta sinais e sintomas avançados de sua doença.

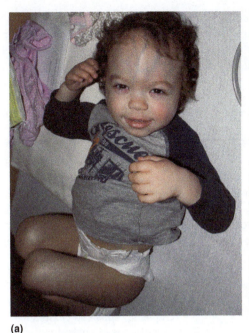
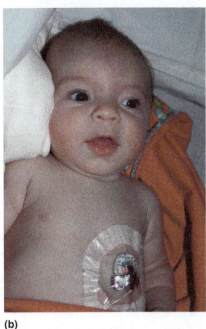

Figura 14-4. Irmãos com síndrome de Hurler (mucopolissacaridose tipo I). (a) Um menino com 2 anos e meio após transplante de células-tronco. Ele está bem e tem desenvolvimento normal. (b) A irmã mais nova do menino em (a), diagnosticada *in utero* com síndrome de Hurler, com a confirmação no nascimento. Ela faz terapia de reposição enzimática desde as primeiras semanas de vida, e também foi transplantada. Ela não apresenta estigmas físicos nem alterações de imagem vistas nos distúrbios de depósito de mucopolissacarídeos não tratados.

GAGs no sistema nervoso central. A história natural da síndrome de Hurler é a regressão neurológica e o agravamento comportamental com uma morte precoce, em geral na adolescência.

Tentativas iniciais (nas décadas de 1960 e 1970) de tratar a síndrome de Hurler incluíam a colocação cirúrgica de membranas da gravidez (ou seja, âmnio) no abdômen destes pacientes. Este tratamento de fato forneciam algum alívio – embora temporário – da progressão do distúrbio. Ao longo dos últimos anos, surgiram abordagens modernas para o tratamento da síndrome de Hurler (Fig. 14-4). A terapia de reposição com enzima geneticamente modificada se tornou disponível em 2003. Os pacientes tratados com esta modalidade recebem infusões intravenosas de enzima humana manufaturada a cada uma ou duas semanas. Até o momento, o tratamento parece ser efetivo na redução do acúmulo de GAGs em tecidos periféricos. Uma barreira significativa à terapia efetiva é a administração da enzima através da barreira hematencefálica. Ensaios clínicos atualmente em andamento estudam a efetividade de administração da medicação de forma intratecal.

Outro método para corrigir o defeito enzimático é o transplante de tecido. Vários centros nos EUA e na Europa oferecem transplante de células-tronco como outro método para fornecer a enzima ausente para síndrome de Hurler e outros LSDs. O transplante possui a vantagem de ser um método "permanente" de fornecer enzima, mas carrega consigo o alto risco do transplante e as questões de imunossupressão de longo prazo. Assim como na infusão enzimática, o problema da transferência da enzima através da membrana hematencefálica continua sendo uma questão complicada.

Até que as terapias anteriores fossem desenvolvidas, o "tratamento" de crianças com síndrome de Hurler era amplamente de apoio. A condição era invariavelmene progressiva, e o máximo que um geneticista podia fazer era ajudar a família a passar pelo tempo difícil de assistir seus filhos piorarem continuamente. Como a síndrome de Hurler é progressiva, a instituição precoce da terapia é o ideal. Como hoje existem tratamentos efetivos, há um forte interesse em saber se o rastreamento neonatal eficaz da doença pode ser realizado.

■ Questões práticas

1. Uma criança nasce com lábio leporino e fenda palatina, malformação cardíaca congênita e rádio ausente. Os pais perguntam a você (o médico consultado) se a terapia gênica é uma opção disponível para seu filho. Você responderia que:
   A. Você pode encaminhá-los hoje para terapia gênica para corrigir os defeitos.
   B. A terapia gênica não está disponível, mas poderia estar em um par de anos para corrigir os problemas.
   C. A terapia gênica não está disponível atualmente, mas mesmo se estivesse, seria improvável corrigir malformações congênitas.
   D. A terapia gênica está disponível, mas é muito cara.
   E. Terapia gênica é eticamente errada, e você não os recomenda nem mesmo considerá-la.

2. Você é convidado a falar para um grupo cívico em sua comunidade local. Ele querem informações sobre "clonagem". Que informações seria bom compartilhar com eles?
   A. Todas as formas de clonagem são moralmente repugnantes e devem ser banidas.
   B. Todo mundo deveria fazer um clone de si mesmo e preservá-lo caso seja necessária uma doação de órgão no futuro.
   C. A clonagem exata de um indivíduo é algo que não irá acontecer, já que somos mais do que apenas nossos genes.
   D. A clonagem da ovelha Dolly foi realizada sem complicações inesperadas.
   E. A clonagem não deveria ser considerada uma questão controversa – todas as principais organizações religiosas e jurídicas aprovaram-na.

3. Você atende um menino com 13 anos de idade em sua clínica. Ele está muito chateado com seu tamanho. Após avaliar a família, você observa que ele apresenta baixa estatura familial, isto é, ele é "normalmente" baixinho. Ele e seus pais pedem que ele comece a tomar hormônio de crescimento. Você diria a eles que:
   A. O hormônio do crescimento não está licenciado para baixa estatura de variação normal e você não pode tratá-lo.
   B. Eles não deveriam se preocupar com seu tamanho. Poderia ser pior; ele poderia ter uma doença grave.
   C. Você adoraria tratá-lo, é barato, efetivo e pode ser usado por qualquer pessoa que pedir.
   D. É uma boa ideia tratá-lo, já que isso melhoraria sua autoestima assim que ele ficasse mais alto.
   E. Embora o hormônio do crescimento tenha aprovação do FDA para baixa estatura de variação normal, ele é caro, provavelmente não coberto pelo plano de saúde e pode não melhorar sua autoestima.

4. A gestão de casos sempre fez parte do serviço fornecido por geneticistas. Qual das seguintes é uma afirmação correta sobre a gestão de casos para pessoas com distúrbios genéticos?
   A. Os geneticistas são os únicos médicos que podem realizar este serviço.
   B. Em geral o especialista em genética deve ficar de fora da gestão de casos e deixar esta função para o médico principal.
   C. A gestão de casos é geralmente melhor com o uso de serviços interdisciplinares.
   D. Um exemplo de gestão de caso inclui a realização de cirurgia em um paciente com uma anomalia congênita.
   E. A gestão de casos seria provavelmente melhor se fosse manipulada por companhias de seguro e seus revisores médicos.

5. Opções disponíveis para o tratamento de distúrbios de depósito lisossomal, como a síndrome de Hurler, incluem:
   A. Terapia de reposição enzimática.
   B. Quelação dos glicosaminoglicanos estocados.
   C. Rastreamento neonatal.
   D. Redução dietética de glicosaminoglicanos.
   E. Correção gênica.

Capítulo 15
Genética de populações e diversidade genética

RESUMO DO CAPÍTULO

Uma questão sobre herança geralmente é centrada em indivíduos ou famílias. Isso não é surpresa. Os indivíduos são o objeto de interesse médico. As famílias nos dão informações sobre os genes que eles herdaram – e que parentes podem tê-los herdado também. Mas nós já vimos como podemos aprender informações importantes ao expandir nossa perspectiva para grupos de famílias através das genealogias. A análise de genealogias nos diz coisas sobre transmissão que uma família individual com um pequeno número de filhos pode não dizer. Por exemplo, não podemos quantificar a penetrância de um traço a partir de uma família apenas ou mesmo uma genealogia de várias famílias. Pode ser que consigamos encontrar um, ou mesmo alguns exemplos de penetrância incompleta. Mas isso não nos diz com que frequência este evento ocorrerá na população como um todo. Contudo, é desta frequência populacional que as previsões individuais dependem. Precisamos analisar muitas famílias nas quais o traço está segregando. Precisamos usar o "pensamento populacional".

Toda população é altamente diversa, mas a base genética da diversidade não está uniformemente distribuída. Os exemplos são familiares, como a maior frequência de anemia falciforme nas populações com ancestralidade norte-africana ou mediterrânea ou a deficiência de glicose-6-fosfato desidrogenase ligada ao X (G6PD, ou favismo) nas populações de áreas como o sul da Itália. À medida que nosso conhecimento sobre as diferenças entre um e outro grupo aumenta, também aumenta nossa habilidade para fazer previsões sobre os indivíduos desses grupos.

A genética de populações nos dá uma perspectiva quantitativa sobre variação, e novas técnicas estão expandindo o campo. Abordagens analíticas como genômica, proteômica e metabolômica estão começando a deixar sua marca. Neste capítulo, exploraremos algumas das formas que o conhecimento sobre a composição genética de uma população pode fornecer ferramentas preditivas valiosas, e veremos como estas novas abordagens prometem mudar o futuro da avaliação genética. Mas primeiro, a história é importante. Tomemos um instante para considerar as implicações do pensamento populacional em um contexto ético. Nosso exemplo será um caso no qual, por conta do pouco conhecimento da genética de populações e ainda menor consideração humanitária, as autoridades causaram um sofrimento terrível para pessoas inocentes.

A história é sobre uma mulher que foi condenada à esterilização porque foi considerada "deficiente mental". Carrie Buck (Fig. 15-1) nasceu em 1906 e engravidou com 17 anos, após ter sido violentada por um suposto membro de sua família adotiva. Talvez por vergonha, seus pais adotivos a tenham internado na Colônia para Epilépticos e Deficientes Intelectuais do Estado da Virgínia, que abrigava pacientes com deficiência intelectual ou comportamento agressivo ou promíscuo. Sua filha, Vivian, nasceu em março de 1924. Carrie foi a primeira pessoa condenada à esterilização sob uma nova lei da Virgínia como parte do programa de eugenia do estado. O caso eventualmente terminou na Suprema Corte dos EUA. Por oito votos a um, a Lei de Esterilização da Virgínia de 1924 foi considerada constitucional naquele país. Houve vários fatores, incluindo a controvérsia de que a Lei da Virgínia não era uma punição e, como era aplicada apenas àqueles vivendo em uma instituição estadual, ela não os negava proteção igual sob a lei. O juiz da Suprema Corte, Oliver Wendell Holmes Jr., escreveu na decisão: "É melhor para o mundo todo, se em vez de esperar a execução de descendentes degenerados por crime, ou deixá-los morrer de fome por sua imbecilidade, que a sociedade possa prevenir aqueles que são manifestadamente incapazes de continuar sua linhagem. ... Três gerações de imbecis são suficientes". Lembre-se de que o único "crime" de Carrie Buck foi ser violentada por um parente.

Carrie foi liberada logo após sua esterilização e eventualmente se casou. Sua irmã, Doris, também foi esterilizada sem seu conhecimento quando hospitalizada por apendicite. Ela só descobriu o fato muitos anos depois, após tentar engravidar por décadas. A filha de Carrie, Vivian, era uma estudante mediana, mas morreu de uma doença intestinal quando tinha apenas 8 anos. Não há evidências de que Carrie, sua filha ou sua irmã fossem "doentes mentais".

Esta é uma história triste sobre o mau tratamento de um indivíduo baseado em um entendimento errôneo sobre genética de populações. Quando o juiz Oliver Wendall Holmes declarou que "Três gerações de imbecis são suficientes", ele deu a entender que a remoção de indivíduos afetados do *pool* reprodutivo terá um efeito rápido, previsível e positivo. De fato, nos EUA, como em outros lugares, o movimento eugênico do fim do século XIX e início do século XX tinha como objetivo melhorar a composição genética de nossa população. Em 1935, mais de 20.000 pessoas haviam sido forçadas a se submeter à esterilização "eugênica" e cerca de 30 estados tinham leis como aquela da Virgínia. Na Alemanha de Hitler, esta doutrina teve consequências terríveis. Usando o modelo americano, cerca de 375.000 pessoas foram esterilizadas pouco antes do início da Segunda Guerra Mundial.

Mas a lógica científica na qual estes atos foram baseados era biologicamente infundada. Era matematicamente errada. As frequências alélicas não se alteram rapidamente. A prova virá na próxima seção. Esperamos que todos nós possamos aceitar isso como uma lição aprendida, da maneira mais difícil. Ciência e medicina nunca podem se separar de considerações bioéticas. E nem devem. Nenhum de nós está muito longe de questões éticas sobre como a informação é descoberta, coletada e usada. E é cada vez mais verdadeiro que pessoas informadas e inteligentes veem e se importam.

Parte 1: Conhecimento e integração de sistemas

Alguns elementos importantes da análise genética podem ser aplicados apenas quando avaliamos a população como um todo. Em geral, isso deve ser feito teoricamente – pelo menos em parte. O que dizemos a respeito de uma população irá raramente permitir que façamos uma previsão concreta sobre um indivíduo futuro específico naquela população. Em vez disso, temos um argumento construído sobre probabilidades. Mas ferramentas moleculares e genéticas poderosas estão começando a nos ajudar a entender melhor pacientes individuais e suas famílias. Nesta seção, iremos introduzir a abordagem quantitativa destas ferramentas.

Frequências alélicas em um conjunto gênico

No Capítulo 6, sobre padrões mendelianos de transmissão, usamos o quadro de Punnet para ajudar a visualizar os eventos que podem ocorrer na fertilização (Fig. 6-4). O quadro de Punnet combina duas probabilidades independentes, isto é, as composições genéticas do núcleo de um óvulo e de um espermatozoide. Se o cruzamento for entre dois heterozigotos (*A a*), por exemplo, então a probabilidade de um gameta portador, digamos, do alelo *A* será de ½, e a probabilidade da descendência herdar o alelo *A* de ambos os genitores e ser *A A* será o produto das probabilidades individuais, ½ × ½ = 1/4.

A mesma abordagem pode ser usada para prever as probabilidades de cada genótipo em uma população, com uma pequena generalização das premissas do cruzamento mendeliano. Em um cruzamento mendeliano, um indivíduo heterozigoto (*A a*) terá uma chance de ½ de produzir um gameta com o alelo *A* e ½ chance com o alelo *a*. Assim, $p = q = ½$. Mas em uma população, nosso pensamento deve se expandir para além do olhar sobre os resultados de um genótipo, e em vez disso considerar eventos que ocorrem em um **conjunto** ou ***pool*** **gênico** (*gene pool*). O *pool* gênico é um conceito teórico que representa todos os alelos em todos os indivíduos na população. Em uma população, portanto, podemos considerar *p* como o representante da proporção de todos os alelos *A* e *q*, todos os alelos *a* no pool gênico. Se estes forem os únicos alelos para um dado gene, então

$$p + q = 1$$

Embora possamos expandir a equação para incluir mais de dois alelos (p. ex., $p + q + r = 1$), na maioria dos casos isso não é necessário. Observe que, se conhecermos uma destas frequências, digamos a frequência de um alelo recessivo $a = 0,21 = q$, então podemos calcular diretamente a frequência do outro, já que $p = 1 - q$ e, neste exemplo, $p = 1 - 0,21 = 0,79$. Veremos a aplicação desta ideia à medida que exploramos as formas em que ela é usada para modelar as previsões genotípicas.

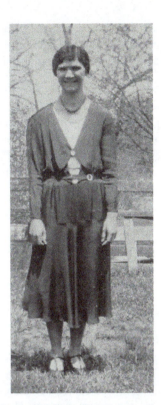

Figura 15-1. Fotografia de Carrie Buck, jovem que foi esterilizada por uma lei estadual sob os auspícios do programa estadual de eugenia. (Reproduzida de Paul B. Popence, "The Progress of Eugenic Sterilization", *Journal of Heredity*, 25:1 (1934), 23.)

O equilíbrio de Hardy-Weinberg

A partir das frequências alélicas de uma população, é um passo fácil prever as proporções de cada genótipo, assumindo que nada além de meiose normal e fertilização ao acaso estejam atuando. Vamos usar uma aplicação simples da regra da multiplicação de probabilidades independentes (Fig. 15-2). A suposição é de que gametas com um dado alelo se combinarão como uma função da frequência daquele alelo no *pool* gênico. Se, digamos, 10% dos alelos forem R, então a probabilidade de que dois alelos R se combinem na fertilização para produzir um genótipo RR será $0,1 \times 0,1 = 0,01$.

Geralmente a aplicação dessa regra funciona de forma reversa. Se sabemos a frequência de uma condição recessiva rara na população, a raiz quadrada dessa frequência (q^2) será igual à frequência do alelo (q). Por exemplo, digamos que uma condição recessiva é encontrada em uma criança a cada 2.500 nascimentos, uma frequência de 0,0004 na população. Isso é q^2, portanto

$$q = 0,02 \text{ e}$$
$$p = 1 - 0,02 = 0,98$$

Mais comumente a frequência de interesse é aquela para portadores heterozigotos, $2pq$, já que eles são fenotipicamente normais, mas têm chance de transmitir o alelo para seus descendentes. Neste caso, para este exemplo, a frequência de heterozigotos na população será

$$2pq = 2(0,98)(0,02) = 0,0392$$

ou cerca de uma criança em 25 será heterozigota.

Hardy-Weinberg é uma ferramenta preditiva simples, mas muito poderosa. Os heterozigotos estão geralmente escondidos entre os membros homozigotos dominantes da população. Mas sua frequência pode ser estimada se soubermos quantos na população apresentam o traço recessivo. Embora seja verdade que os avanços das técnicas bioquímicas podem detectar heterozigotos para alguns traços importantes, estes não são comumente empregados nas avaliações de rotina de uma família. Para resolver estas associações, a relação de Hardy-Weinberg é bastante útil. Mas ela só se aplica se premissas-chave forem verdadeiras.

Premissas de Hardy-Weinberg: uma hipótese nula para a genética de populações

A relação de Hardy-Weinberg é a hipótese nula da genética de populações. Por "hipótese nula" queremos dizer que as predições se aplicam se nada estiver atuando para alterar o processo básico de transmissão de alelos para os descendentes. Assume-se apenas que a meiose e a fertilização são normais e aleatórias. Mas este modelo tem algumas dimensões adicionais. Uma suposição subjacente óbvia é a de que as espécies se reproduzem sexualmente. Não se pode, portanto, aplicar estas ideias a um patógeno humano como bactérias. Outra é a de que os indivíduos são diploides. Algumas das consequências disso, discutidas anteriormente, como o desequilíbrio de ligação (Capítulo 11), também são relevantes quando consideramos a composição de um *pool* gênico. Neste capítulo, veremos principalmente exemplos envolvendo herança diploide simples. Aqui, é claro, há uma exceção importante: os genes ligados ao X em homens. De fato, são as exceções a estas e outras premissas que tornam o estudo da genética de populações um assunto tão fascinante e complexo. Os impactos gerais das exceções estão resumidos no Quadro 15-1 e são descritos mais formalmente nas próximas várias seções. Mas apenas desenvolveremos a matemática formal em um par de exemplos.

Figura 15-2. O equilíbrio de Hardy-Weinberg é uma derivação simples do familiar quadro de Punnett, que resume todos os resultados e suas proporções. Se considerarmos p a frequência do alelo dominante R e q a frequência do alelo recessivo r, associações aleatórias entre os gametas no *pool* gênico em reprodução gerará os três genótipos na proporção $p^2 + 2pq + q^2$.

Quadro 15-1	Consequências para as exceções às premissas do equilíbrio de Hardy-Weinberg
Premissa	**Efeito sobre o *pool* gênico quando a premissa não se aplica**
Cruzamentos aleatórios	Endogamia e cruzamentos preferenciais aumentam a frequência de homozigotos.
Grande tamanho populacional	Pequeno tamanho populacional leva à deriva genética; efeito do fundador é um caso de estabelecimento de uma nova população com uma pequena amostra de uma população maior.
Ausência de migração	A migração pode trazer alelos de uma população com uma frequência diferente.
Ausência de mutação	A mutação troca um alelo por outro.
Ausência de seleção	A seleção favorece ou não a contribuição de um genótipo para a próxima geração; as consequências dependem da força da seleção e de sua distribuição entre os genótipos.

Efeitos da migração

A migração é um bom exemplo para mostrar como as exceções podem alterar as frequências gênicas esperadas. Neste caso, elas podem não mudar muito. Mas o ponto é que o efeito da migração pode ser quantificado com um modelo matemático relativamente simples. Você poderá pensar que algo como a migração só se relaciona a animais e plantas. Mas a migração entre populações humanas, com suas histórias genéticas regionais e étnicas, atuará da mesma forma.

Assuma que duas populações diferem na frequência de um alelo (Fig. 15-3). Neste exemplo, a frequência do alelo *A* ($p = 0,8$) é maior na população recipiente (r) do que no grupo fornecendo emigrantes, onde $p = 0,4$. O efeito dessa diferença na frequência alélica será uma função de quantos emigrantes (m) se mudam para a população recipiente. Todos os outros alelos na população recipiente ($1 - m$) representam os não emigrantes que ficaram na população original. Para ver o efeito da migração sobre a frequência alélica na próxima geração, é tradição focar na frequência do alelo recessivo, com q denotando a frequência do alelo a após uma geração ($q = 0,2$ nesta população recipiente e $= 0,6$ nesta população doadora).

A frequência do alelo *a* na população recipiente, r, após a ocorrência de migração será simbolizada por q_r'. Esta nova frequência é uma função da proporção de alelos que permanece na população recipiente e suas frequências, mais a proporção de alelos emigrantes e suas frequências na população doadora:

$$q_r' = q_r (1 - m) + q_m (m) = q_r - m\, q_r + m\, q_m$$

Se assumirmos que Δq (lê-se "delta q") representa a alteração na frequência alélica para esta geração de migração (i. e., $q_r' - q_r$ é a diferença na frequência da nova geração menos a geração anterior), podemos substituir na fórmula e derivar a predição generalizada deste efeito de migração.

$$\Delta q = q_r' - q_r$$
$$= q_r - m\, q_r + m\, q_m - q_r$$

Os termos q_r se anulam, já que $q_r - q_r = 0$. Se isolarmos migração (m) dos demais termos e reorganizá-los para subtrair, isso se reduz a:

$$= q_r - m\, q_r + m\, q_m - q_r$$
$$= - m\, q_r + m\, q_m$$
$$= m\, (q_m - q_r)$$

Em outras palavras, o efeito da migração é uma função de duas coisas: com que frequência a migração ocorre (m) e qual é a diferença em frequência alélica entre as duas populações? Isso é lógico. Também mostra como pode ser relativamente simples e precisa a relação matemática que descreve importantes dinâmicas populacionais. Não desenvolveremos as fórmulas para outras exceções às premissas de Hardy-Weinberg, exceto para o caso importante da seleção. Em vez disso, simplesmente descreveremos as consequências que tais processos podem ter. Mas tudo pode ser formalizado dessa maneira.

Para completar este exemplo, precisamos apenas substituir as frequências alélicas. Para esta demonstração, vamos assumir que a proporção de emigrantes, m, é mais alta ($m = 0,10$). A nova frequência levemente elevada de a na população recipiente é a frequência original mais a alteração introduzida pelos emigrantes:

$$q_r' = q_r + \Delta q = 0,20 + 0,10\,(0,60 - 0,20) = 0,24$$

De forma semelhante, a frequência do alelo dominante na população recipiente diminuirá de 0,80 para 0,76.

Efeitos da mutação

A mutação transforma um alelo em outro. Taxas de mutação variam de um gene para outro com base em fatores como o tamanho do gene, isto é, o número de nucleotídeos que podem sofrer alteração. A chamada **mutação reversa** (*back mutation*) pode reverter um mutante de volta ao alelo original, mas ela é muito menos comum do que a típica **mutação direta** (*forward mutation*). Isso faz sentido se você considerar que há muitos pontos ao longo de um gene que podem alterar sua função se mudados (i. e., mutação direta). Mas, uma vez mudados, há poucas formas pelas quais esta mudança pode ser corrigida de volta ao normal.

A taxa de mutação é uma medida "populacional". Ela se aplica aos indivíduos, mas ocorre com uma taxa que pode ser medida apenas a partir de um grupo e que pode variar devido a condições ambientais e outras. Mesmo nos casos de mutação induzida por

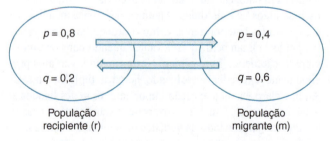

Figura 15-3. Um exemplo de migração entre dois *pool* gênicos parcialmente separados, onde a população recipiente (r) recebe uma proporção de emigrantes (m) de uma população com uma frequência diferente dos dois alelos.

substâncias químicas ou radiação ou pela inserção de elementos transponíveis no DNA, as taxas de mutação para um gene devem ser estimadas a partir de suas frequências populacionais. Mas aproximações baseadas em dados de mutação acumulados são geralmente suficientes para avaliações clínicas.

Muitos processos podem mascarar ou alterar a expressão fenotípica de um traço. Isso pode tornar difícil distinguir entre mutação reversa e processos como expressão variável ou penetrância incompleta, a menos que você possua dados de sequenciamento de DNA ou entenda o mecanismo gênico de expressão do fenótipo. Embora a mutação reversa seja um achado incomum em situações médicas típicas com técnicas de avaliação atuais, ela pode se tornar um fator de complicação a se considerar ao avaliar sequências de DNA à medida que ferramentas de diagnóstico genético mais detalhadas se tornem disponíveis no futuro.

Tamanho populacional e cruzamentos não aleatórios

À medida que o tamanho de uma população diminui, a probabilidade de endogamia aumenta. Isso pode ter pelo menos duas consequências importantes. Primeiro, pode aumentar a probabilidade de que um alelo recessivo seja herdado por ambos os genitores a partir de algum ancestral comum. Neste caso, o traço recessivo raro tem maior probabilidade de ser expresso. Exemplos incluem cerca de 20% dos casos de albinismo recessivo e xeroderma pigmentoso e 30% a 40% das ocorrências de doença de Tay-Sachs nos EUA em famílias cujos pais são primos em primeiro grau. O efeito aumenta com a raridade do alelo recessivo deletério. Isso se dá porque um alelo raro será tipicamente encontrado apenas como um heterozigoto ocasional na população, mas descendentes homozigotos aumentarão quando parentes heterozigotos se casarem.

Um segundo resultado do tamanho populacional reduzido é que a variação devida à amostragem aleatória se torna mais significativa. Isso resulta em deriva genética (Fig. 15-4), a qual é causada por variação aleatória e imprevisibilidade nas frequências alélicas de uma geração para outra. A deriva para homozigosidade completa ocorrerá em populações especialmente pequenas, como um gargalo devido a reduções graves em tamanho populacional (Fig. 15-5). Anteriormente, vimos um tipo semelhante de redução em diversidade genética quando discutimos a transmissão de mutantes mitocondriais durante a herança citoplasmática (Capítulo 13). Um gargalo no número mitocondrial durante a oogênese pode alterar significativamente as proporções de células normais e afetadas portadoras de uma mutação no mtDNA.

Desvios do cruzamento aleatório, como a escolha do parceiro com base em algum traço preferido, também podem afetar as frequências genotípicas. Em populações pequenas como enclaves religiosos ou grupos geograficamente isolados, geralmente há pequena diferença entre cruzamentos não aleatórios devidos ao tamanho populacional e a fatores comportamentais como a escolha do parceiro. Mas na maioria das grandes populações, o cruzamento não aleatório como cruzamento preferencial positivo (parceiros escolhendo um ao outro por causa de características semelhantes) pode ser importante. Em vez de alterar as frequências alélicas, o cruzamento preferencial altera apenas as frequências genotípicas. Especificamente, ele aumenta as frequências de ambos os homozigotos.

O efeito em um caso extremo de endogamia, autofertilização completa, é mostrado na Figura 15-6. A proporção de heterozigotos é reduzida à metade a cada geração. Em casos menos extremos, o resultado é semelhante, mas ocorre de maneira mais lenta. A endogamia aumenta a homozigosidade sem alterar as frequências alélicas.

Consequências da seleção

Os fatores como endogamia, mutação e origem geográfica podem ser mais importantes do que a seleção em sua influência sobre muitos eventos em populações humanas. Mas a seleção ainda é um fenômeno populacional altamente visível, pelo menos em teoria. O equilíbrio de Hardy-Weinberg assume a ausência de seleção. Outra forma de dizer isso é que cada genótipo

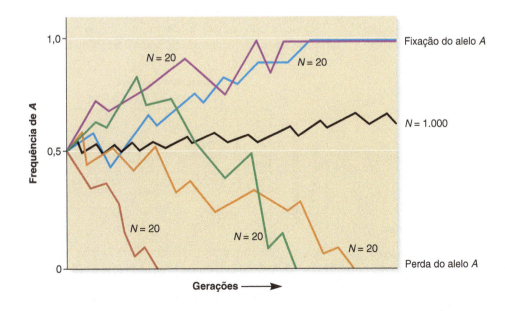

Figura 15-4. Resultados de uma simulação computadorizada de amostragem aleatória de alelos ao longo do tempo. Quando o número de indivíduos (N) é de apenas 20, a deriva genética altera as frequências alélicas e pode levar à fixação de um ou outro alelo. Quando N é maior, por exemplo 1.000, o efeito da amostragem aleatória não altera a composição do *pool* gênico além de uma pequena variação de amostragem. (Reproduzida, com permissão, de Brooker RJ: *Genetics: Analysis & Principles*, 4th ed. New York: McGraw-Hill, 2012.)

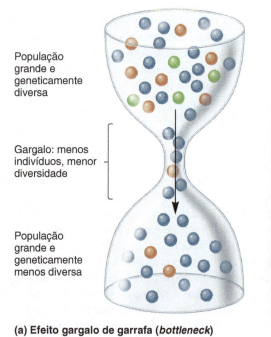
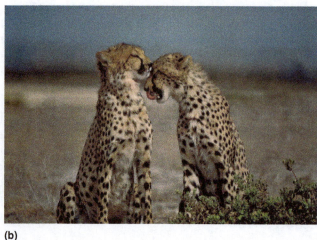

(a) Efeito gargalo de garrafa (*bottleneck*)   **(b)**

Figura 15-5. "Efeito de gargalo". Uma diminuição da diversidade genética pode ocorrer até mesmo ao ponto de homozigosidade completa. Isso pode ocorrer devido a graves reduções em tamanho populacional. (a) Representação em ampulheta. (b) Leopardos.
(a: Reproduzida, com permissão, de Brooker RJ: *Genetics: Analysis & Principles*, 4th ed. New York: McGraw-Hill, 2012. b: Fotografia de Gary M. Stolz, U.S. Fish and Wildlife Service, via Wikimedia Commons.)

contribuirá de forma equivalente para a próxima geração. Os alelos são transmitidos para a próxima geração como uma função da frequência do genótipo, não porque ele é mais favorecido ou mais bem-sucedido do que outro. Mas se um traço possuir vantagem sobre outro, ele terá maior contribuição na próxima geração. Houve seleção para o traço favorecido, e os alelos que o produzem aumentarão no *pool* gênico da próxima geração.

Podemos ilustrar essa ideia modelando o caso de um genótipo recessivo letal. Se indivíduos homozigotos recessivos morreram antes de se reproduzirem, a premissa de Hardy-Weinberg de "ausência de seleção" não se aplica. Na Figura 6-4, introduzimos o quadro de Punnett para mostrar como os alelos se combinam pela regra do produto, gerando todos os resultados genotípicos em suas proporções mendelianas. Na Figura 15-2, relaxamos a premissa de que $p = q = \frac{1}{2}$. Isso nos permitiu usar o quadro de Punnett para demonstrar as bases do equilíbrio de Hardy-Weinberg. Agora, faremos outra mu-

dança: os homozigotos rr morrem (Fig. 15-7). Há seleção em favor do alelo *R*, presente tanto nos indivíduos heterozigotos quanto nos homozigotos *RR*.

Assim como em exemplos anteriores, o efeito da seleção pode ser facilmente modelado. Para este exemplo, a proporção dos três genótipos pode inicialmente ser predita a partir das expectativas de Hardy-Weinberg. Para este exemplo, vamos assumir que a frequência do alelo recessivo letal é 0,1. Na prática, um alelo letal não teria uma frequência tão alta, mas estas frequências iniciais nos permitirão ver o efeito da seleção mais facilmente. Se $R = 0,9$, então $p^2 = 0,81$, e assim por diante.

$$RR \quad\quad Rr \quad\quad rr$$
$$p^2 = 0,81 \quad 2pq = 0,18 \quad q^2 = 0,01$$

Agora, se todos os indivíduos rr morrerem ou pelo menos forem incapazes de se reproduzir, então a frequência de hete-

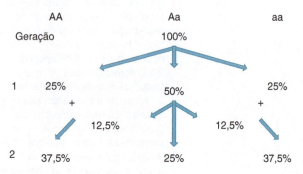

Figura 15-6. O exemplo extremo de endogamia (autofertilização). Observe que a proporção de heterozigotos é reduzida à metade a cada geração.

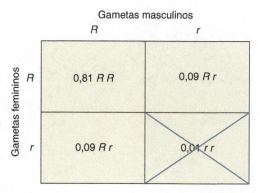

Figura 15-7. Quadro de Punnett demonstrando o caso de uma condição homozigota letal (*rr*).

rozigotos (os únicos portadores do alelo r e que podem transmiti-lo para a próxima geração) será:

Frequência de $Rr = 2pq/(p^2 + 2pq)$

A nova frequência do alelo r (q') é, portanto:

$q' = pq/(p^2 + 2pq)$

Observe que usamos pq aqui em vez de $2pq$, já que apenas metade dos alelos herdados de um heterozigoto (com uma frequência de $2pq$, ver anteriormente) será de alelos recessivos. Agora, se cancelarmos p de ambos, o numerador e o denominador, isso se reduz a:

$q' = q/(p + 2q)$

Mas, como $p + q = 1$, segue-se que $p = 1 - q$, Podemos substituir este valor por p, de forma que a alteração em frequência seja expressa apenas em termos de alelo recessivo, q.

$q' = q/(1 - q + 2q) = q/(1 + q)$

Novamente, esta é uma relação simples que mostra a alteração prevista na frequência do alelo recessivo letal. Substituindo as frequências alélicas nos problemas com os quais iniciamos, a nova proporção q' é $0,1/1,1 = 0,0909$, e a proporção esperada de indivíduos homozigotos recessivos em uma população de cruzamentos aleatórios na próxima geração será q'^2, ou $0,0083$. O poder da seleção diminuirá rapidamente à medida que a frequência do alelo letal diminui.

Esta é uma demonstração de **seleção direcional** simples. A população é alterada em uma direção benéfica, como o aumento da frequência de um alelo que oferece resistência ao DDT a uma praga agrícola tratada (Fig. 15-8), mas outras formas de seleção podem ocorrer também e podem, de fato, ser mais comuns.

Nem toda seleção atua a favor ou contra um alelo específico. De fato, a maioria dos traços é adequada para a sobrevivência do indivíduo e da população. Isso significa que manter a norma é bom. Esse tipo de seleção favorecendo o normal ou a média populacional é chamada de **seleção estabilizadora** (Fig. 15-9). Ela reduz a variação de uma característica, já que há seleção contra a sobrevivência de ambos os extremos. Um exemplo clássico é

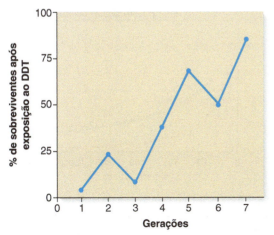

Figura 15-8. Seleção direcional demonstrada em sobreviventes após exposição ao DDT. Observe o aumento na porcentagem de sobreviventes a cada geração. (Reproduzida, com permissão, de Brooker RJ: *Genetics: Analysis & Principles*, 4th ed. New York: McGraw-Hill, 2012.)

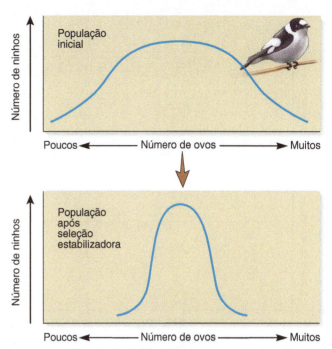

Figura 15-9. Seleção estabilizadora – favorecendo o normal ou a média populacional onde o traço específico é vantajoso. Observe a menor diversidade na população após este tipo de seleção. (Reproduzida, com permissão, de Brooker RJ: *Genetics: Analysis & Principles*, 4th ed. New York: McGraw-Hill, 2012.)

o peso de bebês ao nascer, onde há sobrevivência reduzida de recém-nascidos que estão significativamente abaixo ou acima do peso médio ao nascer da população.

Existe um tipo um pouco mais complexo de seleção, mas ainda facilmente compreensível, que pode atuar sobre os traços. A **seleção diversificadora** ocorre quando mais de um traço é favorecido em uma população porque as condições do *habitat* são diversas ou variáveis (Fig. 15-10). As alterações de cor vistas no melanismo industrial de mariposas na Inglaterra é um exemplo visualmente concreto. Embora algumas discussões sobre este caso clássico o descrevam como seleção direcional, elas estão centrando a atenção simplesmente no que ocorreu em um único *habitat*. Mas é mais informativo considerar as diferentes pressões de seleção encontradas em diferentes locais na distribuição geral da espécie na Inglaterra. Nem todas as porções de sua abrangência foram expostas à mesma alteração ambiental.

Muitos animais desenvolveram o melanismo industrial em resposta aos efeitos ambientais da revolução industrial britânica da metade para o fim da década de 1800. Para as mariposas castanhas, a forma clara salpicada era a mais comum até que fábricas movidas a carvão começaram a despejar grandes quantidades de fumaça carregada de metais pesados na atmosfera. No clima úmido britânico, isso era carregado pela chuva como poluição de metais pesados e matava os liquens claros dos troncos das árvores na parte industrializada do país. A transição da forma clara para as formas melânicas pode, de fato, ser documentada com bastante precisão olhando as coleções de mariposas e borboletas mantidas por ricos proprietários de terras ao longo do século XIX. Uma mariposa castanha mutante melânica era um prêmio raro antes da revolução industrial.

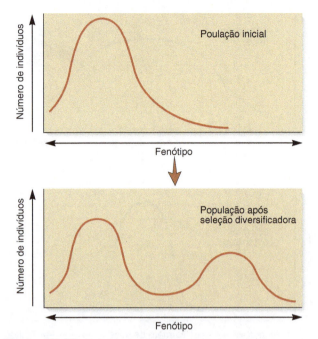

Figura 15-10. Seleção diversificadora ocorre quando mais de um traço é favorecido em uma população porque as condições do *habitat* são diversas ou variáveis. O gráfico inferior demonstra dois fenótipos prevalentes após a ocorrência de seleção.
(Reproduzida, com permissão, de Brooker RJ: *Genetics: Analysis & Principles*, 4th ed. New York: McGraw-Hill, 2012.)

Considere dois *habitats* contrastantes: cascas de árvore cobertas com liquens claros em florestas rurais e cascas escuras remanescentes após a morte de liquens sensíveis pela poluição industrial. Os pássaros predam visualmente mariposas em repouso. Em florestas rurais limpas, os predadores podem facilmente ver uma mariposa escura contra o tronco de árvores coberto por liquens claros. A forma manchada fica escondida e possui uma taxa de sobrevivência maior. O oposto é visto nas regiões centrais industrializadas, onde a perda dos liquens deixou expostas cascas de árvore escuras. As mariposas melânicas se misturavam melhor e evitavam a predação. Ao longo da faixa de espécies, portanto, as frequências das duas formas diferiam como uma função das condições de poluição afetando a sobrevivência dos liquens e, assim, as cores de fundo diferentes contra os quais as mariposas repousavam e os pássaros caçavam. Nenhum traço individual era uniformemente favorecido. Isso dependia das condições ambientais. Este, de fato, foi um dos primeiros exemplos bem documentados de uma alteração de frequência alélica devido à seleção em uma população natural. Muitos exemplos semelhantes são agora conhecidos. É interessante que a forma clara da mariposa castanha manchada está aumentando de frequência agora que melhores padrões de qualidade do ar estão em vigência e os liquens estão voltando.

A seleção é um daqueles fenômenos genéticos que conhecemos intelectualmente. Ela nos deu, logicamente, uma grande variedade de linhagens de cães e gatos de estimação. Mas nós também tendemos a tomá-la como relativamente sem importância para nossa própria espécie. Os seres humanos são afetados por seleção direcional, seleção estabilizadora ou seleção diversificadora? Quão comuns elas são? Para nós, é difícil dizer. Os efeitos dos fenômenos populacionais geralmente são medidos ao longo de décadas ou séculos. Em uma escala melhor gerenciável, entretanto, estes processos têm um grande impacto em variáveis como virulência patogênica. Existe, de fato, uma especialidade médica dedicada à exploração da "medicina evolutiva". Nosso ambiente é naturalmente variável a cada estação e muda globalmente ao longo do tempo. É provável que ultrapassemos grande parte da pressão da seleção natural sobre nós ao controlar nosso *habitat* (p. ex., vivendo em casas climatizadas) e ao promover bons cuidados de saúde. Mas como um processo natural, é bom ter a seleção em mente. Ela certamente afeta as espécies de plantas e animais – e os patógenos – à nossa volta.

Diploidia e o caso especial dos genes ligados ao sexo

Em sua forma comum, o modelo de Hardy-Weinberg supõe que os genótipos são diploides. Mas há uma exceção importante que discutimos anteriormente, os genes ligados ao sexo em homens. Esta exceção na verdade possui um resultado matematicamente simples. Como os homens têm apenas um cromossomo X, a frequência de uma condição ligada ao sexo em homens deve ser igual à sua frequência no *pool* gênico (q). Sua frequência em mulheres seria o quadrado, q^2. Assim, condições recessivas ligadas ao sexo são expressas muito mais frequentemente em homens do que em mulheres. Para ser específico, a frequência em homens (q) é a raiz quadrada da frequência nas mulheres (q^2).

Revisitando o caso de Carrie Buck

Na introdução deste capítulo, apresentamos o caso de Carrie Buck, uma daquelas pessoas esterilizadas em uma tentativa de reduzir a frequência dos chamados "débeis mentais" na população. Agora, aplicando nosso conhecimento sobre frequências alélicas e seleção, podemos tornar a lição ainda mais concreta. Em um sentido hereditário, a esterilização é biologicamente equivalente à morte. Nenhum descendente é produzido por aquele genótipo. Considere a análise que fizemos antes para se-

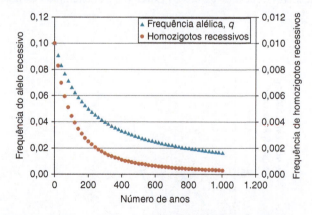

Figura 15-11. Gráfico demonstrando o efeito, ao longo do tempo, de um alelo recessivo quando os indivíduos homozigotos são "geneticamente letais". A proporção de indivíduos homozigotos recessivos, q^2, tornar-se-á muito pequena, mas eventualmente a pressão de seleção desaparece. Entretanto, um número significativo do alelo-alvo permanece por um período extenso de tempo no *pool* gênico da população.

leção contra um alelo recessivo letal. À medida que a frequência do recessivo, q, diminui, a maioria dos alelos será carregada nos heterozigotos, $2pq$. A proporção de indivíduos homozigotos recessivos, q^2, se tornará muito pequena e a pressão de seleção desaparece (Fig. 15-11), mas grandes números do alelo-alvo ainda permanecem por um longo período no *pool* gênico.

Para a debilidade mental, o resultado esperado do movimento eugênico foi fundamentalmente falho. Embora isso seja um erro que esperamos nunca se repetir, devemos lembrar que a genética de populações e, na verdade, todos os aspectos da genética, não se trata apenas de um exercício intelectual. Ela pode ter consequências reais para pessoas de verdade.

Parte 2: Genética médica

Nesta seção, usaremos a perspectiva populacional para explorar algumas de suas aplicações médicas, mas também vamos olhar para o futuro. Os avanços em biotecnologia estão rapidamente adicionando ferramentas que mudam a maneira como podemos responder às condições genéticas. Quando as informações sobre um paciente incluem um perfil genético, as perguntas e respostas podem se tornar mais complexas, mas elas também se tornam mais precisas. Adicionado a isso, continuamos a aprender muito sobre nossa própria biologia a partir de outros organismos. A mosca da fruta, *Drosophila*, por exemplo, sempre foi uma peça central da pesquisa genética. Alguns dos conhecimentos vindos de organismos-modelo serão um foco-chave do capítulo final. Não há dúvidas de que novos conhecimentos que estão vindo da biotecnologia e de organismos-modelo estão melhorando nossa habilidade de entender e responder as questões médicas encaradas por todos nós.

Por que algumas mutações são tão frequentes?

Existem muitas razões pelas quais algumas mutações são mais frequentes do que outras. Do ponto de vista populacional, uma das mais óbvias é que uma diferença genética – uma "mutação" no sentido de simplesmente ser diferente de outras formas comuns do gene – pode ter um efeito tão pequeno no fenótipo que a seleção contra ela é relativamente fraca. Alternativamente, uma forma de um gene pode estar mais bem adaptada a um ambiente ou a um contexto de desenvolvimento do que outra. O melanismo industrial discutido na Parte 1 é um exemplo: a seleção favorece um alelo em uma região ou em um momento, mas favorece um alelo diferente em outros.

Mas há outras situações que podem ter significados médico ou diagnóstico mais diretos. Um exemplo é um **efeito do fundador**. Essencialmente, um efeito do fundador é uma forma de amostragem de variação com consequências semelhantes à deriva genética e ao gargalo de garrafa, discutidos anteriormente. De fato, a principal diferença entre esses processos é sua causa, não tanto seu resultado. Como o nome sugere, um efeito do fundador se deve ao estabelecimento de uma nova população com um pequeno número de fundadores a partir de uma população maior e geneticamente mais diversa. Os fundadores terão apenas uma pequena amostra dos alelos do *pool* gênico original e a frequência desses alelos pode variar ao acaso. Se este evento for seguido por algum grau de endogamia, o que seria típico, então a probabilidade de condições recessivas de outra forma raras aparecendo no grupo será alta. Um exemplo são os Kel Kummer Tuareg, um pequeno grupo no deserto do Saara cuja origem pode ser rastreada a 156 fundadores há 300 anos. Sua ancestralidade é complexa, e cada par de membros atuais compartilha cerca de 15 ancestrais comuns. Essencialmente, todo o *pool* gênico atual do grupo pode ser rastreado a apenas 25 indivíduos. Claramente, a história ancestral de um paciente pode ser uma informação valiosa.

Outro mecanismo para manter frequências de alelos alternativos mais altas do que o esperado é quando o heterozigoto está melhor adaptado do que ambos os tipos de homozigotos. A **vantagem do heterozigoto** irá fazer os indivíduos heterozigotos terem uma contribuição maior para o *pool* gênico da próxima geração do que o previsto pelo equilíbrio de Hardy-Weinberg, mantendo assim ambos os alelos.

Anemia falciforme e a proteção contra malária: um exemplo de vantagem do heterozigoto

A anemia falciforme é uma condição grave que discutimos anteriormente. Ela geralmente é encontrada naquelas pessoas de linhagens sul-europeia e africana. Na posição do aminoácido 6 da cadeia β da hemoglobina, o aminoácido ácido glutâmico é substituído pela valina. As pessoas com traço falciforme são heterozigotas para a condição e podem apresentar um pouco de falcemização de hemácias. Aquelas com anemia falciforme (as homozigotas) possuem hemoglobina que cristaliza prontamente sob baixas tensões de oxigênio, tais como grandes altitudes ou após exercício intenso. As hemácias se tornam distorcidas e menos flexíveis. Por esta razão, as pessoas com anemia falciforme apresentam uma alta frequência de bloqueios capilares, geralmente com efeitos devastadores sobre o suprimento sanguíneo a órgãos importantes. Mas essa condição também está fortemente associada com um fenômeno completamente diferente, a malária.

O protozoário parasita da malária, *Plasmodium falciparum*, é transferido entre hospedeiros endotérmicos ("de sangue quente"), como os seres humanos, pelo mosquito *Anopheles*. Tanto homozigotos quanto heterozigotos para o alelo da anemia falciforme, $Hb\beta^S$, apresentam uma proteção parcial contra infecção, porque as hemácias falcêmicas se rompem antes que o parasita consiga se reproduzir. Aqueles que não possuem o alelo falcêmico possuem uma probabilidade 2 a 3 vezes maior de se tornarem infectados. Este é um excelente exemplo de vantagem do heterozigoto: manter ambos os alelos na população por causa da vantagem dos heterozigotos devido à ocorrência de malária no ambiente (selecionando contra os homozigotos com hemoglobina normal que são mais susceptíveis à malária) e à anemia falciforme (selecionando contra os homozigotos para o alelo falcêmico).

Outros exemplos de vantagem do heterozigoto

Embora a vantagem do heterozigoto da malária e da anemia falciforme seja uma das mais citadas e melhor compreendidas, há outros exemplos como este. Discutimos a fibrose cística (FC) várias vezes neste livro (ver Capítulo 4, incluindo a Fig. 4-21). A FC é caracterizada clinicamente por insuficiência pancreática e doença pulmonar progressiva crônica. A patogênese do distúrbio está relacionada ao gene causador – CFTR. O gene CFTR é um gene de transporte de cloro que atua principalmente em células exócrinas. Os problemas pancreáticos e pulmonares se devem ao espessamento do muco nesses órgãos por causa da hiperviscosidade secundária ao aumento das concentrações de cloreto no muco (devido ao defeito no transporte). Homozigotos para FC apresentam uma condição letal progressiva. A fibrose cística ocorre em alta frequência em caucasoides de ascendência norte-europeia. A frequência de portadores para mutações patogênicas de FC nesta população é de cerca de 1 em 20. Essa alta frequência também é suspeita de ser devida à vantagem do heterozigoto. Postulou-se que portadores de FC (com diferenças subclínicas presumíveis no transporte de íon) são mais resistentes à diarreia secretória grave da cólera. Sendo assim, portadores de FC tinham maior probabilidade de sobreviver à grande epidemia na Europa durante o século XIX. Isso levou, então, a um aumento da frequência de mutações FC nesta população e em seus descendentes. A vantagem do heterozigoto calculada para um alelo mutante alcançar o equilíbrio a uma frequência de portador de 1:20 é de cerca de 2%.

A síndrome de Smith-Lemli-Opitz (SLOS) é uma síndrome de anomalias múltiplas, associada a um defeito no estágio terminal da síntese de colesterol (ver Capítulo 8, incluindo as Figs. 8-5 e 8-6). Estima-se que a frequência de portadores da SLOS seja tão alta quanto 1/30. Entretanto, a incidência observada de SLOS está entre 1/20.000 e 1/60.000. Baseado na frequência de portadores, a incidência deveria ser de 1/3.600. Sugeriu-se que esta discrepância se deve à perda *in utero* e/ou a casos mais brandos não registrados. Considerando a alta frequência de portadores de SLOS, a vantagem do heterozigoto com efeito do fundador foi proposta. Postula-se que a vantagem para portadores se deve à melhor síntese de vitamina D.

Desvantagem do heterozigoto

É importante observar que nem todas as mutações são vantajosas para heterozigotos (portadores). A homocistinúria (HC) é um distúrbio autossômico recessivo associado a anormalidades no metabolismo de aminoácidos (ver Capítulo 8). A condição é geneticamente heterogênea. A causa mais comum de HC é uma deficiência na enzima cistationa-β-sintase (CBS). Os sintomas da HC incluem um hábito corporal marfanoide, deficiência intelectual e deslocamentos de lente (Fig. 8-7b). As características bioquímicas comuns são níveis plasmáticos de homocisteína elevados com subsequente aumento da homocisteína na urina, de onde a condição recebe seu nome. Homocisteína elevada no sangue é tóxica para o endotélio vascular, o que potencializa a lipoproteína LDL e leva ao aumento da adesão plaquetária. Assim, uma grande parte da patogênese da condição é a ocorrência de microembolias e os problemas resultantes associados à oclusão vascular.

A frequência de portadores (heterozigotos) de deficiência de CBS é de 0,3% a 1%. Como um grupo, os heterozigotos para deficiência de CBS possuem níveis plasmáticos normais de homocisteína em jejum, mas geralmente apresentam concentrações aumentadas na urina. Alguns deles, mas não todos, apresentarão níveis elevados de homocisteína em resposta a uma carga de metionina. A hiper-homocisteinemia é um fator de risco independente bem documentado para doença cardiovascular. Da mesma forma, o aumento nas concentrações de homocisteína plasmática pós-carga é um fator de risco para doença vascular e defeitos de tubo neural. Ainda há debates significativos em um grande conjunto de publicações sobre a contribuição geral relativa da deficiência de CBS para a epidemiologia da doença vascular. Independentemente disso, o conceito primordial é de que portadores possuem maior risco de problemas médicos, e não uma vantagem genética.

Avaliação da diversidade genética humana: o exemplo do HapMap

Em capítulos anteriores, citamos algumas das iniciativas que estão em andamento para melhorar o mapeamento e a interpretação genéticos. Uma destas é o Projeto HapMap. Ele está centrado em grupos de genes ligados, ou haplótipos, que são marcados por um único polimorfismo de apenas um nucleotídeo (SNP). Em vez de tentar rastrear os cerca de 10 milhões de SNPs individuais ligados a todas as regiões do genoma, o uso de *tag* SNPs representativos reduz a análise para cerca de 500.000 sítios. Este é apenas um exemplo dos avanços na tecnologia genética que contribuirão para decifrar as bases genéticas das condições hereditárias.

O impacto das mudanças da tecnologia: genômica-proteômica-metabolômica

Pouco tempo atrás, palavras como proteômica e metabolômica não faziam sentido. Agora elas são especialidades com seus próprios jornais e organizações profissionais. Trabalhando em um campo que está mudando tão rapidamente quanto a medicina, um médico será sempre, de certa forma, um aluno. Os avanços na tecnologia genética compartilham muitos dos avanços em genética de populações. Ambos devem pensar em termos de sistemas, não apenas indivíduos. Um genoma não diz respeito simplesmente aos alelos A e a ou à expressão de homozigotos *versus* heterozigotos. Em vez disso, os genótipos são o centro de um sistema bioquímico de múltiplos níveis.

O campo em desenvolvimento de genômica diz respeito à determinação da sequência de DNA de uma espécie. Os primeiros sucessos foram o sequenciamento do genoma de 5.368 pb de um vírus, φX-174, e da mitocôndria por Fred Sanger nas décadas de 1970 e 1980. Com esse trabalho, ele e seu grupo desenvolveram as primeiras ferramentas de sequenciamento, manuseio de dados e análises, que mais tarde foram aperfeiçoadas. O primeiro genoma completo de organismo foi o de *Haemophilus influenzae*, em

1995. Com a conclusão do Projeto Genoma Humano, de 13 anos, em 2003, as tecnologias que ele desenvolveu estão agora sendo aplicadas para o sequenciamento de genomas de outras espécies. Isso permite que se façam comparações da função dos genes ao longo do espectro dos seres vivos.

Para algumas pessoas, o termo "genômica" ganhou um sentido mais amplo hoje para incluir não apenas a sequência de DNA, mas também funções associadas a ela. A genômica funcional está centrada na dinâmica das atividades e das interações de genes e proteínas. Em vez de simplesmente anotar sequências de DNA, este campo explora a transcrição e a tradução dos genes, bem como as interações que ocorrem entre genes e proteínas e as interações proteína-proteína. De maneira semelhante, porém mais voltada para a medicina, a **farmacogenética** (hoje também chamada de farmacogenômica) é um ramo especializado da farmacologia que explora diferenças individuais na resposta a medicamentos e a substâncias químicas ambientais.

O foco da **transcriptômica** é um pouco mais estreito. Apenas uma pequena porcentagem do DNA é transcrita nos seres humanos. Sendo complexo como o genoma é, ele tem a vantagem de ser relativamente estável de uma célula ou de um indivíduo para outro. Em contraste, enquanto o genoma humano pode ter 20- ou 30.000 genes, há provavelmente mais de 2 milhões de proteínas diferentes produzidas ao longo de uma vida. Isso é realizado por modificações pós-traducionais e processos relacionados que discutimos em capítulos anteriores. Cada uma dessas proteínas possui uma função diferente e participa de um vasto arranjo de reações catalíticas, como componentes celulares estruturais, na sinalização do crescimento trófico, neurotransmissão, defesa do corpo contra doenças e assim por diante. A **proteômica** é o estudo dessas proteínas e de suas funções.

O termo "proteômica" vem de PROTEína e genOMA. Os perfis das proteínas diferem entre os tipos celulares e de um período do desenvolvimento para outro. Os fatores que vão além da tradução do mRNA incluem várias formas de modificações pós-traducionais como fosforilação, ubiquitinação, metilação, glicosilação e outras modificações. Em um nível mais complexo, cada uma destas deve ser considerada em termos de suas interações proteína-proteína. Quando pensamos no funcionamento do corpo, a proteômica pode nos dar uma melhor compreensão do que apenas um estudo do genoma. Olhando apenas o genoma, não temos ideia da frequência com a qual um gene é transcrito ou quão estável é seu mRNA ou seu produto proteico. Por outro lado, as proteínas não são fáceis de serem estudadas, especialmente quando presentes em pequenas quantidades ou por curtos períodos. Neste momento, portanto, os estudos de proteômica geralmente sofrem de problemas de reprodutibilidade que limitam sua força preditiva. Parte dessa limitação é, obviamente, o fato de que as proteínas estão sendo modificadas. Assim, o processo dinâmico e sua limitação inerente estão entrelaçados.

Mas as proteínas não são os pontos finais. Em um nível mais funcional da bioquímica celular, a **metabolômica** é o estudo dos metabólitos produzidos pelos processos celulares. O genoma e o proteoma oferecem um perfil dos processos controladores, e o metaboloma documenta os produtos finais de suas atividades. Suas ferramentas incluem a ressonância magnética nuclear (RMN), espectrocopia e espectometria de massa. O primeiro banco de dados *online* de metabolômica, METLIN, agora contém informações sobre mais de 40.000 metabólitos humanos. Estudos paralelos estão sendo realizados também em espécies de plantas.

A **metagenômica** é a análise dos genomas de materiais coletados a partir de uma amostra ambiental. As técnicas tradicionais não detectaram muitas das espécies vivendo em um *habitat*, e este campo está fornecendo uma nova visão sobre a diversidade microbiana. Como as amostras são sequenciadas diretamente de coleções naturais, não há necessidade de cultivo de um organismo, limitação que impediu que a grande maioria dos organismos microbianos fosse descoberta e estudada. Um dos primeiros projetos desse tipo foi dirigido por Craig Venter, um pioneiro no sequenciamento do genoma humano. Analisando amostras do mar dos Sargaços, encontrou-se DNA de quase 2.000 espécies diferentes, incluindo quase 150 novos tipos de bactérias. Por causa da importância médica das bactérias, a metagenômica está sendo usada agora para traçar o perfil das comunidades microbianas de numerosos sítios corporais em várias centenas de pessoas representativas na Iniciativa do Microbioma Humano (*Human Microbiome Initiative*).

Genômica pessoal

Nós carregamos nosso patrimônio genético conosco. Para algumas condições, saber a "origem" geográfica de um paciente pode nos fornecer conhecimentos úteis, comparável a saber se um paciente viajou recentemente para regiões onde uma doença infecciosa é endêmica. Existe uma disponibilidade cada vez maior de fontes comerciais para que uma pessoa obtenha seu perfil genômico. Às vezes, isso pode ter um resultado claramente benéfico, tal como selecionar a melhor opção de medicamento para a fisiologia de um indivíduo, mas nosso conhecimento das interações medicamento x fisiologia está apenas em sua infância. Portanto, esta é uma nova fronteira. Uma questão associada é o potencial para discriminação baseada em perfis genéticos.

Vamos voltar um pouco. Por que escolhemos trazer estas áreas em desenvolvimento da genética para uma discussão sobre populações? Esperamos que a resposta seja bastante óbvia. A genética de populações e os campos em desenvolvimento na biologia molecular compartilham um foco em sistemas. Eles tentam entender sistemas de alelos ou indivíduos em uma população, sistemas de proteínas, sistemas de interações metabólicas e, finalmente, sistemas de... bem, sistemas. Mas por mais impressionante que o crescimento da genética médica seja no entendimento de todos esses níveis, a realização mais promissora é bem mais simples. Quanto mais sabemos acerca da complexidade do controle genético do desenvolvimento e da função, mais habilidade teremos para diagnosticar e responder às condições encaradas por um paciente individual.

Rastreamento de populações por genes

O advento das tecnologias de genética molecular forneceu ferramentas poderosas e empolgantes para uso no rastreamen-

Linhagens simplificadas de mtDNA

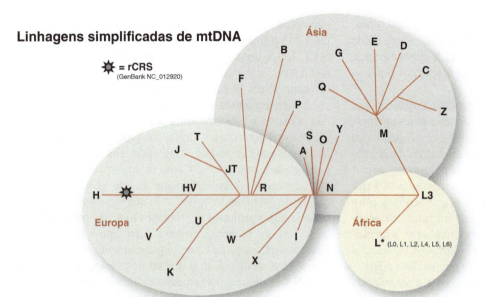

Figura 15-12. Diagrama mostrando linhagens baseadas em polimorfismos do DNA mitocondrial (mtDNA). (Imagem de MITOMAP: Um banco de dados de genoma mitocondrial humano. Disponível em http://www.mitomap.org. A imagem está licenciada por Creative Commons Attribution 3.0.)

to das populações e de suas relações. Existem vários polimorfismos entre os indivíduos e entre as populações. A herança materna exclusiva do genoma mitocondrial fornece um método de rastreamento da linhagem materna por longos períodos de tempo. As análises de polimorfismos mitocondriais forneceram percepções fascinantes sobre as populações humanas (Figs. 15-12 e 15-13). Uma das observações mais incríveis nestes estudos foi o quão bem os dados de DNA estão correlacionados com predições arqueológicas, antropológicas e linguísticas anteriores. Estudos semelhantes foram feitos com polimorfismos no cromossomo Y que rastreiam exclusivamente as linhagens paternas.

Sequenciamento de DNA de organismos-modelo

Um dos resultados surpreendentes a vir do sequenciamento de muitas espécies é o de que compartilhamos uma parte significativa de nosso *background* genético. A genética de populações foi baseada no estudo de genes em mariposas, moscas da fruta e caramujos. As informações genéticas de organismos-modelo oferecem uma percepção sobre a biologia que é paralela àquela dos avanços em tecnologia. As semelhanças biológicas entre os animais nos ajudarão a entender melhor a nós mesmos. Exploramos isso no capítulo final.

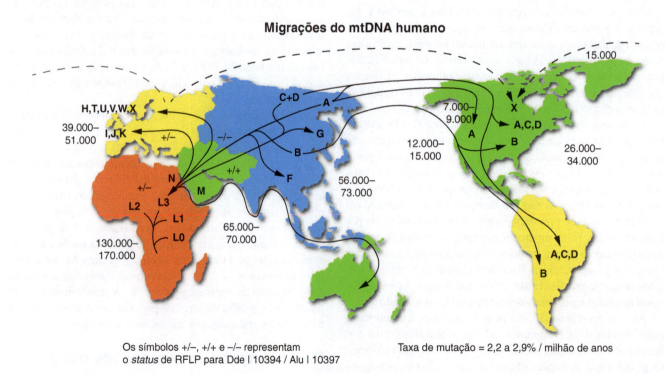

Figura 15-13. Mapa mostrando a migração hipotética das populações humanas com base em análises de mtDNA. (Imagem de MITOMAP: Um banco de dados de genoma mitocondrial humano. Disponível em http://www.mitomap.org. A imagem está licenciada por Creative Commons Attribution 3.0.)

Parte 3: Correlação clínica

A síndrome de Noonan (Fig. 15-14) é uma síndrome autossômica dominante caracterizada por características faciais dismórficas (hipertelorismo, fissuras palpebrais oblíquas e orelhas baixas/rotadas posteriormente). Outras características observadas na síndrome de Noonan incluem baixa estatura, pescoço curto (com ou sem correias), anomalias cardíacas (estenose pulmonar, especialmente), epicanto, perda auditiva neurossensorial, atraso no desenvolvimento e uma diátese hemorrágica. A síndrome de Noonan é geneticamente heterogênea, com pelo menos 11 genes hoje conhecidos associados à condição (Quadro 15-2).

A neurofibromatose tipo I (Fig. 15-15) é um distúrbio autossômico dominante que exibe penetrância completa com uma ampla faixa de variabilidade em sua expressão. Ela é caracterizada por propensão aumentada ao desenvolvimento de uma variedade de tumores benignos e malignos. Os neurofibromas, dos quais a condição herdou o nome, originam-se de células de Schwann não mielinizadas e estão entre os tumores mais comuns vistos nestes pacientes. Outros tipos de tumores relatados incluem tumores do SNC (gliomas ópticos e meningiomas, entre outros), tumores endócrinos e sarcomas. Os pacientes com neurofibromatose tipo I também apresentam uma variedade de achados dermatológicos tais como máculas hiperpigmentadas (chamadas de "manchas café com leite") e sardas em localizações anormais, como as regiões axilar e

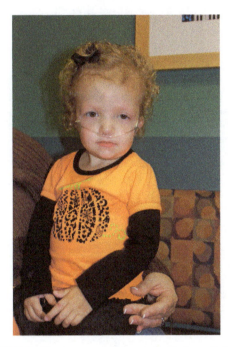

Figura 15-14. Menina com síndrome de Noonan. Esta criança possui uma mutação em um gene conhecido como *KRAS*. A síndrome de Noonan apresenta heterogeneidade genética significativa, com pelo menos 11 genes conhecidos associados à condição.

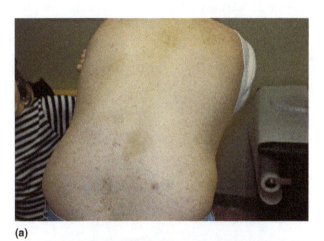
(a)

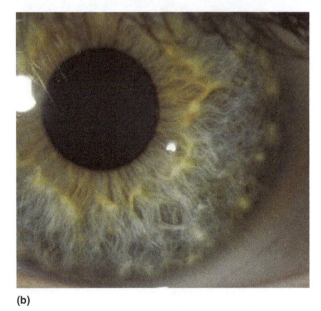
(b)

Figura 15-15. Homem adulto com neurofibromatose tipo I. (a) Costas do paciente demonstrando múltiplas máculas hiperpigmentadas e tumores (neurofibromas). (b) Hamartomas de íris (nódulos de Lisch) que são um traço característico da neurofibromatose tipo I.

Quadro 15-2	Genes associados à síndrome de Noonan
PTPN11 (50% dos casos)	
BRAF	
CBL	
HRAS	
KRAS	
MAP2K1	
MAP2K2	
NRAS	
RAF1	
SHOC2	
SOS1	

inguinal. Outras características primordiais são a presença de hamartomas de íris, ou nódulos de Lisch, e displasias ósseas. A neurofibromatose 1 é causada por mutações no gene da neurofibromina na localização cromossômica 17q11.2. O gene da neurofibromina atua como um gene supressor de tumor envolvido na via de transdução de sinal RAS.

Tanto a síndrome de Noonan quanto a neurofibromatose são condições estabelecidas com fenótipos e critérios diagnósticos bem delineados. Ao longo do tempo, os médicos descreveram um número de pacientes que apresentam características sobrepondo-se em ambas as condições. A síndrome de Noonan-neurofibromatose é uma condição descrita em pacientes com neurofibromatose que também possuem manifestações da síndrome de Noonan, tais como baixa estatura, traços faciais característicos e estenose pulmonar (Fig. 15-16). Uma condição semelhante é a síndrome de Watson. As duas principais características da síndrome de Watson são estenose pulmonar e manchas café com leite. Os pacientes com síndrome de Watson também podem apresentar deficiências cognitivas e baixa estatura. A maioria dos pacientes possui macrocefalia. Muitos têm nódulos de Lisch e/ou neurofibromas. Estudos de genética molecular mostraram que essas três condições são alélicas – todas causadas por mutações no gene da neurofibromina.

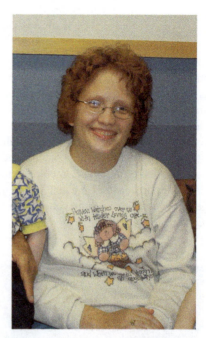

Figura 15-16. Mulher adulta com neurofibromatose apresentando uma mutação confirmada no gene da neurofibromina. Observe as características craniofaciais que são típicas das pessoas com síndrome de Noonan.

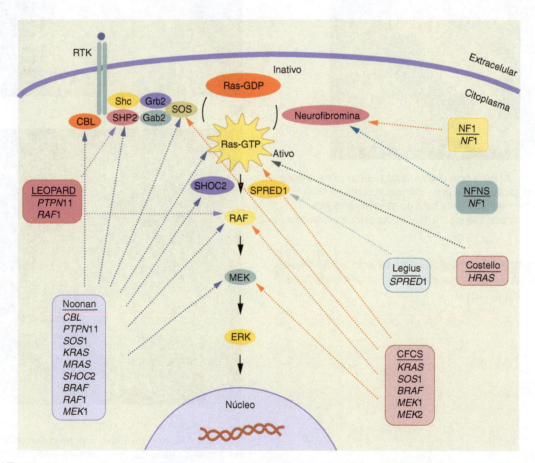

Figura 15-17. Diagrama da via de transdução de sinal RAS-MAPK. As múltiplas síndromes (RASopatias) e seus genes associados são observados nas caixas. (Adaptada de Ekvall S, Hagenas L, Allanson J, et al. "Cooccurring SHOC2 and PTPN11 mutations in a patient with severe/complex Noonan syndrome-like phenotype". *Am J Med Genet A.*, 155(6): 1217-24, 2011.)

As investigações posteriores sobre a relação entre a síndrome de Noonan e a neurofibromatose tipo I mostraram uma ligação molecular. Conforme mencionado anteriormente, o gene da neurofibromina modula o oncogene *RAS*. Os genes associados à síndrome de Noonan também mostraram estar envolvidos na mesma via de sinalização. Da mesma forma, várias outras condições com fenótipos que também se sobrepõem à síndrome de Noonan e/ou à neurofibromatose mostraram estar envolvidas nesta via também. Estas incluem a síndrome de Costello, a síndrome cardio-facio-cutânea, a síndrome de Legius e a síndrome LEOPARD (múltiplos lentigos, distúrbios da condução eletrocardiográfica, hipertelorismo ocular, estenose pulmonar, anormalidade genital, retardo do crescimento e surdez neurossensorial).

Assim sendo, em nível de metabolômica todas essas condições são relacionadas. Na verdade, elas representam uma *família* de distúrbios ligados por seu envolvimento na via de sinalização RAS (Fig. 15-17). Coletivamente, hoje eles são chamados de RASopatias, com base nessa patogênese central compartilhada. À medida que a compreensão sobre a base molecular dos distúrbios humanos aumenta, a lista destas famílias genéticas continua a crescer igualmente.

■ Questões práticas

1. Assuma que uma população está em equilíbrio de Hardy-Weinberg e que a frequência de um alelo autossômico recessivo raro de uma doença é q; então, a frequência de portadores da doença pode ser estimada como:
   A. p^2
   B. q^2
   C. $2pq$
   D. $2q$
   E. $2(1-p)$

2. O Sr. e a Sra. Smith foram à sua clínica. A Sra. Smith está com nove semanas de gestação e tem uma irmã com fibrose cística (FC), uma doença autossômica recessiva. Eles estão preocupados se o bebê também nascerá com a mesma doença. O Sr. e a Sra. Smith são caucasoides (incidência de FC de 1 em 2.500). Qual a probabilidade de que a Sra. Smith seja uma portadora de FC?
   A. ½
   B. ¼
   C. 2/3
   D. 1/25
   E. 1/50

3. Reconhece-se que pais e filhos compartilham ½ (metade) de seus genes e que irmãos compartilham ½ (metade) de seus genes. Qual dos seguintes é o número correto para genes compartilhados entre primos em primeiro grau?
   A. 1/8
   B. 1/16
   C. 1/32
   D. 1/64
   E. 1/128

4. A hemocromatose é um distúrbio associado à sobrecarga de ferro. Ela é uma condição autossômica recessiva causada por mutações em um gene chamado *HFE*. Ela é uma das doenças monogênicas humanas mais comuns, ocorrendo em cerca de 1 em 256 indivíduos de ascendência norte-europeia. Qual é a frequência aproximada de portadores de hemocromatose na população norte-europeia?
   A. 1 em 2
   B. 1 em 8
   C. 1 em 50
   D. 1 em 100
   E. 1 em 256

5. Uma possível razão para que certas mutações ocorram frequentemente em uma dada população seria:
   A. Vantagem do heterozigoto
   B. Desvantagem do heterozigoto
   C. Esforços de fundação
   D. Cruzamentos aleatórios
   E. Baixa taxa de mutação

Capítulo 16

Sobre moscas-da-fruta, camundongos e pacientes: integrando o conhecimento

RESUMO DO CAPÍTULO

Neste último capítulo do livro, completamos um círculo. Os principais temas que prometemos abranger foram tecidos ao longo dos capítulos. Para completar este processo, vamos revisar e expandir vários temas importantes:

1. Unidade e diversidade: a continuidade genética da vida conforme evidenciada em organismos-modelo.
2. Heterogeneidades genética e etiológica
3. Associações genótipo x fenótipo
4. Patogênese: como alterações no DNA se traduzem em doenças?

O Projeto Genoma Humano e áreas em desenvolvimento como a proteômica nos fornecem detalhes sem precedentes sobre os produtos primários da codificação genética. Mas vimos como geralmente é difícil relacionar genes codificadores de proteínas a fenótipos, por causa do processamento pós-traducional e de outros eventos. O estudo de organismos-modelo pode ajudar a direcionar nosso conhecimento sobre esta complexidade. Na próxima seção, descreveremos algumas das vantagens experimentais de um grupo selecionado de organismos-modelo em genética e identificar alguns dos conhecimentos-chave que até o momento foram gerados a partir de estudos com eles.

Este capítulo, portanto, será organizado de maneira um pouco diferente dos anteriores. Começamos com *Drosophila*, não porque ela é o organismo mais simples, mas porque é um dos primeiros e mais influentes modelos invertebrados de organização e função genéticas. Outros organismos-modelo importantes serão então introduzidos. Discutiremos diferentes mecanismos de patogênese.

Finalmente, veremos como os avanços em genética médica prometem continuar alterando a face da medicina e o tratamento de condições genéticas humanas.

Parte 1: Bactérias, moscas-da-fruta, camundongos, peixes: o valor dos organismos-modelo

A mosca-da-fruta comum foi um dos primeiros organismos utilizados para explorar os mecanismos da herança. Ela se tornou um modelo para o estudo da transmissão genética. De fato, alguns dos conhecimentos genéticos de trabalhos com *Drosophila* são tão fundamentais que é fácil tomá-los por certos. Mas a pesquisa com organismos-modelo continuou a contribuir dramaticamente com o conhecimento de nossa própria genética e desenvolvimento. Um organismo-modelo oferece algumas vantagens – um genoma conhecido ou pequeno, desenvolvimento simples ou criação fácil para estudos de cruzamentos e identificação de mutações. *Escherichia coli*, leveduras, vermes cilíndricos e até mesmo plantas simples nos permitem observar os processos genéticos comuns que são compartilhados por todas as formas de vida.

A maioria das descobertas importantes que são a base da genética médica não poderia ter sido feita em seres humanos. Mecanismos genéticos fundamentais geralmente necessitam de grandes números de replicações, genótipos e ambientes controlados, manipulação experimental do genoma ou de rotas de desenvolvimento que cada um controla e o uso de ferramentas como mutagênese. Mesmo quando não completamente ilegais, estes seriam demasiado complexos e demorados para se aplicar a famílias e populações humanas. Portanto, ignorar as contribuições que os organismos-modelo fizeram ao entendimento da genética humana é muita falta de visão. Animais simples nos permitem estudar em profundidade os vários processos biológicos que compartilhamos com eles, e por estes conhecimentos críticos eles merecem nosso respeito.

Quadro 16-1 — Alguns prêmios Nobel para pesquisa genética usando organismos-modelo com aplicação geral em seres humanos

Ano	Premiados	Organismo	Principal contribuição
1933	T.H. Morgan	*Drosophila melanogaster*	Descobertas relacionadas ao papel exercido pelos cromossomos na hereditariedade
1946	H.J. Muller	*Drosophila melanogaster*	Descoberta da produção de mutações por irradiação de raios X
1958	G.W. Beadle, E.L. Tatum, e J. Lederberg	*Neurospora crassa* *Escherichia coli*	Descoberta de que os genes atuam regulando eventos químicos definidos; Organização gênica e recombinação em bactérias
1965	F. Jacob, A. Lwoff, and J. Monod	*Escherichia coli*	Controle genético de enzimas e síntese viral
1983	B. McClintock	*Zea mays*	Descoberta de elementos genéticos móveis
1995	E.B. Lewis, C. Nüsslein-Volhard, e E.F. Wieschaus	*Drosophila melanogaster*	Controle genético do início do desenvolvimento embrionário
2001	L.H. Hartwell, R.T. Hunt, e P.M. Nurse	*Saccharomyces cerevisiae* *Schizosaccharomyces pombe* *Arbacia* (ouriços-do-mar)	Descobertas sobre reguladores-chave do ciclo celular
2002	S. Brenner, H.R. Horvitz, e J.E. Sulston	*Caenorhabditis elegans*	Regulação genética do desenvolvimento dos órgãos e morte celular programada
2006	A.Z. Fire and C.C. Mello	*Caenorhabditis elegans*	Descoberta do silenciamento gênico ou RNA de interferência por RNA dupla-fita
2007	M.R. Capecchi, M.J. Evans, e O. Smithies	*Mus musculus*	Introdução de modificações gênicas específicas em camundongos por células-tronco embrionárias
2009	E.H. Blackburn, C.W. Greider, J.W. Szostak	*Tetrahymena*	Descoberta da maneira pela qual os cromossomos estão protegidos pelos telômeros e telomerase
2012	J.B. Gurdon e S. Yamanaka	*Xenopus laevis* *Mus musculus*	Descoberta de que células maduras podem se tornar pluripotentes novamente após programação

Alguns exemplos de contribuições genéticas utilizando organismos-modelo vencedoras de prêmio Nobel estão listados no Quadro 16-1. O trabalho de Thomas Hunt Morgan sobre transmissão de genes ganhou o prêmio por definir o papel dos cromossomos na hereditariedade. Seu organismo experimental foi a *Drosophila*. Seu cultivo fácil, suas características especiais de desenvolvimento como cromossomos politênicos (ou **endoduplicados**) gigantes, e o conjunto de mutações que afeta todos os elementos do desenvolvimento permitiram que a *Drosophila melanogaster* se tornasse o modelo experimental de escolha. Utilizando *Drosophila*, processos como o efeito mutagênico dos raios X e a maneira como os genes controlam os passos iniciais do desenvolvimento embriológico foram descobertos. De forma semelhante, o número definido de células e a linhagem restrita da diferenciação celular no nematódeo *Caenorhabditis elegans* ilustraram como a ciência pode tirar conhecimentos gerais a partir de características especiais de um organismo-modelo.

Um conceito unificador aqui, e de fato em toda a biologia, é a "homologia". Esse termo biológico se refere às semelhanças encontradas em estrutura ou função devidas à derivação compartilhada a partir de um ancestral comum. O que aprendemos a partir de organismos-modelo geralmente possui um impacto revolucionário sobre o conhecimento de nossa própria espécie.

A descoberta dos elementos transponíveis no milho, dos telômeros em *Tetrahymena* e em leveduras, e até mesmo da forma como os genes em bactérias e fungos controlam as vias bioquímicas ilustram a importância dos organismos-modelo. Esse é um tema significativo, porque tipifica a direção que a pesquisa biomédica deve continuar a tomar no futuro.

Os organismos-modelo são exatamente isso – modelos. Mas modelos são úteis apenas à medida que podem fornecer conhecimentos sobre processos gerais ou sobre mecanismos que atuam em um sistema de extrema importância, como a biologia e o desenvolvimento humanos. Organismos-modelo como *Drosophila*, *C. elegans* e outros nos ajudam a entender as regras gerais da regulação genética que nos lembram da continuidade da vida. Quando T. H. Morgan começou a estudar a organização gênica nos cromossomos de *Drosophila*, ele não tinha ideia de que uma descoberta como os genes *homeobox*, que especificam elementos-chave da organização corporal em *Drosophila*, abriria novos caminhos para o entendimento da arquitetura do desenvolvimento de todos os organismos. De fato, a chamada "moral da história" é que a pesquisa experimental em organismos-modelo continuará tendo importância crítica para avanços futuros em genética humana, porque compartilhamos com todos os organismos uma grande parte de nosso patrimônio biológico.

A mosca-da-fruta comum, *Drosophila melanogaster* – contribuições históricas e sua importância contínua como um modelo genético

Um marco na história da genética foi a descoberta de uma mutação de olho branco em uma cultura de *Drosophila* que estava sendo usada por T. H. Morgan para estudar a dinâmica do crescimento populacional. Esse evento iniciou uma longa história na qual a *Drosophila* foi usada para explorar vários mecanismos fundamentais da genética. A pesquisa genética é agora estimulada pela extensa coleção de mutações de centros de recursos e pela inovação experimental dos pesquisadores de *Drosophila*. A criatividade dos pesquisadores continua abrindo novos horizontes. Obviamente que tudo isso seria essencialmente irrelevante se não fosse pela semelhança genética fundamental que a *Drosophila* compartilha com todas as outras espécies.

T. H. Morgan ganhou o prêmio Nobel em 1933 por seu trabalho sobre os padrões de transmissão genética pelos cromossomos. O prêmio Nobel só pode ser concedido a cientistas vivos, portanto Gregor Mendel não poderia ser eleito. Mas os conhecimentos de Mendel, de Morgan e de seus alunos, incluindo o posterior prêmio Nobel, H. J. Muller, estabeleceram a base para entender os mecanismos de transmissão gênica, de ligação e ligação ao sexo, de recombinação e de alterações na estrutura dos cromossomos. A *Drosophila* oferece muitas vantagens experimentais. Uma delas é que os cromossomos das glândulas salivares da larva de *Drosophila* sofrem replicação de DNA por muitos ciclos sem divisão celular, criando cromossomos gigantes tendo cerca de 1.000 cópias correspondentes da cadeia de DNA juntas em uma corda que mostra detalhes significativos do cromossomo. Isso torna possível mapear funções gênicas específicas a regiões físicas específicas de um cromossomo e alterações cromossômicas estruturais podem ser precisamente mapeadas.

Esta seria uma interessante nota de rodapé histórica se o caso terminasse aqui, mas não terminou. Nos anos que se seguiram, a *Drosophila* se tornou um dos mais importantes organismos experimentais para a exploração do papel dos genes no desenvolvimento, na fisiologia e no comportamento.

Isso se deve, em parte, ao fato de que muitos genes e mutações cromossômicas especiais foram identificados ao longo dos anos. Estes permitem que os experimentos sejam centrados em processos que são difíceis de equiparar em outros organismos. Isso também possibilitou aplicar as técnicas de DNA recombinante assim que se tornaram disponíveis, e as descobertas a partir deste trabalho identificaram mecanismos genéticos que mostraram ser comuns a outros organismos.

A *Drosophila* possui um genoma com cerca de 13.600 genes. Cerca de um quarto de seu genoma é composto por DNA altamente repetitivo e várias dezenas de tipos de elementos transponíveis. Alguns dos primeiros trabalhos sobre elementos transponíveis, os elementos P de "atividade modificadora" ou "disgenesia híbrida", foram feitos com *Drosophila*. Os elementos P se tornaram uma ferramenta experimental poderosa para mutagênese sítio-dirigida (*targeted mutagenesis*) e outras manipulações do genoma.

No outro extremo do espectro fenotípico, a pesquisa utilizando *Drosophila* explorou a base genética dos traços quantitativos. Esses são traços que variam em expressão porque o efeito de cada gene pode ser amplificado ou mascarado por fatores ambientais afetando o mesmo traço. Usando experimentos cuidadosamente controlados que excluem efeitos ambientais, os experimentos com *Drosophila* mostraram que até mesmo a expressão aparentemente complexa pode geralmente ser explicada pela variação genética em um número relativamente pequeno de genes contribuintes. Essa perspectiva deve mudar a abordagem médica para traços complexos. Embora variável em apresentação, uma condição ainda pode ser rastreada a um processo biológico previsível.

A Comissão Internacional de Nomenclatura Zoológica (International Commission on Zoological Nomenclature) mudou o nome taxonômico desse organismo-marco da genética para *Sophophora melanogaster*. Esta é uma mudança que pode ser taxonomicamente justificada, mas é criticada pela comunidade de pesquisa genética. Este pode ser um exemplo raro de consistência e estabilidade da literatura sendo mais importante para o crescimento da ciência do que é a precisão taxonômica. É uma alteração que provavelmente será ignorada pela maioria dos geneticistas por muito tempo. Mas não fique confuso caso encontre este nome em suas futuras leituras.

Uma bactéria, *Escherichia coli*

A *Escherichia coli* é um dos mais importantes sistemas-modelo para entender a organização simples do genoma, e é central para áreas como o desenvolvimento da tecnologia de DNA recombinante. Por outro lado, algumas linhagens de *E. coli* causam doenças alimentares que podem ser bastante sérias. Como espécie, seu genoma é demasiado diverso, mas as linhagens, como *E. coli* K12, usadas em genética microbiana são restritas em número. Um genoma representativo foi relatado pela primeira vez em 1997. Ele é uma molécula de DNA circular de 4,6 milhões de pares de bases com 4.288 genes codificadores de proteína, sete genes de rRNA e 86 genes de tRNA. Mas o número de genes varia entre as linhagens, e alguns deles podem ser oriundos de transferência horizontal de outros organismos. Estas variáveis aumentam a utilidade de *E. coli* como um organismo experimental para estudos genéticos.

Joshua Lederberg e Edward Tatum descobriram o processo de conjugação bacteriana em *E. coli*, e Seymour Benzer utilizou *E. coli* e o **bacteriófago** T4 para estudar a linearidade da estrutura gênica no genoma. Uma das bases da biotecnologia moderna pode ser rastreada ao trabalho com **plasmídeos** e enzimas de restrição em *E. coli*. Uma das primeiras aplicações da tecnologia de DNA recombinante foi a produção da insulina humana a partir de *E. coli*.

Fermento de pão, *Saccharomyces cerevisiae*

A levedura é um eucarioto simples em termos de desenvolvimento, com um ciclo de vida que possui fases haploide e diploide. Seu curto tempo de geração permite que os experimentos sejam realizados de maneira eficiente usando técnicas como o plaqueamento de colônias em placas de Petri, que são equivalentes àquelas disponíveis para bactérias. Além de empregar mutações para dissecar componentes de um processo do desenvolvimento, o *Saccharomyces* está sendo usado pra estudar vias de transdução de sinal que alteram os fenótipos celulares.

Embora o genoma de *Saccharomyces* tenha sido completamente sequenciado em 1996, os geneticistas ainda não têm certeza sobre a quantidade de genes funcionais que está presente em seu genoma. É provável que o número esteja em torno de 6.000, mas muitos genes hipotéticos possuem funções ainda desconhecidas. Além dos genes codificadores de proteínas, há vários RNAs não codificantes, incluindo 274 genes de tRNA e RNAs para o processamento de ribossomos, *splicing* de íntrons e outros processos celulares. Cerca de 20% dos *loci* levam à letalidade quando mutados. As taxas de recombinação são maiores do que aquelas para a maioria dos outros fungos, e bons mapas genéticos estão disponíveis para um grande número de *loci*.

A proporção de sequências repetidas é muito menor do que aquela encontrada na maioria dos eucariotos multicelulares (ver Capítulo 4). Cerca de 4% do genoma de *Saccharomyces cerevisiae* é composto por elementos transponíveis. O retroelemento semelhante a vírus Ty é encontrado em cerca de 50 cópias por genoma. Elementos Ty intactos podem parear e recombinar mesmo quando estão localizados em cromossomos diferentes, resultando em frequentes translocações recíprocas e em outras aberrações cromossômicas.

Existem dois tipos de indivíduos acasaladores, a e α. Vias de transdução de sinal podem ser ativadas por feromônios que são liberados pelas células de um tipo e então se ligam a receptores no outro tipo de indivíduo. Isso ativa uma cascata intracelular que fosforila, ativando assim um fator de transcrição. Este, por sua vez, ativa os genes necessários para interromper a fase G_1 do ciclo celular e para as fusões celular e nuclear necessárias ao acasalamento. Esse tipo de via de transdução de sinal estudado em leveduras é altamente conservado nos eucariotos.

Um nematódeo, *Caenorhabditis elegans*

O nematódeo *Caenorhabditis elegans* é um eucarioto simples com exatamente 959 células em uma fêmea, que é um hermafrodita funcional, e 1.031 células em um macho. As relações de linhagens celulares em ambos os sexos estão hoje completamente mapeadas (Fig. 3-12). Seis células fundadoras dão origem a todas as células do adulto, e mutações que alteram a progressão da linhagem celular são uma valiosa ferramenta para a análise do desenvolvimento. Os adultos têm cerca de 1 mm de comprimento e podem ser manipulados com técnicas que lembram aquelas usadas para cultivar colônias bacterianas. Como é transparente, as mutações que afetam sua anatomia interna e seu desenvolvimento podem ser facilmente estudadas. Cada acasalamento pode gerar centenas de descendentes, e ele compartilha várias das vantagens experimentais que beneficiaram os trabalhos com *Drosophila*. A sequência de seu genoma, de aproximadamente 14.000 genes, foi concluída em 1998. Percepções sobre o controle genético do desenvolvimento usando *Caenorhabditis elegans* foram reconhecidas pelo prêmio Nobel a Sydney Brenner, Robert Horvitz e John Sulston em 2002.

Um benefício especial do *C. elegans* como um modelo experimental é o fato de que suas linhagens celulares durante o desenvolvimento normal são estritamente definidas (ver Fig. 3-12). O destino específico de cada célula progenitora foi mapeado. Com esse mapa, foi possível definir sinais de indução entre uma célula e outra, as vias de transdução de sinal da célula recipiente e eventos de morte celular programada geneticamente. A expressão gênica em *C. elegans* apresenta alguns elementos inesperados, como exemplos de transcrição policistrônica semelhantes àqueles vistos em bactérias. Um processo descoberto em *C. elegans* é a interferência mediada por RNA (ou RNA de interferência, RNAi). Quando utilizada como técnica experimental, esta permite que os pesquisadores estudem a função de genes-alvo pelo silenciamento de sua expressão.

O peixe-zebra, *Danio rerio*

O peixe-zebra, *Danio rerio*, compartilha muitas características com outros modelos de sistemas genéticos. Eles possuem tempo de geração curto e põem várias centenas de ovos a cada ciclo reprodutivo. Uma vantagem importante para os pesquisadores é que seus embriões são relativamente grandes e transparentes. Isso significa que alterações internas do desenvolvimento podem ser facilmente observadas. Os precursores dos principais órgãos se tornam visíveis por meio da parede corporal cerca de 36 horas após a fertilização, e a eclosão ocorre até cerca de 36 horas depois. O genoma de *D. rerio* foi sequenciado e várias linhagens geneticamente caracterizadas estão disponíveis para os pesquisadores. Entre elas, estão linhagens que permitem o estudo de ciclos de sono diurnos, que são semelhantes àqueles dos mamíferos.

Utilizando tecnologias antissenso, aspectos importantes do desenvolvimento podem ser estudados. Essa técnica usa **oligonucleotídeos Morfolino**. Estas cadeias sintéticas de nucleotídeos de RNA ou DNA se ligam a sequências complementares quando injetados em um embrião. Ao se ligar a uma sequência complementar em uma célula, elas a inativam efetivamente e, assim, mimetizam uma mutação. Isso reduz a expressão gênica na célula e em suas descendentes. A técnica permite o equivalente à mutagênese sítio-dirigida para explorar os efeitos genéticos sobre o desenvolvimento de um vertebrado com várias homologias à biologia humana.

O camundongo doméstico, *Mus musculus*

Sendo um mamífero que compartilha muitos aspectos da fisiologia e do desenvolvimento com seres humanos, não é surpresa que nossos genomas sejam semelhantes em tamanho (cerca de 3 bilhões de pares de bases) e conteúdo. De fato, extensas regiões de similaridade de sequência gênica foram identificadas, mostrando que até mesmo a organização de nossos genomas apresentam extensa homologia. As semelhanças de sequência gênica também estão refletidas em paralelos funcionais. Assim, a homologia torna o camundongo doméstico um modelo especialmente valioso para entender a genética humana. As técnicas celulares e moleculares avançadas podem ser prontamente combinadas a sistemas de acasalamento genético mais tradicionais. Um exemplo específico é o uso de *M. musculus* para desenvolver modelos de várias doenças genéticas humanas.

Como modelo experimental, eles se beneficiam de um ciclo de vida relativamente curto, pequeno tamanho corporal e ninhadas de filhotes comparativamente grandes. A manipulação transgênica permite que processos complexos sejam isolados e estudados. Com injeção nuclear, pode-se adicionar genes específicos ao genoma. A mutagênese sítio-dirigida pode alterar ou inativar um determinado *locus*. Em contraste à definição das linhagens celulares associada com as células de *C. elegans*, as células dos estágios embrionários iniciais de *M. musculus* retêm sua totipotência ou flexibilidade de desenvolvimento. É possível gerar quimeras, compostas por células derivadas de dois ou mais genótipos. Literalmente, centenas de mutações monogênicas estão hoje disponíveis em linhagens com *backgrounds* genéticos bem documentados, fornecendo uma fonte rica para desenhos experimentais avançados. Entre estas, estão os genes Hox, homólogos aos genes *homeobox* primeiramente descritos em *Drosophila*, que definem elementos críticos do plano corporal em todos os organismos multicelulares (Figs. 13-19 e 13-20).

Uma planta-modelo, *Arabidopsis thaliana*

A *Arabidopsis thaliana* (Fig. 16-1) é uma pequena erva sem importância comercial, a não ser como modelo vegetal para estudos genéticos. Seu pequeno tamanho, seus cinco pares de cromossomos com bom bandeamento e seu genoma relativamente pequeno oferecem um organismo ideal no qual estudar a biologia molecular e o controle genético de processos como crescimento, rotas bioquímicas e desenvolvimento de uma planta. Seu genoma foi publicado no ano 2000. Os elementos transponíveis que haviam sido originalmente identificados em milho podem ser introduzidos em células de *A. thaliana* e se integrar em seu genoma. O *Agrobacterium* é o agente biológico para este processo e para a transformação com um plasmídeo chamado T-DNA. A mutagênese insercional é uma técnica poderosa para gerar mutações para estudar processos bioquímicos e de desenvolvimento.

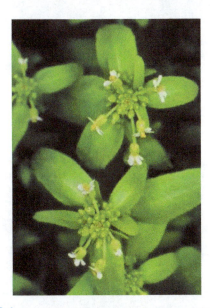

Figura 16-1. *Arabidopsis thaliana*, uma planta-modelo. Esta planta não possui valor real para a agricultura ou para o ecossistema. Sua importância existe em seu papel como um organismo experimental. (© Jeremy Burgess/Photo Researchers.)

As análises genéticas geraram informações sobre o controle do desenvolvimento por hormônios vegetais e em resposta à luz, um complexo de processos conhecido como fotomorfogênese. Embora as plantas não possuam um *homeobox* como aquele dos animais, elas têm um grupo de genes funcionalmente equivalentes que codificam fatores de transcrição de ligação ao DNA. Surpreendentemente, um grau de homologia parcial entre o gene semelhante a esteroide desta planta e os genes da via de esteroides de mamíferos sugere que futuras pesquisas possam revelar conexões genéticas ainda mais fundamentais entre organismos distantemente relacionados.

O que isso revela sobre as doenças humanas?

A **genômica comparativa** é a disciplina que estuda as relações genéticas ao longo das espécies. Embora as informações possam ser obtidas em uma espécie e aplicadas em outra, traduzir essas informações em aplicações práticas é muito mais difícil. Primeiro, a fisiologia animal não é uma réplica exata daquela em seres humanos. Deve-se tomar cuidado antes que um tratamento em um organismo-modelo seja investigado em seres humanos. Segundo, embora um determinado gene possa apresentar homologia de sequência entre dois organismos, não é necessariamente verdadeiro que o gene realizará a mesma função em cada um deles e nem que os fenótipos serão previsíveis. Por exemplo, mutações no gene *eya* produzem um fenótipo de "olhos ausentes" em *Drosophila*. Mas mutações no gene homólogo humano EYA1 produzem um fenótipo de síndrome branquio-otorrenal – condição associada a malformações das estruturas dos arcos branquiais, rins e orelhas/audição. Esta é então uma faca de dois gumes. Embora seja preciso ter cuidado ao fazer qualquer projeção ou extrapolação, é impressionante considerar que estudos das veias nas asas da mosca-da-fruta possam fornecer informações críticas sobre processos como câncer, respostas ao estresse e redes neurais!

O Quadro 16-2 lista várias outras relações conhecidas como esta. Vamos descrever apenas algumas delas em maior detalhe. A síndrome de Saethrechotzen é um distúrbio caracterizado por craniossinostose e outras anomalias craniofaciais, bem como alterações digitais (Fig. 16-2b, c). Ela é causada por uma mutação em um gene conhecido como TWIST que é um regulador transcricional. O gene homólogo de *Drosophila* é chamado de *twist*. As mutações nesse gene em *Drosophila* produzem defeitos de segmentação da miogênese (Fig. 16-2a). O gene *hedgehog* de *Drosophila* deve seu nome a uma mutação que produz pelos curtos e ouriçados nas larvas, que lembram um porco-espinho* (Fig. 16-3a). O homólogo humano foi chamado de Sonic hedgehog (SHH). Mutações no gene SHH mostraram causar holoprosencefalia sindrômica transmissível (Fig. 16-3b-d). O espectro fenotípico do SHH em seres humanos pode ser brando, como a presença de um único incisivo central (Fig. 16-3e).

A síndrome do nevo basocelular (anteriormente chamada de síndrome de Gorlin) está associada a dismorfias craniofaciais, cistos maxilares, covas palmares e plantares e à propensão para desenvolver carcinomas basocelulares (Fig. 16-4b-d). Ela é causada por um gene chamado PTCH1. O homólogo de *Drosophila* é o

---

*N. de T. *Hedgehog* é o termo em inglês para porco-espinho.

Quadro 16-2 — Exemplos de fenótipos diferentes associados a genes homólogos ao longo das espécies

Gene de *Drosophila*	Fenótipo de *Drosophila*	Gene de camundongo	Fenótipo de camundongo	Gene humano	Doença humana	Sintomas/sinais em seres humanos
paired	Falha no desenvolvimento do segmento posterior	Splotch (Sp)	Defeitos de tubo neural	PAX3	Síndrome de Waardenburg	Perda auditiva, defeitos de pigmentação, anomalias congênitas
cubitus interruptus	Formação anormal da asa	Gli	Déficit de crescimento, morte prematura, Hirschprung	GLI1	Oncogene de glioblastoma	Tumores cerebrais
		Gli2				
		Gli3	Malformações gastrintestinais, respiratórias, renais e esqueléticas	GLI3	Cefalossindactilia de Greig, síndrome de Pallister Hall	Polissindactilia, craniossinostose, hamartomas cerebrais
hedgehog	Larva com pelos curtos e encaracolados	Shh	Defeitos de indução ventral, somitos anormais, anomalias de vértebras e costelas	SHH (Sonic Hedgehog)	Holoprosencefalia Braquidactilia	Holoprosencefalia não sindrômica Dedos curtos
		Ihh	Defeitos ósseos devidos à diferenciação anormal de condrócitos	IHH (indian hedgehog)		
patched	Formação anormal da asa	Ptc	Defeitos de membros posteriores, tumores cerebrais	PTCH1	Síndrome de Gorlin (nevo de célula basal)	Tumores de células basais, cistos de mandíbula, anomalias de costelas
twist	Miogênese anormal	Twist	Anomalias de tubo neural, membros e somitos	TWIST	Síndrome de Saethre Chotzen	Anomalias craniofaciais assimétricas, anomalias digitais
eyes absent	Olhos ausentes	Eya1	Orelhas e rins ausentes, apoptose anormal de primórdios de órgãos	EYA1	Síndrome branquio-oto-renal	Defeitos de arcos branquiais, anomalias de orelha/surdez, malformações renais
engrailed	Desenvolvimento anormal de discos imaginais	En2	Anomalias cerebelares geralmente letais	EN2	Susceptibilidade ao autismo	Autismo

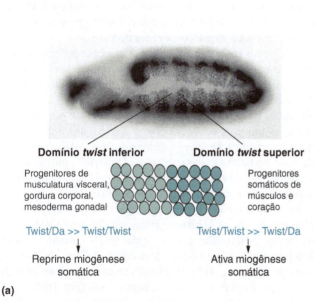

(a)

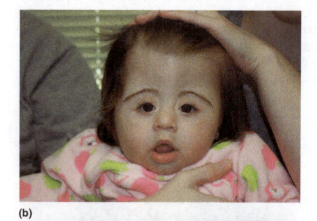

(b)

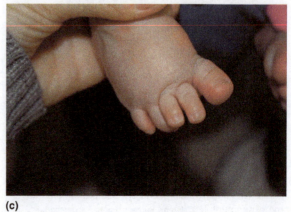

(c)

Figura 16-2. (a) Larva de *Drosophila* com miogênese anormal devido à mutação *twist*. (b) Alterações craniofaciais em uma menina com Saethre Chotzen e uma mutação no gene TWIST conhecida. (c) Dedão grande na mesma paciente. (a: Reproduzida, com permissão, de Castanon I, Von Stetina S, Kass J, et al. Dimerization partners determine the activity of the Twist bHLH protein during Drosophila mesoderm development. *Development* 2001 128:3145-3159.)

O que isso revela sobre as doenças humanas? **331**

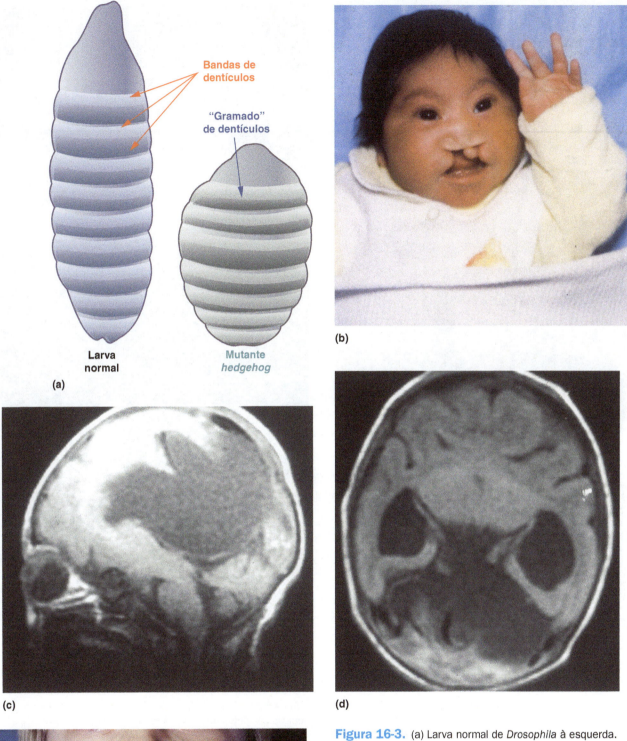

Figura 16-3. (a) Larva normal de *Drosophila* à esquerda. A larva à direita possui uma mutação no gene hedgehog. (b) Paciente com holoprosencefalia e fendas bilaterais graves de lábio e palato. Ele possui história familiar positiva com dois meios-irmãos também afetados. (c, d) Ressonância magnética do cérebro do menino na figura b, mostrando indução ventral incompleta (separação da linha média) – holoprosencefalia semilobular. (e) Sua mãe apresenta expressão branda da condição como um único incisivo central. Ela e todos os três meninos possuem uma mutação SHH. (a: Reproduzida, com permissão, de van den Brink GR. Hedgehog Signaling in Development and Homeostasis of the Gastrintestinal Tract. *Physiol Rev* October 2007 87:(4) 1343-1375; doi:10.1152/physrev.00054.2006.)

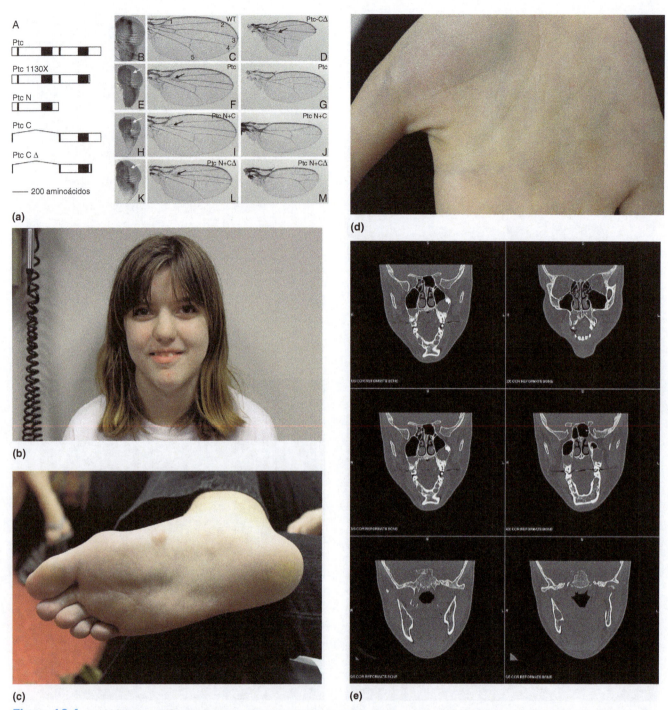

Figura 16-4. (a) Múltiplas malformações nas asas associadas com a mutação *patched*. (b) Menina adolescente com síndrome de Gorlin (nevo de célula basal). Ela possui uma mutação PTC confirmada. Os pacientes com síndrome de Gorlin apresentam fácies largas, bossa frontal e mandíbulas proeminentes. (c) Tumores de células basais no pé. (d) Covas palmares. (e) Tomografia computadorizada da cabeça mostrando ceratocistos odontogênicos (na mandíbula). (a: Reproduzida, com permissão, de Johnson RL, Milenkovic L, Scott MP. In Vivo Functions of the Patched Protein: Requirement of the C Terminus for Target Gene Inactivation but Not Hedgehog Sequestration, *Molecular Cell*, volume 6, número 2, August 2000, pp 467-478, ISSN 1097-2765, 10.1016/S1097-2765 (00)00045-9.)

gene patched. Mutações nesse gene causam uma variedade de anomalias na asa da mosca (Fig. 16-4a). Um último exemplo é o das mutações Splotch em camundongos, as quais produzem defeitos no desenvolvimento do tubo neural (Fig. 16-5a). O homólogo humano é o gene homeobox PAX3. As mutações em PAX3 são vistas em alguns pacientes com síndrome de Waardenburg, embora haja heterogeneidade genética para essa condição. A síndrome de Waardenburg é caracterizada por perda auditiva neurossensorial e telecanto (deslocamento lateral do ângulo ocular interno dos olhos). Os pacientes com síndrome de Waardenburg também apresentam uma variedade de alterações pigmentares incluindo um característico "topete branco" nos cabelos, heterocromia de íris e poliose (hipopigmentação irregular do cabelo e da pele). Essas características são mostradas na Figura 16-5(b-d).

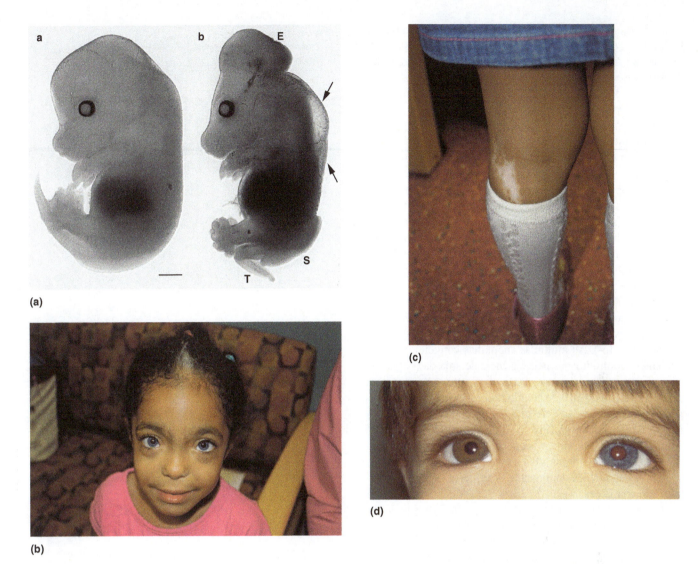

Figura 16-5. (a) Embriões de camundongos. Aquele à esquerda é normal. Aquele à direita possui uma mutação Splotch e apresenta defeitos de desenvolvimento do tubo neural. (b) Menina com síndrome de Waardenburg. Ela apresentava perda auditiva neurossensorial. Ela possui uma mutação conhecida em PAX3. (Observe a mancha de cabelo branco e distopia *canthorum*). (c) Região de pele hipopigmentada em sua perna. (d) Menino com síndrome de Waardenburg. Observe a heterocromia de íris. (a: Reproduzida, com permissão, de Conway SJ, Henderson DJ, Kirby ML, et al. Development of a lethal congenital heart defect in the splotch (Pax3) mutant mouse. *Cardiovasc Res* (1997) 36(2): 163-173 doi:10.1016/S0008-6363(97)00172-7.)

Parte 2: Patogênese dos distúrbios

Do ponto de vista do diagnóstico, o objetivo é encontrar a etiologia. A **etiologia** significa simplesmente a causa da condição. Saber *qual* é a causa é o primeiro passo para chegar a várias conclusões importantes sobre uma condição. Além de simplesmente saber o nome de uma condição, um diagnóstico etiológico é útil de várias maneiras já discutidas, como a estimativa do risco de recorrência, o prognóstico, as comorbidades, a história natural e outros fatores.

Um conceito distinto, porém relacionado, é aquele da **patogênese**. Patogênese define o mecanismo pelo qual alterações no genoma se traduzem em traços físicos. Isto é, como uma mutação altera a função gênica e assim produz um fenótipo reconhecível? É absolutamente necessário que a patogênese seja compreendida se terapias direcionadas forem projetadas para distúrbios genéticos.

George Beadle e Edward Tatum (após seu trabalho com Lederberg) ganharam o prêmio Nobel em Fisiologia ou Medicina, em 1958, pelo trabalho que começaram no início da década de 1940. Utilizando o bolor como seu organismo-modelo, eles se lançaram na identificação da conexão entre genes e enzimas, e formularam a hipótese da relação de 1:1 entre genes e enzimas específicas, prevendo que seria possível gerar mutantes em reações enzimáticas específicas e assim produzir um efeito fenotípico. Esse trabalho pioneiro esteve entre as primeiras tentativas de identificar a patogênese em um nível molecular. Esse tipo de relação faz total sentido: mutação leva a uma enzima defeituosa, a qual leva à perturbação da reação bioquímica, o que causa doença. Quem dera tudo fosse simples assim! Ao longo deste livro abrangemos vários exemplos de distúrbios genéticos nos quais a patogênese não se deve à deficiência de um produto. Existem muitos outros mecanismos patogênicos que resultam em doenças.

Ao longo destas linhas, considere três condições que foram previamente discutidas em diferentes contextos. Wolf-Hirschhorn (WHS) é uma síndrome de anomalias múltiplas causada por uma deleção terminal no braço curto do cromossomo 4 (Capítulo 5, Fig. 5-49d). A acondroplasia é uma displasia esquelética autossômica dominante. Os pacientes com acondroplasia apresentam uma baixa estatura desproporcional e macrocefalia (Capítulo 6, Fig. 6-18a). A doença de Huntington é uma condição neurodegenerativa autossômica dominante que se manifesta na vida adulta e exibe demência progressiva, movimentos involuntários e declínio neurológico, geralmente começando aos 40 ou 50 anos (Capítulo 6, Fig. 6-24a).

Então, qual é a ligação entre essas condições? A síndrome de Wolf-Hirschhorn (WHS) é uma síndrome de deleção cromossômica (4p-). As múltiplas anomalias congênitas nesses pacientes são produzidas pela ausência de uma das cópias de *alguns* dos genes deletados. Particularmente, os genes para acondroplasia e doença de Huntington estão nessa mesma região e geralmente estão deletados em pacientes com a síndrome de Wolf-Hirschhorn (Fig. 16-6). Entretanto, os pacientes com WHS não apresentam acondroplasia nem desenvolvem doença de Huntington na vida adulta – e, ainda assim, estas são ambas condições dominantes. A resposta está na patogênese das condições.

Como observado, as anomalias congênitas vistas na WHS são causadas pela ausência dos produtos de alguns dos genes daquela região. Na acondroplasia, entretanto, o distúrbio ósseo não é produzido pela ausência de um produto proteico, mas por mutações que geram uma proteína estruturalmente anormal. Como mencionado, os pacientes com WHS também não desenvolvem doença de Huntington à medida que envelhecem. No Capítulo 12 ("Modos de herança atípicos") identificamos a patogênese da doença de Huntington como sendo devida à expansão de uma repetição trinucleotídica dentro do gene. A repetição expandida resulta na produção excessiva de produtos moleculares que são, na verdade, citotóxicos. O resultado é a morte celular adquirida dos gânglios basais e a resultante progressão da disfunção neurológica. Portanto, a patogênese não é a deficiência de produto nem na acondroplasia e nem na doença de Huntington, mas sim algo completamente diferente. Em todos os três casos, faria sentido que estratégias visando terapias para cada um deles teriam de ter abordagens totalmente diferentes!

Exemplos de tipos de alterações patogênicas

Assim, é evidente que quando uma mutação ocorre em um gene específico, ela pode evocar alterações patológicas por meio de uma variedade de mecanismos diferentes. Para ilustrar isso, discutiremos apenas alguns destes em maior detalhe:

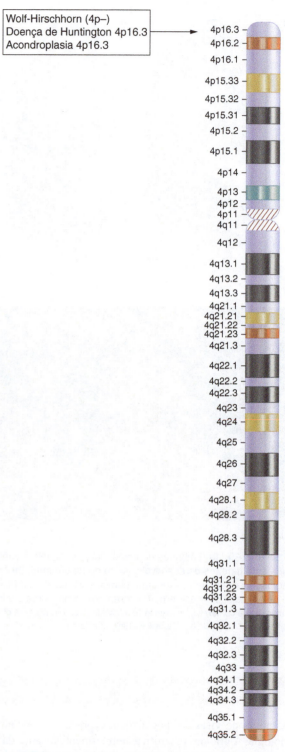

Figura 16-6. Idiograma do cromossomo 4. A localização cromossômica da síndrome de Wolf-Hirschhorn, da doença de Huntington, e da acondroplasia estão todas na extremidade terminal do braço curto do cromossomo 4 (4p16.3).

1. *Proteína ausente/não funcional*. Este é obviamente o exemplo clássico conforme identificado por Beadle e Tatum. Como discutido no Capítulo 8 ("Metabolismo"), a maioria dos erros inatos do metabolismo é de distúrbios recessivos. Os sistemas enzimáticos típicos possuem uma grande capacidade, de forma que é necessário que os ní-

veis enzimáticos caiam abaixo de 5% do normal para que haja efeitos clinicamente observáveis. Assim, a patogênese para erros inatos do metabolismo é simplesmente a ausência de atividade enzimática. Ambos os alelos devem ser comprometidos antes que os problemas ocorram.

2. *Enovelamento proteico anormal*. A anemia falciforme foi discutida no Capítulo 2. Nesta situação, uma única alteração de nucleotídeo (c.20A>T) resulta em uma única alteração de aminoácido (p.Glu6Val) da proteína β-globina. Essa alteração específica resulta no enovelamento anormal da molécula de hemoglobina o que, por sua vez, distorce a forma das hemácias de bicôncava para um formato irregular descrito como formato de foice (Fig. 2-35). Essas hemácias falciformes possuem propensão a obstruir os vasos sanguíneos menores à medida que passam através dos capilares. Assim sendo, grande parte da patogênese da anemia falciforme é a oclusão da microvasculatura.

3. *Proteína disruptiva*. O colágeno tipo I é uma proteína trimérica. Ela é montada a partir de três cadeias polipeptídicas entrelaçadas em uma proteína em hélice tripla. O colágeno tipo I contém duas cadeias α-1 (I) e uma α-2 (II). Anormalidades de colágeno tipo I estão associadas com o fenótipo da osteogênese imperfeita (OI) – às vezes chamada de doença dos "ossos frágeis" (Fig. 16-7). Alterações patogênicas em qualquer um dos processos fisiológicos da produção do colágeno tipo I podem resultar em OI. Isso inclui problemas com transcrição, tradução, modificações pós-traducionais, montagem ou transporte.

As mutações em qualquer um dos genes de pró-colágeno que produzem proteínas estruturalmente anormais terão um efeito negativo dominante anormal resultando em um fenótipo mais grave. Um fenômeno interessante na patogênese da OI é o "suicídio proteico". Pequenas deleções intragênicas no gene do colágeno pró-α-1 produzem uma proteína mais curta que prevenirá o enovelamento normal. Essas moléculas não são apenas não funcionais como também são rapidamente degradadas. Isso, na verdade, resultará em uma forma clínica branda de OI. (Deve-se observar que o mesmo processo acontece quando há uma mutação de alteração de quadro de leitura ou uma deleção do gene inteiro.)

4. *Ganho de função*. É intuitivo que as mutações possam exercer seus efeitos pelo comprometimento da função do gene normal. Mas é importante lembrar que os sistemas biológicos ocorrem em um equilíbrio balanceado. A produção em excesso pode ser tão problemática quanto o produto insuficiente. De fato uma série de mutações ativadoras foi caracterizada. A osteodistrofia hereditária de Albright (AHO) é uma síndrome reconhecível que exibe estatura ligeiramente baixa, obesidade moderada, fácies arredondada, pescoço curto, metacarpos e metatarsos curtos, depósitos subcutâneos de cálcio e anormalidades endócrinas. Alguns pacientes com AHO terão déficits cognitivos (Fig. 16-8). A etiologia da AHO mostrou ser devida a mutações na subunidade – do segundo mensageiro proteína G (GNAS1) que diminui a função gênica. A síndrome de McCune-Albright é caracterizada por displasia fibrosa

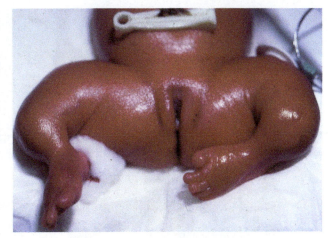

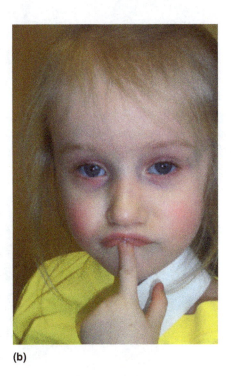

Figura 16-7. (a) Membros inferiores de um bebê com osteogênese imperfeita grave. (b) Rosto de uma menina com osteogênese imperfeita branda. Observe a esclera azulada.

poliostótica, manchas clonais de hiperpigmentação da pele e uma variedade de anormalidades endócrinas, incluindo puberdade precoce isossexual (Fig. 16-9). A síndrome de McCune-Albright é também causada por mutações em GNAS1. O que diferencia esta condição da AHO é que as mutações na síndrome de McCune-Albright são *mutações ativadoras*. Portanto, do ponto de vista patogênico, as duas condições são distúrbios inversos. É fascinante observar que o Dr. Albright descreveu ambas as condições independentemente antes da identificação molecular de sua etiologia. Mal suspeitava ele – ou qualquer outra pessoa – que elas, de fato, eram distúrbios alélicos! Um último detalhe digno de nota é que os pacientes com a sín-

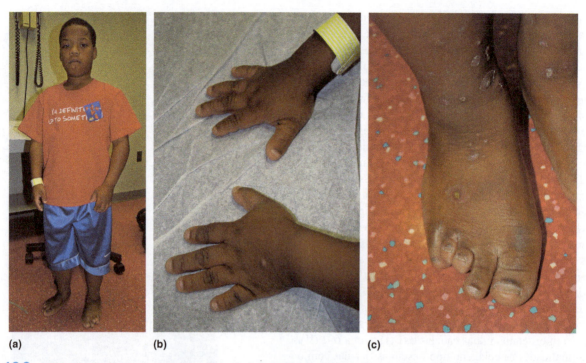

Figura 16-8. (a) Menino adolescente com osteodistrofia hereditária de Albright. Ele tem baixa estatura ligeiramente desproporcional e (b, c) suas mãos e pés apresentam braquidactilia. Os dedos dos pés 3/4/5 são especialmente curtos. Este paciente tem uma mutação GNAS1 confirmada.

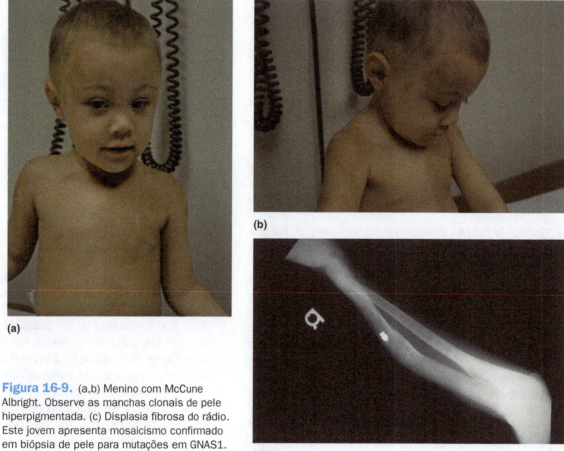

Figura 16-9. (a,b) Menino com McCune Albright. Observe as manchas clonais de pele hiperpigmentada. (c) Displasia fibrosa do rádio. Este jovem apresenta mosaicismo confirmado em biópsia de pele para mutações em GNAS1.

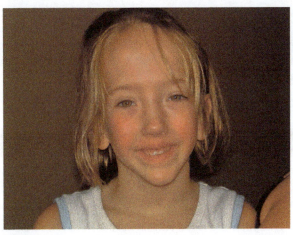
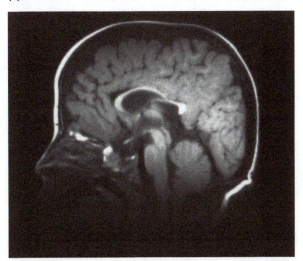
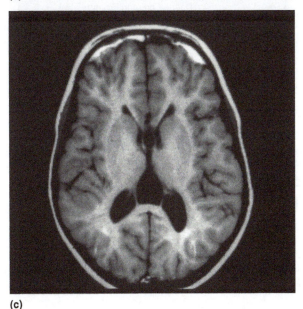

Figura 16-10. Menina com síndrome de Sotos com características faciais típicas. (b, c) Imagens de ressonância magnética sagital e axial do cérebro de uma criança com síndrome de Sotos mostrando alterações características.

drome de McCune-Albright são sempre mosaicos para a mutação. Isso explica muitas coisas a respeito da condição incluindo a pigmentação irregular. É provável, então, que mutações ativadoras de GNAS1 na linhagem germinativa não sejam compatíveis com a vida.

5. ***Regulação anormal de outros genes***. A síndrome de Sotos é uma síndrome de múltiplas anomalias bem descrita. As principais características da síndrome de Sotos são supercrescimento somático, amadurecimento ósseo avançado, fácies característica (fissuras palpebrais oblíquas, queixo triangular, hipertelorismo aparente), macrocefalias relativa e absoluta, hipotonia supranuclear (central) e problemas de desenvolvimento neurológico/neurocomportamentais (Fig. 16-10a). A grande maioria dos pacientes com síndrome de Sotos também apresenta um padrão único de alterações observadas em imagens de ressonância magnética do cérebro (Fig. 16-10 b, c). Mais de 90% dos pacientes com Sotos apresentam uma mutação em um gene chamado *NSD1*. O *NSD1* codifica uma metiltransferase de histonas implicada na regulação transcricional. Ela possui múltiplos domínios funcionais que regulam vários outros genes como receptor de estrogênio, receptor de hormônio da tireoide, receptor de ácido retinoico, receptor retinoide X e domínios de interação com receptores nucleares. A patogênese da síndrome de Sotos, portanto, não deve ser abordada pela observação do gene propriamente dito, mas pela avaliação de todos os outros genes que ele influencia. Estimativas atuais sugerem que o *NSD1* pode interagir diretamente com mais de 30 outros *loci*.

Estes são apenas alguns dos mecanismos patogênicos conhecidos. O Quadro 16-3 lista vários outros tipos de alterações.

Quadro 16-2	Diferentes mecanismos patogênicos (tipos de patogênese)
Proteína ausente/não funcional	
Estereoquímica/enovelamento tridimendional de proteínas anormais	
Proteína disruptiva	
Ganho de função (tóxico)	
Regulação anormal de outros genes	
Funções supressoras de tumor	
Morte celular seletiva (apoptose)	
Reparo do DNA anormal	
Repetições de trinucleotídeos expandidas perda de função ganho de função efeitos negativos dominantes	
Epigênese	
RNAs regulatórios anormais	
Distúrbios de remodelamento da cromatina	
Anormalidades de fatores de transcrição	
Proteínas chaperonas anormais	
Anormalidades da maquinaria de degradação de proteína (sistema ubiquitina-proteossomo)	

Essa lista não pretende incluir tudo, mas fornece algumas dicas sobre os vários possíveis mecanismos patogênicos a serem considerados. Para reiterar um ponto anterior, a compreensão da patogênese é central ao desenvolvimento de terapias direcionadas. A verdadeira medicina personalizada ocorrerá quando os indivíduos tiverem diagnósticos clínicos corretos combinados a um conhecimento da etiologia molecular e a uma compreensão da patogênese de suas mutações específicas. Só então a terapia poderá ser verdadeiramente customizada para o indivíduo.

Parte 3: Quão complexas podem ser as coisas?

Outro conceito unificador importante a ser revisado é o de que os genes em seres humanos raramente são "simples". Lembre-se de que os seres humanos possuem cerca de 22.000 genes funcionais. Isso é menos do que alguns invertebrados e plantas. A enorme complexidade da biologia humana vem da variedade de modificações que acontecem na expressão gênica para além do código genético propriamente dito. Além disso, os genes não atuam de forma isolada. Conforme salientado em várias ocasiões anteriores, interações gene x gene são abundantes e complexas.

Tomemos como exemplo a fibrose cística (FC) (ver Capítulo 4, incluindo a Fig. 4-21). Quase todo mundo que estuda genética humana ouve falar sobre essa condição e está ciente de que ela apresenta herança autossômica recessiva. Poucos, entretanto, compreendem a extrema complexidade da genética dessa condição. Embora seja correto que a FC apresenta herança autossômica recessiva, estudos moleculares da condição revelaram várias camadas diferentes de conhecimento de sua expressão para além da simples segregação mendeliana.

No cenário clínico atual, análises moleculares do gene da FC podem fornecer muitas outras informações. Uma compreensão completa da genética da FC incluiria uma descrição parecida com esta:

1. A fibrose cística é causada por mutações em um único *locus* conhecido (i. e., não há heterogeneidade de *locus*). O gene é chamado de *CFTR* e está no *locus* cromossômico 7q31.2.

2. O gene *CFTR* possui 250.000 pares de bases e 27 éxons. Durante a transcrição, os íntrons são excisados e os éxons são unidos em um transcrito de mRNA com 6.100 pares de bases, o qual é traduzido na sequência de 1.480 aminoácidos da proteína CFTR.

3. O gene codifica um produto proteico, o regulador de condutância transmembrana CF. Essa proteína é um canal de cloro encontrado na membrana de células exócrinas do epitélio pulmonar, do pâncreas, do trato gastrintestinal e do trato geniturinário.

4. Existe alguma correlação preditiva entre a função da proteína CFTR e os sintomas clínicos (Quadro 16-4).

5. Embora a FC não apresente heterogeneidade de *locus*, há acentuada heterogeneidade alélica. Mais de 1.000 mutações no gene da FC foram relatadas pelo Consórcio de Análises Genéticas da Fibrose Cística em agosto de 2012.

6. Embora haja um alto grau de heterogeneidade alélica, uma única mutação é encontrada em 75% das pessoas com FC de ascendência norte-europeia. Essa mutação é uma deleção de 3pb no éxon 10, que resulta na ausência de um resíduo de fenilalanina na posição 508 da proteína CFTR. Esta foi designada como deltaF508. Conforme discutido no Capítulo 15, é provável que a alta incidência dessa mutação seja devido à vantagem do heterozigoto com uma resistência à morte por cólera.

7. Existem múltiplos mecanismos patogênicos diferentes que podem causar FC. Estes foram agrupados em cinco classes de mutações baseadas no mecanismo (Quadro 16-5).

8. Muitas variantes intragênicas nas regiões não codificadoras podem influenciar a expressão gênica. Um traço "poli-T"

Quadro 16-4 Relação entre a função da proteína CFTR e os sintomas observados

Porcentagem do normal

Função de CFTR	Manifestações da fibrose cística
< 1%	Doença clássica
< 4,5%	Doença pulmonar progressiva
< 5%	Anormalidade de suor clinicamente demonstrável
< 10%	Ausência congênita de vasos deferentes (infertilidade masculina)
10-49%	Nenhuma anormalidade conhecida
50-100%	Nenhuma anormalidade conhecida (heterozigotos assintomáticos)

Quadro 16-5 Classes funcionais de mutações de fibrose cística

Classe da mutação	Mecanismo patogênico
Mutações de classe 1	Mutações sem sentido que levam à terminação prematura da CFTR (pouca ou nenhuma produção de proteína)
Mutações de classe 2	Transporte defeituoso da proteína CFTR para a membrana da superfície celular
Mutações de classe 3	Regulação anormal da função da proteína CFTR
Mutações de classe 4	Transporte de íon anormal através de um canal que está na localização normal
Mutações de classe 5	Síntese diminuída de CFTR funcional

Quadro 16-6	Genes que modificam a expressão ou a função de CFTR
TGFβ-1	
Antígeno HLA de classe II	
Lectina de ligação à manose	
α (1)-antitripsina	
α (1)-antiquimotripsina	
Glutationa-S-transferase	
Óxido nítrico sintetase tipo 1	
TNF-α	
IL-1 β	
IL-1 Ra	

no íntron 8 afeta a expressão gênica ao influenciar a eficiência do *splicing*. Pessoas com variantes 7T ou 9T tendem a apresentar transcrição normal do gene *CFTR*. Aquelas com a variante 5T podem gerar um produto proteico anômalo. Além disso, essa influência pode ser posteriormente modificada pelo número de repetições TG em uma região adjacente. O indivíduos com 12 ou 13 repetições TG possuem maior tendência a ter um fenótipo de doença do que aqueles com apenas 11 repetições TG.

9. Polimorfismos em outros genes podem modificar a expressão e a função de CFTR. Um exemplo é o gene do fator de crescimento transformador β-1 (*transforming growth factor β-1, TGFβ-1*). O TGFβ-1 é uma citocina com múltiplas funções que inclui papéis na resposta imune, na diferenciação celular e na cicatrização. Alterações no gene *TGFβ-1* foram relatadas como modificadoras do fenótipo da FC. Foram descritas duas mutações no gene *TGFβ-1* que estão associadas a níveis aumentados da proteína. Níveis maiores de TGFβ-1 estão associados com um risco dobrado de doença pulmonar mais grave em pacientes com FC. O Quadro 16-6 lista alguns dos genes que modificam a expressão e a função do *CFTR*.

10. Conforme discutido no Capítulo 12 ("Modos de herança atípicos") um pequeno número de pacientes com FC possuem duas mutações devido à dissomia uniparental em vez de ambos os genitores serem heterozigotos para o distúrbio.

11. Relações genótipo:fenótipo foram extensamente estudadas na FC. A melhor correlação entre genótipo e fenótipo é vista no contexto da função pancreática. Em contraste, a correlação genótipo-fenótipo é geralmente fraca para doença pulmonar na FC; outros genótipos foram altamente associados com uma determinada característica em homens com FC – ausência congênita bilateral dos vasos deferentes.

A essa altura, o leitor deve estar pensando, "Isso parece um exagero. Por que todos estes detalhes foram discutidos?" Em nossa defesa, essas informações não foram fornecidas para inundá-lo com montes de materiais esotéricos. Nós as fornecemos por dois motivos principais. Primeiro, porque elas unem vários dos conceitos discutidos em todos os capítulos anteriores. Observe a lista de conceitos nestes fatos, e tudo o que você aprendeu agora. Segundo, porque a intenção é ressaltar o quão complicada a genética clínica pode ser. Se isso é o que conhecemos acerca de um distúrbio mendeliano 'simples', imagine como serão mais complicadas as coisas em outros distúrbios que vão além do mendelismo em sua herança. Obviamente, apenas identificar todos os As, Ts, Gs e Cs do genoma humano nem chegou perto de explicar todos os fatores das doenças humanas. Ainda haverá a necessidade de médicos por muitas décadas futuras!

Uma consideração final

A vida é um presente. Ela também é incrivelmente complexa. Os eventos moleculares que controlam o desenvolvimento desde o óvulo fecundado até o adulto não podem deixar de causar espanto. Ainda assim, a mente humana e os conhecimentos experimentais geram ferramentas para explorar essa complexidade. A descoberta de segredos biológicos é uma prova do poder da mente humana. Ser capaz de reconhecer o quanto compartilhamos com a biologia de outros organismos é, talvez, a marca de nossa própria singularidade. Sabemos que todas as pessoas – e todas as outras criaturas – compartilham um patrimônio biológico comum. Todos devem ser valorizados. Talvez este seja o verdadeiro objetivo da vida – entender a nós mesmos e a nossa relação com os outros.

O trabalho de um médico não é fácil. Mas nunca se esqueça de olhar para a vida do ponto de vista do paciente – especialmente um paciente que herdou um desafio biológico que pode afetar sua qualidade e extensão de vida. Muitas das questões encaradas pela biomedicina ainda não foram respondidas. A vida ainda está cheia de quebra-cabeças. Isso nos deixa com dois caminhos gradualmente convergentes: aprender o que podemos acerca dos meandros do controle genético de nossa estrutura e função, e então usar este conhecimento de maneira criativa para intervir em benefício dos pacientes. A medicina é tanto uma ciência como uma arte. O desafio clínico a um médico pode colocar essas duas dimensões em um relevo gritante, mas elas funcionam juntas.

Questões práticas

1. Você examina um paciente com síndrome de Wolf-Hirschhorn (deleção 4p). Os pais passaram muito tempo na internet. Eles leram que o gene para a acondroplasia está nessa região. Eles entendem que isso significa que seu filho possui ausência de uma das cópias do gene para acondroplasia. Então eles lhe perguntam se deveriam implementar as recomendações de vigilância para acondroplasia em seu filho. Você estaria correto em dizer a eles que:
   A. A vigilância para acondroplasia deveria começar imediatamente.
   B. O primeiro passo para responder a essa questão seria sequenciar o gene da acondroplasia.
   C. Provavelmente está na hora de começar o tratamento com hormônio do crescimento para evitar a baixa estatura extrema observada na acondroplasia.
   D. Não procurem respostas na internet, isso irá apenas confundi-los.
   E. A patogênese da acondroplasia não é a haploinsuficiência, então eles não precisam se preocupar com questões relacionadas à acondroplasia em seu filho.

2. Se uma condição for herdada como um traço autossômico recessivo, o mecanismo patogênico mais provável será:
   A. Haploinsuficiência.
   B. Deficiência do produto proteico.
   C. Interferência de proteína.
   D. Suicídio de proteína.
   E. Disfunção autorreguladora.

3. A hipótese de um-gene, uma-enzima:
   A. Está ultrapassada e não possui relevância clínica real.
   B. É o mecanismo patogênico mais comum nas doenças humanas.
   C. Explica alguns distúrbios de tecido conectivo.
   D. Explica alguns erros inatos do metabolismo.
   E. Explica alguns mutantes homeóticos.

4. Explicações potenciais de que mutações no mesmo gene podem produzir fenótipos diferentes incluem quais das seguintes?
   A. Mutações em diferentes partes do gene.
   B. Heterogeneidade genética.
   C. Homogeneidade genética.
   D. Modulação homeótica.
   E. Mutagênese gene-gene.

5. Todos os mecanismos seguintes podem explicar a herança autossômica dominante de uma condição, EXCETO:
   A. Haploinsuficiência.
   B. Mutação de ganho de função.
   C. Interferência de proteína.
   D. Suicídio de proteína.
   E. Lyonização.

Apêndice: Principais doenças, distúrbios e síndromes de origem genética

À medida que avançamos ao longo deste livro, sempre que possível utilizamos exemplos clínicos para destacar pontos-chave. Os exemplos que utilizamos também foram selecionados por sua relativa importância. No entanto, nem todas as condições importantes de serem conhecidas foram discutidas neste texto (as condições especificamente mencionadas neste texto estão em negrito na lista a seguir). Para o estudante de medicina que está se preparando para suas provas, preparamos uma lista de condições que julgamos "fundamentais". Sugerimos que você saiba em detalhes todas as condições que estão em negrito. Para todas as outras, você deverá estar familiarizado com a condição e suas características básicas e ser capaz de descrever o(s) principal(is) mecanismo(s) genético(s) envolvido(s) na doença. Logicamente, esta não é uma lista completa. Trata-se de nossa lista "*top* 125". Há várias outras condições que podem aparecer em suas provas. Esta é, entretanto, nossa tentativa de focar naquilo que vemos como as condições a serem destacadas.

Câncer/neoplasias
Leucemia linfocítica aguda
Ataxia-telangiectasia
Síndrome de Bloom
Câncer de mama
Leucemia mieloide crônica (LMC) – Cromossomo Filadélfia
Câncer de cólon
  Síndrome de Gardner/Polipose adenomatosa familiar (PAF)
  Síndrome de Lynch/Câncer colorretal hereditário não polipoide (CCHNP)
Disceratose congênita
Sarcoma de Ewing
Neoplasias endócrinas múltiplas (NEM)
Neurofibromatose tipo 1
Neurofibromatose tipo 2
Câncer pancreático
Câncer de próstata
Retinoblastoma
Esclerose tuberosa
Doença de von Hippel-Lindau

Cromossômicas
Deleção 1q21.1
Deleção 22q.11.2 (incluindo Síndrome de DiGeorge e Síndrome de Shprintzen/velocardiofacial)
47 XXX
47 XYY
Síndrome de Cri-du-chat (5p-)
Síndrome de Klinefelter (XXY) e variantes
Triploidia
Trissomia do cromossomo 13
Trissomia do cromossomo 18
Trissomia do cromossomo 21 (Síndrome de Down)
Síndrome de Turner (monossomia do cromossomo X)
Síndrome de Wolf-Hirschhorn (4p-)

Distúrbios comuns (monogênicos ou multifatoriais)
Acondroplasia
Síndrome de Beckwith-Wiedemann
Fibrose cística
Distrofia muscular de Duchenne/Becker
Síndrome do X frágil
Ataxia de Friedrich
Perda de audição (Conexina 26)
Hemocromatose (doença genética muito comum)
Hemofilias A e B
Esferocitose hereditária
Doença de Huntington
Raquitismo hipofosfatêmico
Síndrome do QT Longo
Síndrome(s) de Ehlers Danlos
Síndrome de Marfan
Distrofia miotônica
Neurofibromatose tipo 1
Albinismo ocular
Osteogênese imperfeita tipo I
Doenças renais policísticas (adulta e infantil)
Ataxia espinocerebelar/atrofia olivopontocerebelosa
Talassemia

Síndromes dismórficas/malformações
Síndrome de Aicardi
Osteodistrofia hereditária de Albright
Síndrome de Angelman
Síndrome de Bardet-Biedel
Síndrome de CHARGE
Lábio leporino com ou sem fenda palatina
Pé torto

Doença cardíaca congênita (conheça os tipos associados a síndromes comuns)
Displasia cranifrontonasal
Displasia ectodérmica
Síndrome de Gorlin
Holoprosencefalia
Síndrome de Joubert
Síndrome de Kabuki
Síndrome de Kartegener
Síndrome de McCune-Albright
Síndrome de Noonan e RASopatias relacionadas
Defeitos de tubo neural
Síndrome de Prader-Willi
Estenose pilórica
Síndrome de Saethrechotzen
Síndrome de Sotos
Associação de VATER
Síndrome de van der Woude
Síndrome de Waardenburg
Síndrome de Williams

Distúrbios do sistema imune
Agamaglobulinemia de Bruton
Imunodeficiência combinada grave (SCID)
Síndrome de Wiskott-Aldrich

Erros inatos do metabolismo
Albinismo
Alcaptonúria
Deficiência de alfa 1-antitripsina
Deficiência de biotinidase
Distúrbios congênitos de glicosilação
Doença de Fabry
Hipercolesterolemia familiar
Frutosemia
Deficiência de glicose-6-fosfato desidrogenase (G6PD)
Galactosemia
Doença de Gaucher
Doenças de depósito de glicogênio (especialmente **doença de Pompe**)
Homocistinúria (e hiper-homocisteinemia)
Síndrome de Hunter
Síndrome de Hurler
Acidemia isovalérica
Síndrome de Lesch-Nyhan
Doença da urina do xarope do bordo
Deficiência de cadeia média de acil-CoA desidrogenase (MCAD)
Doença de Menkes
Fenilcetonúria
Síndrome de Smith-Lemli-Opitz
Doença de Tay-Sachs
Defeitos do ciclo da ureia/hiperamonemia [especialmente deficiência de ornitina transcarbamilase (OTC)]
Doença de Wilson

Distúrbios mitocondriais
Síndrome de Kearns-Sayre
Neuropatia óptica hereditária de Leber (LHON)
Síndrome de MELAS [miopatia mitocondrial, encefalopatia, acidose láctica e episódios semelhantes a acidente vascular encefálico (AVE)]
Síndrome de MERRF (epilepsia mioclônica com fibras rotas vermelhas)
Neuropatia, ataxia e retinite pigmentosa (NARP)

Distúrbios poligênicos e multifatoriais (complexos)
Alcoolismo
Doença de Alzheimer
Aterosclerose, doença cardíaca e acidente vascular encefálico (AVE)
Asma
Autismo
Transtorno bipolar do humor
Hiperplasia suprarrenal congênita
Diabetes
Síndrome do álcool fetal
Síndrome fetal por hidantoína
Telangiectasia hemorrágica hereditária (síndrome de Osler-Weber-Rendu)
Hipertensão
Esquizofrenia

Glossário

Acêntrico: sem centrômero.

Acompanhamento (*follow-up*) de longo prazo: processo formal de acompanhamento de uma população definida, ao longo do tempo, com coleta de dados de parâmetros objetivos cujo foco principal é o resultado clínico.

Aconselhamento genético: processo pelo qual indivíduos ou famílias recebem informação acerca de distúrbios genéticos ou malformações, bem como sobre os riscos para essas condições, após a revisão dos históricos familiar e médico. Inclui a análise de diagnósticos, a revisão da história natural de condições relevantes, opções para lidar com os riscos e aprimoramento da tomada de decisão familiar por meio do apoio desprovido de julgamento.

Acrocêntrico: ver Cromossomos.

***Affordable Care Act*:** legislação federal norte-americana que visa garantir a todos os cidadãos norte-americanos o acesso efetivo à assistência médica.

Agenesia: referente à formação embrionária. Agenesia é a falha no desenvolvimento de uma estrutura específica (p. ex., agenesia do corpo caloso significa que o corpo caloso não se desenvolveu).

Hipogenesia: o subdesenvolvimento de uma estrutura específica (p. ex., hipogenesia do corpo caloso se refere a um corpo caloso menor do que o normal).

Alelo(s): formas alternativas de um gene, ou de uma sequência de DNA, em um determinado *locus*.

Alelo nulo: quando aplicado a um gene que codifica uma enzima, o alelo nulo altera o gene para não produzir enzima.

Alfa-satélite: unidades de DNA repetitivo com aproximadamente 170 pares de bases. São encontradas principalmente na heterocromatina ao redor dos centrômeros.

AMP cíclico (cAMP): monofosfato cíclico de adenosina 3'5'. O cAMP é um mensageiro celular secundário importante para a transdução de sinal intracelular.

Anáfase: ver Ciclo celular.

Análise cromossômica (cariótipo): análise citogenética para determinar o número e a estrutura dos cromossomos de acordo com a visão ao microscópio de células preparadas a partir do tecido de um indivíduo.

Anelamento: ligação entre fitas de DNA complementares.

Reanelamento: ligação entre fitas de DNA complementares após terem sido separadas.

Aneuploidia: ausência do número correto de cromossomos. Há várias descrições para essas anormalidades (ver também "Ploidia"). Exemplos:

Dissomia: presença de duas cópias de um cromossomo.
Monossomia: presença de apenas uma cópia de um cromossomo.
Trissomia: presença de três cópias de um cromossomo.

Anomalia congênita: anormalidade presente ao nascer. O uso mais comum do termo é em malformações estruturais. (Ver Defeito de nascença.)

Anormalidades cromossômicas (aberrações): na análise de cariótipos, podem ser identificadas anormalidades na estrutura do cromossomo. Alterações no número total de cromossomos são chamadas de aneuploidia. Alterações parciais são descritas como duplicações, deleções, inversões e translocações.

Anormalidades de *situs*: "*situs*" se refere ao local onde algo se origina ou deveria estar (ou seja, o local normal). Na embriogênese, *situs* se refere ao local onde um órgão ou região corporal deveria ser encontrado(a). Existem descrições médicas de várias anormalidades de *situs* diferentes (p. ex., defeitos de lateralidade).

Dextrocardia: anormalidade de *situs* do coração.

***Situs abdominalis*:** órgãos abdominais localizados no lado errado.

***Situs inversus totalis*:** todos os órgãos localizados no lado oposto ao normal.

***Situs inversus*:** descrição de um órgão que está na posição oposta (imagem espelhada) do normal.

***Situs solitus*:** posicionamento normal dos órgãos abdominais e torácicos.

Antecipação: aparente agravamento de uma condição hereditária à medida que é transmitida através das gerações.

Apoenzima: ver Enzima.

Apoptose: morte celular programada (às vezes chamada de "suicídio celular").

Assistência médica centralizada na família: importante conceito de assistência médica no qual a família (paciente) está no centro de todas as decisões relativas ao seu próprio tratamento.

Assistência médica personalizada: diagnósticos e tratamentos personalizados para o perfil específico de um paciente.

Assistência médica vizinha (*medical home neighbor*): papel que pode ser preenchido pelo médico geneticista no cuidado de pacientes com distúrbios genéticos. A assistência médica vizinha auxilia a assistência médica primária a fornecer o nível de atendimento especializado sem romper a relação com o médico principal.

Associação: duas ou mais malformações que ocorrem juntas com maior frequência (em nível populacional) do que seria esperado ao acaso, mas não necessariamente devido a um agente causador específico.

Ativador: proteína cuja função é melhorar a transcrição gênica.

Ato de não discriminação à informação genética (*Genetic Information Non Discrimination Act* [GINA]): legislação federal norte-americana decretada em 2008 que protege os pacientes contra o uso de seus dados genéticos em seu detrimento (em situações tais como seguro e emprego).

Autossomo (autossômico) referente a um dos 22 cromossomos (não sexuais).

Auxologia (auxológico): estudo do crescimento humano.
Auxotrofia: incapacidade para sintetizar todas as substâncias bioquímicas necessárias para todas as funções de um organismo. (Um organismo auxotrófico é aquele que apresenta auxotrofia.)
   Prototrófico: ao contrário da auxotrofia, a prototrofia é a capacidade de sintetizar todas as substâncias bioquímicas necessárias para a função celular. Os prototróficos são organismos que possuem essa habilidade.

Bacteriófago: vírus que invade bactérias e se replica em seu interior.
Bandeamento: presença de bandas em estudos citogenéticos, geradas por coloração diferencial. Há vários tipos de corantes cromossômicos desenvolvidos para destacar regiões específicas. Os padrões de bandeamento permitem distinguir claramente um par de cromossomos de outro.
   Bandeamento de alta resolução: método de laboratório de citogenética no qual os cromossomos são induzidos a ficar mais alongados, permitindo uma detecção de pequenas alterações no padrão de bandas mais finas do que o habitual; também chamado de bandeamento pró-metafásico.
   Bandeamento G: o tipo de bandeamento mais comumente utilizado em cenários clínicos. O "G" se refere ao corante Giemsa, que cora preferencialmente a heterocromatina, resultando em bandas visíveis claras e escuras.
Biofarmacêutica: geração de medicamentos utilizando biotecnologia.
Bivalente: um par de cromossomos homólogos que se ligam durante a meiose.
Blastocisto: estágio inicial do desenvolvimento embrionário caracterizado por uma massa celular interna e uma fina camada celular em torno de uma cavidade blastocística.
Blastômero: células derivadas da clivagem de um oócito fertilizado durante o desenvolvimento embrionário inicial.
Blástula: esfera de células com um núcleo oco composto por blastômeros.

cAMP: ver AMP cíclico.
Característica qualitativa: ver Traço ou característica (*trait*)
Característica quantitativa: ver Traço ou característica (*trait*).
Carcinógeno: um fator ambiental (químico, radiação ionizante, etc.) capaz de induzir câncer.
Cariótipo: ver Análise cromossômica.
Cariótipo de alta resolução: ver Bandeamento.
Cariótipo de pró-metáfase: ver Bandeamento.
Cauda de poli-A: uma extensão de até 200 resíduos de adenina adicionada à "cauda" (extremidade 3') do pré-mRNA por meio do processo chamado de poliadenilação, catalisado pela enzima poliadenilato polimerase.
Centríolos: estruturas subcelulares formadas por um grupamento de microtúbulos arranjados em um padrão característico de nove trios de microtúbulos. Os centríolos exercem funções fundamentais na divisão celular.
Centrômero: região extremamente condensada do cromossomo onde as cromátides-irmãs são unidas durante a divisão celular.
   Acêntrico: cromossomo sem centrômero.
   Dicêntrico: cromossomo com dois centrômeros.
Centrossomo: organela subcelular que serve como centro de organização primário para microtúbulos em células eucarióticas e também como regulador do ciclo celular.

Chaperonas: proteínas que possuem uma função primária de transporte para auxiliar no enovelamento/desenovelamento ou montagem/desmontagem de proteínas.
Ciclo celular: interfase, prófase, pró-metáfase, metáfase, anáfase e telófase.
Ciclo de Krebs (ácido cítrico): o componente médio da geração de energia que inicia com acetil CoA e prossegue através de oito reações catalisadas por enzimas que geram, em última análise, três moléculas de NADH, uma molécula de GTP e uma molécula de FADH para metabolismo adicional.
Cinetócoro: componente subcelular das cromátides que se conecta às fibras do fuso durante a divisão celular para auxiliar na separação das cromátides-irmãs.
Citocinese: processo de dividir fisicamente uma célula parental em células-filhas pela cisão da membrana e do citoplasma.
Citogenética: refere-se à análise dos cromossomos dentro das células, pelo cultivo de células vivas ou pelo preparo de células em divisão ativa a partir de tecidos e pelo uso de vários métodos de identificação para identificar a estrutura do cromossomo individual.
Citogenética molecular: interface entre técnicas de citogenética e técnicas moleculares. Exemplos incluem testes como a FISH.
Clonagem: fazer uma cópia exata de algo. A clonagem pode ser realizada em vários níveis – organismos inteiros, órgãos, tecidos, células ou até mesmo DNA.
Código genético: o "código", em genômica, refere-se ao aminoácido codificado por um trinucleotídeo específico.
Codominância: ver Dominância.
Códon: uma sequência específica de três nucleotídeos.
   Anticódon: sequência de três nucleotídeos complementar ao códon encontrado no tRNA.
   Códon senso: os 61 trios que se ligam a um anticódon de tRNA e resultam na adição de um aminoácido durante a tradução.
   Códon(s) de parada (*stop codon[s]*): três trios de RNA (UAG, UGA e UAA) designados no final de uma sequência codificadora – não há tRNAs correlatos para esses trios. Podem ser chamados também de códons de terminação, ou, no caso de mutações, de códons sem sentido.
Coeficiente de endogamia: valor calculado para um indivíduo que quantifica o grau de código genético que é compartilhado com base em ancestralidade comum.
Coeficiente de parentesco: valor calculado entre dois indivíduos para determinar o grau (se houver) de consanguinidade.
Coenzima: ver Enzima.
Cofator: composto inorgânico que aumenta a função enzimática. Em seres humanos, muitos cofatores são "vitaminas".
Complementação gamética: fenômeno em que dois gametas (oócito e espermatozoide) possuem anormalidades complementares que essencialmente "corrigem" o outro, como, por exemplo, um oócito desprovido de cópias de um cromossomo específico e o espermatozoide contendo duas cópias do mesmo cromossomo.
Complexo de pré-replicação (pré-RC): proteína multimérica montada no passo de inicialização da replicação do DNA.
Complexo Hox: ver Genes homeóticos.
Concordância (concordante): ocorrência da mesma característica fenotípica em diferentes indivíduos. A concordância é mais comumente utilizada para descrever a correlação das características em gêmeos. Assim sendo, a discordância (discordante) é a presença de um fenótipo em um indivíduo, mas não no outro.
Conjunto (*pool*) de genes: o total de todos os genes de uma população definida.

Consanguinidade (consanguíneo): compartilhamento de um parente ("sangue") por dois indivíduos.

Conselheiro genético: profissional treinado para aconselhar famílias acerca de condições genéticas, riscos genéticos e tomada de decisão, e adaptação a uma condição genética.

Consentimento informado: processo de explicação de um teste ou procedimento para um paciente, informando detalhes do processo que incluem riscos, benefícios e o que será feito com essa informação. O consentimento informado deve ser compreensível para o paciente em seu nível de entendimento e ser finalizado com um formulário assinado formalmente.

Controle alostérico: a regulação de uma enzima ou de outra função metabólica via molécula efetora em um local diferente do sítio ativo da proteína (p. ex., um sítio alostérico).

Corpúsculo polar: durante a meiose, na formação do oócito, as células-filhas não se desenvolvem todas da mesma maneira. O corpúsculo polar é uma célula pequena que contém pouco ou nenhum citoplasma, que é produzido e por fim eliminado.

Cromátide: uma unidade de um par, em um cromossomo duplicado, unida por um único centrômero. As duas fitas idênticas são chamadas de "cromátides-irmãs".

Cromátides-irmãs: ver Cromátide.

Cromossomo marcador: uma porção extra de material cromossômico que pode ser detectada por um cariótipo que segrega com outros cromossomos normais durante a divisão celular. Cromossomos marcadores podem ser compostos por praticamente qualquer parte e combinação de outros cromossomos "normais".

Cromossomos: estruturas que abrigam o DNA nuclear. Os cromossomos são compostos por uma variedade de proteínas que permitem empacotamento compacto e proteção. Em seres humanos, o número modal (normal) de cromossomos é 46.

  Acrocêntrico: cromossomo no qual o centrômero está posicionado próximo à extremidade da estrutura. Isso resulta em cromossomos com braços curtos (p).

  Telocêntrico: cromossomo no qual o centrômero está posicionado na extremidade da estrutura. Isso resulta em cromossomos sem braços curtos (p). Em vez disso, tudo que é distal ao centrômero é DNA satélite.

Cromossomos artificiais bacterianos (BACs): sequências de DNA manufaturadas, derivadas de plasmídeos bacterianos e utilizadas como sondas para a identificação de DNA.

Cromossomos homólogos: no genoma humano, há pares de cromossomos no núcleo. Pares homólogos são aqueles formados por cromossomos do mesmo tipo (p. ex., dois cromossomos #2).

Crossing over: ver Recombinação.

Decaimento molecular: supõe-se que os sistemas de replicação de DNA falharão sem influência externa. A suposição é de que ao longo do tempo, com replicações suficientes, um erro eventualmente ocorrerá sem motivo aparente – isso é chamado de decaimento molecular.

Defeito de campo: padrão reconhecível de anomalia congênita causada pela perturbação de um tecido primordial comum.

Defeito de nascença: termo leigo que indica uma anormalidade de desenvolvimento presente no nascimento. A aplicação mais comum desse termo é em alterações estruturais visíveis. (Ver Anomalia congênita.)

Deformação: variação ou anormalidade estrutural congênita que resulta de forças físicas externas.

Degeneração (do código): esse termo se refere ao fato de que os trinucleotídeos de RNA que codificam os aminoácidos na tradução não apresentam correlação de 1:1. Especificamente, mais de um trio pode codificar o mesmo aminoácido.

Deleção (deficiência): ver Anormalidades cromossômicas.

Depurinação: tipo de mutação do DNA em que uma purina (adenina ou guanina) é removida do açúcar desoxirribose entre elas.

Desaminação: remoção de um grupo amina.

Desvio-padrão: termo estatístico que representa a raiz quadrada da variância.

Diandria: mecanismo de ocorrência de um zigoto triploide devido à fertilização de um óvulo haploide por um espermatozoide diploide. O resultado da diandria é um zigoto triploide.

Dicêntrico: ver Centrômero.

Diferenciação celular: processo por meio do qual as células indiferenciadas (células-tronco) se tornam progressivamente mais especializadas em estrutura e função.

Diginia: mecanismo de ocorrência de um zigoto triploide devido à fertilização de um óvulo diploide por um espermatozoide haploide.

Diploidia: ver Ploidia.

Discordante: ver Concordância.

Discriminação genética: uso de informação acerca de traços genéticos com o objetivo de identificar indivíduos em risco para um processo seletivo diferente de emprego, habitação, seguro ou outro cenário geralmente não médico; tipicamente usado para se referir a um processo de seleção no qual os indivíduos têm sua candidatura negada ou prejudicada, como, por exemplo, prêmios de seguro muito mais altos.

Disistogênese: formação embrionária anormal em nível tecidual.

Dismórfico: de formato anormal, literalmente. O termo dismórfico se refere a uma característica física que é suficientemente diferente da média a ponto de ser notada.

Dismorfologia (dismorfologista): especialista formado no reconhecimento de variações e malformações físicas, e sem diagnóstico e significado clínico.

Dispermia: mecanismo de ocorrência de um zigoto triploide devido à fertilização (anormal) de um oócito por dois espermatozoides.

Displasia: anormalidade congênita causada pelo desenvolvimento anormal da organização dos tecidos (disistogênese).

Dissomia uniparental (*uniparental disomy*, UPD): herança de duas cópias do mesmo cromossomo de um dos genitores (ao contrário da situação normal, em que se recebe um homólogo de cada genitor).

  Heterodissomia: herança de dois do mesmo par cromossômico de um dos genitores.

  Isodissomia: herança de ambas as cópias de um par homólogo de um dos genitores.

Distúrbio: uma doença não causada por enfermidade infecciosa.

Distúrbio de depósito lisossômico: erro inato do metabolismo no qual uma função lisossomal está rompida. O resultado final é a síntese normal de um composto bioquímico, mas com a degradação prejudicada levando ao acúmulo (estoque).

Distúrbio mitocondrial: condição médica devida ao rompimento da função mitocondrial. Um distúrbio mitocondrial pode ser causado por mutações nos genes mitocondriais ou nucleares.

Distúrbios do espectro do álcool fetal: a faixa completa de anomalias congênitas provocadas pelos efeitos teratogênicos do consumo materno de álcool.

Distúrbios inversos: distúrbios genéticos que são recíprocos a alterações genéticas. Por exemplo, a deleção de uma determinada região de um cromossomo pode estar associada a uma síndrome reconhecível. Da mesma forma, a duplicação da mesma região pode produzir uma condição diferente. Estas seriam chamadas de distúrbios recíprocos ou inversos.

DNA satélite: grandes arranjos de repetições de DNA não codificante em tandem. O nome "satélite" vem de uma segunda banda (banda satélite) adjacente ao DNA regular em um gradiente de densidade.

DNA-polimerase: enzima crítica que catalisa a síntese de uma cadeia de nucleotídeos.

Doença: uma anormalidade de função em um sistema biológico que resulta em sinais e sintomas visíveis.

Dominância/herança dominante: condições dominantes são aquelas expressas em heterozigotos, ou seja, indivíduos com uma cópia de um alelo mutante e uma cópia de um alelo normal (selvagem).

   Codominância: expressão simultânea de ambos os alelos de maneira dominante.

   Dominância incompleta ou semidominância: uma condição dominante na qual um fenótipo mais brando é observado em heterozigotos quando comparado aos homozigotos.

   Dominância verdadeira ou completa: a dominância verdadeira é caracterizada pela observação do fenótipo completo (pleno) em ambos heterozigotos e homozigotos. Homozigotos, especificamente, não são mais gravemente afetados.

   Pseudodominância (*quasi-dominance*): observação de transmissão dominante de uma condição em uma genealogia que é, na verdade, devida a uma condição recessiva. Isso ocorre quando o alelo recessivo é suficientemente comum na população em geral.

Domínio: ver Domínio proteico.

Domínio proteico: as proteínas geralmente possuem múltiplas funções. Diferentes partes de uma dada proteína podem desempenhar funções sítio-específicas.

Domínios em alça (*loop*): a unidade estrutural básica da cromatina eucariótica. Na condensação do DNA, os nucleossomos são compactados para formar as fibras da cromatina. As fibras de cromatina são, então, enoveladas em domínios em alça (*looped domains*). (Os domínios em alça são subsequentemente organizados em estruturas cromossomais.)

Dose genética: ver Gene.

Duplicação: aberração cromossômica na qual um segmento do cromossomo é replicado de maneira anormal.

   Duplicação dispersa: duplicação cromossômica na qual os segmentos duplicados estão distantes uns dos outros.

   Duplicação em tandem: duplicação cromossômica na qual os segmentos duplicados estão adjacentes uns aos outros.

Ectoderma: ver Embrião trilaminar.

Ectopia: que ocorre no local errado. Ectopia, em geral, refere-se ao mau posicionamento em nível de órgão ou estrutura (p. ex., lente ectópica). Ver também Heterotopia.

Efeito do fundador: frequência relativamente alta de um determinado alelo no conjunto (*pool*) de genes que resulta da fundação de uma nova população isolada por um pequeno número de indivíduos portando variabilidade genética limitada.

Efeito dominante negativo: em termos de patogênese, algumas mutações dominantes exercem seus efeitos por meio da influência negativa de seu produto gênico sobre o produto gênico selvagem (normal) dentro da mesma célula.

Efeitos maternos: efeitos maternos se referem ao fato de que os estágios iniciais do desenvolvimento são controlados pelo genoma materno.

Elementos de resposta: pequenos segmentos de DNA, que fazem parte da região do promotor de um gene, e se ligam a fatores de transcrição para regular a transcrição.

Elementos transponíveis (transposons): uma das várias classes de elementos móveis de DNA.

   Elementos transponíveis de classe I: estes são chamados de retrotransposons. Sua replicação ocorre em duas etapas: (1) de DNA a RNA via transcrição; e (2) de RNA de volta a DNA por transcrição reversa. Esse método de duplicação em retrotransposons é bastante semelhante ao dos retrovírus.

   Elementos transponíveis de classe II: são chamados de transposons de DNA. Ao contrário dos retrotransposons, eles não envolvem um intermediário de RNA.

   Há três categorias principais de retrotransposons:
   - Elementos intercalantes curtos (*short interspersed elements*, SINEs). Semelhantes aos LINEs, mas menores (< 500 pb), não codificam transcriptase reversa. São transcritos pela RNA-polimerase III.
   - Repetições terminais longas (*long terminal repeats*, LTRs). Codificam transcriptase reversa, como nos retrovírus.
   - Elementos intercalantes longos (*long interspersed elements*, LINEs). Também codificam transcriptase reversa, mas não possuem LTRs. São transcritos pela RNA-polimerase II.

Embrião trilaminar: nas primeiras duas ou três semanas de gestação, o embrião inicial se torna uma estrutura com camadas. As três camadas (endoderma, ectoderma e mesoderma) são os primórdios embrionários dos futuros grupos de tecidos.

   Ectoderma: camada embrionária que dá origem ao cabelo, à pele, aos dentes, às unhas e a partes do sistema nervoso.

   Endoderma: camada embrionária que dá origem ao epitélio dos tratos abdominal e respiratório inferior, bem como órgãos associados, como fígado e pâncreas.

   Mesoderma: camada embrionária que dá origem aos componentes constitucionais do corpo, incluindo osso, músculo, tecido conectivo, derme, sistema circulatório e sistema reprodutivo.

Endoderma: ver Embrião trilaminar.

Endoduplicado (endoduplicação): síntese de uma cópia do genoma nuclear fora do processo de divisão celular.

Endofenótipo: um subgrupo definido de um fenótipo ou diagnóstico específico.

Enzima: proteína que atua como catalisadora em uma reação bioquímica.

   Apoenzima: estado de uma enzima que necessita um cofator quando o cofator não está ligado a ela.

   Coenzima: moléculas orgânicas necessárias a determinadas enzimas para que realizem sua função catalítica (ao contrário dos cofatores, que são compostos inorgânicos com a mesma função).

Enzima de restrição: também chamadas de endonucleases de restrição. Enzimas que clivam (cortam) o DNA ao reconhecer sequências muito específicas que são características daquela enzima. O sítio no qual o DNA é clivado se chama sítio (ponto) de restrição.

Epigênese (epigenética): modificação da função gênica sem alteração de sequência. Um dos vários fatores (além de *splicing* alternativo, transcritos opostos, modificação pós-traducional) que contribuem para a grande diversidade /flexibilidade do desenvolvimento humano apesar do pequeno número de genes funcionais.

Epistasia: influência de um gene na função de outros.

Especificidade: ver Rastreamento genético (*genetic screening*).

Espermatogênese: processo embriológico que inicia com células germinativas indiferenciadas e prossegue até o ponto final, de espermatozoides maduros.

Etiologia: a causa específica de um distúrbio.

Euploidia: ver Ploidia.

Exame de licenciamento médico dos Estados Unidos (*United States Medical Licensing Examination*, USMLE): uma prova de três partes, realizada por estudantes de medicina como parte de seu processo de licenciamento.

Éxon: regiões do gene que codificam o produto proteico de fato.

Expressão (expressividade): o fenótipo observado de uma condição genética.

    Expressão variável: diferentes graus de expressão clínica para um mesmo genótipo. Ao descrever o fenótipo associado a uma condição específica, a variabilidade na expressão pode geralmente ser identificada. Em alguns aspectos, a expressão variável pode ser vista como definição de gravidade.

    Expressão monoalélica: fenótipo que pode ser explicado pelas variações em um único gene (*locus*). Ver também Padrões de herança.

Familial: significa simplesmente que uma condição está presente na família. Distúrbios familiais podem ser causados por fatores genéticos, ambientais ou ambos.

Farmacogenética: estratégia médica personalizada que utiliza dados genômicos para direcionar a escolha e a dose de medicamentos.

Fator de liberação: proteína que atua na terminação da tradução ao localizar o códon de terminação (de parada) de um gene.

Fator de transcrição: proteína que regula a taxa de transcrição do DNA, tipicamente pela alteração da atividade da RNA-polimerase.

Fatores à montante (*upstream factors*): proteínas específicas que se ligam ao DNA e reconhecem elementos consenso curtos localizados à montante (antes) do início da transcrição.

Fatores de iniciação: proteínas que se ligam ao ribossomo durante o início da tradução (síntese proteica).

Fenocópia: fenótipos semelhantes produzidos por genótipos completamente diferentes.

Fenótipo: apresentação clínica ou comportamental de uma variação genética em um indivíduo.

    Fenótipo anormal: apresentação clínica de um distúrbio genético ou malformação em um indivíduo, incluindo complicações associadas e sua gravidade.

    Fenótipo comportamental: padrão de anormalidades e traços comportamentais associados a um distúrbio genético ou malformação.

    Fenótipo expandido: gama completa de fenótipos associados a um dado genótipo.

***Fingerprint* de DNA ("impressão digital" genética):** padrão de DNA específico de uma pessoa, obtido por uma variedade de métodos que separam o DNA em pequenos fragmentos.

FISH: ver Hibridização fluorescente *in situ*.

Fita codificadora (fita senso): no DNA dupla-fita, a fita codificadora é aquela que contém a sequência (códons) utilizada de fato na transcrição.

Fita de DNA: conjunto individual de nucleotídeos na molécula de DNA. O DNA nuclear humano é dupla-fita, possuindo uma fita codificadora e uma fita complementar pareada.

Fita contínua ou líder (*leading*): durante a replicação do DNA, a fita líder é replicada de forma relativamente direta. É a fita copiada de forma contínua.

Fita descontínua (*lagging*): a replicação da segunda fita de DNA é mais complicada. A replicação dessa fita ocorre de maneira descontínua porque acontece na direção contrária ao desenrolar da forquilha de replicação.

Fita não codificadora (fita antissenso): no DNA dupla-fita, a fita não codificadora é aquela que contém a sequência (anticódons) não utilizada na transcrição.

Formação de padrão: na embriogênese, a formação de padrão se refere à complexa organização predeterminada e aos resultados do destino das células, espacial e temporalmente.

Forquilha de replicação: durante o processo de replicação do DNA, a forquilha de replicação é o sítio ativo de desenrolamento da sequência parental e de síntese da fita-filha.

Fragmentos de Okazaki: segmentos curtos de DNA recém-sintetizado que são complementares à fita molde descontínua.

Função decodificadora: o RNA ribossomal fornece um mecanismo para decodificar o mRNA em aminoácidos. A precisão do pareamento códon-anticódon é auxiliada pela função decodificadora associada ao rRNA 16S da subunidade menor.

Fuso: ver Fuso cromossomal.

Fuso cromossomal (fuso meiótico/mitótico): estrutura subcelular onde ocorre a segregação cromossômica.

Gameta: em seres humanos, um oócito ou um espermatozoide (também conhecidos como células germinativas).

Gastrulação: processo embriológico.

Gene: uma unidade de herança. Um gene compreende um segmento específico de DNA que pode ser delimitado por posições de início e fim. Os genes geralmente codificam um produto (frequentemente uma molécula proteica).

    Dose genética: número de cópias de um determinado gene em uma dada célula.

    Gene candidato: em projetos de pesquisa, um gene candidato é aquele que foi identificado em uma região de interesse, o qual é considerado como possivelmente associado à condição de interesse.

    Gene estrutural: gene que codifica uma proteína funcional (ao contrário daqueles genes que codificam funções regulatórias não mediadas por proteínas).

Gene induzível: gene cuja expressão pode ser "ligada" por fatores externos específicos.

Genealogia ou heredograma (*pedigree*): diagrama formal das relações genéticas em uma família, utilizando símbolos e nomenclatura padronizados, indicando condições médicas específicas, o estado de cada membro da família em relação a traços genético pertinentes (afetado, não afetado, portador, etc.) e informações adicionais relevantes necessárias para distinguir possíveis padrões de herança e risco genético. Em geral, são registradas três ou mais gerações.

Genes de reparo de malpareamento: genes que atuam como "corretores ortográficos" biológicos, identificando erros na replicação do DNA e iniciando o processo de correção do erro.

Genes de segmentação: genes que codificam a organização embrionária em vários "segmentos" (ou campos) do corpo.

Genes homeóticos (HOX): genes primordiais que são organizadores primários de organismos multicelulares. Genes homeóticos determinam os moldes organizacionais básicos, tais como lateralidade, domínios posterior *versus* anterior e superior *versus* inferior.

Complexo Hox: grupos altamente conservados de genes homeóticos.

Homeobox: uma família (grupo) de genes homeóticos que trabalha em conjunto no desenvolvimento de regiões ou estruturas embrionárias específicas.

Homeodomínio: uma região de sequência comum em um gene homeótico – geralmente, uma sequência comum de 60 resíduos de aminoácidos que é semelhante entre os genes HOX.

Mutações homeóticas: mutações em genes homeóticos, simplesmente.

Genes modificadores: genes que afetam a expressão de outros genes "principais". Estes podem ou não ter uma função primária própria.

Genética: no campo da medicina, a genética compreende os princípios aplicados a distúrbios humanos.

Genética clínica: genética aplicada diretamente na prática de assistência médica. Uma condição médica é considerada genética se a fisiopatologia do distúrbio é baseada em uma alteração no DNA.

Genética humana: a genética dos seres humanos. Envolve todos os aspectos (incluindo genética de populações e genética de traços não patológicos).

Genética médica: genética da saúde humana. Pode ser clínica ou investigativa.

Geneticista clínico: médico com especialização na avaliação clínica de pacientes com suspeita de condições genéticas e defeitos de nascença; historicamente, os geneticistas clínicos vieram de uma variedade de especialidades, como pediatria, ginecologia/obstetrícia, medicina interna, neurologia, etc., mas indivíduos recém-formados podem se especializar apenas em genética.

Genômica: disciplina da genética que foca no nível do genoma.

Genômica personalizada: teste genético específico que identifica perfis de risco individuais para uma condição médica específica e/ou opção de tratamento.

Genótipo: informação genética de um indivíduo. O genótipo pode ser testado em vários níveis (cromossômico, gênico, sequência nucleotídica).

Interações genótipo x ambiente: a maioria dos fenótipos é influenciada por uma combinação de fatores genéticos e ambientais.

Grau(s) de parentesco:

Primeiro grau: pais, irmãos, filhos do probando.

Segundo grau: avós/netos, tios, primos.

Terceiro grau: primos, etc.

Graus de liberdade: ao calcular a variância, o grau de liberdade é N-1.

Gregor Mendel: monge austríaco responsável pela definição dos princípios da segregação independente de alelos individuais. O termo "herança mendeliana" é um crédito a este trabalho.

Grupo de apoio genético: grupo ou organização desenvolvida em torno de uma condição específica ou grupo de condições relacionadas à genética ou a malformações, para fornecer informação e apoio às famílias.

Haploide: ver Ploidia.

Hemizigoto: os homens possuem um único cromossomo X. Assim sendo, não há um alelo complementar para a maioria dos genes presentes no cromossomo X. Os homens são, portanto, hemizigotos para estes *loci*.

Herança digênica: padrão de herança no qual dois *loci* diferentes estão envolvidos na determinação de um fenótipo. Ver também Padrões de herança.

Herança ligada ao X: transmissão de uma condição através de um gene localizado no cromossomo X.

Herança ligada ao Y: às vezes chamada de herança holândrica. Transmissão de uma condição através de um gene localizado no cromossomo Y.

Herança mendeliana: padrão de herança de um traço genético devido a uma única variação genética que segue os padrões clássico de herança autossômica recessiva, autossômica dominante ou ligada ao X (dominante ou recessiva).

Herança mitocondrial: padrão de herança observado em mutações do DNA mitocondrial. A herança mitocondrial apresenta várias características distintas da herança nuclear.

Herança multi-*locus*: condição na qual o fenótipo observado pode ser explicado por alterações em mais de um gene. A expressão requer alterações em múltiplos *loci*. Ver também Padrões de herança.

Herança trialélica: certas condições genéticas são causadas por mutações em mais de um *locus* (multi-*locus*). A herança trialélica se refere a uma condição que requer mutações em três alelos diferentes para produzir o fenótipo. Ver também Padrões de herança.

Hereditário: herdado ou herdável através dos gametas dos pais biológicos. Refere-se comumente a traços relacionados a um único gene ou a uma alteração cromossômica específica.

Heterocromatina: regiões coradas escuras dos cromossomos. Regiões heterocromáticas são caracterizadas pelo forte empacotamento e maior concentração de proteínas protetoras.

Heterodímero: ver Homodímero.

Heterodissomia: ver Dissomia uniparental.

Heterogeneidade: estado no qual há componentes variáveis ou divergentes Em genética médica, a heterogeneidade foca tipicamente em variabilidade genômica. O oposto de heterogeneidade seria a homogeneidade.

Heterogeneidade alélica: refere-se a mutações diferentes no mesmo *locus* provocando o mesmo fenótipo ou fenótipo semelhante.

Heterogeneidade de *locus*: refere-se a mutações em diferentes *loci* causando mesmo fenótipo ou fenótipo semelhante.

Heterogeneidade genética: mutações diferentes causando um fenótipo idêntico ou similar.

Heteroplasmia (heteroplásmico): em referência ao DNA mitocondrial, a heteroplasmia denota o fato de que nem todas as mitocôndrias possuem a mesma sequência de DNA. O oposto de heteroplasmia é homoplasmia.

Heterotopia (heterotópico): no local errado. Ao contrário da "ectopia", a heterotopia ocorre em nível de tecido ou célula (p. ex., heterotopias neuronais). As heterotopias podem ser de desenvolvimento ou de migração. Ver também Ectopia.

Heterozigose composta: ver Heterozigoto.

Heterozigoto (I): que possui uma sequência de DNA diferente nos dois alelos de um determinado gene.

Heterozigoto (II): um indivíduo que é heterozigoto para um alelo em um dado *locus* é chamado de heterozigoto para aquela condição.

Composto: um indivíduo que possui dois alelos recessivos heterogêneos em um determinado *locus* é chamado de heterozigoto composto.

Desvantagem: situação na qual uma pessoa que é heterozigota para uma mutação em um determinado gene possui uma desvantagem seletiva (populacional) para reprodução.

Vantagem: situação na qual uma pessoa que é heterozigota para uma mutação em um determinado gene possui uma vantagem seletiva (populacional) para reprodução.

Hibridização genômica comparativa (CGH): hibridização de DNA-controle com o DNA de um paciente para identificar variantes de número de cópias. Quando realizado em uma plataforma de microarranjo, é chamado de CGH em arranjo (aCGH).

Hibridização genômica comparativa em arranjo (aCGH): ver Hibridização genômica comparativa.

Hibridização fluorescente *in situ* (FISH): método de citogenética molecular no qual uma sonda molecular é ligada a um corante fluorescente na lâmina; a visualização sob um microscópio de fluorescência revela a presença ou ausência da região-alvo do cromossomo pela adesão ou falta da sonda, respectivamente.

FISH de *locus* único: teste de FISH utilizando sondas para uma região única.

FISH multicolorida: uso de sondas de diferentes cores para "marcar" regiões-alvo específicas do genoma.

FISH subtelomérica: um painel de 40 a 42 sondas que hibridizam nas regiões subteloméricas dos cromossomos.

Hipogenesia: ver Agenesia.

História natural: curso típico de uma condição médica na ausência de intervenção específica.

Holândrico: referente aos genes do cromossomo Y.

Holoenzima: forma ativa de uma enzima quando todos os componentes (ex.: cofatores, coenzimas) estão adequadamente ligados.

Homeobox: ver Genes homeóticos.

Homeodomínio: ver Genes homeóticos.

Homodímero: na montagem de proteínas, um homodímero é o resultado do acoplamento de duas moléculas de proteína idênticas.

Heterodímero: na montagem de proteínas, um heterodímero é o resultado do acoplamento de duas moléculas de proteína diferentes.

Homodissomia: ver Dissomia uniparental.

Homogeneidade: estado no qual existe uniformidade. Em genética médica, a homogeneidade se refere a códigos genéticos idênticos.

Homoplasmia (homoplásmico): ver Heteroplasmia.

Homozigose (homozigoto): se ambos os alelos de um *locus* forem idênticos, o indivíduo terá homozigose para aquele *locus* (um homozigoto para aquela condição).

Ilha CpG: região do genoma que contém grande concentração de "sítios CpG". Um sítio CpG é caracterizado pela presença de nucleotídeos citosina (C) e guanidina (G) na mesma fita de DNA, unidos por uma ligação fosfodiéster.

Implicações Éticas, Legais e Sociais (da genética humana) (ELSI): essa sigla se refere às questões complexas que envolvem a genética na medicina clínica. Também se refere a um programa federal em andamento, financiado especificamente pelo governo norte-americano, para atender a essas necessidades.

Imprinting: em termos gerais, *imprinting* significa marcar ou estampar algo. Em genética, o termo se aplica à pré-programação da expressão de genes específicos.

Domínios de *imprinting*: grupos de genes "imprintados" distribuídos aleatoriamente ao longo do genoma.

Inativação: em sua forma mais simples, a inativação gênica envolve o "desligamento" de um gene específico ou de um conjunto de genes. A inativação pode ocorrer em qualquer nível, incluindo um cromossomo inteiro (ver Inativação do cromossomo X).

Inativação do cromossomo X: também conhecida como Lyonização. Nas mulheres, que possuem dois cromossomos X, um deles é inativado em cada célula. Isso serve como um mecanismo de "balanceamento" porque os homens são hemizigotos – possuem apenas um cromossomo X.

Centro de inativação do X (*X – inactivation center*, XIC): *locus* do cromossomo X que controla o processo de inativação.

Inativação do X enviesada: como a inativação do X é presumivelmente um processo aleatório, prevê-se que, em média, haverá uma divisão de 50:50 entre os dois cromossomos, em relação à qual deles será inativado. Há vários mecanismos patogênicos nos quais um X pode ser preferencialmente inativado – levando a uma taxa enviesada entre os dois X.

Iniciador (*primer*): segmento curto de nucleotídeos que atua como ponto de início para a síntese de DNA.

Instabilidade de microssatélites: embora os microssatélites sejam bastante variáveis entre os indivíduos, o número real em uma determinada pessoa é definido. Em indivíduos que possuem mutações envolvendo genes de reparo de malpareamento, mutações adquiridas em microssatélites podem alterar seu tamanho. A identificação laboratorial de microssatélites de diferentes tamanhos em um indivíduo é denominada "instabilidade de microssatélites" (msi).

Interações gênicas x ambientais: o conhecimento atual acerca dos distúrbios em genética humana envolve uma interação do genoma do indivíduo com o ambiente que, em última análise, define o fenótipo.

Interfase: ver Ciclo celular.

Íntron: regiões não codificantes de um gene.

Inversão: rearranjo cromossômico provocado por duas quebras em um cromossomo e a subsequente rotação do segmento liberado ao longo do eixo do cromossomo.

Inversão paracêntrica: inversão na qual ambas as extremidades estão no mesmo braço do cromossomo.

Inversão pericêntrica: inversão na qual as extremidades estão em braços opostos do cromossomo e o centrômero está incluído.

Laboratório de genética clínica: laboratório que realiza testes genéticos para indicações clínicas/diagnósticas (não para pesquisa).

Lâmina nuclear: uma densa camada de filamentos intermediários dentro da membrana nuclear que possui funções de suporte e regulação.

Ligação: tendência dos alelos em segregar juntos com base em sua proximidade no cromossomo.

Desequilíbrio de ligação: a coexistência de alelos com maior frequência do que seria esperado ao acaso.

Grupo de ligação: conjunto de *loci*/alelos que segregam juntos durante a replicação do cromossomo.

Limiar (*threshold*): limite biológico que, se ultrapassado, excede a capacidade de tamponamento de um organismo contra alterações patológicas.

Linhas de Blaschko: marcas lineares de desenvolvimento observadas na pele. As linhas de Blaschko não seguem estritamente os padrões dos dermátomos.

***Locus* (*loci*):** um *locus* genético é uma posição ou localização específica em um cromossomo. O termo *locus* é frequentemente usado para se referir a um gene específico.

Lyonização: inativação do cromossomo X originalmente descrita pela Dra. Mary Lyon.

Malformação: uma anormalidade do desenvolvimento durante a embriogênese. O termo malformação se refere a estruturas que inerentemente se desenvolvem de maneira anormal.
- **Malformação principal ou anomalia:** anormalidade estrutural congênita que tem efeito significativo na função ou na aceitabilidade social; exemplo: lábio leporino; em sua definição mais estrita, malformação define uma anormalidade estrutural resultante de um processo de desenvolvimento anormal, mas o uso comum considera todas as anormalidades estruturais como malformações, independentemente da causa.
- **Malformação secundária:** anormalidade estrutural congênita que tem pouco significado funcional ou social por si só.

Matriz nuclear: rede de fibras localizada dentro do núcleo da célula. Essa rede é análoga ao citoesqueleto citoplasmático.

Média: valor estatístico calculado que consiste na soma de todas as medidas (ΣX) dividida pelo número de indivíduos na amostra (N).

Medicina personalizada: assistência médica direcionada à biologia e à fisiologia inerentes de um indivíduo, levando a melhorias em seus cuidados médicos.

Médico geneticista: profissional médico com treinamento especial nas relações entre genes e doenças (ver Geneticista clínico).

Meiose: processo de redução no número de cromossomos pela metade na formação dos gametas.

Membrana nuclear: membrana (dupla camada lipídica) que envolve os conteúdos nucleares e define os limites do núcleo.

Mensageiro: em sistemas celulares, os mensageiros são compostos que facilitam a comunicação em uma variedade de níveis.
- **Primeiro mensageiro:** composto inicial envolvido em uma comunicação. Um hormônio seria um exemplo de um primeiro mensageiro.
- **Segundo mensageiro:** mensagens celulares geralmente são facilitadas por um contato primário que dá início a uma resposta transmissível subsequente. Compostos envolvidos em passos subsequentes são chamados de segundos mensageiros. Exemplos incluem proteínas G, cAMP e CREB.

Mesoderma: ver Embrião trilaminar.

Metabolômica: estudo dos processos genéticos que envolvem metabólitos. Em análise genética, é o estudo de proteínas ligadas em sistemas químicos que interagem em torno de uma rota ou processo comum.

Metáfase: ver Ciclo celular.

Metagenômica: isolamento e sequenciamento do DNA de micro-organismos obtidos do meio ambiente, sem a necessidade de cultivo do organismo. Às vezes é também chamado de "genômica de comunidade" ou "genômica ambiental".

Microarranjo cromossômico: uso de *microchips* contendo milhares de poços incrustados com uma variedade de sondas diferentes para rastreamento de grandes porções do genoma.

Microssatélite: sequências repetitivas de 2 a 6 pb de DNA. Os microssatélites provaram ser fontes importantes de variabilidade genética que podem ser usados para mapeamento e ligação.

Minissatélites: unidades repetitivas de DNA com cerca de 15 a 100 nucleotídeos. O tamanho geral varia de 1 a 5 kb. Também chamados de repetições em tandem de número variável [*variable number tandem repeats* (VNTRs)].

Mitose: processo de duplicação dos cromossomos para a replicação da célula somática.

Modificação covalente: modificação (regulação) da atividade de uma enzima por uma molécula doadora que fornece um grupo funcional que altera as propriedades daquela enzima.

Modificação pós-traducional: alterações feitas em uma proteína transcrita que definem melhor a estrutura e a função da proteína. Tais modificações incluem glicosilação e acetilação da proteína.

Monogênico: causado por um único gene.

Monossomia (monossômico): que possui apenas uma cópia de um determinado par de cromossomos.

Morfogênese: desenvolvimento da forma. O processo de formação de órgãos e estruturas durante a embriogênese.

Morfógeno: substância que dirige o processo de morfogênese.

Morfolinos: oligonucleotídeos análogos a cDNA, resistentes a nucleases. Tais segmentos podem se ligar ao mRNA e alterar a expressão gênica.

Mórula: estrutura embrionária inicial (predecessora da blástula). Massa sólida de blastômeros. O termo mórula deriva de sua semelhança física com uma amora.

Mosaicismo: situação na qual nem todas as células de um organismo possuem o mesmo genótipo. O mosaicismo geralmente ocorre como resultado de alterações pós-concepcionais (adquiridas).
- **Mosaicismo funcional:** mosaicismo que ocorre como resultado da expressão gênica diferencial de determinados genes – e não de uma alteração no código genético. (p. ex., a inativação do cromossomo X resulta em mosaicismo funcional em mulheres para os genes ligados ao X).
- **Mosaicismo gonadal (de linhagem germinativa):** mosaicismo que ocorre no tecido gonadal. O mosaicismo gonadal que envolve os gametas pode ser hereditário.
- **Mosaicismo somático:** mosaicismo que ocorre apenas em células somáticas.

Mudança tautomérica: alteração em um próton (íon de hidrogênio) para formar um isômero diferente.

Mutação: alteração (desvio) do código genético da sequência normal, selvagem.
- **Mutação ativadora:** mutação que exerce seus efeitos deletérios aumentando a função daquele gene.

As mutações podem ocorrer em duas direções. Uma "mutação direta" (*forward*) é uma alteração do tipo selvagem para uma sequência mutante. Uma "mutação reversa" (*backward*) é a volta de uma sequência mutante para o tipo selvagem.

Uma "mutação de ponto" é uma alteração em um único nucleotídeo. Às vezes, é chamada de substituição de base única. Há três principais tipos de mutações de ponto: (1) Mutações sem sentido (*nonsense*) resultam em um códon de parada prematuro (e, portanto, em um produto proteico truncado); (2) Mutações de sentido trocado (*missense*) alteram a sequência de nucleotídeos. Uma "transição" altera uma purina por outra purina, enquanto uma "transversão" troca uma purina por uma pirimidina, ou vice-versa; e (3) Mutações de alteração de fase de leitura (*frameshift*) resultam em uma mudança na fase de leitura. Isso perturbará todos os trios de nucleotídeos subsequentes.

As mutações podem ocorrer em qualquer ponto da ontogenia de um organismo. As mutações pós-concepcionais podem ocorrer em células somáticas (mutações somáticas) ou germinativas (mutações de linhagem germinativa).

Por razões diversas, nem todas as mutações causarão um problema. Essas mutações podem ser chamadas de "silenciosas" ou "neutras". Alternativamente, aquelas mutações que resultam em eventos patológicos são chamadas de "deletérias" ou "patogênicas".

Uma mutação recém-adquirida é chamada de "espontânea", ao contrário das mutações hereditárias (familiais).

Uma "mutação supressora" é o segundo evento mutacional que suaviza ou corrige os efeitos fenotípicos da primeira mutação.

Uma "mutação letal" é aquela que impede o organismo de passar adiante o seu material genético.

Mutação ativadora: ver Mutação.
Mutação de alteração da fase de leitura (*frameshift*): ver Mutação.
Mutação de ponto: ver Mutação.
Mutação de sentido trocado: ver Mutação.
Mutação direta (*forward*): ver Mutação.
Mutação espontânea: ver Mutação.
Mutação gonadal (de linhagem germinativa): ver Mutação.
Mutação patogênica (deletéria): ver Mutação.
Mutação reversa: ver Mutação.
Mutação sem sentido (*nonsense*): ver Mutação.
Mutação somática: ver Mutação.
Mutagênica: substância que induz mutações.

Não disjunção: falha na separação dos pares de cromossomos durante a divisão celular.
Nucléolo: subdomínio definido do núcleo que faz a montagem de subunidades ribossomais.
Nucleossomo: a unidade básica de empacotamento do DNA. Constituído por um pequeno segmento de DNA enrolado em torno de um núcleo de histonas.
Nucleotídeo: unidade básica do DNA e do RNA. Os nucleotídeos são compostos por uma base nitrogenada, um açúcar (ribose ou desoxirribose) no carbono 5, e um grupo fosfato.
Nutricionista metabólico: profissional da saúde com formação em nutrição e especialização e ênfase no atendimento de pacientes com erros inatos do metabolismo.

Ocronose: descoloração escura (azul/preta) da pele. Essa condição foi classicamente associada ao erro inato do metabolismo chamado alcaptonúria.
Oligonucleotídeo: pequeno segmento de nucleotídeos conectados.
Oôgenese: processo de formação de oócitos a partir de células germinativas primordiais.
Operon: grupo de genes associados que estão sob o controle de um único sinal regulatório ou promotor.

Padrões de herança: padrões visíveis de transmissão de traços hereditários conforme evidenciado por história familiar, heredrograma ou análise genética.
   Herança digênica: traço clínico expresso quando uma mutação em dois genes (*loci*) diferentes está presente.
   Herança monoalélica: traço clínico expresso apenas quando um alelo de um único par gênico é alterado.
   Herança multi-*locus*: expressão de uma condição devida ao acúmulo progressivo de mutações em múltiplos genes (*loci*).
   Herança trialélica: traço clínico expresso apenas depois que uma determinada combinação de três diferentes alelos apresenta uma mutação.
Partenogênese: reprodução assexuada que ocorre com o início da embriogênese sem fertilização.
Paternidade: referente ao genitor masculino de uma criança.
   Paternidade mal-atribuída: situação na qual o suposto pai de uma criança não é, na verdade, o pai biológico.
Patogênese: processo fisiológico que causa doença.

Penetrância: para uma dada condição, a proporção de pacientes que apresentam sinais clínicos do distúrbio. A penetrância é específica para cada doença. Algumas condições apresentam penetrância completa. Outras, penetrância incompleta.
Penetrância incompleta: ver Penetrância.
Peptídeo-sinal: aminoácidos específicos de uma sequência proteica que servem para direcionar o transporte da proteína para compartimentos subcelulares específicos.
Peptidil transferase: enzima nuclear que catalisa a adição cumulativa de resíduos de aminoácidos a uma cadeia peptídica crescente nos ribossomos.
Perturbação (*disruption*): anormalidade congênita que resulta de um evento ou processo destrutivo, levando à formação incompleta ou anormal.
Pintura cromossômica (*chromosome painting*): uso de sondas de FISH que fornecem cobertura de um cromossomo inteiro para identificação de rearranjos estruturais.
Pirossequenciamento: ver Sequenciamento.
Plasmídeo: elementos de DNA circular que replicam independentemente do DNA cromossomal.
Pleiotropia (pleiotropismo): efeitos clínicos múltiplos de um único gene.
Ploidia: referente ao número cromossômico. Um conjunto completo de cromossomos humanos (23) é designado como "n".
   Aneuploide: que possui um número incorreto de cromossomos.
   Diploide: que possui duas cópias completas de um conjunto de cromossomos (46, ou 2n). Essa é a contagem normal para células somáticas humanas.
   Euploide: que tem um número correto de cromossomos.
   Haploide: que possui um conjunto completo de cromossomos (n). Essa é a contagem normal para células germinativas (gametas).
   Poliploide: que possui um conjunto completo extra (ou múltiplos conjuntos) de 23 cromossomos, além dos 46 usuais do genoma humano. Este poderia ser 69 (3n), 92 (4n), etc.
   Triploide: contagem cromossômica poliploide de 69 (3n).
Pluripotência: ver Potência.
Poligênico: literalmente, "muitos genes". Tradicionalmente, herança poligênica se refere a um padrão específico de herança multifatorial no qual múltiplos genes contribuem de maneira aditiva para um fenótipo quantitativo.
Polimorfismo: conforme descrito no texto, o termo polimorfismo pode ser confuso. Geneticistas populacionais usam o termo para mutações que ocorrem em pelo menos 1% dos indivíduos na população em geral. Geneticistas clínicos e profissionais de laboratórios de genética clínica geralmente utilizam o termo como sinônimo para mutação (i. e., qualquer alteração na sequência de DNA selvagem).
   Polimorfismo benigno: polimorfismo que não causa doença clínica.
   Polimorfismo de nucleotídeo único (*single nucleotide polymorphism* [SNP]): alteração nucleotídica em um único *locus* específico do genoma, diferente do código "selvagem" aceito.
   ***Tag* SNP:** um SNP representativo em uma região (*locus*) do genoma com desequilíbrio de ligação conhecido.
Posição oscilante (*wobble position*): o terceiro nucleotídeo de uma sequência de trinucleotídeo no DNA. Como o código genético humano é degenerado (i. e., um aminoácido pode ser codificado por mais de um trinucleotídeo), diz-se que o nucleotídeo final está na posição oscilante.
Posições *cis* e *trans*: ao discutir a posição relativa de um polimorfismo (alelo), *cis* descreve dois polimorfismos que ocorrem no

mesmo alelo de um determinado par. *Trans* significa que estão em dois alelos diferentes.

Potência: capacidade de uma célula em se diferenciar ao longo de vários caminhos.

Células pluripotentes: possuem o potencial de se diferenciar em múltiplos tipos celulares especializados diferentes.

Células totipotentes: são completamente indiferenciadas e possuem a capacidade para prosseguir em qualquer caminho de especialização celular.

Probando: primeiro membro de uma família a ser investigado. Se afetado, o indivíduo passa a ser o caso índice.

Prófase: ver Ciclo celular.

Pró-metáfase: ver Ciclo celular.

Promotor: região da fita de DNA que inicia a transcrição de um determinado gene. Os promotores estão tipicamente próximos dos genes que regulam.

Proteína: substância bioquímica composta por fitas de aminoácidos.

Proteína multimérica: complexo proteico que possui função específica, mas que é composto por várias proteínas diferentes.

Proteína regulatória: proteínas especializadas que se ligam a sequências regulatórias do DNA e atuam na regulação da transcrição gênica.

Proteína alostérica: uma proteína que altera sua forma ao ligar-se a outra molécula.

Proteína G: abreviatura para "proteínas de ligação ao nucleotídeo guanina". Família de proteínas envolvidas nas cascatas de sinalização – tipicamente como segundos mensageiros. São mediadoras comuns na ligação de moléculas ligantes pós-receptor.

Proteína multimérica: ver Proteína.

Proteína quinase: proteína que catalisa a fosforilação de outras proteínas.

Proteômica: estudo amplo das proteínas, incluindo estrutura, função, regulação e interações.

Pseudo-dominância: ver. Herança dominante.

Pseudogene: um segmento de DNA que compartilha uma grande quantidade de homologia de sequência com um gene funcional "verdadeiro". Os pseudogenes podem representar cópias degeneradas de genes previamente funcionais.

Quase-dominância: ver Dominância.

Rastreamento (*screening*) de população selecionada: ver Rastreamento genético (*genetic screening*).

Rastreamento (*screening*) individual: ver Rastreamento genético (*genetic screening*).

Rastreamento (*screening*) populacional: ver Rastreamento genético (*genetic screening*).

Rastreamento genético (*genetic screening*): busca por indivíduos saudáveis, em uma população específica, que possuam uma alteração genética capaz de causar ou predispor a certos distúrbios. O rastreamento genético pode ser projetado para "rastreamento individual", "rastreamento de população selecionada", ou para toda a população ("rastreamento populacional").

Especificidade: precisão do processo de rastreamento. Isto é, que proporção dos indivíduos identificados pelo rastreamento como "positivos" realmente possui a condição?

Sensibilidade: taxa de detecção do rastreamento. Isto é, que proporção de indivíduos realmente afetados é detectada pelo rastreamento?

Reação em cadeia da polimerase: técnica molecular para amplificar pequenas quantidades (até mesmo cópias únicas) de DNA.

Reanelamento: ver Anelamento.

Recessivo (recessividade): condições recessivas são clinicamente manifestadas apenas em indivíduos homozigotos para o alelo mutante (ou em heterozigotos compostos para dois alelos mutantes diferentes), isto é, portadores de uma "dose dupla" de um gene anormal.

Recombinação: também chamada de "*crossing over*". Durante a meiose, os pares de cromossomos homólogos trocam material por meio da montagem de uma ponte física entre eles. É provável que pelo menos um evento de *cross-over* seja necessário para que a meiose normal prossiga.

Regiões pseudoautossômicas: regiões complementares dos cromossomos X e Y que permitem atividades similares aos autossomos – incluindo o *cross-over* cromossomal.

Regra do produto: em probabilidades, a regra é multiplicar "e" relações.

Regulação: o conceito de alteração da expressão gênica sem mudança no código. A regulação gênica pode incluir "ligar" e "desligar" um gene, ou ainda aumentar ou diminuir parcialmente sua expressão.

Regulação da expressão gênica de organelas (*regulators of organelle gene expression*, ROGEs): organelas como as mitocôndrias possuem DNA separado do genoma nuclear. Esses elementos genéticos extranucleares são coordenados e regulados por elementos nucleares conhecidos como ROGEs.

Remodelamento de cromatina: cromossomos humanos em seu estado neutro abrigam o DNA de maneira altamente condensada e protegida. O remodelamento da cromatina é o processo de modificação da arquitetura da cromatina para permitir o acesso de elementos de transcrição ao DNA.

Rendimento diagnóstico: é essencialmente a "média de rebatidas" de uma avaliação de diagnóstico genético clínico. Especificamente, que porcentagem de tempo uma avaliação de diagnóstico para uma determinada condição fornece uma causa conhecida (etiologia) para a condição.

Repetições de trinucleotídeos: unidades repetidas de três nucleotídeos, distribuídas de maneira não aleatória ao longo do genoma. (Ver também DNA satélite.)

Distúrbios de repetições de trinucleotídeos: condições médicas produzidas por números anormais (tipicamente expansão) de repetições de trinucleotídeos. Por meio de mutações pré-evento, a transcrição de regiões de repetições de trinulceotídeos pode sofrer expansão sequencial (aumento no número de repetições para além das contagens basais normais). A expansão dessas regiões pode perturbar a função e a regulação gênicas através de vários mecanismos. Se a expansão exceder o limiar tolerável, pode ocorrer uma doença. Tipicamente, distúrbios de repetições de trinucleotídeos sã o condições neuromusculares.

Repetições em tandem: sequências nucleotídicas que se repetem de maneira contígua em um dado *locus*.

Repetições em tandem de número variável (*variable number tandem repeats*, VNTRs): ver Minissatélite.

Replissomo: estrutura que realiza as atividades da forquilha de replicação. O replissomo é uma unidade multimérica composta por duas enzimas DNA-polimerase, primase e DNA.

Repressor (repressível): proteína regulatória que se liga ao sítio operador e bloqueia a transcrição de um gene.

Ribonucleoproteínas nucleares pequenas (*small nuclear ribonucleoproteins*, snRNP): complexos de RNA e proteína envolvidos na transcrição. Esses complexos são essenciais para a excisão dos íntrons do mRNA.
Risco: em genética clínica, o "risco" identificado para um paciente é a probabilidade de ocorrência de um evento clínico.
  Risco de recorrência: probabilidade de que um distúrbio clínico ocorra em outros irmãos dos mesmos pais biológicos.
  Risco empírico: risco para uma condição em uma situação definida, determinada por dados observacionais simples.
  Risco relativo: risco de desenvolvimento de uma doença em relação a uma exposição ou outro fator de predisposição.
RNA: ácido ribonucleico. Composto bioquímico envolvido em uma variedade de processos genéticos. É constituído por longas cadeias de nucleotídeos, cada um deles contendo uma base nitrogenada ligada ao esqueleto de uma ribose, e uma molécula de fosfato. Os RNAs mensageiro (mRNA), ribossomal (rRNA) e de transferência (tRNA) estão envolvidos no entendimento tradicional da transcrição e da tradução.
  RNA não codificante: muitas das outras espécies de RNA não codificam um produto. Em vez disso, elas apresentam uma função regulatória primária. Exemplos incluem micro RNAs (miRNAs) que atuam por meio do RNA de interferência (RNAi), assim como os pequenos RNAs de interferência (siRNAs). Os pri-mRNAs são os transcritos primários para miRNA, os quais são, então, processados em pré-mRNAs. Os RNAs nucleares incluem pequenos RNAs nucleares (snRNAs), cuja função primária está no processamento do pré-mRNA, também chamado de RNA nuclear heterogêneo (hnRNA), no núcleo.
  RNA-polimerases (I a V): família de enzimas envolvidas na síntese de várias formas de RNA.
RNA de transferência: ver RNA.
RNA mensageiro: ver RNA.
RNA não codificante: ver RNA.
RNA nuclear heterogêneo (hnRNA): ver RNA.
RNA ribossomal: ver RNA.
Rota ou via de sinalização: uma série de reações bioquímicas em um organismo, na qual sinais químicos são passados em sequência de uma molécula para outra, sucessivamente.

Segregação: separação dos cromossomos homólogos pareados. A segregação pode ocorrer de várias maneiras diferentes se houver uma translocação.
  Alternada: a segregação é dita alternada se os dois cromossomos normais segregarem juntos, como ocorre com as regiões recíprocas daqueles translocados.
  Segregação adjacente: a segregação de cada um dos cromossomos estruturalmente normais com um cromossomo translocado é dita adjacente.
Segregação independente: distribuição aleatória de alelos em pares diferentes de cromossomos homólogos, devido à separação desses pares durante a meiose.
Segregação replicativa: separação de subpopulações de mitocôndrias dentro de uma célula por um processo físico de divisão celular.
Segundo mensageiro: ver Mensageiro.
Seleção: processo que favorece a sobrevivência de um tipo de organismo em detrimento de outro por meio de uma vantagem adaptativa.

Seleção direcional: quando a seleção natural favorece um único fenótipo.
Seleção diversificadora: quando a seleção natural favorece mais de um fenótipo. Fenótipos extremos são favorecidos em detrimento de fenótipos intermediários.
Seleção estabilizadora: seleção na qual a diversidade genética diminui à medida que a população estabiliza em um determinado valor da característica. Em vez de favorecer indivíduos com fenótipos extremos, ela favorece os intermediários.
Selvagem: fenótipo ou genótipo estabelecido como base (normal) para uma população.
Semidominância: ver Dominância.
Sensibilidade: ver Rastreamento genético (*genetic screening*).
Sequência: um padrão de malformações e/ou deformações e/ou perturbações relacionadas de modo que uma anormalidade física inicial leva à ocorrência de anormalidades adicionais de modo sequencial.
Sequência de Shine-Dalgarno: sequência nucleotídica (AGGAGGU) encontrada 8 pb antes do códon de iniciação AUG do mRNA. Atua como um sítio de ligação ao ribossomo.
Sequenciamento: quando aplicado à genômica, "sequenciamento" significa a determinação da ordem correta e do tipo de nucleotídeo em uma porção definida do genoma.
  Pirossequenciamento: mais novo método de sequenciamento de DNA, que utiliza a liberação de pirofosfato na incorporação de nucleotídeo.
  Sequenciamento de alta performance: método de sequenciamento de DNA que utiliza várias modificações do método regular, incluindo robótica e tecnologia da informação avançada para aumentar enormemente a taxa de sequenciamento possível.
  Sequenciamento de DNA: determinação da sequência de nucleotídeos para moléculas de DNA.
  Sequenciamento de exoma completo: sequenciamento de toda a região codificadora do genoma de um indivíduo.
  Sequenciamento de genoma completo: sequenciamento do genoma completo de um indivíduo – ambas as regiões codificante e não codificante.
  Sequenciamento de Sanger (didesoxi): método de sequenciamento de DNA desenvolvido por Frederick Sanger em 1977. A técnica utiliza a incorporação seletiva de didesoxinucleotídeos terminadores de cadeia.
  Sequenciamento linear: sequenciamento de um segmento de material genético de maneira linear (i. e., desde o códon de início até a sequência terminadora, em ordem).
  Sequenciamento paralelo em massa: um dos mais novos métodos de sequenciamento que emprega técnicas para sequenciar milhares de pequenas cópias (conjuntos) da região a ser sequenciada em tandem.
Sequenciamento de alto rendimento: ver Sequenciamento.
Sequenciamento de DNA: ver Sequenciamento.
Sequenciamento de exoma completo: ver Sequenciamento.
Sequenciamento de genoma completo: ver Sequenciamento.
Sequenciamento de Sanger: ver Sequenciamento.
Sequenciamento didesoxi (ou dideoxi): ver Sequenciamento.
Sequenciamento linear: ver Sequenciamento.
Sequenciamento paralelo em massa: ver Sequenciamento.
Sexo (ligado ao, limitado pelo, influenciado pelo):
  Fenótipo influenciado pelo sexo: fenótipo que ocorre em ambos os gêneros, mas com frequências diferentes. Exemplo: padrão de calvície masculina.

Fenótipo limitado pelo sexo: expressão de uma característica em apenas um dos gêneros, devida, por exemplo, a diferenças anatômicas. Exemplo: defeitos uterinos ou testiculares.

Herança ligada ao sexo: genes ligados ao sexo são aqueles localizados nos cromossomos X ou Y. Como há poucos genes localizados no cromossomo Y, vamos focalizar em distúrbios ligados ao X.

Sinapse: acoplamento (pareamento) de dois cromossomos homólogos que acontece durante a meiose.

Complexo sinaptonêmico: estrutura multimérica complexa (três proteínas) que conecta os cromossomos pareados durante a prófase I da meiose.

Síndrome: padrão recorrente e reconhecível de malformações e/ou deformações e/ou perturbações com uma ou mais causas específicas definidas.

Síndrome de microdeleção: padrão reconhecível de anomalias devidas à deleção de múltiplos genes contíguos.

Síndrome de microduplicação: padrão reconhecível de anomalias devidas à duplicação de múltiplos genes contíguos.

Síndromes de genes contíguos: padrões reconhecíveis de malformações causadas por perda ou ganho de um segmento cromossômico contendo vários genes consecutivos (contíguos). Estes podem ser difíceis ou impossíveis de serem detectados por análises citogenéticas de rotina. Para identificar a alteração, podem ser necessárias análises cromossômicas de alta resolução ou um teste citogenético molecular para confirmação.

Sítio de ligação ribossomal: sequência nucleotídica que sinaliza o início de um gene. Ver Sequência de Shine-Dalgarno.

Southern blot: mais formalmente chamado de *blot* de DNA. Batizado em homenagem ao biólogo britânico Dr. Edwin Southern. O termo "*blot*" se refere ao método de transferir moléculas de DNA. Esse processo possibilita a separação de moléculas de DNA de diferentes tamanhos.

***Splicing* alternativo:** o processo de excisar íntrons em padrões diferentes para produzir formas alternativas de DNA para transcrição, resultando em proteínas diferentes geradas a partir de uma mesma sequência.

Susceptibilidade (susceptibilidades): ao discutir interações gene x ambiente, fatores genéticos e ambientais deletérios que contribuem para o fenótipo são conhecidos como fatores de susceptibilidade de expressão.

Susceptibilidade genética: se refere a uma alteração genética (polimorfismo) que confere ao indivíduo maior susceptibilidade a efeitos adversos a partir de uma interação ambiental específica.

Tag SNP: ver Polimorfismo de nucleotídeo único (SNP).

Taxa de danos genéticos: ver Mutação.

Taxa de mutação: a taxa de mutação é o número de novos alelos mutantes para um determinado *locus*, detectados na prole em comparação a seus genitores.

Frequência de mutação: a razão entre alelos mutantes e normais (selvagens) na população, em um dado período.

***Hot spot* de mutação:** a taxa de mutação não é igual ao longo de todo o genoma. Certos *loci* apresentam taxas mais altas do que a basal. Estes *loci* são chamados de "*hotspots*".

Taxa de dano genético: todos os erros genéticos que ocorrem durante o ciclo de replicação. (A maioria destes, no entanto, será corrigida pelos sistemas de reparo de DNA.)

Taxa de evento mutacional: os erros genéticos não reparados que persistem após o fim do trabalho dos sistemas de reparo.

Telófase: ver Ciclo celular.

Telômero: porção final de um cromossomo, composta por sequências repetitivas de nucleotídeos.

Terapia de reposição enzimática: uso de reposição de enzima para tratar pacientes com determinados erros inatos do metabolismo. A enzima pode ser obtida de múltiplas fontes, incluindo sistemas biológicos ou projetados.

Terapia gênica: no sentido mais amplo, "terapia gênica" se refere aos tratamentos direcionados ao nível molecular. Um uso mais estrito do termo estaria limitado àquelas terapias que utilizam tecnologias moleculares/de DNA.

Teratógeno: agente capaz de induzir uma ou mais malformações em um embrião em desenvolvimento. Um teratógeno pode ser, por exemplo, uma exposição ambiental ou uma condição médica materna.

Teste genético: em um sentido mais amplo, um teste genético é qualquer teste realizado para fazer um diagnóstico de uma condição genética. Mais frequentemente, refere-se aos testes que envolvem alguma forma de análise de DNA ou RNA.

Teste molecular (de DNA): análise laboratorial do material genético de um indivíduo para uma determinada porção de DNA codificante de um gene ou região de interesse.

Totipotência: ver Potência.

Traço ou característica (*trait*): aspecto ou feição observável.

Qualitativo: traço observável.

Quantitativo: traço mensurável.

Transcrição: cópia do DNA em um segmento complementar de mRNA.

Transcriptase reversa: enzima que catalisa a síntese de DNA a partir de um molde de RNA (o reverso da transcrição normal).

Transcriptômica: o transcriptoma é o conjunto total de transcritos de um determinado organismo. Isso reflete todos os genes que estão sendo ativamente expressos em qualquer dado momento. A transcriptômica é a disciplina que estuda o transcriptoma.

Transdução de sinal: processo de conversão de um sinal extracelular em uma resposta intracelular.

Transição: ver Mutação.

Translocação: anormalidade cromossômica na qual uma porção de um cromossomo foi movida (translocada) para outra região, distinta de seu local normal.

Balanceada: translocação na qual não há perda ou ganho líquido de material cromossomal em comparação à quantidade ou composição normais.

Desbalanceada: translocação na qual há perda (deleção) ou ganho (duplicação) líquido de material cromossomal.

Recíproca: troca complementar de material cromossomal entre dois cromossomos não homólogos.

Robertsoniana: tipo especial de translocação que envolve dois cromossomos acrocêntricos. Nesse tipo de translocação, o material-satélite é perdido em ambos os cromossomos e os dois "braços q" são unidos.

Transversões: ver Mutação.

Triploidia: ver Ploidia.

Trissomia (trissômico): que possui uma cópia extra completa (n = 3) de um determinado cromossomo (p. ex., trissomia do 21).

Valor de c: a quantidade de DNA contida em um núcleo haploide (n). Este seria equivalente à metade da quantidade presente em uma célula diploide (2n).

Variabilidade: em genética clínica, refere-se à faixa de variação (gravidade) de um fenótipo.

Variabilidade interfamilial: variação clínica de uma condição específica conforme observado entre famílias.

Variabilidade intrafamilial: variação clínica de uma condição específica conforme observado dentro de uma família.

Variância: valor estatístico calculado que corresponde ao quadrado do desvio da média de cada ponto de dado a partir da média.

Variantes de número de cópias (VNCs): desvios da constituição cromossômica normalmente esperada. Microdeleções ou microduplicações detectadas por microarranjos cromossômicos são exemplos disso. As VNCs identificadas são classificadas como benigna conhecida, patogênica conhecida ou de significado clínico desconhecido. Atualmente, há preferência pelo termo "variante de número de cópias" em vez de "alteração do número de cópias".

Respostas Questões práticas

Capítulo 1

1. **B** é a resposta correta. As outras respostas são incorretas porque:
   A. O genoma inclui DNA de fora do núcleo, como aquele das mitocôndrias.
   C. É o conteúdo de DNA de uma célula, não o conteúdo de proteína, que compõe o seu genoma.
   D. A correlação entre o tamanho do genoma e a quantidade de informação codificada é fraca, especialmente em organismos mais complexos.
   E. Você sabe por quê.

2. **D** é a resposta correta. As outras respostas são incorretas porque:
   A. A melhor estimativa atual para seres humanos é de 22.000 genes funcionais.
   B. Uma das muitas surpresas foi a acentuada homologia dos genes entre as espécies.
   C. Embora a sequência geral tenha sido identificada, a real atribuição de sequências a genes específicos (e doenças) não está nem perto de ser concluída.
   E. A informação do projeto genoma foi amplamente disponibilizada ao público.

3. **D** é a resposta correta. As outras respostas são incorretas porque:
   A. Se o diagnóstico e a terapia forem individualizados, os custos deverão se reduzir devido a menores complicações de "tentativa e erro".
   B. A medicina personalizada não é uma ciência teórica. Ela possui aplicações clínicas diretas na prática médica atual.
   C. Isso deverá melhorar absolutamente o diagnóstico – o ponto de partida de tratamentos individualizados.
   E. A medicina personalizada é muito mais aplicável na prevenção terciária (e quaternária).

4. **C** é a resposta correta. As outras respostas são incorretas porque:
   A. A genética médica interage com todas as outras especialidades em um sentido muito real.
   B. É uma especialidade reconhecida pela AMA (*American Medical Association*).
   D. Nos primeiros tempos da genética médica, o principal "emprego" do médico geneticista era trabalhar com síndromes de anomalias múltiplas. Na era atual, ela vai por muitos outros caminhos da medicina, incluindo trabalho com distúrbios "comuns".
   E. Termos sensacionalistas não são bem aceitos por pacientes e familiares, portanto deve haver cuidado no uso de linguagem leiga.

Capítulo 2

1. **A** é a resposta correta. Diferentes tipos de RNA exercem papel em uma incrível amplitude de funções. O RNA participa na replicação do DNA conforme descrito no texto: "A DNA-polimerase III pode usar a posição 3'-OH de um nucleotídeo de RNA como ponto de ancoragem para o primeiro nucleotídeo de DNA." O RNA não está envolvido nos outros quatro processos listados.

2. **C** é a resposta correta. A pleiotropia se refere a múltiplos efeitos (consequências) de uma alteração genética. As outras respostas são incorretas porque:
   A. Descreve expressão variável.
   B. Descreve penetrância incompleta.
   D. Descreve expressão de mutação sítio-específica.
   E. Descreve um polimorfismo benigno.

3. **B** é a resposta correta. As outras respostas estão incorretas porque:
   A. Por definição, os pseudogenes não codificam nenhuma proteína funcional conhecida.
   C. A amplificação gênica é uma função do grau de expressão gênica, mas não adiciona diversidade.
   D. Na verdade, o *splicing* alternativo é o que produz aumento na diversidade.
   E. As epimerases não têm nada a ver com isso. As modificações epigenéticas, sim. Apenas uma palavra com som semelhante.

4. **D** é a resposta correta. As outras respostas são incorretas porque:
   A. Conforme afirmado anteriormente, a pleiotropia se refere a múltiplos efeitos (consequências) de uma alteração genética.
   B. A ligação se relaciona a diferentes *loci*, não alterações no mesmo gene.
   C. A codominância é definida como a expressão de ambos os alelos independentemente um do outro.
   E. Este exemplo se refere a alterações em um único gene, não a alterações em múltiplos genes que estão próximos um do outro.

Capítulo 3

1. **D** é a resposta correta.
   Vincos palmares transversos únicos se encaixariam na definição de "malformação menor". É uma anormalidade do desenvolvimento inicial (primeiro trimestre). Às vezes está presente em indivíduos normais. Não apresentam significado clínico.

2. **D** é a resposta correta.
   Como a porencefalia resulta de células normais que são perdidas devido a dano, isso seria uma perturbação.

3. **E** é a resposta correta.
   A quarta principal categoria de anomalias congênitas é a displasia (histogênese anormal).

4. **C** é a resposta correta. As outras respostas são incorretas porque:
   A. A incidência de anomalias congênitas é de 5%. Isso não é incomum. Todo médico verá pacientes com defeitos de nascença.
   B. A incidência geral de anomalias congênitas tem se mantido bastante estável entre 4% e 6% por décadas.
   D. Existem pequenas diferenças regionais na incidência relatada de anomalias congênitas. Maiores taxas foram relatadas no sul e em partes do meio-oeste dos EUA.
   E. Quando se observa uma única anomalia congênita, há uma chance de 50% de que uma segunda anomalia exista na mesma pessoa.

5. **B** é a resposta correta.
   Como os rins não se formam, isso representa uma malformação (agenesia renal). Com baixos níveis de líquido amniótico, o feto não consegue se movimentar livremente no útero. As alterações faciais se devem ao achatamento da face pelo contato com o útero. Isso seria uma deformação.

Capítulo 4

1. **C** é a resposta correta. As outras respostas são incorretas porque:
   A. Como a maioria dos conceitos iniciais em genética, novas informações mostraram que as suposições originais precisam ser mudadas/atualizadas.
   B. O conceito não está completamente errado. Não é verdadeiro para condições selecionadas como erros inatos do metabolismo
   D. Os princípios são os mesmos para plantas e animais.
   E. Poucas doenças humanas são simples assim.

2. **C** é a resposta correta. As outras respostas são incorretas porque:
   A. O tema-chave deste capítulo é que a genética não trata apenas da codificação de proteína.
   B. Interações gene-gene são comuns.
   D. A expressão gênica pode ocorrer fora do núcleo, por exemplo, na mitocôndria.
   E. Alterações em sequências não codificantes podem afetar a expressão gênica.

3. **A** é a resposta correta. As outras respostas são incorretas porque:
   B. O centrômero é amplamente composto por α-satélite.
   C. Alterações no DNA satélite podem produzir várias síndromes genéticas diferentes.
   D. Alguns tipos de DNA satélite são classificados como mini e microssatélites.
   E. O DNA satélite é notoriamente heterogêneo. Isso o torna particularmente atrativo para estudos com marcador ou de ligação.

4. **C** é a resposta correta. As outras respostas são incorretas porque:
   A. Como o nome sugere, o gene para X frágil está no cromossomo X.
   B. O X frágil apresenta herança semidominante ligada ao X.
   D. Embora o meio deficiente em folato expresse o sítio frágil, a condição é causada pela expansão de uma repetição de trinucleotídeo, não deficiência de ácido fólico.
   E. Mulheres também são afetadas pelo X frágil.

Capítulo 5

1. **C** é a resposta correta. As outras respostas são incorretas porque:
   A. Aneuploidias cromossômicas não são raras na concepção. Elas ocorrem em cerca de 50% de todas as concepções.
   B. Anormalidades cromossômicas são frequentemente perdidas como abortos espontâneos. Os números diminuem à medida que a gestação progride.
   C. As trissomias do 13, do 18 e do 21 são compatíveis com a vida pós-natal.
   D. Um cariótipo 45X é uma monossomia humana associada com a síndrome de Turner.

2. **E** é a resposta correta. As outras respostas são incorretas porque:
   A incidência de anormalidades cromossômicas no momento da concepção é de 50% (1/2).

3. **A** é a resposta correta. As outras respostas são incorretas porque:
   A. A síndrome de Turner é a única monossomia cromossômica vista em nascidos vivos humanos.
   B. A doença cardíaca congênita mais comum na síndrome de Turner é a coarctação da aorta.
   C. A síndrome de Turner ocorre apenas em mulheres.
   D. Meninas com síndrome de Turner geralmente apresentam baixa estatura para a idade.
   E. O apóstrofo + "s" não vai no final de uma abreviatura.

4. **C** é a resposta correta. As outras respostas são incorretas porque:
   A. Anomalias cromossômicas são normais. Elas apresentam um enorme significado clínico.
   B. Anomalias cromossômicas apresentam um efeito de idade materna.
   C. Em nascidos vivos, aneuploidias para os cromossomos sexuais ocorrem mais comumente do que para os autossomos.
   D. Aneuploidias de cromossomo inteiro podem ser vistas em pacientes apenas para os cromossomos sexuais e para os autossomos 13, 18 e 21.
   E. O resultado clínico mais comum em uma anormalidade cromossômica é o aborto espontâneo.

5. **C** é a resposta correta. As outras respostas são incorretas porque:
   A. Síndromes clínicas geralmente estão associadas com heterozigose da deleção.
   B. Elas geralmente segregam em uma família com um traço autossômico dominante.
   C. Elas geralmente ocorrem de maneira esporádica, mas podem ser familiais.
   D. Elas apresentam normalmente acentuada variabilidade de fenótipo.
   E. O diagnóstico por FISH é mais sensível e prático do que testes cromossômicos.

Capítulo 6

1. **A** é a resposta correta. A condição é recessiva porque indivíduos homozigotos são afetados. Entre os homozigotos, apenas os homens são afetados. As outras respostas são incorretas porque:
   B. Heterozigotos não são afetados, então ela não é dominante.
   C. Heterozigotos não são afetados, então ela não é dominante.
   D. Heterozigotos não são afetados, então ela não é dominante.
   E. Não há nada que sugira herança materna/mitocondrial.

2. **D é a resposta correta.** A incidência aumentada de aneuploidia cromossômica vista na idade materna avançada é devida a uma taxa maior de não disjunção cromossômica (Capítulo 5). As outras respostas são incorretas porque:
   A. Genitores mais velhos têm uma maior incidência de anomalias congênitas.
   B. Pais mais velhos apresentam uma incidência aumentada de mutações em genes únicos.
   C. Mães mais velhas apresentam uma incidência aumentada de aneuploidia cromossômica (Capítulo 5).
   E. Erros de transcrição aumentam com a idade paterna avançada.

3. **C é a resposta correta.** As múltiplas características (digitais, neurológicas, genitais) são efeitos pleiotrópicos das mutações nesse distúrbio. As outras respostas são incorretas porque:
   A. Como os pacientes tendem a apresentar um fenótipo "semelhante", isso se refere à menor variabilidade.
   B. Apenas um gene responsável significa homogeneidade de *locus* (embora haja heterogeneidade alélica).
   D. O limiar (penetrância incompleta) não é uma questão, já que todos os heterozigotos recessivos apresentam expressão.
   E. A Lyonização afeta genes ligados ao X, não genes autossômicos.

4. **D é a resposta correta.** Homens afetados com uma condição dominante ligada ao X transmitirão apenas seu cromossomo Y ou seu único cromossomo X com a mutação. Assim, todas as suas filhas serão afetadas. As outras respostas são incorretas porque:
   A. Embora o exemplo da Displasia Craniofrontonasal na seção de "Correlação Clínica" deste capítulo seja um exemplo de um traço ligado ao X que apresenta maior expressão em mulheres, isso representa a rara exceção. Para a grande maioria das condições ligadas ao X, os homens demonstram expressão clínica mais grave do que as mulheres.
   B. As mulheres podem transmitir um cromossomo X para suas filhas. Em condições dominantes ligadas ao X, mães afetadas possuem uma chance de 50% de ter filhas afetadas.
   C. Embora o grau de expressão seja maior em homens, o número de homens e mulheres afetados seria o mesmo.
   E. A herança mitocondrial (Capítulo 13) ocorre de maneira que apenas mulheres podem transmitir a condição. Fica claro pela resposta D acima que os descendentes de homens afetados podem ser afetados.

5. **B é a resposta correta.** Condições dominantes normalmente apresentam expressão mais variável do que distúrbios recessivos. As outras respostas são incorretas porque:
   A. Em geral, condições dominantes são mais frequentes do que condições recessivas. Conforme discutido neste capítulo, as condições recessivas podem ser mais frequentes devido a fenômenos como vantagem do heterozigoto ou um efeito do fundador. Ainda assim, geralmente são muito menos frequentes.
   C. Penetrância incompleta é, em geral, observada em condições dominantes. Isso se deve ao fato de que condições recessivas apresentam menos variabilidade. Teoricamente, é possível que uma condição recessiva apresente penetrância incompleta. Não conhecemos nenhum exemplo documentado disso.
   D. O pleiotropismo pode ser visto em condições dominantes ou recessivas (como no exemplo de SLO na questão 3).
   E. Herança holândrica se refere à herança ligada ao Y. Não há distúrbios ligados ao Y confirmados em seres humanos.

Capítulo 7

1. **B é a resposta correta.**
   Anormalidades no reparo do DNA aumentam o risco de câncer, mas produzem instabilidade genômica, envelhecimento precoce e imunodeficiência. O albinismo não é uma característica comum.

2. **C é a resposta correta.**
   Existe um polimorfismo, portanto, não se trata de uma sequência normal. Como não foi visto em indivíduos, com a doença, seria um polimorfismo benigno conhecido. Não se trata de um polimorfismo patogênico nem desconhecido. A alternativa E foi inventada.

3. **E é a resposta correta.**
   As mutações são eventos comuns e estão distribuídas de maneira desigual por todo o genoma (daí o termo "*hotspots*"). Mutações induzidas *versus* aquelas que ocorrem espontaneamente não diferem em seu impacto. Conforme demonstrado na seção de correlação clínica, as terapias podem ser capazes de "corrigir" uma mutação.

4. **A é a resposta correta.**
   Substâncias mutagênicas podem ser carcinogênicas e teratogênicas. Entretanto, os termos não são intercambiáveis. Existem mutagênicos humanos de ocorrência natural como os vírus e a radiação UV do sol. Os mutagênicos podem ser evitados. Precauções podem ser tomadas para evitar exposições a vírus; os pacientes podem ser protegidos dos raios X, etc. Mut⁰ é um termo inventado.

5. **C é a resposta correta.**
   As mutações ocorrem mais frequentemente no DNA desprotegido. Mutações podem ser induzidas por infecções virais (não bacterianas). Desculpe o fraco senso de humor da opção D. Não é possível quantificar o impacto das mutações, É algo simplesmente muito difícil de alcançar.

Capítulo 8

1. **E é a resposta correta.**
   A descrição original dos erros inatos do metabolismo (EIM) foi feita por Garrod no início dos anos de 1900. Os bloqueios metabólicos produzem uma deficiência de produto após o bloqueio e um excesso de precursor antes dele.

2. **E é a resposta correta.**
   Erros inatos do metabolismo são devidos a anormalidades monogênicas. Os resultados de testes cromossomais são quase sempre normais. A criança descrita provavelmente apresenta galactosemia. Portanto, história familiar, história alimentar e talvez odores sejam pistas importantes.

3. **B é a resposta correta.**
   Enquanto a apresentação dos EIM é bastante ampla na faixa de problemas observados, a icterícia é o único dos sintomas listados que é uma indicação comum de um problema metabólico (ver Quadros 8.4 a 8.7).

4. **A é a resposta correta.**
   Os EIM causam anomalias estruturais congênitas com frequência. A descrição de Garrod foi feita no início dos anos 1900. Os tratamentos funcionam, mas quase nunca "consertam" completamente

as coisas. Um ponto crítico é o de que os EIM apresentam sintomas que são semelhantes a muitos outros distúrbios médicos.

5. **A** é a resposta correta.
Nos EUA, todos os estados fazem rastreamento para fenilcetonúria (*phenylketonuria*, PKU). Espera-se que nenhuma criança escape do processo e todas sejam diagnosticadas nos primeiros dias de vida e que a terapia inicie rapidamente. A terapia dietética é efetiva, mas nem um pouco fácil. Além disso, a terapia não resulta em um estado completamente normal (QIs são, em média, a metade de um desvio-padrão abaixo daqueles dos irmãos). Apenas a PKU materna é teratogênica.

Capítulo 9

1. A genealogia mostra a herança recessiva ligada ao X. Existem apenas homens afetados. Os homens compartilham ancestrais femininos comuns. Nenhuma transmissão de homem para homem é observada. Com dois filhos afetados, o indivíduo I-1 é um portador da condição (Figura 9-11).

2. O achado mais óbvio é o de que apenas homens são afetados. A possibilidade de um traço ligado ao Y pode vir a ser considerada. No entanto, há duas mulheres (II-2 e II-5) que transmitiram esse traço que receberam de seus pais. Portanto, ele não pode ser ligado ao Y. Poderia ser ligado ao X? Não, pois não há transmissão de homem para homem. Você poderia lançar a hipótese de autossômico dominante com penetrância incompleta, e é apenas por acaso que as mulheres nesta família eram aquelas sem penetrância. Entretanto, a resposta correta (melhor) seria autossômico dominante com expressão limitada pelo sexo (Figura 9-12).

3. Nenhum dos genitores é afetado; há duas crianças afetadas do sexo masculino (III-3 e III-5) com a mesma mãe (II-5). Pode-se considerar herança autossômica recessiva. No entanto, os dois pais (II-4 e II-6) teriam de ser portadores do mesmo distúrbio. Se eles fossem parentes, isso então seria distintamente possível. No entanto, você não tem esta informação e deverá assumir que eles não são parentes. Portanto, recessiva ligada ao X é a opção mais provável (Figura 9-13).

4. A resposta correta é autossômica dominante com penetrância incompleta. À primeira vista, pode-se suspeitar de herança ligada ao X. Entretanto, observa-se transmissão de homem para homem nesta genealogia, e isso exclui a herança ligada ao X (Figura 9-14).

5. A melhor resposta é herança autossômica recessiva. Ao chegar a esta conclusão, há várias considerações. (a) *Poderia* ser autossômica recessiva com penetrância incompleta, mas há algumas meioses intervenientes. A condição teria de ter uma penetrância muito fraca. (b) É possível também que este seja um acontecimento ao acaso da mesma condição em primos em primeiro grau, visto que são parentes relativamente próximos. Acaso não seria a melhor resposta, a menos que esta fosse uma condição comum. (c) Para que esta fosse uma condição recessiva, os parceiros (II.2 e II.5) dos primos (II.1 e II.4) teriam de ser portadores. A chance disso dependeria da frequência de portadores na população. (d) Esta é uma genealogia real de uma entre quatro clínicas. A outra informação importante não é vista no desenho da genealogia. O que os primos não nos disseram, a princípio, é que suas esposas são irmãs! Isso, obviamente, faria com que a herança autossômica recessiva fosse extremamente provável (Figura 9-15).

Capítulo 10

1. **E** é a resposta correta.
Genes diferentes em *loci* diferentes produzindo o mesmo fenótipo é heterogeneidade genética (mais especificamente, heterogeneidade de *locus*). Isso não concorda com as definições de herança multifatorial ou poligênica. Embora o ambiente pudesse obviamente modificar o fenótipo, esta não seria a explicação para os três diferentes *loci*.

2. **C** é a resposta correta.
Verifique a lista de características de herança multifatorial neste capítulo. Para as alternativas A, B e D a informação é o oposto do que é verdadeiro. É claro que E está errada, porque influências ambientais são centrais na herança multifatorial.

3. **B** é a melhor resposta.
Condições poligênicas na verdade apresentam um pequeno número de genes principais que contribuem para o fenótipo. A prole tende a ser uma média dos pais e, assim, B seria uma suposição correta. C descreve um limiar definido no que está sendo descrito como um traço quantitativo de distribuição contínua. A distribuição do fenótipo é geralmente uma curva normativa única, não uma curva bimodal. Um viés de gênero poderia estar presente, mas você não saberia disso a menos que lhe fosse informado.

4. **B** é a resposta correta.
Verifique novamente a lista de características de herança multifatorial. O risco de recorrência será maior se o gênero menos comum for afetado. Mais parentes afetados significa risco aumentado. Riscos de recorrência multifatorial não são tão altos quanto os de distúrbios monogênicos – geralmente, na ordem de uma pequena porcentagem. A descrição é, na verdade, poligênica.

5. **D** é a resposta correta.
Por favor não esqueça disso quando atender seus pacientes! As outras respostas são incorretas. A teratogênese alcoólica é comum e muito importante. Apenas um terço das crianças com exposição ao álcool *in utero* terá síndrome do álcool fetal (SAF). É claro que fatores genéticos possuem um papel aqui.

Capítulo 11

1. **D** é a resposta correta.
   A. Para rastreamentos populacionais, a condição deveria ser suficientemente comum.
   B. Para rastreamentos populacionais, a modalidade do teste deve ser de fácil execução.
   C. O rastreamento populacional deveria ser reservado para condições que são clinicamente graves.
   E. Para rastreamento populacional, a modalidade de teste deveria ter execução barata.

2. **A** é a resposta correta.
   B. O rastreamento genético de necessidade deve ser rentável.
   C. É absolutamente adequado identificar grupos étnicos específicos no rastreamento.
   D. O propósito do rastreamento é efetuar mudanças que previnam doenças e incapacidade.
   E. Os testes podem ser de várias modalidades (bioquímicos e assim por diante).

3. **B** é a resposta correta.
   A. Depois que o rastreamento neonatal identificou um "suposto positivo", estudos bioquímicos selecionados são realizados para confirmar um diagnóstico. Isso, então, será o teste.
   C. Isso é teste diagnóstico.
   D. Um exame não é um teste genético.
   E. Isso é teste diagnóstico.

4. **C** é a resposta correta.
   A. Os tipos de metodologia são os mesmos em ambos.
   B. Os custos para realizar um ou outro são os mesmos em ambos.
   D. Os laboratórios que realizam um ou outro são os mesmos em ambos.
   E. O paciente pode ser de qualquer idade para qualquer um deles.

5. **C** é a mais próxima de uma resposta correta.
   O Painel de Rastreamento Padrão atual recomendado pelo *American College of Medical Genetics* é 29 (Quadro 11-8). A maioria dos estados dos EUA está em conformidade com essas recomendações.

Capítulo 12

1. **B** é a resposta correta.
   A. Dissomia uniparental significa herdar duas cópias do mesmo cromossomo (ou *locus*) do mesmo genitor.
   C. Isso não descreve expansão de repetições ou elementos transponíveis.
   D. Antecipação é a piora progressiva de uma condição através das gerações.
   E. Expressão parcial se refere a como o traço foi expresso, não o silenciamento seletivo de um alelo.

2. **C** é a resposta correta.
   A. *Imprinting* é um fenômeno normal. É a maneira pela qual certos genes devem ser expressos.
   B. O *imprinting* é um mecanismo epigenético. A função do gene é alterada, mas não sua sequência.
   D. O mecanismo de *imprinting* mais comum é a metilação.
   E. Apenas um pequeno número de *loci* (talvez cerca de 70) são "imprintados" (*imprinted*). A maioria dos *loci* apresenta expressão dialélica típica.

3. **C** é a resposta correta.
   A. Mulheres, com dois cromossomos X, apresentam corpúsculos de Barr, não os homens.
   B. Como a Lyonização é um processo aleatório, a média é de cerca de 50% para cada cromossomo X. Entretanto, pode haver distorção e para qualquer indivíduo a proporção pode ser muito diferente de 50:50.
   D. Assim como na maioria dos mecanismos epigenéticos, a alteração não é permanente. Ela é apagada nas células germinativas para iniciar novamente na próxima geração.
   E. A Lyonização é um processo de ocorrência inicial na embriogênese.

4. **C** é a resposta correta.
   A. A herança ligada ao X se deve à localização do gene no cromossomo X.
   B. A herança semidominante se refere ao fato de que as mulheres podem ser parcialmente afetadas.
   D. Homens são mais afetados do que mulheres, e isso se deve ao fato de que o X frágil é ligado ao X.
   E. Mosaicismo significa um genótipo diferente em diferentes células. Isso não teria relação com repetições de trinucleotídeos.

5. **B** é a resposta correta.
   A. Uma translocação cromossômica não é epigenética. É uma alteração física real na localização do DNA.
   C. Microssatélites são conjuntos de sequências repetidas de DNA.
   D. Uma mutação é uma alteração real na sequência de DNA.
   E. Expansões de repetições de trinucleotídeos são alterações na sequência (número de repetições).

6. **A** é a resposta correta.
   B. Uma mutação insercional é um mecanismo que pode ser causado por um elemento transponível.
   C. A inativação do X é um mecanismo epigenético não relacionado com repetições de trinucleotídeos.
   D. Transcritos opostos são dois produtos gênicos diferentes resultantes da leitura da mesma sequência em ambas as fitas de DNA.
   E. Genes modificadores influenciam na expressão de outros genes. O mecanismo não é relacionado a repetições de trinucleotídeos.

Capítulo 13

1. **B** é a resposta correta.
   A. Herança mitocondrial apresenta transmissão materna.
   C. Homozigoto e heterozigoto são termos aplicados a genes nucleares. Padrões de DNA mitocondrial são descritos como homoplasmia ou heteroplasmia.
   D. Genes mitocondriais apresentam uma taxa de mutação mais alta do que genes nucleares.
   E. O termo correto é fenômeno de "gargalo de garrafa".

2. **D** é a resposta correta.
   A. Ela pode claramente ser afetada por um número qualquer de mecanismos – herança de gene nuclear (mendeliana) ou uma mutação no mtDNA herdada de sua mãe.
   B. Distúrbios mitocondriais podem ter início na idade adulta.
   C. Distúrbios mitocondriais exibem expressão altamente variável, incluindo variação intrafamilial.
   E. É claro que o aconselhamento centralizado no paciente jamais faria uma recomendação destas.

3. **C** é a resposta correta.
   A. Problemas respiratórios não são uma característica-chave de distúrbios peroxissomais.
   B. Realizar uma biópsia de um único órgão em um distúrbio multissistêmico provavelmente não revelaria uma resposta.
   D. Não se pode fazer nenhuma suposição a esta altura. Primeiro é necessário um diagnóstico.
   E. É claro que fazer um teste lhe dará uma resposta. É disso que estamos tratando.

4. **A** é a resposta correta.
   B. Distúrbios mitocondriais geralmente apresentam sintomas neuromusculares.
   C. Distúrbios peroxissomais podem ter anomalias estruturais congênitas, mas não tipicamente aquelas listadas aqui.
   D. Distúrbios lisossomais são distúrbios de depósito não associados a anomalias estruturais congênitas.
   E. Semelhante aos distúrbios lisossomais.

5. **D é a resposta correta.**
    A. Uma revisão rápida de genética básica: condições recessivas ligadas ao X afetam homens.
    B. Distúrbios lisossomais são distúrbios progressivos de depósito. A criança poderia ter aparência normal agora, mas ainda assim apresentar um fenótipo emergente.
    C. Lembre-se de que o rastreamento não é perfeito. Todos os rastreamentos terão algum grau de falsos-negativos. Além disso, esforços de rastreamentos neonatais atuais não incluem distúrbios de depósito lisossomal
    E. Não temos certeza nem do que é um "transplante lisossomal", se é que isso existe.

Capítulo 14

1. **C é a resposta correta.**
    A. Atualmente, a terapia gênica não é uma forma de terapia-padrão disponível.
    B. Malformações congênitas provavelmente não serão auxiliadas pela terapia gênica no embrião – isso só funcionaria se os defeitos fossem conhecidos antes do tempo e a manipulação genética fosse realizada próxima ou no momento da concepção.
    D. A terapia gênica não está disponível de maneira padronizada, independentemente de ter custo proibitivo.
    E. É claro que os pacientes não deveriam ser aconselhados dessa maneira autoritária.

2. **C é a resposta correta.**
    A. A clonagem pode ser uma forma de terapia não controversa.
    B. Mesmo que essa tecnologia estivesse disponível, as questões éticas teriam ainda de ser resolvidas.
    D. A clonagem da ovelha Dolly foi bem-sucedida, mas houve a complicação inesperada do envelhecimento precoce.
    E. A clonagem é uma questão extremamente controversa.

3. **E é a resposta correta.**
    A. Estatura baixa variante normal é um uso licenciado de hormônio do crescimento humano (hGH).
    B. O paciente declara sua doença.
    C. A terapia com hGH é cara. Simplesmente porque o FDA (*Food and Drug Administration*) aprovou seu uso para estatura baixa variante normal, a maioria dos planos de saúde privados não cobre o tratamento.
    D. A autoestima não ficará necessariamente melhor com uma altura maior. Na verdade, ela geralmente não melhorará de maneira alguma.

4. **C é a resposta correta.**
    A. Claramente outros profissionais de assistência médica podem estar muito bem adaptados para ajudar os pacientes no manejo do caso.
    B. O geneticista pode ser um "médico de referência" no manejo do caso, trabalhando em conjunto com o médico assistente principal.
    C. Cirurgia é um serviço diretivo.
    E. Embora muitos planos de saúde hoje ofereçam serviços de assistência a pacientes, estes são principalmente para distúrbios comuns (como diabetes). É improvável que uma seguradora tenha conhecimento profundo ou experiência com distúrbios genéticos.

5. **A é a resposta correta.**
    B. Quelação dos glicosaminoglicanos depositados não é uma opção terapêutica. Não há agente conhecido capaz de "puxar" os GAGs das lisozimas celulares.
    C. O rastreamento neonatal ajudaria a detectar, mas não a tratar, esses distúrbios.
    D. A redução de glicosaminoglicanos da dieta não previne o acúmulo desses compostos.
    E. A correção gênica não é uma modalidade de tratamento disponível atualmente. Pode vir a ser em um futuro próximo.

Capítulo 15

1. **D é a resposta correta.**
    De acordo com a distribuição de Hardy Weinberg:
    $$(p^2 + 2pq + q^2 = 1)$$
    Assim, a frequência genotípica de um portador (heterozigoto) do alelo recessivo q é $2q(1-q)$, o que é aproximadamente $2q$ quando q é raro como observado na questão.

2. **C é a resposta correta.**
    A Sra. Smith é uma irmã saudável de uma pessoa afetada. Metade dos irmãos será saudável e portadora. Um quarto (25%) será saudável e não portador e o um quarto restante terá a doença. Assim sendo, entre os irmãos saudáveis a chance de ser um portador é de dois terços. Este tipo de questão é comumente feito. Esteja certo de que entende isso completamente. Desenhar um quadro de Punnett pode ajudá-lo a visualizar as proporções; a resposta se refere apenas aos indivíduos fenotipicamente normais no quadro de Punnett.

3. **E é a resposta correta.**
    Primos em primeiro grau terão um de seus genitores que serão irmãos. Irmãos compartilham metade dos genes. Pais e filhos também compartilham metade de seus genes. A chance é de que uma criança de uma família compartilhe 1/2 × 1/2 de seus genes = 1/4 com um de seus tios ou tias. Assim sendo, primos em primeiro grau compartilharão 1/4 × 1/2 = 1/8 dos genes.

4. **B é a resposta correta.**
    Como a condição é autossômica recessiva, não há diferença entre homens e mulheres. Se a condição ocorrer em 1 a cada 256 indivíduos ($q2$), então a frequência do alelo (q) será a raiz quadrada de 1/256 ou 1/16. A frequência de portadores seria $2pq$ ou (2)(15/16)(1/16) = 30/256 = 12%, o que é próximo de 1/8.

5. **A é a resposta correta.**
    B. Se o estado heterozigoto produz uma situação desvantajosa, isso não aumentaria a frequência da mutação.
    C. "Esforços de fundação" soa parecido com "efeitos fundador", mas obviamente não faz sentido neste contexto.
    D. O acasalamento aleatório manteria mutações específicas em um nível aleatório (baixo).
    E. Uma baixa taxa de mutação logicamente não aumentaria a ocorrência de uma mutação específica.

Capítulo 16

1. **E é a resposta correta.**
    A. A acondroplasia não é causada pela falta de uma cópia do gene.
    B. O sequenciamento do gene não adicionaria nenhuma informação útil.
    C. Novamente, a criança não terá acondroplasia (e o tratamento com hormônio de crescimento não é efetivo para acondroplasia, de qualquer forma).
    D. As famílias encontrarão sua própria informação. Não há maneira de evitá-la ou dissuadi-la.

2. **B** é a resposta correta.
   A. A haploinsuficiência é um mecanismo de condições dominantes. Apenas um alelo precisa ser afetado.
   C. Interferência proteica pode causar distúrbios dominantes.
   D. Da mesma forma, o suicídio proteico será associado a condições dominantes.
   E. Disfunção autorregulatória é um termo inventado.

3. **D** é a resposta correta.
   A. Não é ultrapassado, mas tem aplicações limitadas.
   B. É um mecanismo patogênico raro em doenças humanas.
   C. Distúrbios de tecido conectivo são tipicamente distúrbios dominantes que são problemas com proteínas estruturais, não com enzimas.
   E. Genes homeóticos regulam outros processos. Eles não codificam enzimas.

4. **B** é a resposta correta.
   A. A heterogeneidade de *locus* envolveria mais de um gene.
   C. Homogeneidade genética não se aplicaria, pois esta seria a mesma mutação.
   D. Modulação homeótica é um termo inventado.
   E. Mutagênese gene-gene é outro termo inventado.

5. **E** é a resposta correta.
   Todos os outros podem fazê-lo. A Lyonização envolve o cromossomo X.

Índice

Observação: Números de páginas seguidos por *q* indicam quadros; aqueles seguidos por *f* indicam figuras.

A

Acetabularia, 270, 271*f*
aCGH. *Ver* hibridização genômica comparativa em arranjo
Ácido desoxirribonucleico (DNA), 1, 3. *Ver também* fluxo de informação, do DNA ao fenótipo
  alterações na sequência codificadora do, 91-92
  complexidade de sequência com, 77-78, 79*f*, 80*q*
  elementos de resposta e, 52
  empacotamento, 85, 86*f*-89*f*, 87
  estrutura do, 4-5, 6*f*, 17, 19-21, 21*f*
  fingerprint de, 84, 84*f*, 93
  função de sequências repetitivas com, 83-84, 84*f*
  mitocondrial, 275, 278, 280-282
  mutações de
    condições médicas associadas com, 91, 91*q*
    fora da sequência codificadora, 92, 92*f*
    reparo e, 172, 173*f*, 178-180, 179*f*, 179*q*, 180*f*
    sequências codificadoras e, 91, 92
  papel do, 17
  polimerases, 20
    polimerase III, 21, 23*f*
    Taq, 26
  polimorfismos benignos e, 92
  pseudogenes e, 83, 93
  reanelamento, 77-78, 79*f*
  reparo do, 172, 173*f*, 178-180, 179*f*, 179*q*, 180*f*
  replicação de, 5, 19-24
    forquilha na, 20-21, 22*f*, 23*f*
    manipulação da, por PCR, 24, 25*f*, 26
    proteínas responsáveis por, 20-21, 22*f*
    produtos da, 20, 22*f*
    fitas contínua e descontínua na, 21, 22*f*
    fragmentos de Okazaki na, 21, 22*f*
    iniciador na, 21, 22*f*
    em eucariotos comparado a procariotos, 21, 23-24, 24*f*
    eventos da forquilha na, 21, 23*f*
    replissomo na, 21, 24*f*
  satélite, 83-85, 84*f*, 93-94, 95*f*, 96*f*, 254
  sequenciamento didesoxi de, 232, 232*f*-234*f*, 234
  sequenciamento do, de organismos-modelo, 230
  sequências genômicas de, 77, 78*f*
  testes genéticos e sequenciamento de, 229, 230*f*, 232, 232*f*-234*f*, 233
  VNTRs e, 84-85, 84*f*, 85*f*
Ácido nucleico, 4, 4*f*, 193*q*, 197
Ácido ribonucleico (RNA), 1. *Ver também* RNA mensageiro; microRNAs; RNA ribossomal; RNA de transferência
  estrutura do, 4
  funcional, 80, 82*q*
  heterogêneo, 28
  hipótese do "Mundo do RNA" e, 3
  interferência, 82, 83*f*
  modificação pós-traducional e, 37-38, 39*f*
  mutações de, 94, 96
  não codificador de proteína, 80, 82*q*
  não codificante, 80, 82*q*
  não mensageiro, 80, 82*q*
  pequeno, não mensageiro, 80, 82*q*
  polimerases
    classes de, 51
    holoenzima, 26, 27*f*, 187, 188*f*
    ligação da, ao promotor, 26, 26*f*, 81*f*
  processamento do, no núcleo
    capping do mRNA no, 28, 30*f*
    splicing alternativo de íntrons no, 28, 29*f*
  proteína a partir de, 18
  sequenciamento, 234-235
  síntese de, 3
  tipos de, 80, 82*q*
  tradução do, 28-35
    alongamento na, 32, 36*f*
    anticódon na, 29, 33*f*
    códon na, 29, 32*f*
    em eucariotos, 34-35
    iniciação na, 31-32, 36*f*
    resumo dos eventos da, 31, 35*f*
    terminação na, 34, 37*f*, 81*f*
    visão geral dos eventos da, 31, 34*f*
  transcrição de
    estágios da, 26, 26*f*
    eucariotos comparados a procariotos na, 27-28, 28*f*, 29*f*
    eventos-chave na, 26-27, 27*f*
    fatores em, 26-27, 27*f*
    nucleotídeos na, 27
ACMG. *Ver* American College of Medical Genetics
Aconselhamento de risco empírico, 220
Aconselhamento genético, 11*q*, 298, 300-301
Adenosina desaminase (ADA), 303
Adenosina trifosfato (ATP), 273, 275
AEC. *Ver* atrofia espinocerebelar
AF. *Ver* anemina falciforme
Affordable Care Act (Lei do Cuidado Acessível), 244
Agenesia, 65
AHO. *Ver* osteodistrofia hereditária de Albright
Albinismo, 1, 2*f*
Alcaptonúria, 192-193, 193*q*
Alelos letais, 145, 145*f*
Alelos múltiplos, 145-147, 146*f*
Alelos nulos, 186
Alelos
  frequências de, no conjunto gênico, 310
  letais, 145, 145*f*
  múltiplos, 145-147, 146*f*
  nulos, 186
Alfa-satélites, 83-84, 84*f*, 93
Alterações tautoméricas, 170, 171*f*
American College of Medical Genetics (ACMG), 12
Aminoácidos
  características químicas dos, 30, 31*f*, 35
  distúrbios do metabolismo de, 192-194, 193*q*, 194*f*
  estrutura de proteínas e, características de, 28, 31*f*
  hidrofóbicos e hidrofílicos, 28
  ligação ao tRNA, 29, 32*f*, 33*f*
  mutações de ponto de, 37
  sinais de rastreamento e, 38
AMP cíclico (cAMP), 54
Anáfase, em mitose, 103*f*, 104
Análises de genealogia
  amostra para, 205, 205*f*
  consanguinidade e, 204
  das famílias reais, 201, 202*f*
  estudos de caso para, 209-210, 209*f*-211*f*
  noções básicas de, 203-204, 203*f*, 204*f*
  organização de, 202-203
  símbolos em, 203
Anel de Kayser-Fleisher, 196, 197*f*
Anemia falciforme (AF), 38, 39*f*, 157, 317, 335
Aneuploidia, 110-111, 110*f*
  cromossomos sexuais e, 121-124
  síndromes de, 120, 120*q*
  trissomias e, 125-127, 126*f*, 128*f*, 129*f*, 129*q*
Anomalias congênitas
  associações, 67-68, 69*f*, 73, 74*f*

avaliação de paciente com, 72, 72f
definição de, 63
deformações, 66, 66f, 67q
dismorfologia e, 69-70
displasia, 67, 68f
epidemiologia de, 63
etiologia de, 69-72
impacto de, 64
malformações, 64-65, 65f
padrões de, 67-69, 69f, 70f
perturbações, 66, 67f, 68q
sequências, 68-69, 70f
síndromes, 67, 69f, 70, 72-73, 73f, 74f
tendências em, 64
teratógenos e, 71, 71q
tipos de, 64-67, 64q, 65f-68f
Anormalidades de situs, 295
Antecipação, genética, 94, 254, 262-263, 262f, 263q, 264f-265f, 265q
Antecipação genética, 94, 254, 262-263, 262f, 263q, 264f-265f, 265q
Anticódon, 29, 33f
Aparelho de Golgi, 282, 287
Apoenzimas, 187, 188f
Apoptose, 49, 63
Arabidopsis thaliana, 11, 11f, 329, 329f
Associação VACTERL, 67, 69f
Atividade gênica
  controle da
    em bactérias, 50, 51f-53f
    em eucariotos, 50-53, 54f-56f
  inibição por retroalimentação em, 50, 54f
  fatores de transcrição em, 50
Ato/Lei de Não Discriminação da Informação Genética (*Genetic Information Non-Discrimination Act*, GINA), 244
ATP. *Ver* trifosfato de adenosina
Atrofia espinocerebelar (AEC), 148-149, 149f, 149q
Atrulen, 181
Auxotróficos, 185

B

Bactérias. *Ver Escherichia coli*
Bacteriófago, 327
Bandeamento G, 87, 89f, 105
Barry, Joan, 147
BBS. *Ver* síndrome de Bardet-Biedel
Beadle, George, 40, 89
Biofármacos, 298-299, 299q, 302-303, 302q
Biogênese, 3
Bioinformática, 41
Biologia molecular
  dogma central da, 17-18, 18f, 77
  pleiotropia e, 38, 39f, 40
Bivalente, 105, 106f
Blastocisto, 49
Blastômeros, 49
Blástula, 49
Buck, Carrie, 309-310, 311f, 316-317

C

Caenorhabditis elegans (nematódeo), 10f, 56, 59f, 328

Camadas de tecido embrionário, 57, 60q
cAMP. *Ver* AMP cíclico
Camundongo doméstico. *Ver Mus musculus*
Câncer, 341
Carboidratos, 4, 193q, 194, 194f, 195f
Carcinógeno, 177
Cariótipo, 104, 105, 109f, 117, 117f
  em trissomias
    trissomia do 13 (síndrome de Patau), 127, 128f, 129f, 129q
    trissomia do 18 (síndrome de Edwards), 127, 129f, 129q
    trissomia do 21 (síndrome de Down), 125-127, 126f
  na síndrome de Klinefelter, 122-124, 124f, 125f
  na síndrome de Turner, 122, 123f
  na síndrome XXX, 124, 125f
  na síndrome XYY, 124, 125f
  testes genéticos com imagens de, 231, 231f
Cauda de poli-A, 28
CBS. *Ver* cistationina-beta-sintase
CDGs. *Ver* distúrbios congênitos de glicosilação (*congenital disorders of glycosylation*, CDGs)
CDKs. *Ver* quinases dependentes de ciclinas
Centríolos, 102, 285, 291-292
Centrômero, 93
Centrossomo, 102
Ciclo de Krebs, 275, 278f
Ciclo do ácido cítrico, 275, 278f
Cílios, 273, 283-285, 284f
  imóveis (primários), 293-294, 294f-295f
  móveis, 294-295
Cinetócoros, 87
Cistationina-beta-sintase (CBS), 318
Citocinese, 103f, 104, 105f
Citoesqueleto, 282-283, 283f, 291, 291f, 292f
Citogenética, 11q, 116-135
  aCGH e, 19-120, 120f
  anormalidades em, 116-120
  avanços em, 236-237, 237f
  FISH e, 118-119, 118f, 119f
  molecular, 120
Citogenética molecular, 120
Clonagem, 299-300, 304, 305f
CNVs. *Ver* variantes de número de cópias (*copy number variants*)
Código Genético, 28
  de eucariotos, 19
  de procariotos, 19
  degeneração do, 30, 34f
  universalidade do, 30
Codominância, 152-153
Códons
  início, 81f
  na tradução do RNA, 29, 32f
  parada, 31, 81f
  fatores de liberação e, 34, 37f
  senso, 30
Coeficiente de endogamia/relação, 157, 158f
Coenzimas, 184, 187, 188f
Cofatores, 187, 188f, 193q, 197-198
Complementação gamética, 250-251
Complexidade de sequência, 77-78, 79f, 80q

Complexo de pré-replicação, em eucariotos, 23
Complexo de silenciamento induzido por RNA (*RNA-induced silencing complex*, RISC), 82
Complexo sinaptonêmico, 105, 107f
Complexos Hox, 58, 61f
Concordância, em gêmeos, 217-218, 217q, 218f
Conjunto gênico (*gene pool*), frequências alélicas no, 310
Consanguinidade, 157
  análises de genealogia e, 204
  história familiar e, 207
Conselheiros genéticos, 12
Consentimento informado, em testes genéticos, 243-244, 244q
Controle alostérico, 184
Corpúsculo de Barr, 111, 111f
Corpúsculos polares, 105, 108f
Crick, Francis, 18
Cromátides-irmãs, 100, 102f
Cromossomo dicêntrico, 113, 114f
Cromossomos acrocêntricos, 114
Cromossomos artificiais bacterianos, 240
Cromossomos endoduplicados, 326
Cromossomos homólogos, 100
Cromossomos marcadores, 119f, 238
Cromossomos sexuais, aneuploidia e, 121-124
Cromossomos telocêntricos, 114
Cromossomos X, 111-112, 111f, 159, 159f, 160f
Cromossomos Y, 115
Cromossomos
  aberrações, 108, 109f, 110
  acrocêntrico, 114
  aneuploidia de, 110-111, 110f
    cromossomos sexuais e, 121-124
    síndromes de, 120, 120q
    trissomias e, 125-127, 126f, 128f, 129f, 129q
  anormalidades
    alterações estruturais de, 127, 129-131, 131f-134f
    aneuploidia, 120-127
    correlação clínica para, 136
    diagnóstico laboratorial de, 117-120, 117f-120f
    frequência de, 116-117, 116q, 117q
    mosaicismo, 127, 130f
    síndrome de Wolf-Hirschhorn e, 131, 132f, 133f, 134q
    síndrome do *Cri-du-chat* e, 131, 133f, 134f, 134q
    síndromes de genes contíguos e, 131-132, 135
  bandeamento G de, 87, 89f
  cariótipo e, 104, 105, 109f, 117, 117f
  em trissomias, 125-127, 126f, 128f, 129f, 129q
  na síndrome de Klinefelter, 122-124, 124f, 125f
  na síndrome de Turner, 122, 123f
  na síndrome XXX, 124, 125f
  na síndrome XYY, 124, 125f
  centrômero de, 93

de eucariotos, 77, 79f
   empacotamento no núcleo de, 85, 86f-89f, 87
deficiência de, 109f, 110
deleção de, 108, 109f, 112, 112f, 135, 135f, 136, 136f
dicêntrico, 113, 114f
diploide, 7, 316
divisão celular e informação genética em, 99, 100f
divisão nuclear e enrolamento de, 100, 102f
duplicação de, 109f, 110, 112, 112f
endoduplicado, 326
estrutura de, 85, 87f
   alterações em, 108, 109f, 110, 127, 129-131, 131f-134f
   aneuploide, 105
   euploide, 105
   poliploide, 105, 108
formação de arcabouço em, 87, 88f
genes em, 7, 8f
grupos de ligação em, 6-7
haploide, 6-7
homólogo, 100
inversão de, 109f, 110, 113, 113f, 114f
marcador, 119f, 238
mosaicos somáticos e, 114, 115
número de, 102, 105, 108, 110
poliploidia e, 112, 120
região do telômero em, 24, 25f, 93-94
regiões subteloméricas de, 93
sexo, 121-124
telocêntrico, 114
tetraploidia e, 121
translocação de, 109f, 110, 113-114, 115f
triploidia e, 120, 120f
X, 111-112, 111f, 159, 159f, 160f
Y, 115
Crossing-over, 105, 107f, 112f, 113, 114f

D

Danio rerio (peixe-zebra), 10f, 328
Darwin, Charles, 4, 203, 213
Darwin, George, 203
DC. *Ver* disqueratose congênita
DCFN. *Ver* displasia craniofrontonasal
Decaimento molecular, 177
Defeitos de campo, 136
Defeitos de tubo neural (DTNs), 220, 220f, 220q
Deficiência de hormônio do crescimento humano (*human growth hormone deficiency*, GHD), 302-303, 302q
Deficiência de ornitina transcarbamilase, 195
Deficiência intelectual, 96-97, 97f, 98f
Degeneração, no Código Genético, 30, 34f
Deleção 1q21.1, 135, 135f
Deleções 22q11.2, 136, 136f
Depurinação espontânea, 169, 170f
Deriva genética, 313, 313f
Desaminação espontânea, 170, 170f
Desenvolvimento. *Ver também* anomalias congênitas
   correlação clínica para, 73, 73f, 74f
   cronologia e processos no, 49-50

diferenciação celular no, 49, 53-54
formação de padrão no, 49, 56-57, 59f
genética médica e, 62-72
informação posicional no, 56, 59f
lateralidade no, 58, 60, 61f
morfogênese no, 49, 57-58, 63
organização do, 58, 60, 60f, 61f
   distúrbios no, 62q
períodos do, 62-63
plasticidade e, 55-56, 58f, 59f
pluripotência e, 55-56
Desequilíbrio de ligação, 229-230, 230f
Desidrogenase dos α-cetoácidos de cadeia ramificada, 193-194, 193q
Desvio-padrão, 215, 215f
Diabetes melito (DM), 222-223, 223f, 223q
Diandria, 120
Diferenciação celular, 49, 53-54
DiGeorge, Angelo, 136
DiGeorge, síndrome, 70, 70f, 136, 136f
Diginia, 120-121
Diploides, 7, 316
Discriminação genética, 244
Disistogênese, 67
Dismorfologia, 42, 69-70, 342
Dispermia, 120
Displasia, 67, 68f
Displasia craniofrontonasal (DCFN), 163-164, 163f, 164f
Disqueratose congênita (DC), 94, 95f
Dissomia uniparental (DUP), 250-251, 250f, 256-257
Distrofia miotônica, 262, 265f, 265q
Distrofia muscular de Duchenne (DMD), 159-160, 160f, 180-181, 291, 292f
Distrofina, 291, 291f
Distúrbios. *Ver também* distúrbios específicos
   -chave, 341-342
   definição de, 12-13
   inversos, 259
   na organização do desenvolvimento, 62q
   núcleo e, 291-292, 293f
   repetições trinucleotídicas causando, 262, 265q, 266f
   vias de sinalização ligando, 43-44, 45q
Distúrbios congênitos de glicosilação (CDGs), 45-46, 45f-46f
Distúrbios cromossomais, 341
Distúrbios da oxidação de ácidos graxos, 193q, 195
Distúrbios de depósito lisossomal (*lysosomal storage disorders*, LSDs), 193q, 195-196, 195f, 196f, 287, 305, 306f, 307, 307f
Distúrbios de metais-traço, 193q, 196-197, 197f
Distúrbios de vitaminas, 193q, 197-198
Distúrbios do ciclo da ureia, 193q, 194-195
Distúrbios do espectro do álcool fetal (FASD), 72
Distúrbios do metabolismo de esteróis, 193q, 198
Distúrbios do sistema imune, 342
Distúrbios inversos, 259
Distúrbios multifatoriais, 342

Distúrbios poligênicos, 342
Diversidade genética, 309, 318
Divisão celular, 54. *Ver também* meiose; mitose
   aneuploidia e, 110-111, 110f
   ativação da, 101f
   informação genética cromossomal e, 99, 100f
   poliploidia e, 112
Divisão nuclear. *Ver também* meiose; mitose
   enovelamento cromossômico durante a, 100, 102f
   estágios da, 100, 101f, 102, 102f
   precisão da, 99
   visão geral da, 99-100
DM. *Ver* diabetes melito
DMD. *Ver* distrofia muscular de Duchenne
DNA. *Ver* ácido desoxirribonucleico
DNA satélite
   alfa-satélites, 83-84, 84f, 93
   microssatélites, 85, 94, 96f, 254
   minissatélites, 84-85, 93-94, 95f
Doença da urina do xarope de bordo (*maple syrup urine disease*, MSUD), 193-194, 193q
Doença de Best, 152, 154f
Doença de Huntington, 152, 154f
Doença de Menkes, 196, 197f
Doença de Pompe, 194, 195f, 287-290, 289f, 290f
Doença de Tay-Sachs, 196, 196f
Doença de Wilson, 196, 197f
Doenças, 12, 341-342. *Ver também* doenças específicas
Doenças de depósito de glicogênio (*glycogen storage disorders*, GSDs), 194, 194f
Dogma Central da biologia molecular, 17-18, 18f, 77
Dominância, nas Regras Mendelianas de Transmissão, 140
   codominância, 152-153
   completa verdadeira, 151-152, 154f
   exceções a, 142-143, 142f
   incompleta, 142, 142f
   semidominância, 156
Dominância incompleta, 142, 142f
Domínios de *imprinting*, 258
Domínios em alça, 87, 88f
Dose gênica, 112
Drosophila melanogaster (mosca-da-fruta), 6, 9, 10f, 11, 56, 57, 59f, 169, 249
   avanços históricos com, 327
   complexos *Hox* em, 58, 61f
   comprimento das veias das asas em, 251, 253, 253f
   hibridização genômica comparativa com, 329, 330f, 330q, 331f
   organização do desenvolvimento embrionário em, 58, 60, 60f, 61f
DTNs. *Ver* defeitos de tubo neural
Duplicação, de cromossomos, 109f, 110, 112, 112f
Duplicações dispersas, 112
Duplicações em tandem, 112

E

Ectoderma, 57, 60q
Ectopia, 65
Efeito de gargalo de garrafa, 280-281, 313, 314f
Efeito do fundador, 158-159, 217
Efeito dominante negativo, 335
Efeitos maternos, 49
EIMs. *Ver* erros inatos do metabolismo
Elementos de resposta, 52
Elementos intercalados curtos (*short interspersed nuclear elements*, SINEs), 85, 254
Elementos intercalados longos (LINEs), 85, 254
Elementos transponíveis (ETs, transposons), 82, 85
　classificação dos, 253-254
　descoberta e tipos de, 85, 172-173
　implicações clínicas dos, 261, 262q
　mutações a partir de, 94, 173
Embriologia, 62-63
Endoderma, 57, 60q
Endofenótipo, 14, 15
Endogamia, coeficiente, 157, 158f
Endonucleases de restrição, 241
Endossomos, 282, 287
Enzima de restrição, 84-85, 84f
Enzimas de reparo, mutação e, 165, 166f
Enzimas
　cinética, 187, 188f
　holoenzimas, 26, 27f, 187, 188f
　reparo, 165, 166f
　restrição, 84-85, 84f
Epidermólise bolhosa simples, 291, 292f
Epistasia, 143-144, 143f
Equilíbrio de Hardy-Weinberg, 311, 311f, 312q, 313-314
Erros inatos do metabolismo (EIMs), 342
　diagnóstico de, 192, 192q
　distúrbios da oxidação de ácidos graxos, 193q, 195
　distúrbios de ácidos nucleicos, 193q, 197
　distúrbios de metais-traço, 193q, 196-197, 197f
　distúrbios de vitaminas e cofatores, 193q, 197-198
　distúrbios do ciclo da ureia, 193q, 194-195
　distúrbios do metabolismo de aminoácidos, 192-194, 193q, 194f
　distúrbios do metabolismo de carboidratos, 193q, 194, 194f, 195f
　distúrbios do metabolismo de esteróis, 193q, 198
　distúrbios-chave em, 192-198, 193q
　fisiopatologia dos, 187, 189, 189f
　importância clínica dos, 187
　LSDs, 193q, 195-196, 195f, 196f
　princípios básicos dos, 187, 188f
　sintomas característicos dos, 189-190, 190q, 191f, 191q, 192, 192f
　tratamento dos, 198, 298, 298q, 301-302
Escherichia coli (bactérias), 10f, 11, 327
Espermatogênese, 105, 108f
Estado heterocromático, 93
Estrutura aneuploide, de cromossomos, 105
Estrutura euploide, dos cromossomos, 105
Estrutura poliploide, de cromossomos, 105, 108
Estudo de associação do genoma inteiro (*genome-wide association study*, GWAS), 235
Estudos auxológicos, 224
Estudos de microarranjos, 135, 135f, 240-241, 241f
Etiologia, 69-72, 333
ETs. *Ver* elementos transponíveis
Eucariotos
　ciclo celular em, 100, 101f, 102, 102f
　Código Genético de, 19
　complexo pré-replicativo em, 23
　controle da atividade gênica em, 50-53, 54f-56f
　cromossomos de, 77, 79f
　　empacotamento no núcleo de, 85, 86f-89f, 87
　estrutura celular de, 50-51
　fatores de transcrição em, 51-53, 54f-56f
　procariotos comparados a, 18, 19f
　　na replicação do DNA, 21, 23-24, 24f
　　na transcrição do RNA, 27-28, 28f, 29f
　região telomérica em, 24, 25f, 93-94
　tradução do RNA em, 34-35
Exame dismórfico, 174
Éxons, 18
Experimentos de Hibridização em Plantas (Mendel), 4
Expressão gênica autônoma, 115
Expressão influenciada pelo sexo, 147
Expressão ligada ao sexo, 147
Expressão limitada pelo sexo, 147
Expressão monoalélica, 251
Expressão variável, regras mendelianas de transmissão e, 144-145, 144f, 145f
　grau de, 153-154
　pleiotropismo comparado a, 154-155, 154f

F

Famílias genéticas, 43, 43q
Famílias reais, análises de genealogias de, 201, 202f
Family Centered Medical Home, 300
Farmacogenética, 11q, 15q, 16, 40, 319
FASD. *Ver* distúrbios do espectro do álcool fetal (*Fetal Alcohol Spectrum Disorders*)
Fator de transcrição mediador, 53, 56f
Fatores a montante, 52
Fatores de iniciação, 31, 36f
Fatores de liberação, códon de parada e, 34, 37f
Fatores de transcrição regulatórios, 52-53, 56f, 57f
Fatores de transcrição
　a montante (*upstream*), 52
　em eucariotos, 51-53, 54f-56f
　estruturas de domínios dos, 52, 55f
　mediadores, 53, 56f
　na atividade gênica, 50
　na transcrição do RNA, 26-27, 27f
　regulatórios, 52-53, 56f, 57f
　TFIID, 53, 56f
FC. *Ver* fibrose cística
Fenilcetonúria (*phenylketonuria*, PKU), 40-41
　correlação clínica para, 198-199
　ensaio de inibição bacteriana para, 185, 185f
　fisiopatologia da, 189, 189f
　informações conhecidas sobre, 187
　metabolismo e, 183, 184f
　principais eventos na história da, 198, 198q
　Regras Mendelianas de Transmissão e, 144
　tratamento bem-sucedido da, 199
Fenocópia, 161
Fenótipo. *Ver também* fluxo de informações, do DNA ao fenótipo
　descrição quantitativa da distribuição de, 214-215, 215f
　endofenótipo, 14, 15
　morte como, 40
　mutações afetando, 40-41
　orelha, 38
Fenótipo da orelha, 38
Fermento de pão. *Ver Saccharomyces cerevisiae*
Fibrose cística (FC), 90-91, 90f, 180-181, 318, 338-339, 338q, 339q
FISH. *Ver* hibridização fluorescente *in vitro*
FISH subtelomérica, 118-119, 119f, 239-240, 240f
Fita codificadora ou codificante, 27, 253
Fita contínua, na replicação do DNA, 21, 22f
Fita descontínua, na replicação do DNA, 21, 22f
Fita senso, 27
Flagelos, 273, 283-284, 284f, 292-295
Flexibilidade alostérica, 174
Fluxo de informações, do DNA ao fenótipo
　CDGs e, 45-46, 45f-46f
　conhecimento e integração de sistemas para, 17-42
　correlação clínica para, 45-46, 45f-46f
　genética médica e, 42-43, 43q
　interações em, 19
　pleiotropia e, 38, 39f, 40
Formação de padrão, no desenvolvimento, 49, 56-57, 59f
Forquilha de replicação, 20-21, 22f, 23f
Fosforilação, 37
Fosforilação oxidativa (*oxidative phosphorylation*, OXPHOS), 275, 279f, 282
Fragmento acêntrico, 113, 114f
Fragmentos de Okazaki, 21, 22f
fRNA. *Ver* RNA funcional
Fuso, 102

G

GAGs. *Ver* glicosaminoglicanos
Galton, Francis, 213
Garrod, Archibald, 187
Gastrulação, 57
Gêmeos discordantes, 217
Gêmeos monozigóticos (gêmeos MZ), 217, 218f, 304
Gêmeos MZ. *Ver* gêmeos monozigóticos

Gêmeos
  concordância em, 217-218, 217q, 218f
  discordantes, 217
  MZ, 217, 218f, 304
Gene estrutural, 50, 78
Genes candidatos, para DM tipo II, 222-223, 223f, 223q
Genes de actina, 92-93
Genes de reparo de malpareamento (*mismatch repair genes*, MMR), 94
Genes de segmentação, 58
Genes heterozigotos, 148
Genes holândricos, 115
Genes homeóticos, 58, 60f
Genes homozigotos, 148
Genes indutíveis, 50, 53f
Genes modificadores, 251, 260-261
Genes multicópias funcionais, 82-83, 83f
Genes repressíveis, 50, 53f
Genes saltadores. *Ver* elementos transponíveis
Genes
  actina, 92-93
  anatomia de, codificadores de proteínas, 78-80, 81f, 82f
  candidatos, 222-223, 223f, 223q
  conhecimento histórico de, 40
  definição de, 9
  em cromossomos, 7, 8f
  em seres humanos, 6
  estrutura de função de, 77-98
    genética médica e, 89-96
  estruturais, 50, 78
  famílias de, dispersos, 92-93
  heterozigotos, 148
  holândricos, 115
  homeóticos, 58, 60f
  homozigotos, 148
  induzíveis, 50, 53f
  interações de, 143-144, 143f
  locus de, 147, 148f
  modificadores, 251, 260-261
  multicópias funcionais, 82-83, 83f
  papel dos, 40
  pseudogenes, 83, 93
  reparo de malpareamento, 94
  repressíveis, 50, 53f
  segmentação, 58
  sobrepostos, 9, 27, 80, 81f
Genética
  aplicações da medicina personalizada com, 15-16, 15q
  complexidade da, 338-339
  contexto funcional da, 3-4
  definição de, 11
  história familiar e, 201
  história ligada com, 201
  marcos em, 13q, 14
  origem da vida e, 2
  unidade e diversidade em, 1-16
Genética bioquímica, 11q
Genética clínica, 11, 11q
Genética comportamental, 11q
Genética de populações, 11q
  consequências da seleção para, 313-316, 314f-316f
  cruzamentos não aleatórios e tamanho populacional em, 313, 313f, 314f
  efeitos da migração sobre, 312, 312f
  efeitos da mutação sobre, 312-313
  equilíbrio de Hardy-Weinberg e, 311, 311f, 312q, 313-314
  ética e mau tratamento individual com, 309-310, 316-317
  frequências alélicas no conjunto gênico e, 310
  genética médica e, 317-320
  impacto da tecnologia sobre, 318-319
  rastreamento gênico para, 319-320, 320f
Genética do desenvolvimento, 11q
Genética forense, 11q
Genética humana, 11
Genética médica. *Ver também* exemplos específicos
  categorias de, 11, 11q
  definição de, 11, 11q
  equipes disciplinares em, 12q
  marcos clínicos em, 14, 14q
  marcos tecnológicos em, 13q, 14
  nome de condições em, 13-14
  sintomas clínicos em, 42, 42q
  terminologia para, 12-13
Genética molecular, 11q
Genética reprodutiva, 11q
Geneticista clínico, 297
Genoma
  complexidade de sequência com, 77-78, 79f, 80q
  componentes do, 6-7
  correspondência do mRNA com regiões funcionais do, 78, 81f
  definição de, 5
  sequenciamento do, inteiro, 242-243
  sequências de DNA no, 77, 78f
  terminologia para, 7, 9
  VNTRs e, 84-85, 84f, 85f
Genoma nuclear. *Ver* genoma
Genômica, 15-16, 15q, 318-319
Genômica personalizada, 15-16, 15q, 319
Genomics Recommended Core Screening Panel, 246, 246q
Genótipo, 1, 14, 89
GHD. *Ver* deficiência do hormônio de crescimento humano
GINA. *Ver* Ato/Lei de Não Discriminação da Informação Genética (*Genetic Information Non-Discrimination Act*)
Ginandromorfos, 60
Glicosaminoglicanos (GAGs), 30
Glicosilação, distúrbios congênitos de. *Ver* distúrbios congênitos de glicosilação
Graus de liberdade, 214-215
Graus de relação, 157, 157f
Grupo de ligação trissômico, 111
Grupos de ligação, 99, 111
Grupos de ligação monossômicos, 111
GSDs. *Ver* distúrbios de depósito de glicogênio
Guanina difosfato, 54
Guanina trifosfato, 54
GWAS. *Ver* estudo de associação do genoma inteiro (*genome-wide association study*)

H

Hämmerling, Joachim, 269
Haploides, 6-7
Harvey, William, 269
Hemocromatose, 196-197
Hemoglobina, 38
Herança. *Ver* herança atípica; herança mendeliana; herança multifatorial
Herança AD. *Ver* herança autossômica dominante
Herança AR. *Ver* herança autossômica recessiva
Herança atípica. *Ver também* elementos transponíveis
  antecipação genética, 94, 254, 262-263, 262f, 263q, 264f-265f, 265q
  DUP, 250-251, 250f, 256-257
  genética médica e, 254-266
  herança digênica, 251, 253f, 259, 259f
  herança epigenética, 254, 265-266, 266q
  herança multi-*locus*, 251, 260-261, 261f, 262f
  herança trialélica, 251
  heterozigosidade composta, 259, 259f
  imprinting genético, 249, 251, 252f, 257-259, 258f, 259q
  mosaicismo
    funcional, 250
    gonadal, 255-256, 256f
    ocorrência de, 249-250, 250f
    somático, 254-255, 255f, 256f
  transcritos opostos (antissenso), 253, 261
Herança autossômica dominante (herança AD)
  características clássicas da, 150-151, 150f-153f, 151q, 156q
  considerações especiais sobre herança com, 151-156
  riscos de recorrência de, 151
Herança autossômica recessiva (herança AR)
  características clássicas da, 156
  considerações especiais sobre herança com, 156-160
  frequência de, 156-157, 156q
  riscos de recorrência com, 156
Herança digênica, 251, 253f, 259, 259f
Herança epigenética, 254, 265-266, 266q
Herança holândrica, 159
Herança ligada ao sexo, 159-161, 159f, 160f, 204, 204f
Herança ligada ao X, 159, 161-162, 162f
Herança ligada ao Y, 159
Herança mendeliana
  aspectos clínicos da, 149
  autossômica, 149-162
  correlação clínica para, 163-164, 163f, 164f
  herança AD
    características clássicas da, 150-151, 150f-153f, 151q, 156q
    considerações especiais de herança com, 151-156
    riscos de recorrência da, 151
  herança AR
    características clássicas da, 156
    considerações especiais de herança com, 156-160

frequência da, 156-157, 156q
riscos de recorrência da, 156
herança ligada ao sexo, 159-161, 159f, 160f, 204, 204f
herança ligada ao X, 159
  dominante, 161-162, 162f
  recessiva, 161
Herança multifatorial
  com viés de sexo/gênero, 220, 220q
  DTNs e, 220, 220f, 220q
  genética médica e, 218-225
  lábio leporino, fenda palatina e, 220, 221f, 222, 222f, 261, 261f, 301, 301q
  melhorando a compreensão sobre, 222-223
  principais características da, 219
  princípios da, 219-220
  susceptibilidades em, 219, 219f
Herança multi-*locus*, 251, 260-261, 261f, 262f
Herança poligênica, 215-217, 216f, 223-225, 224f, 225f
Herança trialélica, 251
Herdabilidade, 215-217, 216f
Heterodímero, 52
Heterogeneidade alélica, 148, 217
Heterogeneidade de *locus*, 148-149, 149f, 149q, 217
Heterogeneidade genética, 148, 217
Heterotopia, 65
Heterozigoto, 148
  composto, 152
  desvantagem, 318
  vantagem
    exemplos de, 158, 158q, 318
    SSA e, 157, 317
Heterozigoto composto, 152, 259, 259f
Hibridização fluorescente *in situ* (FISH), 118f, 231-232
  avanços em, 237-240, 238f-240f, 238q
  multicolorida, 238, 239f
  síndromes de microduplicação/microdeleção identificadas com, 238, 238q
  subtelomérica, 118-119, 119f, 239-240, 240f
Hibridização genômica comparativa baseada em microarranjo (aCGH), 119-120, 120f, 232, 240
Hibridização genômica comparativa aCGH, 119-120, 120f, 232, 240
  Drosophila melanogaster e, 329, 330f, 330q, 331f
  organismos-modelo e, 329, 330f-333f, 330q, 332
Hipogenesia, 65
Hipótese do "Mundo do RNA", 3
Histonas, 85, 87, 87f, 89f
História familiar. *Ver também* análises de genealogia
  consanguinidade e, 207
  estudos de caso para, 209-210, 209f-211f
  genética e, 201
  genética médica e, 206-208
  importância da, 206, 206q
  interpretação da, 208, 208q
  obtenção de, no cenário clínico, 206-207, 207q
  paternidade mal atribuída e, 207
  relações em, 206
  respondendo a, 208, 208q
hnRNA. *Ver* RNA heterogêneo
Holoenzimas, 26, 27f, 187, 188f
Homeobox, 58
Homeodomínio, 58
Homocistinúria, 193
Homodímero, 52
Homologia, 326
Homozigoto, 148
Hooke, Robert, 3, 269

I

Ilhas CpG, 173
Imprinting genético, 249, 251, 252f, 257-259, 258f, 259q
Imunodeficiência combinada grave (*severe combined immuno deficiency*, SCID), 303, 303f
Inativação enviesada, 250
Inativação enviesada do cromossomo X, 159, 160f
Informação posicional, no desenvolvimento, 56, 59f
Inibição por retroalimentação (*feedback inhibition*), na atividade gênica, 50, 54f
Iniciador (*primer*), na replicação do DNA, 21, 22f
Iniciativa da História Familiar, 206, 206q
Instabilidade de microssatélites (*microsatellite instability*, MSI), 94
Interações ambientais. *Ver* interações genótipo x ambiente
Interações célula-célula, na embriologia, 63
Interações G X A. *Ver* interações genótipo X ambiente
Interações genótipo x ambiente (interações G X A), 40, 144, 144f, 217
Interfase, 100, 101f
Intolerância à lactose, 1
Íntrons, 9, 18, 28, 29f
Inversão, de cromossomos, 109f, 110, 113, 113f, 114f
Inversão
  paracêntrica, 113, 113f, 114f
  pericêntrica, 113, 113f, 114f

K

Kuvan, 199

L

Lábio leporino/fenda palatina, 220, 221f, 222, 222f, 261, 261f, 301, 301q
Laboratórios de genética clínica, 12
Lamarck, Jean-Baptiste, 18
Lateralidade, no desenvolvimento, 58, 60, 61f
Lederberg, Joshua, 327
LHON. *Ver* neuropatia óptica hereditária de Leber (*Leber hereditary optic neuropathy*)
Limiar biológico, 219, 219f

LINEs. *Ver* elementos intercalados longos (*long interspersed nuclear elements*)
Linhas de Blaschko, 127
Lipídeos, 4
Lisossomos, 282, 283f, 287, 289f-291f, 290, 290q
Loci de traços quantitativos, 213
Locus, do gene, 147, 148f
LSDs. *Ver* distúrbios de depósito lisossomal
Lyon, Mary, 111
Lyonização, 111, 111f, 159, 159f

M

MAC. *Ver* microarranjo cromôssomico
Malformações, 64-65, 65f
Matriz extracelular, 273
Matriz nuclear, 87, 88f
McClintock, Barbara, 85, 172
Média, 214
Medical Home Neighbor, 300
Medicina personalizada, 304-305
  aplicações genéticas em, 15-16, 15q
  correlação clínica com, 14-16
  princípios da, 300
Médicos geneticistas, 11-12
Meiose, 99
  crossing over, recombinação na, 105, 107f, 112f, 113, 114f
  estágios da, 104-105, 106f, 107f
  eventos-chave na, 140, 140f
  metáfase I, 105, 106f, 108f
  objetivo da, 100
  prófase I na, 105, 106f, 107f
Membranas
  composição das, 272-273, 276f
  defeitos de, 274-275
  funções de, 273-274
Mendel, Gregor, 4, 139-140, 147, 213
Mesoderma, 57, 60q
MET. *Ver* microscopia eletrônica de transmissão
Metabolismo. *Ver* erros inatos do metabolismo
  genética médica e, 187-198
  mutações e discernimento fenotípico em, 186-187, 186q
  PKU e, 183, 184f
  química básica do, 184
Metabolismo da fenilalanina, 40-41, 40f
Metabolômica, 319
Metáfase, na mitose, 103f, 104
Metáfase I, meiose, 105, 106f, 108f
Metagenômica, 319
MEV. *Ver* microscopia eletrônica de varredura
Microarranjo cromossômico (*chromosomal microarray*, CMA), 240-241, 241f
microRNAs (miRNAs), 9, 82, 82q, 83f, 96
Microscopia, 269-270, 271-272, 273f-275f
Microscopia de luz, 271-272, 273f, 274f
Microscopia eletrônica, 271-272, 275f
Microscopia eletrônica de transmissão (MET), 272, 275f
Microscopia eletrônica de varredura (MEV), 272, 275f
Microssatélites, 85, 94, 96f, 254
Microvilosidades, 273

Miescher, Friedrich, 4
Migração celular, na embriologia, 63
Miniatura de elementos transponíveis com repetições invertidas (*miniature inverted-repeats transposable elements*, MITEs), 254
Minissatélites, 84-85, 93-94, 95*f*
miRNAs. *Ver* microRNAs
Mitocôndrias
  ATP em, 275, 276*f*
  digestão de glicose nas, 275, 277*f*
  distúrbios de, 285-287, 286*q*, 287*q*, 288*f*, 289*q*, 342
  DNA, 275, 278, 280-282
  mutações em, 278, 280
  OXPHOS e, 275, 279*f*, 282
  princípios de herança em, 275, 280*q*
Mitose, 99
  anáfase na, 103*f*, 104
  ciclo de crescimento-duplicação na, 100, 101*f*
  erros na, 100
  estágios da, 102, 103*f*, 104
  metáfase na, 103*f*, 104
  objetivo da, 100
  prófase na, 102, 103*f*
  pró-metáfase na, 103*f*, 104
  telófase na, 103*f*, 104
MMR. *Ver* genes de reparo de malpareamento
Modificação covalente, 184
Modificação epigenética, 111, 111*f*
Modificação pós-traducional, 37-38, 39*f*
Moléculas inorgânicas, moléculas orgânicas comparadas a, 4
Moléculas orgânicas, moléculas inorgânicas, comparadas a, 4
Monossomia, 121
Morfogênese, no desenvolvimento, 49, 57-58, 63
Morfógenos, 56-57, 59*f*
Morgan, Thomas Hunt, 326-327
Morte celular selecionada, na embriologia, 63
Mórula, 49
Mosaicismo cromossômico, 127, 130*f*
Mosaicismo funcional, 250
Mosaicismo gonadal, 255-256, 256*f*
Mosaicismo somático, 254-255, 255*f*, 256*f*
Mosaicismo
  funcional, 250
  gonadal, 255-256, 256*f*
  ocorrência de, 249-250, 250*f*
  somático, 254-255, 255*f*, 256*f*
Mosaicos somáticos, 114-115
Mosca-da-fruta. *Ver Drosophila melanogaster*
mRNA. *Ver* RNA mensageiro
MSI. *Ver* instabilidade de microssatélites
MSUD. *Ver* doença da urina de xarope de bordo
Muller, H. J., 169
Mus musculus (camundongo doméstico), 10*f*, 11, 328-329
Mutação de sentido trocado, 167
Mutação de transição, 166, 167*f*, 167*q*
Mutação direta (*forward*), 312
Mutação PAX3, 329, 332, 333*f*
Mutação reversa (*back mutation*), 312

Mutação TWIST, 329, 330*f*
Mutações condicionais, 167
Mutações de alteração da fase de leitura (*frameshift*), 167
Mutações de ponto, 37, 166-167, 167*q*
Mutações de sentido trocado, 167
Mutações de transversão, 166, 167*q*
Mutações deletérias, 167
Mutações em Efrina-B (EPHB1), 163-164, 163*f*
Mutações germinativas, mutações somáticas comparadas a, 173-174
Mutações homeóticas, 58, 60*f*
Mutações letais, 167
Mutações neutras, 167
Mutações patogênicas, 175
Mutações silenciosas, 166
Mutações somáticas, 173-174, 176
Mutações supressoras, 167
Mutações
  alteração do quadro de leitura (*frameshift*), 167
  associação negativa com, 175
  ativadoras, 335
  causas de, 177-178
  condicionais, 167
  consequências clínicas das, 175
  correlação clínica para, 180-181
  de ponto, 37, 166-167, 167*q*
  de sentido trocado, 167
  deletérias, 167
  direta, 312
  DNA
    condições médicas associadas com, 91, 91*q*
    fora da sequência codificadora, 92, 92*f*
    reparo de, 172, 173*f*, 178-180, 179*f*, 179*q*, 180*f*
    sequência codificadora e, 91-92
  efeito da idade paterna sobre, 174
  efeito do fundador e, 158-159, 317
  em mitocôndrias, 278, 280
  em rotas metabólicas, 184-185, 185*f*, 186*q*
  enzimas de reparo e, 165, 166*f*
  EPHB1, 163-164, 163*f*
  ETs e, 94, 173
  fenótipo afetado por, 40-41
  frequência de, 167-168, 175-176, 176*q*, 217
  genética de populações e, 312-313
  genética médica e, 174-180
  germinativas, 173-174
  homeóticas, 58, 60*f*
  hotspots de, 176
  impacto de, 180
  letais, 167
  mecanismos espontâneos de, 169-170, 170*f*, 171*f*
  metabolismo e discernimento fenotípico com, 186-187, 186*q*
  miRNA, 96
  neutras, 167
  patogênicas, 175
  PAX3, 329, 332, 333*f*
  perspectiva médica em, 174-175
  polimorfismos e, 165
  reposição de recursos genéticos e, 174
  reversas, 312

RNA, 94, 96
rRNA, 94, 96
sem sentido, 167
silenciosas, 166
somáticas, 173-174, 176
supressoras, 167
taxa de evento de, 168
taxa de, 167-168, 168*f*, 175-176, 176*q*
  medida de, organismos-modelo, 169, 169f
taxa espontânea de, 165-166
tipos de, 166-167, 167*q*, 177, 178*q*
transição, 166, 167*f*, 167*q*
transversão, 166-167, 167*q*
tRNA, 94
TWIST, 329, 330*f*
Mutagênicos, 254
  danos por, 170, 172*f*, 173*f*
  tipos de, 177-178

N

Não disjunção, 110, 110*f*
Não mensageiro pequeno (snmRNA), 80, 82*q*
Nematódeo. *Ver Caenorhabditis elegans*
Neoplasias, 341
Neurofibromatose, 44, 44*f*, 45*q*, 321, 321*f*
Neuropatia óptica hereditária de Leber (*Leber hereditary optic neuropathy*, LHON), 287, 288*f*, 289*q*
Nightingale, Florence, 4
nmRNA. *Ver* RNA não mensageiro
npcRNA. *Ver* RNA não codificador de proteínas
Núcleo, 83
  alterações estruturais em, 285
  distúrbios com, 291-292, 293*f*
  empacotamento cromossômico eucariótico em, 85, 86*f*-89*f*, 87
Nucléolos, 100
Nucleossomos, 28, 85, 87*f*
Nucleotídeos, 4-5, 4*f*, 5*f*
  determinação da sequência de, 241-243, 242*f*
  estrutura dos, 19-20, 21*f*
  na transcrição do RNA, 27
  reparo por excisão de, 172
Nutricionistas metabólicos, 298

O

Oligonucleotídeos, 26, 85
Oligonucleotídeos morfolinos, 328
ON. *Ver* organizador nucleolar
On the Origin of Species (Darwin, Charles), 4
Oncronose, 193
Oogênese, 105, 108*f*
Operons, 50, 52*f*, 53*f*
Operons *lac*, 50, 52*f*
Operons trp, 50, 53*f*
Organelas. *Ver também* núcleo
  aparelho de Golgi e, 282, 287
  cílios e, 273, 283-285, 284*f*
    imóveis (primários), 293-294, 294*f*-295*f*
    móveis, 292-295
  citoesqueleto e, 282-283, 283*f*, 291, 291*f*, 292*f*
  domínios de, 270, 272*f*

endossomos, 282, 287
flagelos e, 273, 283-284, 284*f*, 294-295
função e imagens de, 269-270, 271*f*, 272*f*
genética médica e, 285-295
lisossomos, 282, 283*f*, 287, 289*f*-291*f*, 290, 290*q*
membranas, 272-275, 276*f*
mitocôndrias, 275, 276*f*-281*f*, 278, 280-282, 280*q*, 285-287, 286*q*, 287*q*, 288*f*, 289*q*
RE e, 282, 282*f*, 287
ROGEs e, 295
Organismos-modelo. *Ver também* organismos específicos
  aplicações de, na genética médica, 42
  hibridização genômica comparativa e, 329, 330*f*-333*f*, 330*q*, 332
  medida da taxa de mutação em, 169, 169*f*
  PGH tipos de, 10*f*, 11, 11*f*
  sequenciamento do DNA de, 320
  valor de, 325-333, 326*q*
Organizador nucleolar (ON), 83, 83*f*
Origem da vida, 2
Osteodistrofia hereditária de Albright (AHO), 335, 336*f*

P

Paradoxo de Sherman, 262
Parente em primeiro grau, 157, 157*f*, 206
Parente em segundo grau, 157, 157*f*, 206
Parente em terceiro grau, 157, 157*f*, 206
Parentesco, coeficiente de, 157, 158*f*
Partenogênese, 251
Paternidade mal atribuída, 207
Patogênese, 42
  avanços históricos com, 333-334
  exemplos de tipos de alterações no enovelamento anormal de proteínas, 335
    ganho de função, 335, 336*f*, 337
    proteína ausente/não funcional, 334-335
    proteínas disruptivas, 335, 335*f*
  tipos de, 337-338, 337*f*, 338*q*
PCR. *Ver* reação em cadeia da polimerase
Pearson, Karl, 213
Peixe-zebra. *Ver Danio rerio*
Penetrância, incompleta, 144-145, 144*f*, 155, 155*f*
Penetrância incompleta, Regras Mendelianas de Transmissão e, 144-145, 144*f*, 155, 155*f*, 204, 204*f*
Peptidiltransferase, 34
Pequenas malformações, 65, 65*f*
Peroxissomos, 282, 289-290
Perturbações, 66, 67*f*, 68*q*
PGH. *Ver* Projeto Genoma Humano
Pintura cromossômica, 119, 238
Pirossequenciamento, 234
Pisum sativum, 139, 140*f*
PKU. *Ver* fenilcetonúria
Plasmídeos, 327
Plasticidade, do desenvolvimento, 55-56, 58*f*, 59*f*
Pleiotropia, 38, 39*f*, 40
Pleiotropismo, expressão variável comparada a, 154-155, 154*f*

Pluripotência, 55-56
Polimerases
  DNA, 20
    polimerase III, 21, 23*f*
    Taq, 26
  RNA
    classes de, 51
    holoenzima, 26, 27*f*, 187, 188*f*
    ligação do promotor a, 26, 26*f*, 81*f*
Polimorfismos, 147. *Ver também* mutações; polimorfismos de nucleotídeo único
  benignos, 92, 175
  definição de, 168-169, 174
  mutações e, 165
  prevalência de, identificáveis, 176
Polimorfismos benignos, 92, 175
Polimorfismos de nucleotídeo único (*single nucleotide polymorphisms*, SNPs), 9, 147-148, 148*f*
  análises de, 232
  doenças associadas com, 15*q*, 16
  tag, 232
Poliploidia, 112, 120
Ponto de restrição, 100
Posição oscilante (*wobble position*), 30, 33*f*
Predisposição poligênica, 203
Pré-miRNA, 82, 83*f*
Principais malformações, 65, 65*f*
Probando, 203
Procariotos
  Código Genético de, 19
  eucariotos comparados a, 18, 19*f*
  na replicação do DNA, 21, 23-24, 24*f*
  na transcrição do RNA, 27-28, 28*f*, 29*f*
Prófase, mitose, 102, 103*f*
Prófase I, na meiose, 105, 106*f*, 107*f*
Projeto 1.000 Genomas, 9
Projeto Genoma Humano (PGH), 9, 10*f*, 11, 11*f*, 236, 243
Pró-metáfase, na mitose, 103*f*, 104
Promotor, ligação das RNA-polimerases ao, 26, 26*f*, 81*f*
Proposita, 203
Propositus, 203
Proteína CREB. *Ver* proteína de ligação a elemento de resposta a cAMP
Proteína de ligação ao elemento de resposta ao cAMP (proteína CREB), 54, 57*f*
Proteína G, 54
Proteína quinase, 54
Proteínas, 4
  alostéricas, 37
  anatomia de gene codificador de proteína, 78-80, 81*f*, 82*f*
  ativação de, 19
  ativadoras, 50, 51*f*
  ausentes/não funcionais, 334-335
  chaperonas, 35
  classificação das, 37-38, 39*f*
  CREB, 54, 57*f*
  disruptivas, 335, 335*f*
  distrofina, 291, 291*f*
  enovelamento anormal de, 335
  estrutura de
    características de aminoácidos em, 28, 31*f*
    forma e, 35-37

  níveis em, 35, 38*f*
  estrutura dos domínios das, 52, 55*f*
  formação das, 18-19
  função das, 35-37
  G, 54
  globulares, 36
  histona, 85, 87*f*
    remodelamento da cromatina e, 87, 89*f*
    modificação pós-traducional de, 37-38, 39*f*
  multiméricas, 37
  na matriz nuclear, 87, 88*f*
  na replicação do DNA, 20-21, 22*f*
  regulatórias, 50, 51*f*
  repressoras, 50, 51*f*
  síntese de
    alongamento em, 32, 36*f*
    iniciação de, 31-32, 36*f*
    resumo dos eventos em, 31, 35*f*
    terminação em, 34, 37*f*, 81*f*
  tradução do RNA em, 18
Proteínas alostéricas, 37
Proteínas ativadoras, 50, 51*f*
Proteínas chaperonas, 35
Proteínas globulares, 36
Proteínas multiméricas, 37
Proteínas repressoras, 50, 51*f*
Proteômica, 41, 319
Prototróficos, 185
Pseudo-dominância, 112
Pseudogenes, 83, 93
Punnett, R. C., 141

Q

Quadro de Punnett, 141, 141*f*, 314, 314*f*
Quinases dependentes de ciclinas (CDKs), 37, 100

R

Rastreamento da população em geral, 246
Rastreamento de perfil selecionado, 245-246, 245*q*, 246*q*
Rastreamento de populações, 319-320, 320*f*
Rastreamento genético
  controvérsia em torno de, 247
  individual, 245
  perfil selecionado, 245-246, 245*q*, 246*q*
  período e tipos de, 245, 245*q*
  população em geral, 246
  princípios da, 235-236
  sensibilidade e especificidade em, 235
  testes genéticos comparados a, 235, 245
Rastreamento individual, 245
RE. *Ver* retículo endoplasmático
Reação em cadeia da polimerase (*polymerase chain reaction*, PCR), 24, 25*f*, 26, 112
Recessividade, nas regras mendelianas de transmissão, 140, 142-143, 142*f*
Recognizable Patterns of Human Malformations (Smith), 42, 69
Recombinação, 105, 107*f*, 112*f*, 113, 114*f*
Região telomérica, em eucariotos, 24, 25*f*, 93-94
Regiões pseudoautossômicas, 115
Regiões subteloméricas, dos cromossomos, 93

Regra de Chargaff, 20
Regra do produto, 2
Regras Mendelianas de Transmissão
　alelos letais e, 145, 145f
　alelos múltiplos e, 145-147, 146f
　desenvolvimento de, 139-140
　dominância de, 140
　　codominância, 152-153
　　exceções às, 142-143, 142f
　　incompleta, 142, 142f
　　semidominância, 156
　　verdadeira completa, 151-152, 154f
　expressão variável e, 144-145, 144f, 145f
　　grau de, 153-154
　　pleiotropismo comparado a, 154-155, 154f
　expressões ligada ao sexo, limitada pelo sexo, influenciada pelo sexo e, 147
　interações G X A, 144, 144f
　interações gênicas e, 143-144, 143f
　penetrância incompleta e, 144-145, 144f, 155, 155f, 204, 204f
　PKU e, 144
　probabilidades e taxas de recorrência nas, 141-142
　recessividade nas, 140, 142-143, 142f
　segregação em, 139-140, 140f
　segregação independente na, 139-140, 141f
Regulação alostérica, 165
Regulação da expressão gênica, 18-19, 20f
Reguladores da expressão gênica de organelas (*regulators of organelle gene expression*, ROGEs), 295
Remodelamento de cromatina, 87, 89f
Rendimento diagnóstico, dos testes genéticos, 239-240, 244, 244q
Repetições em tandem de número variável (*variable number of tandem repeats*, VNTRs), 84-85, 84f, 85f, 93
Repetições em tandem
　alfa-satélites, 83-84, 84f, 93
　de número variável, 84-85, 84f, 85f, 93
　microssatélites, 85, 94, 96f, 254
　minissatélites, 84-85, 93-94, 95f
Repetições trinucleotídicas, 173, 262, 265q, 266f
Repetições trinucleotídicas expandidas, 97
Replissomo, na replicação do DNA, 21, 24f
Retículo endoplasmático (RE), 282, 282f, 287
Retrotransposons, 83, 85, 253-254
Ribonucleoproteínas nucleares pequenas, 28
RISC. *Ver* complexo de silenciamento induzido por RNA
Risco de recorrência, 151, 156, 218
RNA. *Ver* ácido ribonucleico
RNA de transferência (tRNA), 28
　aminoácidos ligados a, 29, 32f, 33f
　anticódon de, 29, 33f
　códon de, 29, 32f
　fatores de iniciação para, 31, 36f
　mutações de, 94
　peptidiltransferase e, 34
　processos de, 80, 82q
RNA funcional (fRNA), 80, 82q
RNA heterogêneo (hnRNA), 28
RNA mensageiro (mRNA), 3
　cauda de poli-A para estabilidade do, 28

　códon do, 29, 32f
　descoberta do, 18
　extremidades protegidas do, 28, 30f
　processos do, 80, 82q
　região funcional do genoma, correspondência com, 78, 81f
　sequência de Shine-Dalgarno no, 32
RNA não codificador de proteínas (npcRNA), 80, 82q
RNA não codificante, 80, 82q
RNA não mensageiro (nmRNA), 80, 82q
RNA ribossomal (rRNA), 28
　composição do, 30-31, 34f
　função decodificadora e, 32
　mutações do, 94, 96
ROGEs. *Ver* reguladores da expressão gênica de organelas
Rotas bioquímicas, 40-42, 40f, 41f, 184-185
Rotas metabólicas, 40, 40f, 184-185, 185f, 186q
rRNA. *Ver* RNA ribossomal

S

Saccharomyces cerevisiae (fermento de pão), 10f, 327-328
SAF. *Ver* síndrome alcoólica fetal
Sanger, Frederick, 232
SBW. *Ver* síndrome de Beckwith-Wiedeman
Schleiden, Matthias, 269
Schwann, Theodor, 269
SCID. *Ver* imunodeficiência combinada grave
Segregação, 105
　adjacente, 113-114, 115f
　alternada, 114
　erros de aneuploidia na, 110-111, 110f
　não disjunção e, 110, 110f
　nas Regras Mendelianas de Transmissão, 139-140, 140f
　replicativa, 278, 281f
Segregação adjacente, 113-114, 115f
Segregação aleatória, em Regras Mendelianas de Transmissão, 139-140, 141f
Segregação alternada, 114
Segregação replicativa, 278, 281f
Segundo mensageiro, 54
Seleção, 313-316, 314f-316f
Seleção direcional, 315, 315f
Seleção diversificadora, 315, 316f
Seleção estabilizadora, 315, 315f
Semidominância, 156
Sequência de Robin, 68-69, 70f
Sequência de Shine-Dalgarno, 32
Sequência heteroplásmica, 280
Sequência homoplásmica, 278
Sequenciamento de alta performance, 234, 241-242
Sequenciamento de exoma inteiro, 242
Sequenciamento de éxon inteiro, 234
Sequenciamento de Sanger. *Ver* sequenciamento didesóxi
Sequenciamento de última geração (*next-gen sequencing*), 234, 242
Sequenciamento didesóxi, 232, 232f-234f, 234
Sequenciamento do genoma inteiro, 242-243

Sequenciamento em paralelo, 242
Sequenciamento genético
　alta performance, 234, 241-242
　exoma inteiro, 242
　éxons inteiros, 234
　genoma inteiro, 242-243
　método didesóxi de, 232, 232f-234f, 234
　paralelo, 242
　RNA, 234-235
　última geração (*next-gen*), 234, 242
Sequenciamento linear, 241
Sequenciamento selvagem, 147
Sequências, em anomalias congênitas, 68-69, 70f
Sequências repetitivas, função de, no DNA, 83-84, 84f
Shprintzen, Robert, 136
Sinais de classificação, 38
Sinapse, 105, 107f
Síndrome alcoólica fetal (SAF), 71-72, 72f, 226
Síndrome CHARGE, 73, 74f
Síndrome da hidantoína fetal (SHF), 226-227, 226f, 227f
Síndrome de Angelman, 12, 13f, 257-258, 258f
Síndrome de Bardet-Biedel (BBS), 259-260, 260f, 294
Síndrome de Beckwith-Wiedeman (SBW), 266-267, 267f
Síndrome de *Cri-du-chat*, 131, 133f, 134f, 134q
Síndrome de Down, 14, 117, 117q, 125-127, 126f
Síndrome de Edwards, cariótipo na trissomia do 18, 127, 129f, 129q
Síndrome de Hunter, 196, 196f
Síndrome de Hurler, 305, 306f, 307, 307f
Síndrome de Hutchinson-Gilford, 42-43
Síndrome de Kabuki, 247, 247f
Síndrome de Kartagener, 295
Síndrome de Klinefelter, 122-124, 124f, 125f
Síndrome de Marfan, 154-155, 154f, 193, 194f, 254-255, 255f, 256f
Síndrome de Noonan, 44, 44f, 45q, 321-322, 321f, 322f
Síndrome de Patau, cariótipo na trissomia do 13, 127, 128f, 129f, 129q
Síndrome de Potter, 73, 73f
Síndrome de Prader-Willi, 257-258, 257f
Síndrome de Shprintzen, 136, 136f
Síndrome de Smith-Lemli-Opitz (SLO), 190, 191f, 192f, 318
Síndrome de Sotos, 67, 69f, 337, 337f
Síndrome de Turner, 121-122, 122f, 123f
Síndrome de van der Woude, 155, 155f, 261, 261f
Síndrome de Waardenburg, 332, 333f
Síndrome de Watson, 322
Síndrome de Williams, 132, 134f, 134q, 135, 135f, 237-238, 238f
Síndrome de Wolf-Hirschhorn, 131, 132f, 133f, 134q, 334, 334f
Síndrome do X frágil, 97, 97f, 98f, 262-263, 262f, 263q, 264f-265f, 265q
Síndrome XXX, 124, 125f
Síndrome XYY, 124, 125f

Síndromes, em anomalias congênitas, 67, 69f, 70, 72-73, 73f, 74f
Síndromes de genes contíguos, 118
  achado de estudos de microarranjo, 135, 135f
  anormalidades cromossômicas com, 131-132, 135
  características de, 132
  tipos importantes de, 134q
Síndromes de microduplicação/microdeleção, 238, 238q
SINEs. *Ver* elementos intercalados curtos
Sintomas clínicos, 42, 42q
Sistema RAS/MAPK, 44, 45q
Sítios de ligação ribossomais, 32, 81f
SLO. *Ver* síndrome de Smith-Lemli-Opitz
Smith, David, 42, 69
snmRNA. *Ver* não mensageiro pequeno
SNP. *Ver* polimorfismos de nucleotídeo único
Southern blotting, 85, 98f
Splicing alternativo, de íntrons, 28, 29f
Susceptibilidade genética, 15q, 16, 225, 225q
Susceptibilidades, na herança multifatorial, 219, 219f

T

Tag SNP, 232
Taq polimerase, 26
TATUM, Edward, 40, 89, 327
Taxa de crescimento celular, na embriologia, 63
Taxa de dano genético, 168
Telófase, na mitose, 103f, 104
Teoria celular, 3-4
Terapia de reposição enzimática (TRE), 199, 290
Terapias genéticas. *Ver também* medicina personalizada
  biofármacos, 298-299, 299q, 302-303, 302q
  clonagem e, 299-300, 304, 305f
  convencional, 297-298, 300-302
  definição de, 297, 303
  ensaios clínicos com, 303-304, 303f, 304q
  equipes de especialistas multidisciplinares para, 298, 298q, 301, 301q
  genética médica e, 300-305
  manejo de caso e, 297-298, 300
  para DDLs, 305, 306f, 307, 307f
  requisitos para, 299, 299q
Teratógenos, 71, 71q, 177, 226-227, 226f, 226q, 227f
Terminador, na tradução do RNA, 34, 37f, 81f
Teste de Ames, 169, 169f
Testes genéticos
  aCGH e, 119-120, 232, 240
  análises de SNP e, 232
  avanços em
    citogenética, 236-237, 237f
    CMA, 240-241, 241f
    determinação da sequência de nucleotídeos, 241-243, 242f
  consentimento informado em, 243-244, 244q
  desequilíbrio de ligação e, 229-230, 230f
  espectro de utilidade em, 243, 243f
  FISH e, 118-119, 118f, 119f, 231-232
    avanços em, 237-240, 238f-240f, 238q
    multicolorida, 238, 239f
    síndromes de microduplicação/microdeleção identificadas com, 238, 238q
    subtelomérica, 239-240, 240f
  genética médica e, 236-247
  GWAS, 235
  imagens de cariótipo para, 231, 231f
  questões práticas em, 243-245, 243f, 244q
  rastreamento genética comparada a, 235, 245
  rendimento diagnóstico de, 239-240, 244, 244q
  sequenciamento de DNA e, 229, 230f, 232, 232f-234f, 233
  tipos de, 230-231, 231q
Tetraploidia, 121
TFIID, fator de transcrição, 53, 56f
Tipo sanguíneo ABO, 146, 146f
Totipotência, 55
Traços, 1
Traços mendelianos, 147-162
Traços qualitativos, traços quantitativos comparados a, 213-214
Traços quantitativos, traços qualitativos comparados a, 213-214
Transcriptase reversa, 18
Transcriptômica, 234-235, 319
Transcritos antissenso, 253, 261
Transcritos opostos (antissenso), 253, 261
Transdução de sinal, 54, 57f
Translocação, de cromossomos, 109f, 110, 113-114, 115f
Translocação Robertsoniana, 114
Translocações recíprocas, 109f, 110
Translocações simples, 109f, 110
Tratamento do câncer, 15, 15q
TRE. *Ver* terapia de reposição enzimática
Triploidia, 120, 120f
Trissomias, 125-127, 126f, 128f, 129f, 129q
tRNA. *Ver* RNA de transferência
Turner, Henry, 121

U

Último período menstrual (UPM), 62
UPM. *Ver* último período menstrual

V

Valor de C, 102
Variabilidade
  interfamilial, 154
  intrafamilial, 154
Variância, 214
Variantes de número de cópias (CNVs), 240-241
Vesalius, Andreas, 269
Vias de sinalização, distúrbios ligados por, 43-44, 45q
Vida
  dom da, 339
  origem da, 2
VNTRs. *Ver* repetições em tandem de número variável

W

Wambaugh, Joseph, 84